U0346253

医案辑成·学术流派医案系列

通学派医案
（一）

张锡纯

主编　李成文　露　红

中国中医药出版社
·北京·

图书在版编目（CIP）数据

汇通学派医案（一）/ 李成文，露红主编 . —北京：中国中医药出版社，2015.8

（中医古籍医案辑成·学术流派医案系列）

ISBN 978-7-5132-2273-0

Ⅰ .①汇… Ⅱ .①李… ②露… Ⅲ .①医案—汇编—中国 Ⅳ .① R249.1

中国版本图书馆 CIP 数据核字（2015）第 021298 号

中 国 中 医 药 出 版 社 出 版
北京市朝阳区北三环东路 28 号易亨大厦 16 层
邮政编码 100013
传真 010 64405750
三河鑫金马印刷有限公司印刷
各地新华书店经销

*

开本 880×1230 1/32 印张 15.25 字数 350 千字
2015 年 8 月第 1 版 2015 年 8 月第 1 次印刷
书号 ISBN 978-7-5132-2273-0

*

定价 49.00 元
网址 www.cptcm.com
如有印装质量问题请与本社出版部调换
版权专有 侵权必究
社长热线 010 64405720
购书热线 010 64065415 010 64065413
微信服务号 zgzyycbs
书店网址 csln.net/qksd/
官方微博 http：//e.weibo.com/cptcm
淘宝天猫网址 http：//zgzyycbs.tmall.com

中医古籍医案辑成

九七夏朱良春题

国医大师朱良春题字

《中医古籍医案辑成》编委会

内容提要

本书收录汇通学派著名医家张锡纯的临证医案，以病为目，重新分类，按内科、妇科、儿科、外科、五官科排序，注明出处，便于查阅。

本书贴近临床，切合实际，方便阅读，对学习掌握古代名医辨病思路与临证用药特色很有帮助，适用于临床医师、中医药院校师生、科研人员及中医爱好者。

前　言

　　医案揭示了历代医家在临证过程中的辨病辨证思路、经验体会和用药特色，浓缩并涵盖了中医基础理论、临床、本草、针灸推拿等多学科内容，理法方药俱备，临病措方，变化随心，对学习借鉴名医经验、临证思路，指导用药，提高临床疗效，继承发展中医学具有重要的意义，因而备受历代医家青睐。

　　明代医家李延昰在《脉诀汇辨》中指出："医之有案，如弈者之谱，可按而覆也。然使失之晦与冗，则胡取乎？家先生之医案等身矣，语简而意明，洵足以尽脉之变。谨取数十则殿之，由此以窥轩岐之诊法焉，千百世犹旦暮也。"孙一奎在《孙氏医案》中指出："医案者何？盖诊治有成效，剂有成法，固纪之于册，俾人人可据而用之。如老吏断狱，爰书一定，而不可移易也。"清代医家周学海强调说："宋以后医书，惟医案最好看，不似注释古书之多穿凿也。每部医案中，必有一生最得力处，潜心研究，最能汲取众家之所长。"俞震在《古今医案按》中说："闻之名医能审一病之变与数病之变，而曲折以赴之，操纵于规矩之中，神明于规矩之外，靡不随手而应，始信法有尽，而用法者之巧无尽也。成案甚多，医之法在是，法之巧亦在是，尽可揣摩。"方耕霞指出："医之有方案，犹名法家之有例案，文章家之有试牍。"余景和在《外证医案汇编》中说："医书虽众，不出二义。经文、本草、经方，为学术规矩之宗；经验、方案、笔记，为灵悟变通之用。二者皆并传不朽。"章太炎指出："中医之成绩，医案最著。欲求前人之经验心得，医案最有线索可寻，循此钻研，事半功倍。"恽铁樵在给《宋元明清名医类案》作序时强调："我国汗牛充栋之医书，其真实价值不在议论而在方药，议论多空谈，药效乃事实，故选刻医案乃现在切要之图。"姚若琴在阐述编辑《宋元明清名医类案》大意时指出："宋后医书，多偏玄理，惟医案具事实精核可读，名家工巧，悉萃于是。"张山雷在《古今医案评议》中说："医书论证，但纪其常，而兼证之纷淆，病源之递嬗，则万不能条分缕析，反致杂乱无章，惟医案则恒随见症为迁移，活泼无方，具有万变无穷之妙，俨如病人在侧，謦咳亲闻。所以多读医案，绝胜于随侍名师，直不啻聚古今之良医而相与晤对一堂，上下议论，何快如之。"秦伯未说："合病理、治疗于一，而融会贯通，卓然成一家言。为后世法者，厥惟医案。""余之教人也，先以《内》《难》《本经》，次以各家学说，终以诸家医案。"程门雪认为："一个中医临床医生，没有扎实的理论基础，就会缺乏指导临床实践的有力武器，而如无各家医案作借鉴，那么同样会陷入见浅识寡，遇到困难束手无策的境地。"俞长荣认为："医案是中医交流和传授学术经验的传统形式之一。它既体现了中医辨证论治的共同特点，又反映了中医不同学派在诊疗方法方面的独特风格。读者从医案中可以体会到怎样用理论来指导实践，并怎样通过实践来证实理论；怎样适当地运用成法和常方，并怎样有创造性地权宜应变。因此，医案不仅在交流临床经验、传播中医学术方面具有现实意义，同时对继承老中医学术经验也起了积极的推进作用。"

医案始于先秦，莫基于宋金元，兴盛于明清。晋代王叔和的《脉经》内附医案。唐代孙思邈《备急千金要方》记录有久服石散而导致消渴的医案，陈藏器《本草拾遗》药后附案。北宋钱乙首次在《小儿药证直诀》中设置医案专篇，寇宗奭《本草衍义》药后附案。南宋许叔微首撰医案专著《伤寒九十论》，其《普济本事方》与王璆《是斋百一选方》方后附案，张杲《医说》记录了许多医案。金代张从正撰《儒门事亲》，李杲撰《脾胃论》《兰室秘藏》《东垣试效方》，王好古撰《阴证略例》，罗天益撰《卫生宝鉴》，以及元代朱震亨撰《格致余论》等综合性医著中论后均附案。自宋金元以后，学习医案、应用医案、撰写医案蔚然成风，医案专著纷纷涌现，如《内科摘要》《外科枢要》《保婴撮要》《女科撮要》《孙氏医案》《寓意草》《里中医案》《临证指南医案》《洄溪医案》《吴鞠通医案》《杏轩医案》《回春录》《经方实验录》等。明代著名医家韩懋、吴昆及明末清初的喻昌还对撰写医案提出了详细要求。而从明代就开始对前人的医案进行整理挖掘并加以研究利用，代不乏人，代表作有《名医类案》《续名医类案》《宋元明清名医类案》《清代名医医案精华》《清宫医案》《二续名医类案》《中国古今医案类编》《古今医案按》《历代儿科医案集成》《王孟英温热医案类编》《易水四大家医案类编》《张锡纯医案》《〈本草纲目〉医案类编》等。由于中医古籍汗牛充栋，浩如烟海。但是，受多方面因素的影响及条件制约，已有的医案类著作所收医案不够全面，参考中医古籍有限，分类整理方法简单局限，难以满足日益增长的不同读者群及临床、教学与科研的需求。因此，从 3200 多种中医古籍包括医案专著中系统收集整理其中的医案日益迫切。这可以充分发挥、利用中医古籍的文献学术价值，对研究中医证候特点与证型规律，提高临床疗效，具有重要的支撑价值。

本套丛书收录 1949 年以前历代医家编纂的 3200 余种中医古籍文献中的医案，分为学术流派医案、著名医家医案、常见疾病医案、名方小方医案四大系列。本书在建立专用数据库基础上，根据临床实际需要，结合现代阅读习惯，参考中医院校教材，对所有医案进行全面分类，以利于了解、学习和掌握历代名医治疗疾病的具体方法、应用方药技巧，为总结辨治规律，提高临床疗效提供更好的借鉴。其中，《学术流派医案系列》以学派为纲，医家为目，分为伤寒学派医案、河间学派医案、易水学派医案、温病学派医案、汇通学派医案；《著名医家医案系列》以医家为纲，以病为目，选取学术成就大、影响广、医案丰富的著名医家的医案；《常见疾病医案系列》以科为纲，以病为目，选取临床常见病和多发病医案;《名方小方医案系列》以方为纲，以病为目，选取临床常用的经方、名方、小方所治医案。

本丛书编纂过程中得到中华中医药学会名医学术思想研究分会的大力支持，年届 97 岁的首届国医大师朱良春先生特为本书题写书名，中国工程院院士王永炎教授担任主审，在此一并表示衷心的感谢。

由于条件所限，加之中医古籍众多，医案收录过程中难免遗漏，或分类不尽如人意，敬请读者提出宝贵意见，以便再版时修订提高。

《中医古籍医案辑成》编委会

2015 年 6 月

凡　例

　　《中医古籍医案辑成·学术流派医案系列》依据贴近临床、同类合并、参考中医教材教学大纲、利于编排、方便查阅的原则对医案进行分类与编排。

　　内科医案按肺系、心系、脾胃、肝胆、肾系、气血津液、肢体经络等排列。

　　妇科医案按月经病、带下病、妊娠病、生产与产后病、乳房疾病、妇科杂病等排列，并将传统外科疾病中与妇科相关的乳痈、乳癖、乳核、乳岩等医案调整到妇科，以满足临床需要。

　　儿科医案按内科、外科、妇科、五官科、骨伤科顺序排列。年龄限定在十四岁以下，包括十四岁；对于部分医案中"一小儿"的提法则视医案出处的具体情况确定。

　　外科医案按皮肤病、性传播疾病、肛门直肠疾病、男性疾病等排列。

　　五官科医案按眼、耳、鼻、口齿、咽喉顺序排列。

　　对难以用病名或主症分类，而仅有病因、病机、舌脉等的描述者，归入其他医案。

《学术流派医案系列》为全面反映各学术流派的学术成就，其著作中所摘录或引用其他人的部分医案采用"附"的形式也予以摘录。医案中的方药及剂量原文照录，不加注解。对于古今疾病或病名不一致的医案，按照相关或相类的原则，或根据病因病机，或根据临床症状，或根据治法和方剂进行归类。同一医案有很多临床症状者，一般根据主症特征确定疾病名称。

对因刊刻疑误或理解易有歧义之处，用括号加"编者注"的形式注明本书作者的观点。原书有脱文，或模糊不清难以辨认者，以虚阙号"□"按所脱字数一一补入，不出校。

原书中的异体字、古字、俗字，统一以简化字律齐，不出注。

原书中的药物异名，予以保留，不出注。原书中的药名使用音同、音近字者，如朱砂作珠砂、僵虫作姜虫、菟丝子作兔丝子等，若不影响释名，不影响使用习惯，以规范药名律齐，不出注。

本书采用横排、简体、现代标点。版式变更造成的文字含义变化，今依现代排版予以改正，如"右药"改"右"为"上"，不出注。

每个医案尽量标明出处，以助方便快捷查找医案原文，避免误读或错引。

对部分医案或承上启下，或附于医论，或附于方剂，或附于本草，或案中只有方剂名称而无组成和剂量，采用附录的形式，将原书中的疾病名称、病机分析、方剂组成、方义分析、药物用法等用原文解释，以便于更好地理解和掌握。附录中的方剂组成，是根据该医案作者的著作中所述该方剂而引用的，包括经方或名方。

汇通学派概论

　　中医学术流派研究是研究中医学术发展沿革的重要方法之一，其便于理清中医学术发展的思想脉络，深入研究历代名医学术思想与临床经验，分清哪些是对前人的继承，哪些是继承中的发展，哪些是个人的创新见解与经验，为中医学进一步发展提供借鉴。学术流派或体系是后人依据著名医家们的师承关系、学术主张或学术倾向、学术影响而划分的。由于中医学术流派形成发展过程中的融合、交叉、分化，学派之间存在千丝万缕的联系，故划分学派的标准不一，有按学科分类，有按著名医家分类，有按学术研究方向分类，有按著作分类，有按地域分类，因而划分出外感学派、内伤学派、热病学派、杂病学派、刘河间学派、李东垣学派、张景岳学派、薛立斋（薛己）学派、赵献可学派、李士材学派、医经学派、经方学派、伤寒学派、河间学派、易水学派、温病学派、汇通学派、攻邪学派、丹溪学派、温补学派、正宗学派、全生学派、金鉴学派、心得学派、寒凉学派、薗氏学派、经穴学派、穴法学派、重灸学派、重针学派、骨伤推拿学派、指压推拿学派、一指禅推拿学派、经穴推拿学派、腹诊推拿学派、儿科推拿学派、五轮学派、八廓学派、内外障学派、少林学派、武当学派、新安学派等，这对中医学术的发展起到了积极作用。然而，学派研究目前也存在不少问题，主要在于学术流派形成年代、学派划分标准、学派研究学术价值等方面。争论的焦点是基础医学及临床领域中的医经学派、经方学派、汇通学派是否存在，攻邪学派、丹溪学派、温补学派能否另立门户，学派之间的渗透与交叉重复如何界定等；另外，每一学派的代表医家虽然在师承或学术上一脉相承，但其学术理论、临证辨病思路、处方用药方面或相差甚远，这些医学大家大多数是全才，如以学派分类，难免以偏概全；加之以往学术流派研究偏重理论，忽略临床，因此，以派为纲研究著名医家也有其不利的一面。为弥补学术流派研究轻临床的不足，拓展学派研究的内涵与外延，收集学术流派相关医家的涵盖中医基础理论和临床经验的医案已成为当务之急。因为这些医案不仅是著名医家学术思想的直接鉴证，也是研究学术流派源流的最重要的参考依据。

汇通学派是主张中医学与西医学应进行汇聚沟通以求得中医学发展的医学流派，简称汇通派。19世纪中叶以后，西方医学传入中国，中医学面临着严峻的挑战和生存危机。中医将何去何从？中医界具有改革精神的医家，认识到中西医各有所长，试图取长补短加以汇通，从理论到临床提出了一系列见解并进行了中西医汇通尝试。汇通学派以张锡纯、恽树珏（恽铁樵）等为代表，在近代中医药发展史上起到了承前启后，引导现代中西医结合发展趋势的积极作用。

张锡纯，字寿甫，清末民初人，著《医学衷中参西录》。其治学主张沟通中西，取长补短，重视实践；并深入研究中药药性，亲尝中药，体验药物的毒性反应、用量和功效等。张氏认为，汇通应以中医为主体，沟通中西医，从理论到临床，从生理到病理，从诊断到用药，进行全面尝试；并深入研究大气理论，对大气生理，大气下陷的病因病机、临床表现、证候鉴别诊断和治疗进行了深入系统的阐发；创制升陷汤、回阳升陷汤、理郁升陷汤、醒脾升陷汤、镇肝熄风汤、起痿汤、活络效灵丹；重视药对，善用小方与生药，尤其是擅长中西药联合应用，标本兼顾，取西药之长补中医之不足。强调西医用药在局部，是重在病之标；中医用药求原因，是重在病之本。《医学衷中参西录》记载医案多达上千例，包括摘录先贤医案、其子张荫潮医案、门人弟子医案、亲戚朋友医案、地方名医医案、他人应用张锡纯方药医案等，这些医案或附于论后，或附于方后，或附于药后，部分医案可同时见于论后、方后、药后，但详略有度，侧重点不同，便于互参。医案治疗过程完整，部分医案分为病因、证候、诊断、处方、效果五部分进行描述，病机分析深入，临证用药思路清晰，容易效仿，故倍受后世医家青睐，成为学医必读之书。

恽树珏，字铁樵，清末民初人，著《群经见智录》《见智录续篇》《伤寒论研究》《温病明理》《生理新语》《脉学发微》《病理各论》《临证笔记》《临证演讲录》《金匮翼方选按》《风劳臌病论》《保赤新书》《妇科大略》《论药集》《梅疮见恒录》《十二经穴病候撮要》《药盦医案全集》等。恽氏主张中西汇通以中医为主，兼采西医之长，且中医不能囿于《内经》，必须超越古人，才能继续发展。因为中西医是两个基础不同的医学体系，"西医之生理以解剖，《内经》之生理以气化"。认为重视生理、细菌、病理、局部病灶固然重要，但不知四时五行变化对人体疾病的影响是不行的。恽氏从维护中医的角度倡导中西医汇通，有其积极意义。《药盦医案全集》为医案专著，医案治疗过程比较完整，病机分析与治则俱备，所用药物均有剂量及炮制煎服方法。复诊记录详细，有多达二十诊者。

祝味菊，著《病理发挥》《诊断提纲》《伤寒新义》《伤寒方解》等。今人招萼华编纂《祝味菊医案经验集》，内有许多医案。祝氏在上海与西医梅卓生合作开办了中西医结合诊所。祝氏主张中西医汇通，提倡学术革新，"发皇古义，必须融会新知"，"术无中西，真理是尚"。首创以八纲论杂病、以五段论伤寒的辨证方法，倡导重阳理论，提出"因无寒邪、温邪之分，邪有无机与有机之别"。并从西医病理学角度论述了中医卫、气、营、血功能障碍时机体发生的病理改变。临证善用温热药，尤其是附子，人称"祝附子"。常常重用附子、麻黄、桂枝等温阳药救治伤寒危证，名噪沪上。祝氏医案中对患者姓氏、就诊时间、病名、症状、病理、治法、处方及用药剂量、复诊等记录详细，用药颇具特色。

陆彭年，字渊雷，清末民初人，著《伤寒论今释》《伤寒论概要》《金匮要略今释》《现代文章研究》《中医新论汇编》《生理补正》《陆氏论医集》等。陆氏主张中医科学化，强调以现代医学知识为主体，以阐发中医学术；认为能以西医解释者则以西医代替之，不能解释者，则据现代医学以否定之。陆氏医案散见于《伤寒论今释》《金匮要略今释》《现代文章研究》等书中。今人编有《陆渊雷医案》，医案症状叙述明确，并分析病机，复诊记录完整，多交代临床疗效。另外，还有引用日本人撰写的《生生堂医谈》《医事小言》《成绩录》《建殊录》《续建殊录》《险症百问》《橘窗书影》《方伎杂志》《漫游杂记》《古方便览》等书中的医案，对了解日本人用中药治病情况有一定的参考。

施今墨，字奖生，著《施今墨医案》《施今墨临床经验集》《施今墨对药》（均为门人弟子整理）等。施氏的治学主张一是沟通中西医学，革新中医，强调中医与西医二者应取长补短，互相结合。提出"学术无国界而各有所长"，"诊断以西法为精密，处方以中药为完善"，"无论中医西医，其理论正确，治疗有效者，皆信任之；反之，摒弃不可用也"。二是重视中医教育，创办华北国医学院，开设课程以中医理论为主，包括《内经》《伤寒论》《金匮要略》《温病条辨》《难经》等，兼顾生理、病理、药理、解剖等西医课程，培养了大量中医人才。三是提倡中西医病名统一，率先使用西医病名诊断书写脉案，并结合己见而创新说，指导临床遣方用药；临证常参考西医的辅助检查和化验结果，还经常与西医专家共同研讨治疗方法，不断探索中西医结合的治疗途径。四是提倡"中医现代化，中药工业化"，提出十纲辨证理论，擅用对药，使其同类相从、异类相使、寒温并用、补泻兼施、开阖相济、升降合用，更好地发挥疗效。医案中患者性别、年龄、症状、舌苔、脉象、辨证立法、处方、复诊、用药剂量及特殊煎煮方法均记载详细。

总之，中西医汇通，有接受西说以充实中医者，有以中西医相比附以汇通者，有主张中医科学化者，有临床上中西药并用者。鉴于当时的历史条件和医学发展水平，汇而不通是必然的。但是，中西医汇通学派的思想，对中医学术研究还是起到了积极的推动作用。近六十年来，中西医结合研究方兴未艾，虽不能与汇通学派相提并论，但保持中医优势，中西医融汇贯通，是未来医学发展的方向。

目　录

张锡纯

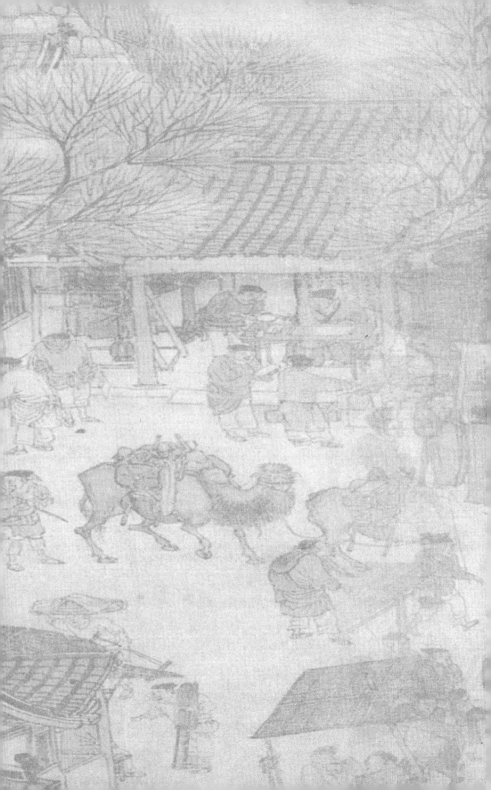

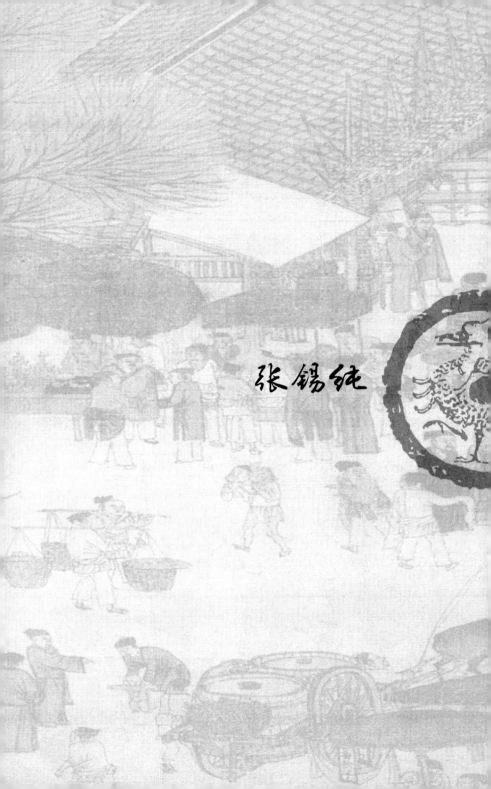
张锡纯

内科医案

◆ 伤寒

表兄王端亭，年四十余，身形素虚，伤寒四五日间，延为诊视。其脉关前洪滑，两尺无力。为开拙拟仙露汤，因其尺弱，嘱其将药徐徐饮下，一次只温饮一大口，防其寒凉侵下焦也。病家忽愚所嘱，竟顿饮之，遂致滑泻数次，多带冷沫，上焦益觉烦躁，鼻如烟熏，面如火炙，其关前脉大于从前一倍，数至七至。知其已成戴阳之证，急用野台参一两，煎汤八分茶盅，兑童便半盅（须用五岁以上童子便），将药碗置凉水盆中，候冷顿饮之。又急用知母、玄参、生地各一两，煎汤一大碗候用。自服参后，屡诊其脉。过半点钟，脉象渐渐收敛，脉搏似又加数，遂急用候服之药炖极热，徐徐饮下，一次只饮药一口，约两点钟尽剂，周身微汗而愈。（《医学衷中参西录·论火不归原治法》）

奉天（即今之辽宁省沈阳市，编者注）财政厅科员刘仙舫，年二十五六，于季冬得伤寒，经医者误治，大便滑泻无度，而上焦烦热，精神昏愦，时作谵语，脉象洪数，重按无力。遂重用生山药两半，滑石一两，生杭芍六钱，甘草三钱，一剂泻止。上焦烦热不退，仍作谵语。爰用玄参、沙参诸凉润之药清之，仍复滑泻，再投以前方一剂泻又止，而上焦之烦热益甚，精神亦益昏愦，毫无知觉。仙舫家营口，此时其家人毕至，皆以为不可复治。诊其脉虽不实，仍有根柢，至数虽数，不过六至，知犹可治，遂慨切谓其家人曰："果信服余药，此病尚可为也。"其家人似领悟。为疏方用大剂白虎加人参汤，更以生山药一两代粳米，大生地一两代知母，煎汤一大碗，嘱其药须热饮，一次止饮一口，限以六点钟内服完，尽剂而愈。(《医学衷中参西录·山药解》)

李淑颜，盐山城西八里庄人，年六旬，蒙塾教员，于季冬患伤寒兼脑膜生炎。

病因：素有头昏证，每逢上焦有热，精神即不清爽，腊底偶冒风寒病传阳明，邪热内炽，则脑膜生炎，累及神明失其知觉。

证候：从前医者治不如法，初得时未能解表，遂致伤寒传里，阳明腑实，舌苔黄而带黑，其干如错，不能外伸，谵语不休，分毫不省人事，两目直视不瞬。诊其脉两手筋惕不安，脉象似有力而不实，一息五至，大便四日未行，小便则溺时不知。

诊断：此乃病实脉虚之证，其气血亏损难抗外邪，是以有种种危险之象。其舌苔黑而干者，阳明热实津液不上潮也；其两目直视不瞬者，肝火上冲而目发胀也；其两手筋惕不安者，肝热血耗而内风将动也；其谵语不省人事者，固有外感之邪热过盛，昏其神明，实亦由外感之邪热上蒸，致脑膜生炎，累及脑髓神经也。拟用白虎加人参汤，更辅以滋补真阴之品，庶可治愈。

处方：生石膏五两（捣细），生怀地黄二两，野台参八钱，天花粉八钱，北沙参八钱，知母六钱，生杭芍六钱，生怀山药六钱，甘草四钱，荷叶边一钱；共煎汤三盅，分三次温服下，每服一盅调入生鸡子黄两枚。方中不用粳米者，以生山药可代粳米和胃也；用生鸡子黄者，以其善息肝风之内动也；用荷叶者，以其形为仰盂象覆，而其梗又中空亭亭直上，且又得水面氢气最多，善引诸凉药之力直达胸中，以清脑膜之炎也。

再诊：将药如法煎服，翌晨下大便一次，舌苔干较愈，而仍无津液，精神较前明了而仍有谵语之时，其目已不直视而能瞬，

3

筋惕已愈强半，诊其脉，至数较前稍缓，其浮分不若从前有力，而重按却比从前有根底，此皆佳兆也。拟即前方略为加减，清其余热即以复其真阴，庶可全愈。

处方：生石膏四两（捣细），生怀地黄二钱，野台参八钱，大甘枸杞一两，生怀山药一两，天花粉八钱，北沙参八钱，知母六钱，生杭芍六钱，甘草四钱；共煎汤三盅，为其大便已通，俾分多次徐徐温饮下，一次只饮一大口。

效果：约十点钟将药服完，精神清爽，诸病皆愈。

说明：按治脑膜炎证，羚羊角最佳，而以治筋惕不安亦羚羊角最效，以其上可清头脑，下可息肝风之萌动也。然此药价太昂，僻处药房又鲜真者，是以方中未用，且此证虽兼有脑膜炎病，实因脏腑之邪热上蒸，清其邪热则脑膜炎自愈，原不必注重于清脑也。

或问：筋惕之病，西人谓脑髓神经失其常度而妄行，是以脑膜炎证，恒有痉搐拘挛，角弓反张诸病，此皆筋惕之类，诚以脑膜生炎而累及神经也。今则谓肝经血虚有热使然，将勿西人之说不足信欤？答曰：此二说原可相通，脑髓神经原名脑气筋，乃灰白色之细筋也，全体之筋皆肝主之，是以脑髓神经与肝有至切之关系，肝有所伤，脑髓神经恒失其常，度西医所谓脑髓神经病，多系方书中谓肝经病也。况方中荷叶边作引，原能引诸凉药上行以清其脑部乎。（《医学衷中参西录·伤寒门》）

李仔斋，山东银行执事，夏日得少阴伤寒，用麻黄附子细辛汤，加生山药、大熟地二味治愈。（《医学衷中参西录·治愈笔记》）

刘姓妇人，得伤寒少阳证，寒热往来无定时，心中发热，呕吐痰涎，连连不竭，脉象沉弦。为开小柴胡汤原方，亦柴胡减半用四钱，加生石膏一两，云苓片四钱。有知医者在座，疑而问曰：少阳经之证，未见有连连吐黏涎不竭者，今先生用小柴胡汤，又加石膏、茯苓，将勿不但为少阳经病，或又兼他经之病乎？答曰：君之问诚然也，此乃少阳病而连太阴也。少阳之去路原为太阴之经，太阴在腹为湿土之气，若与少阳相并，则湿热化合，即可多生黏涎，故于小柴胡汤中加石膏、茯苓，以清少阳之热，即以利太阴之湿也。知医者闻之，甚为叹服。遂将此方煎服，两剂全愈。

（《医学衷中参西录·少阳病小柴胡汤证》）

马朴臣，辽宁大西关人，年五十一岁，业商，得伤寒兼有伏热证。

病因：家本小康，因买卖俄国银币票赔钱数万元，家计顿窘，懊悔不已，致生内热。孟冬时因受风，咳嗽有痰微喘，小便不利，周身漫肿。愚为治愈，旬日之外，又重受外感，因得斯证。

证候：表里大热，烦躁不安，脑中胀疼，大便数日一行，甚干燥，舌苔白厚，中心微黄，脉极洪实，左右皆然，此乃阳明腑实之证。凡阳明腑实之脉，多偏见于右手，此脉左右皆洪实者，因其时常懊悔，心肝积有内热也，其脑中胀疼者，因心与肝胆之热挟阳明之热上攻。当用大剂寒凉微带表散，清其阳明胃腑之热，兼以清其心肝之热。

处方：生石膏四两（捣细），知母一两，甘草四钱，粳米六钱，青连翘三钱；共作汤煎至米熟，取汤三盅，分三次温服下，病愈勿尽剂。

方解：此方即白虎汤加连翘也，白虎汤为伤寒病阳明腑热之正药，加连翘者取其色青入肝，气轻入心，又能引白虎汤之力达于心肝以清热也。

效果：将药三次服完，其热稍退，翌日病复还原，连服五剂，将生石膏加至八两，病仍如故，大便亦不滑泻，病家惧不可挽救，因晓之曰：石膏原为平和之药，惟服其细末则较有力，听吾用药勿阻，此次即愈矣。为疏方，方中生石膏仍用八两，将药煎服之后，又用生石膏细末二两，俾蘸梨片徐徐嚼服之，服至两半，其热全消，遂停服，从此病愈，不再反复。

附记：此案曾登于《名医验案类编》，何廉臣先生评此案云："日本和田东郭氏谓：'石膏非大剂则无效，故白虎汤、竹叶石膏汤及其他石膏诸方，其量皆过于平剂。世医不知此意为小剂用之，譬如一杯水救一车薪之火，宜乎无效也。'吾国善用石膏者，除长沙汉方之外，明有缪氏仲淳，清有顾氏松园、余氏师愚、王氏孟英，皆以善治温热名，凡治阳明实热之证，无不重用石膏以奏功。今用石膏由四两加至八两，似已骇人听闻，然连服五六剂热仍如故，大便亦不滑泻，迨外加石膏细末梨片蘸服又至两半，热始全消而病愈，可见石膏为凉药中纯良之品，世之畏石膏如虎者，可以放胆而不必怀疑也。"（《医学衷中参西录·伤寒门》）

毛姓少年，伤寒已过旬日，阳明火实，大便燥结，原是承气汤证。然下不妨迟，愚对于此证，恒先用白虎汤清之，多有因服白虎汤大便得通而愈者。于是投以大剂白虎汤，一日连进二剂，至晚九点钟，火似见退而精神恍惚，大便亦未通行。诊其脉变为弦象，夫弦主火衰，亦主气虚，知其证清解已过，而其大便仍不通者，因其气分亏损，不能运行白虎汤凉润之力也。遂单用人参五钱煎汤俾服之，须臾大便即通，病亦遂愈。（《医学衷中参西录·人参解》）

李儒斋，天津山东省银行理事，年三十二岁，于夏季得伤寒证。

病因：午间恣食瓜果，因夜间失眠，遂食余酣睡，值东风骤至，天气忽变寒凉，因而冻醒，其未醒之时又复梦中遗精，醒后遂觉周身寒凉抖战，腹中又复隐隐作疼，惧甚，遂急延为诊视。

证候：迨愚至为诊视时，其寒战腹疼益甚，其脉六部皆微细欲无，知其已成直中少阴之伤寒也。

诊断：按直中少阴伤寒为麻黄附子细辛汤证，而因在梦遗之后，腹中作疼，则寒凉之内侵者益深入也，是宜于麻黄附子细辛汤中再加温暖补益之品。

处方：麻黄二钱，乌附子三钱，细辛一钱，熟地黄一两，生怀山药五钱，净萸肉五钱，干姜三钱，公丁香十粒；煎汤一大盅，温服，温复取汗，勿令过度。

效果：将药服后，过一点钟，周身微汗，寒战与腹疼皆愈。

或问：麻黄附子细辛汤证，伤寒始得发热脉沉也，今斯证寒战脉沉细，夫寒战与发热迥异矣，何以亦用麻黄附子细辛汤乎？

答曰：麻黄附子细辛汤证，是由太阳传少阴也，为其病传少阴是以脉沉，为其自太阳传少阴是以太阳有反应之力而发热。此证昼眠冻醒，是自太阳传少阴，又因恣食寒凉，继而昼寝梦遗，其寒凉又直中少阴，内外寒凉夹攻，是以外寒战而内腹疼，太阳虽为表阳亦无反应之力也。方中用麻黄以逐表寒，用附子以解里寒，用细辛以通融表里，使表里之寒尽化；又因其少阴新虚，加熟地黄、萸肉、山药以补之，养正即以除邪也，又因其腹疼知寒侵太深，又加干姜、丁香助附子、细辛以除之，寒邪自无遁藏也。方中用意周匝，是以服之即效。至于麻黄发汗止二钱者，因当夏令也，若当冬令则此证必须用四钱方能出汗，此用药因时令而有异也。至若在南方，虽当冬令，用麻黄二钱亦能发汗，且南方又有麻黄不过钱之说，此又用药因地点而有异也。（《医学衷中参西录·伤寒门》）

天津治一钱姓壮年，为外洋饭店经理，得伤寒证，三四日间延为诊视，其脉象洪滑甚实，或七八动一止，或十余动一止，其止皆在左部，询其得病之由，知系未病之前曾怒动肝火，继又出门感寒，遂得斯病，因此知其左脉之结乃肝气之不舒也。为疏方仍白虎加人参汤加减，生石膏细末四两，知母八钱，以生山药代粳米用六钱，野台参四钱，甘草三钱，外加生莱菔子四钱（捣碎），煎汤三盅，分三次温服下。结脉虽除，而脉象仍有余热，遂即原方将石膏减去一两，人参、莱菔子各减一钱，仍如前煎服，其大便从前四日未通，将药三次服完后，大便通下，病遂全愈。

按：此次所用之方中不以生地黄代知母者，因地黄之性与莱菔子不相宜也。

又愚治寒温证不轻用降下之品，其人虽热入阳明之腑，若无大便燥硬欲下不下之实证，亦恒投以大剂白虎汤清其热，热清大便恒自通下。是以愚日日临证，白虎汤实为常用之品，承气汤恒终岁不一用也。（《医学衷中参西录·太阳病炙甘草汤证》）

同邑友人毛仙阁之三子哲嗣印棠，年三十二岁，素有痰饮，得伤寒证，服药调治而愈。后因饮食过度而复，服药又愈。后数日又因饮食过度而复，医治无效。四五日间，延愚诊视，其脉洪长有力，而舌苔淡白，亦不燥渴，食梨一口即觉凉甚，食石榴子一粒，心亦觉凉。愚舍证从脉，为开大剂白虎汤方，因其素有痰饮，加清半夏数钱，其表兄高夷清在座，邑中之宿医也，疑而问曰："此证心中不渴不热，而畏食寒凉如此，以余视之虽清解药亦不宜用，子何所据而用生石膏数两乎？"答曰："此脉之洪实，原是阳明实热之证，其不觉渴与热者，因其素有痰饮湿胜故也。其畏食寒凉者，因胃中痰饮与外感之热互相胶漆，致胃腑转从其化与凉为敌也。"仙阁素晓医学，信用愚言，两日夜间服药十余次，共用生石膏斤余，脉始和平，愚遂旋里。隔两日复来相迎，言病患反复甚剧，形状异常，有危在顷刻之虑。因思此证治愈甚的，何至如此反复。既至（相隔三里强），见其痰涎壅盛，连连咳吐不竭，精神恍惚，言语错乱，身体颤动，诊其脉平和无病，惟右关胃气稍弱。愚恍然会悟，急谓其家人曰："此证万无闪失，前因饮食过度而复，此次又因戒饮食过度而复也。"其家人果谓有鉴前失，数日之间，所与饮食甚少。愚曰："此无须用药，饱食即可愈矣。"其家人虑其病状若此，不能进食。愚曰："无庸如此多虑，果系由饿而得之病，见饮食必然思食。"其家人依愚言，时已属晚八点钟，至黎明进食三次，每次撙节与之，其病遂愈。（《医学衷中参西录·石膏解》）

一媪，年近七旬，伤寒，初得无汗，原是麻黄汤证，因误服桂枝汤，遂成白虎汤证，上焦烦热太甚，闻药气即呕吐。但饮所煎石膏清水亦吐。俾用鲜梨片蘸生石膏细末，嚼咽之。药用石膏两半，阳明之大热遂消，而大便旬日未通，其下焦余热仍无出路，欲用硝黄降之，闻药气仍然呕吐。且其人素患劳嗽，身体羸弱，过用咸寒，尤其所忌。为制此方（硝菔通结汤，编者注），煎汁一大碗，仍然有朴硝余味，复用莱菔一个，切成细丝，同葱添油醋，和药汁调作羹。病患食之香美，并不知是药，大便得通而愈。（《医学衷中参西录·治燥结方》）

一农业学校朱姓学生，患伤寒三四日，倦卧昏昏似睡，间作谵语，呼之眼微开，舌上似无苔，而舌皮甚干，且有黑斑，咽喉疼痛，小便赤而热，大便数日未行，脉微细兼沉，心中时觉发热，而肌肤之热度如常。此乃少阴伤寒之热证，因先有伏气化热，乘肾脏虚损而窜入少阴，遏抑肾气不能上达，是以上焦燥热而舌斑咽痛也，其舌上有黑斑者，亦为肾虚之现象。至其病既属热而脉微细者，诚以脉发于心，肾气因病不能上达与心相济，其心之跳动即无力，此所以少阴伤寒无论或凉或热其脉皆微细也。遂为疏方生石膏细末二两，生怀山药一两，大潞参六钱，知母六钱，甘草二钱，先用鲜茅根二两煮水，以之煎药，取清汤三盅，每温服一盅调入生鸡子黄一枚。服药一次后，六脉即起，服至二次，脉转洪大，服至三次，脉象又渐和平，精神亦复，舌干咽痛亦见愈。翌日即原方略为加减，再服一剂，诸病全愈。（《医学衷中参西录·详论咽喉证治法》）

一人冬日得伤寒证，胸中异常烦躁，医者不识为大青龙汤证，竟投以麻黄汤，服后分毫无汗，胸中烦躁益甚，自觉屋隘莫能容，诊其脉洪滑而浮，治以大青龙汤，为加天花粉八钱，服后五分钟，周身汗出如洗，病若失。

或问：服桂枝汤者，宜微似有汗，不可令如水流漓，病必不除，服麻黄汤者，复取微似汗，知亦不可令汗如水流漓也。今于大青龙汤中加花粉，服汤后竟汗出如洗而病若失者何也？答曰：善哉问也，此中原有妙理，非此问莫能发之。凡伤寒、温病，皆忌伤其阴分，桂枝汤证与麻黄汤证，禁过发汗者恐伤其阴分也。至大青龙汤证，其胸中蕴有燥热，得重量之石膏则化合而为汗，其燥热愈深者，化合之汗愈多，非尽量透发于外，其燥热即不能彻底清肃，是以此等汗不出则已，出则如时雨沛然莫可遏抑。盖麻黄、桂枝等汤，皆用药以祛病，得微汗则药力即能胜病，是以无事过汗以伤阴分。至大青龙汤乃合麻、桂为一方，又去芍药之酸收，益以石膏之辛凉，其与胸中所蕴之燥热化合，犹如冶红之铁沃之以水，其热气自然蓬勃四达，此乃调燮其阴阳，听其自汗，此中精微之理，与服桂枝、麻黄两汤不可过汗者，迥不侔也。

或问：大青龙汤证，当病之初得何以胸中即蕴此大热？答曰：此伤寒中伏气化热证也（温病中有伏气化热，伤寒中亦有伏气化热）。因从前所受外寒甚轻，不能遽病，惟伏藏于三焦脂膜之中，阻塞升降之气化，久而化热，后又因薄受外感之激动，其热陡发，窜入胸中空旷之府，不汗出而烦躁，夫胸中原为太阳之府（胸中及膀胱皆为太阳之府，其理详六经总论中），为其犹在太阳，是以其热虽甚而仍可汗解也。（《医学衷中参西录·太阳病大青龙汤证》）

一人，患伤寒热入阳明之腑，脉象有力而兼硬，时作谵语，按此等脉原宜投以白虎加人参汤，而愚时当少年，医学未能深造，竟与以大剂白虎汤，俾分数次温饮下，翌日视之热已见退，而脉搏转数，谵语更甚，乃恍然悟会，改投以白虎加人参汤煎一大剂，分三次徐徐温饮下，尽剂而愈。盖白虎汤证其脉宜见滑象，脉有硬象即非滑矣，此中原有阴亏之象，是以宜治以白虎加人参汤，而不可但治以白虎汤也。自治愈此案之后，凡遇其人脉数或弦硬，或年过五旬，或在劳心劳力之余，或其人身形素羸弱，即非在汗吐下后，渴而心烦者，当用白虎汤时，皆宜加人参，此立脚于不败之地，战则必胜之师也（张锡纯分析白虎加人参汤证病机时指出，白虎加人参汤所主之证，或渴、或烦、或舌干，固由内陷之热邪所伤，实亦由其人真阴亏损也。人参补气之药非滋阴之药，而加于白虎汤中，实能于邪火炽盛之时立复真阴，此中盖有化合之妙也。编者注）。（《医学衷中参西录·续申白虎加人参汤之功用》）

一人，年二十余。伤寒六七日，头疼恶寒，心中发热，咳吐黏涎。至暮尤寒热交作，兼眩晕，心中之热亦甚。其脉浮弦，重按有力，大便五日未行。投以此汤（通变大柴胡汤，编者注），加生石膏六钱，芒硝四钱，下大便二次。上半身微见汗，诸病皆见轻。惟心中犹觉发热，脉象不若从前之浮弦，而重按仍有力。拟投以白虎加人参汤，恐当下后，易作滑泻，遂以生山药代粳米，连服两剂全愈。(《医学衷中参西录·治伤寒方》)

一人，年过三旬，身形素羸弱，又喜吸鸦片，于冬令得伤寒证，因粗通医学，自服麻黄汤，分毫无汗。求为诊视，脉甚微细，无紧象。遂即所用原方，为加生黄芪五钱，服后得汗而愈。(《医学衷中参西录·论伤寒脉紧及用麻黄汤之变通法》)

一人年过三旬，于初春患伤寒证，经医调治不愈。七八日间延为诊视，头疼，周身发热，恶心欲吐，心中时或烦躁，头即有汗而身上无汗，左右脉象皆弦，右脉尤弦而有力，重按甚实，关前且甚浮。即此脉论，其左右皆弦者，少阳也；右脉重按甚实者，阳明也；关前之脉浮甚者，太阳也，此为三阳合病无疑。其既有少阳病而无寒热往来者，缘与太阳、阳明相并，无所为往无所为来也。遂为疏方生石膏、玄参各一两，连翘三钱，茵陈、甘草各二钱，俾共煎汤一大盅顿服之，将药服后，俄顷汗出遍体，近一点钟，其汗始竭，从此诸病皆愈。其兄颇通医学，疑而问曰：此次所服药中分毫无发表之品，而服后竟由汗解而愈者何也？答曰：出汗之道，在调剂其阴阳，听其自汗，非可强发其汗也，若强发其汗，则汗后恒不能愈，且转至增剧者多矣。如此证之三阳相并，其病机本欲借经于手太阴之络而外达于皮毛，是以右脉之关前独浮也，乃因其重按有力，知其阳明之积热，犹团结不散，故用石膏、玄参之凉润者，调剂其燥热，凉热化合，自能作汗，又少加连翘、茵陈（可代柴胡）以宣通之，遂得尽随病机之外越者，达于皮毛而为汗解矣，此其病之所以愈也。其兄闻之，甚为叹服曰：先生之妙论自古未有也，诚能于医学否塞之时放异样光明者矣。(《医学衷中参西录·少阳篇三阳合病之治法》)

一人，年近三旬，因长途劳役，感冒甚重，匆匆归家，卧床不起。经医诊治，半月病益加剧。及愚视之，见其精神昏愦，谵语不休，肢体有时惕动不安，其两目直视，似无所见，其周身微热，而间有发潮热之时，心中如何，询之不能自言，其大便每日下行皆系溏粪，其脉左右皆弦细而浮，数逾六至，重按即无。其父泣而问曰：延医数位，皆不为出方，因此后事皆备，不知犹可救否？余生平止此一子，深望先生垂怜也。愚悯其言词恻切，慨然许为救愈。时有其同村医者在座，疑而问曰：此证之危险已至极点，人所共见，先生独慨然谓其可治，然不知此证果系何病，且用何方药治之？答曰：此《伤寒论》少阳篇所谓三阳合病。然《伤寒论》中所言者，是三阳合病之实证，而此证乃三阳合病之虚证，且为极虚之证。凡三阳合病以病已还表，原当由汗而解，此病虽虚，亦当由汗而解也。医者闻愚言，若深讶异曰：病虚若此，犹可发汗乎？且据何见解而知谓为三阳合病乎？答曰：此证为三阳合病，确有证据。此证之肢体惕动，两目直视，且间发潮热者，少阳也；精神昏愦、谵语不休者，阳明也；其脉弦而甚浮者，乃自少阳还太阳也，是以谓之三阳合病也。夫病已还表，原欲作汗，特以脉数无根；真阴大亏，阳升而阴不能应，是以不能化合而为汗耳。治此证者，当先置外感于不问，而以滋培其真阴为主，连服数剂，俾阴分充足，自能与阳气化合而为汗，汗出而病即愈矣。若但知病须汗解，当其脉数无根之时，即用药强发其汗，无论其汗不易出也，即服后将汗发出，其人几何不虚脱也。医者闻之甚悦服曰：先生明论，迥异寻常，可急为疏方以救此垂绝之命哉。愚遂为开生地黄、熟地黄、生山药、大枸杞各一两，玄参、沙参、净萸肉各五钱，煎汤一大碗，分两次温饮下。此药一日夜间连进两剂，翌晨再诊其脉，不足六至，精神亦见明了。自服药后大便

未行，遂于原方中去萸肉，加青连翘二钱，服后周身得汗，病若失。（《医学衷中参西录·少阳篇三阳合病之治法》）

一人，年四十余。素吸鸦片，于仲冬得伤寒，二三日间，烦躁无汗。原是大青龙汤证，因误服桂枝汤，烦躁益甚。迎愚诊视，其脉关前洪滑，两尺无力。为开仙露汤，因其尺弱，嘱其徐徐饮下，一次只饮药一口，防其寒凉侵下焦也。病家忽愚所嘱，竟顿饮之，遂致滑泻数次，多带冷沫。上焦益觉烦躁，鼻如烟熏，面如火炙。其关前脉，大于前一倍，又数至七至。知其已成戴阳之证，急用人参一两，煎好兑童便半茶盏，将药碗置凉水盆中，候冷顿饮之。又急用玄参、生地、知母各一两，煎汤一大碗，候用。自服参后，屡诊其脉，过半点钟，脉象渐渐收敛，至数似又加数。遂急将候用之药炖热，徐徐饮下，一次饮药一口，约两点钟尽剂，周身微汗而愈。此因病家不听所嘱，致有如此之失，幸而救愈，然亦险矣。审是则凡药宜作数次服者，慎勿顿服也。盖愚自临证以来，无论内伤外感，凡遇险证，皆煎一大剂，分多次服下。此以小心行其放胆，乃万全之策，非孤注之一掷也。（《医学衷中参西录·治伤寒温病同用方》）

一少年，时当夏季，午间恣食西瓜，因夜间失眠，遂于食余当窗酣睡，值东风骤至，天气忽变寒凉，因而冻醒，其未醒之先，又复梦中遗精，醒后遂觉周身寒凉抖战，腹中隐隐作疼，须臾觉疼寖加剧。急迎为诊治，其脉微细若无，为疏方用麻黄二钱，乌附子三钱，细辛一钱，熟地黄一两，生山药、净萸肉各五钱，干姜三钱，公丁香十粒，共煎汤服之。服后温覆，周身得微汗，抖战与腹疼皆愈。此于麻黄附子细辛汤外而复加药数味者，为其少阴暴虚腹中疼痛也。（《医学衷中参西录·少阴病麻黄附子细辛汤证》）

一少年，素伤于烟色。夏月感冒时气，心中发热，因多食西瓜，遂下利清谷，上焦烦躁异常。急迎愚诊视，及至已昏不知人。其脉上盛下虚，摇摇无根，数至六至。为疏方用附子钱半，干姜二钱，炙甘草三钱，人参四钱，葱白五寸，生芍药五钱，又加龙骨、牡蛎（皆不用煅）、玄参各四钱。煎汤一大盅，顿饮之。须臾苏醒，下利与烦躁皆愈。时有医者二人在座，皆先愚至而未敢出方，见愚治愈，问先生何处得此良方。答曰：此仲景方，愚不过加药三味耳，诸君岂未之见耶。遂为发明通脉四逆汤之精义，并谓其善治戴阳证。二医者皆欣然，以为闻所未闻云。（《医学衷中参西录·治伤寒温病同用方》）

一少年，于初春得伤寒，先经他医治愈，后因饮食过度，病又反复，投以白虎汤治愈。隔三日，陡然反复甚剧，精神恍惚，肢体颤动，口中喃喃皆不成语。诊其脉，右部寸关皆无力而关脉尤不任循按。愚曰：此非病又反复，必因前次之过食病复，而此次又戒饮食过度也。饱食即可愈矣。其家人果谓有鉴前失，数日所与饮食甚少，然其精神昏愦若斯，恐其不能饮食。愚曰：果系因饿而成之病，与之食必然能食。然仍须撙节与之，多食几次可也。其家人果依愚言，十小时中连与饮食三次，病若失。（《医学衷中参西录·论伤寒温病神昏谵语之原因及治法》）

一叟，年近六旬，得伤寒证，四五日间表里大热，其脉象洪而不实，现有代象，舌苔白而微黄，大便数日未行。为疏方用生石膏三两，大生地一两，野台参四钱，生怀山药六钱，甘草三钱，煎汤三盅，分三次温饮下。将三次服完，脉已不代，热退强半，大便犹未通下，遂即原方减去石膏五钱，加天冬八钱，仍如从前煎服，病遂全愈（张氏注解炙甘草汤时阐发说，又脉象结代而兼有阳明实热者，但治以炙甘草汤恐难奏功，宜借用白虎加人参汤，

以炙甘草汤中生地黄代方中知母，生怀山药代方中粳米。编者注）。(《医学衷中参西录·太阳病炙甘草汤证》)

一叟，年六旬。素亦羸弱多病，得伤寒证，绵延十余日。舌苔黄厚而干，心中热渴，时觉烦躁。其不烦躁之时，即昏昏似睡，呼之眼微开，精神之衰惫可知。脉象细数，按之无力。投以凉润之剂，因其脉虚，又加野台参佐之。大便忽滑泻，日下数次。因思此证，略用清火之药即滑泻者，必其下焦之气化不固。先用药固其下焦，再清其上焦、中焦未晚也。遂用熟地黄二两，酸石榴一个，连皮捣烂，同煎汤一大碗。分三次温饮下，大便遂固。间日投以此方（白虎加人参以山药代粳米汤，编者注），将山药改用一两，以生地黄代知母。煎汤成，徐徐温饮下，一次只饮药一大口。约八点钟，始尽剂，病愈强半。翌日又按原方，如法煎服，病又愈强半。第三日又按其方服之，尽剂而愈。

按： 熟地黄原非治寒温之药，而病至极危时，不妨用之，以救一时之急。故仲景治脉结代，有炙甘草汤，亦用干地黄，结代亦险脉也。加无酸石榴时，可用龙骨（煅捣）、牡蛎（煅捣）各五钱代之。(《医学衷中参西录·治伤寒温病同用方》)

忆五年前，族家姊，年七旬有三，忽得瘫痪证。迎愚诊视，既至见有医者在座，用药一剂，其方系散风补气理痰之品，甚为稳善。愚亦未另立方。翌日，脉变洪长，知其已成伤寒证。先时愚外祖家近族有病者，订于斯日迎愚，其车适至。愚将行，谓医者曰：此证乃瘫痪基础预伏于内，今因伤寒而发，乃两病偕来之证。然瘫痪病缓，伤寒病急。此证阳明实热，已现于脉，非投以白虎加人参汤不可，君须放胆用之，断无差谬。后医者终畏石膏寒凉，又疑瘫痪证不可轻用凉药。迟延二日，病势垂危，复急迎愚。及至则已夜半矣。诊其脉，洪而且数，力能搏指，喘息甚促，舌强直，几不能言。幸喜药坊即在本村，急取白虎加人参汤一剂，方中生石膏用三两，煎汤两盅，分二次温饮下，病稍愈。又单取生石膏四两，煮汁一大碗，亦徐徐饮下，至亭午尽剂而愈。后瘫痪证调治不愈，他医竟归咎于愚。谓从前用过若干石膏，所以不能调治。吁！年过七旬而瘫痪者，愈者几人！独不思愚用石膏之时，乃挽回已尽之人命也。且《金匮》治热瘫病有风引汤，原石膏与寒水石并用，彼谤愚者，生平盖未见《金匮》也。（《医学衷中参西录·治伤寒温病同用方》）

邑诸生刘干臣，愚之契友也，素非业医而喜与愚研究医学。其女适邑中某氏，家庭之间多不适意，于季秋感冒风寒，延其近处医者治不愈。干臣邀愚往诊。病近一旬，寒热往来，其胸中满闷烦躁皆甚剧，时作呕吐，脉象弦长有力。愚语干臣曰：此大柴胡汤证也，从前医者不知此证治法，是以不愈。干臣亦以愚言为然，遂为疏方用柴胡四钱，黄芩、芍药、半夏各三钱，生石膏两半碎，竹茹四钱，生姜四片，大枣四枚，俾煎服。干臣疑而问曰：大柴胡汤原有大黄、枳实，今减去之，加石膏、竹茹，将勿药力薄弱难奏效乎？答曰：药之所以能愈病者，在对证与否，不在其力之强弱也，宜放胆服之，若有不效，余职其咎。病人素信愚，闻知方中有石膏，亦愿急服，遂如方煎服一剂。须臾，觉药有推荡之力，胸次顿形开朗，烦躁呕吐皆愈。干臣疑而问曰：余疑药力薄弱不能奏效，而不意其奏效更捷，此其理将安在耶？答曰：凡人得少阳之病，其未病之先，肝胆恒有不舒，木病侮土，脾胃亦恒先受其扰。迨其阳明在经之邪，半入于腑、半传于少阳，于斯阳明与少阳合病。其热之入于府中者，原有膨胀之力，复有肝胆以扰之，其膨胀之热，益逆行上干而凌心，此所以烦躁与胀满并剧也。小柴胡汤去人参原可舒其肝胆，肝胆既舒自不复扰及脾胃，又重用石膏，以清入腑之热，俾其不复膨胀上干，则烦躁与满闷自除也。况又加竹茹之开胃止呕者以辅翼之，此所以奏效甚捷也。此诚察于天地之气化，揆诸生人之禀赋，而有不得不为变通者矣。干臣闻之，甚为叹服曰：聆此妙论，茅塞顿开，觊我良多矣。（《医学衷中参西录·论大柴胡汤证》）

张月楼，少愚八岁，一方之良医也。其初习医时，曾病少阳伤寒，寒热往来，头疼发热，心中烦而喜呕，脉象弦细，重按有力。愚为疏方调治，用柴胡四钱，黄芩、人参、甘草、半夏各三钱，大枣四枚，生姜三大片，生石膏一两，俾煎汤一大盅服之。月楼疑而问曰：此方乃小柴胡汤外加生石膏也，按原方中分量，柴胡半斤以一两，折为今之三钱，计之，当为二两四钱，复三分之，当为今之八钱，今方中他药皆用其原分量，独柴胡减半，且又煎成一盅服之，不复去滓重煎，其故何也？弟初习医，未明医理，愿兄明以教我也？答曰：用古人之方，原宜因证、因时，为之变通，非可胶柱鼓瑟也。此因古今气化略有不同，即人之禀赋遂略有差池，是以愚用小柴胡汤时，其分量与药味，恒有所加减。夫柴胡之性，不但升提，实原兼有发表之力，古法去滓重煎者，所以减其发表之力也。今于方中加生石膏一两，以化其发表之力，即不去滓重煎，自无发表之虞，且因未经重煎，其升提之力亦分毫无损，是以止用一半，其力即能透膈上出也。放心服之，自无差谬。月楼果信用愚言，煎服一剂，诸病皆愈。（《医学衷中参西录·少阳病小柴胡汤证》）

◆ **温病**

表弟刘爽园，二十五岁，于季春得温病。

病因：自正二月间，心中恒觉发热，懒于饮食，喜坐房阴乘

18

凉，薄受外感，遂成温病。

证候：因相距四十余里，初得病时，延近处医者治，约七八日病势益剧，精神昏愦，闭目蜷卧，似睡非睡，懒于言语，咽喉微疼，口唇干裂，舌干而缩，薄有黄苔欲黑，频频饮水不少濡润，饮食懒进，一日之间，惟强饮米汤瓯许，自言心中热而且干，周身酸软无力，抚其肌肤不甚发热，体温三十七度八分，其脉六部皆微弱而沉，左部又兼细，至数如常，大便四日未行，小便短少赤涩。

诊断：此伏气触发于外，感而成温，因肾脏虚损而窜入少阴也。《内经》谓"冬伤于寒，春必病温"，此言冬时所受之寒甚轻，不能实时成为伤寒，恒伏于三焦脂膜之中，阻塞气化之升降，暗生内热，至春阳萌动之时，其所生之热恒激发于春阳而成温。然此等温病未必入少阴也。《内经》又谓"冬不藏精，春必病温"，此言冬不藏精之人，因阴虚多生内热，至春令阳回其内热必益加增，略为外感激发，即可成温病。而此等温病亦未必入少阴也。惟其人冬伤于寒又兼冬不藏精，其所伤之寒伏于三焦，随春阳而化热，恒因其素不藏精乘虚而窜入少阴，此等证若未至春令即化热窜入少阴，则为少阴伤寒，即伤寒少阴证二三日以上，宜用黄连阿胶汤者也。若已至春令始化热窜入少阴，当可名为少阴温病，即温病中内有实热，脉转微细者也。诚以脉生于心，必肾阴上潮与心阳相济，而后其跳动始有力，盖此证因温邪窜入少阴，俾心肾不能相济，是以内虽蕴有实热，而脉转微细。其咽喉疼者，因少阴之脉上通咽喉，其热邪循经上逆也。其唇裂舌干而缩者，肾中真阴为邪热遏抑不能上潮，而心中之亢阳益妄动上升以铄耗其津液也。至于心中发热且发干，以及大便燥结、小便赤涩，亦无非阴亏阳亢之所致。为其肾阴、心阳不能相济为功，是以精神昏愦，闭目蜷卧，烦人言语，此乃热邪深陷气化隔阂之候。在温病中最为险证。正不可因其脉象无火，身不甚热，而视为易治之证也。愚向拟有坎离互根汤（在五期六卷）可为治此病的方，今将其方略为加减，俾与病候相宜。

处方：生石膏三两（轧细），野台参四钱，生怀地黄一两，生怀山药八钱，玄参五钱，辽沙参五钱，甘草三钱，鲜茅根五钱；共药八味，先将前七味煎十余沸，再入鲜茅根，煎七八沸。其汤即成。取清汤三盅，分三次温服下，每服一次调入生鸡子黄一枚。此方若无鲜茅根，可用干茅根两半，水煮数沸，取其汤代水煎药。

方解：温病之实热，非生石膏莫解，辅以人参并能解邪实正虚之热，再辅以地黄、山药诸滋阴之品，更能解肾亏阴虚之热。且人参与滋阴之品同用，又能助肾阴上潮以解上焦之燥热。用鸡子黄者，化学家谓鸡子黄中含有副肾髓质之分泌素，为滋补肾脏最要之品也。用茅根者，以其禀少阳初生之气（春日发生最早），其质中空，凉而能散，用之作引，能使深入下陷之邪热上出外散以消解无余也。

复诊：将药三次服完，周身之热度增高，脉象较前有力，似近洪滑，诸病皆见轻减，精神已振。惟心中仍觉有余热，大便犹未通下，宜再以大剂凉润之药清之，而少佐以补气之品。

处方：生石膏一两（轧细），大潞参三钱，生怀地黄一两，玄参八钱，辽沙参八钱，大甘枸杞六钱，甘草二钱，鲜茅根四钱；药共八味，先将前七味煎十余沸，再入茅根煎七八沸其汤即成。取清汤两大盅，分两次温服下，每服一次调入生鸡子黄一枚。

效果：将药连服两剂，大便通下，病遂全愈。

说明：此证之脉象沉细，是肾气不能上潮于心，而心肾不交也。迨服药之后，脉近洪滑，是肾气已能上潮于心而心肾相交也。

为其心肾相交，是以诸病皆见轻减，非若寻常温病其脉洪大为增剧也。如谓如此以论脉跳动，终属理想之谈者，可更进证诸西人之实验，夫西人原谓肾司漉水，以外别无他用者也。今因其实验益精，已渐悟心肾相济之理，曾于所出之新药发明之。近今德国所出之药，有苏泼拉宁为强心要药。药后附以说明，谓人肾脏之旁有小核名副肾，其汁周流身中调剂血脉，经医家发明副肾之汁有收束血管，增进血压及强心止血之力。然此汁在于人身者不能取，遂由法普唯耳坑厂，用化学方法造成精制副肾液粉子（苏发拉来宁），尤比天然副肾液之功力为佳，乃强心、强脉、止血、敛津、增长血压之要药也。夫医家之论肾，原取广义，凡督脉、任脉、冲脉及胞室与肾相连之处皆可为副肾，彼所谓肾约不外此类。详观西人之所云云，不亦确知心肾可以相济乎。所有异者，中国由理想而得，故所言者肾之气化，西人由实验而得，故所言肾者之形迹。究之人之先天原由气化以生形迹，至后天更可由形迹以生气化，形迹与气化实乃无所区别也。（《医学衷中参西录·温病门》）

沧州大西门外，吴姓媪，年过七旬，偶得温病兼患吐血。

病因：年岁虽高，家庭事务仍自操劳，因劳心过度，心常发热，时当季春，有汗受风，遂得温病，且兼吐血。

证候：三四日间表里俱壮热，心中热极之时恒吐血一两口，急饮新汲井泉水其血即止。舌苔白厚欲黄，大便三日未行。脉象左部弦长，右部洪长，一息五至。

诊断：此证因家务劳心过度，心肝先有蕴热，又兼外感之热传入阳明之腑。两热相并，逼血妄行，所以吐血。然其脉象火热虽盛，而正犹不虚，虽在高年，知犹可治。其治法当以清胃腑之热为主，而兼清其心肝之热，俾内伤外感之热俱清，血自不吐矣。

处方：生石膏三两（轧细），生怀地黄一两五钱，生怀山药一两，生杭芍一两，知母三钱，甘草三钱，乌犀角一钱五分，广三七二钱；共药八味，将前六味煎汤三盅，犀角另煎汤半盅，和匀，分三次温服下。每服药一次，即送服三七末三分之一。

效果：将药三次服完，血止热退，脉亦平和，大便犹未通下，俾煎渣再服，犀角亦煎渣取汤，和于汤药中服之，大便通下全愈。

说明：愚平素用白虎汤，凡年过六旬者必加人参，此证年过七旬而不加人参者，以其证兼吐血也。为不用人参，所以重用生山药一两，取其既能代粳米和胃，又可代人参稍补益其正气也。（《医学衷中参西录·温病门》）

陈百生督军（前任陕西督军），年四十六岁，寓天津广东路，得风温兼伏气化热病。

病因：因有事乘京奉车北上时，当仲夏归途受风，致成温热病。

证候：其得病之翌日，即延为诊视，起居如常，惟觉咽喉之间有热上冲，咳嗽吐痰，音微哑，周身似拘束酸软，脉象浮而微滑，右关重按甚实，知其证虽感风成温，而其热气之上冲咽喉，实有伏气化热内动也。若投以拙拟寒解汤（在三期五卷中，有生石膏一两）原可一汗而愈。富贵之人其身体倍自郑重，当此病之初起而遽投以石膏重剂，彼将疑而不肯服矣。因与商曰：将军之病，原可一药而愈，然必须方中生石膏一两。夫石膏原和平之药不足畏，若不欲用时以他凉药代之，必不能一剂治愈也。陈督曰：我之病治愈原不心急，即多服几剂药无妨。愚见其不欲轻服石膏，遂迁就为之拟方。盖医以救人为目标，正不妨委曲以行其道也。

处方：薄荷叶三钱，青连翘三钱，蝉蜕二钱，知母六钱，玄参六钱，天花粉六钱，甘草二钱；共煎汤一大盅，温服。

复诊：翌日复延为诊视，言服药后周身得微汗，而表里反大热，咳嗽音哑益甚，何以服如此凉药而热更增加，将毋不易治乎？言之若甚恐惧者。诊其脉洪大而实，左右皆然，知非重用石膏不可。因谓之曰：此病乃伏气化热，又兼有新感之热，虽在初得亦必须用石膏清之，方能治愈。吾初次已曾言之，今将军果欲愈此证乎，殊非难事，然此时但用石膏一两不足恃也，若果能用生石膏四两，今日必愈，吾能保险也。问石膏四两一次全服乎？答曰：非也。可分作数次服，病愈则停服耳。陈督闻愚言似相信，求为出方，盖因其有恐惧之心，故可使相信耳。

处方：生石膏四两（捣细），粳米六钱；共煎汤至米熟，取汤四盅，分四次徐徐温饮下。病愈不必尽剂，饮至热退而止。大便若有滑泻，尤宜将药急停服。至方中石膏既开生者，断不可用煅者。若恐药房或有误差，可向杂货铺中买大块石膏自制细用之。盖此时愚至天津未久，津地医者率用煅石膏，鲜有用生石膏者，前此开方曾用生石膏三两，药房以煅者误充，经愚看出，是以此次如此谆谆告语也。

复诊：翌日又延为诊视，相迎而笑曰，我今热果全消矣，惟喉间似微觉疼，先生可再为治之。问药四盅全服乎？答曰：全服矣。当服至三盅后，心犹觉稍热，是以全服，且服后并无大便滑泻之病，石膏真良药也。再诊其脉已平和如常，原无须服药，问其大便，三日犹未下行。为开滋阴润便之方，谓服至大便通后，喉疼亦必自愈，即可停药勿服矣。（《医学衷中参西录·温病门》）

奉天鼓楼南，连奉澡塘曲玉轩得温病。恶心呕吐，五日不能饮食，来院求为诊治。其脉浮弦，数近六至，重按无力，口苦心热，舌苔微黄。因思其脉象浮弦者，少阳、阳明二经之气化挟温热之气上逆也。按之无力者，吐久不能饮食，缺乏水谷之气也。

至数近六至者，热而兼虚，故呈此数象也。因思石膏之性能清热镇逆，且无臭味，但以之煮水饮之，或可不吐。遂用生石膏细末两半，煎汤两茶杯，分二次温饮下。初次饮未吐，至二次仍吐出。病人甚觉惶恐，加以久不饮食，几难支持。愚曰：忽恐。再用药末数钱，必然能止呕吐。遂单用生赭石细末四钱，俾以开水送下，须臾觉恶心立止，胸次通畅，饥而思食。遂食薄粥一瓯，觉下行顺利，从此不复呕吐，而心中犹觉发热，舌根肿胀，言语不利。遂用生石膏一两，丹参、乳香、没药、连翘各三钱，两剂而愈。（《医学衷中参西录·治伤寒温病同用方》）

奉天商业学校校长李葆平，得风温证，发热，头疼，咳嗽。延医服药一剂，头疼益剧，热嗽亦不少减。其脉浮洪而长，知其阳阴经腑皆热也。视所服方，有薄荷、连翘诸药以解表，知母、玄参诸药以清里，而杂以橘红三钱，诸药之功尽为橘红所掩矣。为即原方去橘红，加生石膏一两，一剂而愈。（《医学衷中参西录·虚劳温病皆忌橘红说》）

奉天宪兵营陈连长夫人，年二十余，于季春得温病，四五日间延为诊治。其证表里俱热，脉象左右皆洪实，腹中时时切疼，大便日下两三次，舌苔厚而微黄，知外感邪热已入阳阴之腑，而肝胆乘时令木气之旺，又挟实热以侮克中土，故腹疼而又大便勤也，亦投以前方，加鲜茅根三钱，一剂腹疼便泻即止，又服一剂全愈。观此二案，《伤寒论》诸方，腹痛皆加芍药，不待疏解而自明也。至于茅根入药，必须鲜者方效，若无鲜者可不用。（《医学衷中参西录·芍药解》）

奉天小南门里，连奉澡塘司账曲玉轩，年三十余，得瘟病，两三日恶心呕吐，五日之间饮食不能下咽，来院求为诊治。其脉浮弦，数近六至，重按无力，口苦心热，舌苔微黄。因思其脉象浮弦者，阳明与少阳合病也，二经之病机相并上冲，故作呕吐也。心热口苦者，内热已实也，其脉无力而数者，无谷气相助又为内热所迫也。因思但用生赭石煮水饮之，既无臭味，且有凉镇之力，或可不吐。遂用生赭石二两，煎水两茶杯，分二次温饮下，饮完仍复吐出，病人甚觉惶恐，加以久不饮食，形状若莫可支持。愚曰："无恐，再用药末数钱，必能立止呕吐。"遂单用生赭石细末五钱，开水送服，觉恶心立止，须臾胸次通畅，进薄粥一杯，下行顺利。从此饮食不复呕吐，而心中犹发热，舌根肿胀，言语不利，又用生石膏一两，丹参、乳香、没药、连翘各三钱，连服两剂全愈。(《医学衷中参西录·赭石解》)

奉天烟酒公卖局科员许寿庵，年二十余，得温病。三四日觉中脘郁结，饮食至其处不下行，仍上逆吐出。来院求为诊治。其脉沉滑而实，舌苔白而微黄。表里俱觉发热，然不甚剧。自言素多痰饮，受外感益甚。因知其中脘之郁结，确系外感之邪与痰饮相凝滞也。先投以荡胸汤，两点钟后，仍复吐出。为拟此方（一味莱菔子汤，编者注），一剂结开，可受饮食。继投以清火理痰之品，两剂全愈。

按：此证若服荡胸汤，将方中赭石细末留出数钱，开水送下，再服汤药亦可不吐，其结亦必能开。非莱菔子汤之力胜于荡胸汤也，而试之偶效，尤必载此方者，为药性较荡胸汤尤平易，临证者与病家，皆可放胆用之而无疑也。若此方不效者，亦可改用荡胸汤，先将赭石细末送下数钱之法。(《医学衷中参西录·治伤寒温病同用方》)

高诚轩，邻村张马村人，年二十五岁，业农，于仲夏得温病。

病因：仲夏上旬，麦秋将至，远出办事，又欲急回收麦，长途趋行于烈日之中，辛苦殊甚，因得温病。其叔父鲁轩与其表叔毛仙阁皆邑中名医，又皆善治温病。二人共治旬日无效，盖因其劳力过甚，体虚不能托病外出也。

证候：愚诊视时，其两目清白，竟无所见，两手循衣摸床，乱动不休，谵语无伦，分毫不省人事。其大便从前滑泻，此时虽不滑泻，每月仍溏便一两次，脉象浮而无力，右寸之浮尤甚，两尺按之即无，一分钟数至一百二十至。舌苔薄黄，中心干而微黑。

诊断：诊视甫毕，鲁轩与仙阁问曰：视此病脉如何，尚可救否？答曰：此证两目清白无火，而竟无所见者，肾阴将竭也。其两手乱动不休者，肝风已动也。病势至此，危险已至极点。幸喜脉浮为病还在太阳，右寸浮尤甚，又为将汗之兆。其所以将汗而不汗者，人身之有汗，如天地之有雨，天地阴阳和而后雨，人身亦阴阳和而后汗。此证两尺脉甚弱，阳升而阴不应，是以不能作汗。当用大滋真阴之品，济阴以应其阳必能自汗，汗出则病愈矣。然非强发其汗也，强发其汗则汗出必脱。调剂阴阳以听其自汗，是以汗出必愈也。鲁轩曰：余临证二十年，遇若此证者不知凡几，未尝救愈一人，今君英俊青年（时年二十六）遇此等极险之证，慨然以为可救，若果救愈此子者，当更名再生矣，遂促急为立方。

处方：熟怀地黄二两，生怀山药一两，玄参一两，大甘枸杞一两，甘草三钱，真阿胶四钱；药共六味，将前五味煎汤一大碗去渣，入阿胶融化，徐徐分数次温饮下。

效果：时当上午十点钟，将药煎服至下午两点钟将药服完。形状较前安静，再诊其脉颇有起色。俾再用原方煎汤一大碗，陆续服之，至秉烛时遍身得透汗，其病霍然愈矣。此案曾载于《名医验案类编》，编辑主任何廉臣先生对于此案似有疑意，以为诚如案中所述病况，实为不可挽救之证也。故今将此案又登斯编，并细载临证时问答诸语，以证此案之事实。且其哲嗣仙庄，后从愚学医，今已行道津沽，彰彰有声，其父偶与追述往事，犹不胜感激也。

说明：尝实验天地之气化，恒数十年而一变，医者临证用药，即宜随气化而转移，因病者所得之病已先随气转移也。愚未习医时，见医者治伤寒温病，皆喜用下药，见热已传里其大便稍实者，用承气汤下之则愈，如此者约二十年。及愚习医学时，其如此治法者则恒多偾事，而愚所阅之医书，又皆系赵氏《医贯》《景岳全书》《冯氏锦囊》诸喜用熟地之书，即外感证亦多喜用之。愚之治愈此证，实得力于诸书之讲究。而此证之外，又有重用熟地治愈寒温之坏证诸多验案。此乃用药适与时会，故用之有效也。且自治愈此证之后，仙阁、鲁轩二君，深与愚相契，亦仿用愚方而治愈若干外感之虚证，而一变其从前之用药矣。后至愚年过四旬，觉天地之气化又变，病者多系气分不足，或气分下陷，外感中亦多兼见此证，即用白虎汤时多宜加人参方效。其初得外感应发表时，亦恒为加黄芪方效。如是者又有年。乃自一九二一年以来，病多亢阳，宜用大剂凉润之药济阴以配其阳，其外感实热之证，多宜用大剂白虎汤，更佐以凉润之品。且人脏腑之气化多有升无降，或脑部充血，或夜眠不寐，此皆气化过升之故，亦即阳亢无制之故。治之者宜镇安其气化，潜藏其阳分，再重用凉润之药辅之，而病始可治。此诚以天地之气化又有转移，人所生之病即随之转移，而医者之用药自不得不随之转移也。由此悟自古名医所著之书，多有所偏者非偏也，其所逢之时气化不同也。愚为滥竽医界者已五十年，故能举生平之所经历而细细陈之也。（《医学衷中参西录·温病门》）

癸巳秋，一女年三十许，得温病，十余日，势至垂危，将昺于外。同坐贾佩卿谓愚知医，主家延为诊视。其证昼夜泄泻，昏不知人，呼之不应，其脉数至七至，按之即无。遂用熟地黄二两，生山药、生杭芍各一两，甘草三钱，煎汤一大碗，趁温徐徐灌之，尽剂而愈。（《医学衷中参西录·地黄解》）

胡珍簋，道尹，年五十四岁，原籍云南，寓天津一区，于仲秋感受温病兼喉疼证。

病因：子孙繁多，教养皆自经心，又兼自理家中细务，劳心过度，暗生内热。且日饮牛乳两次作点心，亦能助热，内热上潮，遂觉咽喉不利，至仲秋感受风温，陡觉咽喉作疼。

证候：表里俱觉发热，咽喉疼痛，妨碍饮食。心中之热时觉上冲，则咽喉之疼即因之益甚。周身酸懒无力，大便干燥，脉象浮滑而长，右关尤重按有力，舌上白苔满布。

诊断：此证脉象犹浮，舌苔犹白，盖得病甫二日，表证犹未罢也。而右关重按有力，且时觉有热上冲咽喉者，是内伤外感相并而为病也。宜用重剂清其胃腑之热，而少佐以解表之品，表解里清，喉之疼痛当自愈矣。

处方：生石膏四两（捣细），西药阿司匹林一瓦；单将生石膏煎汤一大盅，乘热将阿司匹林融化其中服之。因阿司匹林实为酸凉解肌之妙药，与大量之石膏并用，服后须臾其内伤、外感相并之热，自能化汗而解也。

效果：服后约半点钟，其上半身微似有汗，而未能遍身透出，迟一点钟，觉心中之热不复上冲，咽喉疼痛轻减。时在下午一点钟，至晚间临睡时，仍照原方再服一剂，周身皆得透汗，安睡一夜，翌晨，诸病若失矣。

胡珍簋君，前清名进士，为愚民纪后初次来津之居停也。平素博极群书，对于医书亦恒喜披阅。惟误信旧说，颇忌生用石膏。经愚为之解析则豁然顿悟，是以一日之间共服生石膏八两而不疑，经此番治愈之后，益信生石膏为家常必需之品。恒预轧细末数斤，凡家中人有心中觉热者，即用两许，煮水饮之，是以家中终岁鲜病者。(《医学衷中参西录·温病门》)

汲海峰(陆军第二十八师师长)之太夫人，年近七旬。身体羸弱，谷食不能消化，惟饮牛乳，或间饮米汤少许，已二年卧床，不能起坐矣。于戊午季秋，受温病。时愚初至奉天，自锦州邀愚诊视。脉甚细数，按之微觉有力。发热咳嗽，吐痰稠黏，精神昏愦，气息奄奄。投以滋阴清燥汤，减滑石之半，加玄参五钱，一剂病愈强半。又煎渣取清汤一茶盅，调入生鸡子黄一枚，服之全愈。(《医学衷中参西录·治温病方》)

津海道尹袁霖普君之夫人，年三十六岁，得温病兼下痢证。

病因：仲秋乘火车赴保定归母家省视，往来辛苦，路间又兼受风，遂得温病兼患下痢。

证候：周身壮热，心中热而且渴，下痢赤多白少，后重腹疼，一昼夜十余次，舌苔白厚，中心微黄，其脉左部弦硬，右部洪实，一息五至。

诊断：此风温之热已入阳明之腑，是以右脉洪实，其炽盛之肝火下迫肠中作痢，是以左脉弦硬。夫阳明脉实而渴者，宜用白虎加入参汤，因其肝热甚盛，证兼下痢，又宜以生山药代粳米以固下焦气化，更辅以凉肝调气之品，则温与痢庶可并愈。

处方：生石膏三两(捣细)，野党参四钱，生怀山药一两，生杭芍一两，知母六钱，白头翁五钱，生麦芽四钱，甘草四钱；将药煎汤三盅，分三次温饮下。

复诊：将药分三次服完，温热已退强半，痢疾已愈十之七八，腹已不疼，脉象亦较前和平，遂即原方略为加减俾再服之。

处方：生石膏二两(捣细)，野台参三钱，生怀山药八钱，生杭芍六钱，知母五钱，白头翁五钱，秦皮三钱，甘草三钱；共煎汤两盅，分两次温服下。

效果：将药煎服两剂，诸病皆愈，惟脉象似仍有余热，胃中似不开通懒于饮食。俾用鲜梨、鲜藕、莱菔三者等分，切片煮汁，送服益元散三钱许，日服两次，至三次则喜进饮食，脉亦和平如常矣。

说明：凡温而兼痢之证，最为难治。盖温随下痢深陷而永无出路，即痢为温热所灼而益加疼坠，惟石膏与人参并用，能升举下陷之温邪，使之徐徐上升外散。而方中生山药一味，在白虎汤中能代粳米以和胃，在治痢药中又能固摄下焦气化，协同芍药、白头翁诸药以润肝滋肾，从容以奏肤功也。至于麦芽炒用之为消食之品，生用之不但消食实能疏发肝气，宣散肝火，而痢病之后重可除也。至后方加秦皮者，取其性本苦寒，力善收涩，借之以清热补虚，原为痢病将愈最宜之品。是以《伤寒论》白头翁汤中亦借之以清厥阴热痢也。（《医学衷中参西录·温病门》）

李芳岑督军之太夫人，年八旬有三，于孟夏得温病，兼项后作疼。

病因：饭后头面有汗，忽隔窗纱透入凉风，其汗遂闭，因得斯证。

证候：项疼不能转侧，并不能俯仰，周身发灼热，心中亦热，思凉物，脉象左部弦而长，右部则弦硬有力，大便干燥，小便短少。

诊断：此因汗出腠理不闭，风袭风池、风府，是以项疼，因而成风温也。高年之脉，大抵弦细，因其气虚所以无甚起伏，因其血液短少，是以细而不濡，至于弦硬而长有力，是显有温热之现象也。此当清其实热，而辅以补正兼解表之品。

处方：生石膏一两（轧细），野台参三钱，生怀地黄一两，生怀山药五钱，玄参三钱，沙参三钱，连翘二钱，西药阿司匹林一瓦，先将阿司匹林用白糖水送下，继将中药煎汤一大盅，至甫出汗时，即将汤药乘热服下。

效果：如法将药服下后，周身得汗，表里之热皆退，项之疼大减，而仍未脱然。俾每日用阿司匹林一瓦强（约三分），分三次用白糖水送下，隔四点钟服一次。若初次服后微见汗者，后两次宜少服，如此两日，项疼全愈。盖阿司匹林不但能发汗去热，且能为热性关节疼痛之最妙药也。（《医学衷中参西录·温病门》）

李镜波律师，寓天津河北三马路颐寿里，年三十八岁，于孟冬上旬得温病。

病因：其妻于秋间病故，子女皆幼，处处须自经管，伤心又兼劳心，遂致暗生内热，薄受外感，遂成温病。

证候：初得时，即表里俱热，医者治以薄荷、连翘、菊花诸药，服后微见汗，病稍见轻。至再诊时，病患自觉呼吸短气，此气郁不舒也，医者误以为气虚，遂于清热药中加党参以补其气，服后右胁下陡然作疼，彻夜不能卧，亦不能眠，心中发热，舌苔白厚，大便四日未行。其左右脉皆弦，右部尤弦而有力，一分钟八十二至。

诊断：凡脉象弦者主疼，又主血液短少，此证之右胁非常疼痛，原为证脉相符，而其伤心劳心以致暗生内热者，其血液必然伤损，此亦证脉相符也。其右脉弦而有力者，外感之热已入阳明之腑也。拟治以白虎汤而辅以开郁滋阴之品。

处方：生石膏二两（轧细），知母八钱，玄参八钱，天冬八钱，川楝子五钱（捣碎），生莱菔子五钱（捣碎），连翘三钱，甘草二钱，粳米三钱；共煎汤两大盅，分两次温服下。

复诊：将药服完，热退强半，胁疼已愈三分之二，脉象变为浮弦，惟胸膈似觉郁闷，大便犹未通下。再治以宽胸清热润燥之剂，为其脉浮有还表之象，宜再少加透表之药以引之外出，其病当由汗而解。

处方：糖瓜蒌二两（切碎），生石膏一两，知母（捣细）五钱，玄参五钱，连翘三钱，川楝子四钱（捣碎），甘草二钱；共煎汤两盅，分二次温服下。其服完两次之后，迟一点钟再服西药阿司匹林一瓦。温覆以取微汗。

效果：如法将药服完，果周身皆得微汗，病若失，其大便亦通下矣。（《医学衷中参西录·温病门》）

辽宁张允孚君，为黑龙江军官养成所总办，有事还家，得温病求为诊治。方中为开生石膏一两，张君阅方大惊，谓在江省因有病服煅石膏五钱，骤成结胸之病，服药十余剂始转危为安，今方石膏一两且系生者，实不敢服。愚因为之详细辨明石膏生熟之异性，彼仍游移。其介绍人韩玉书君，为陆军次长韩麟春之胞兄，曾与张君同时在东洋留学，亦力劝其速服，谓前月家慈病温，先生为开生石膏三两，煎汤三杯，分三次服下，病若失，况此方中止用一两乎。张君遂放胆服下，病遂愈。后张君颇感激，且深赞愚研究药性之精确。就此两案观之，愚曰煅石膏为鸩毒，原非过也。况此外服煅石膏而受害者，又不可胜数乎。（《医学衷中参西录·答王隆骥君石膏生用煅用之研究》）

邻村泊庄高氏女，资禀素羸弱，得温病五六日，痰喘甚剧，投以《金匮》小青龙加石膏汤，喘顿止。时属晚八点钟，一夜安稳，至寅时喘复作，精神恍惚，心中怔忡。再诊其脉，如水上浮麻，按之即无，不分至数，此将脱之候也。急疏方用熟地黄四两，生山药一两，野台参五钱，而近处药房无野台参并他参亦罄尽，遂单用熟地黄、生山药煎服，一日连进三剂，共用熟地黄十二两，其病竟愈（张锡纯撰述此证当用三期一卷来复汤，方中重用山萸肉二两，而治此证时其方犹未拟出）。当时方中若有野台参，功效未必更捷，至病愈之后，救脱之功将专归于野台参矣。（《医学衷中参西录·地黄解》）

邻村黄龙井周宝和，年二十余，得温病，医者用药清解之，旬日其热不退。诊其脉左大于右者一倍，按之且有力。夫寒温之热传入阳明，其脉皆右大于左，以阳明之脉在右也。即传入少阳厥阴，其脉亦右大于左，因既挟有外感实热，纵兼他经，仍以阳明为主也。此证独左大于右，乃温病之变证，遂投以小剂白虎汤（方中生石膏只用五钱），重加生杭芍两半，煎汤两茶杯顿饮之，须臾小便一次甚多，病若失。（《医学衷中参西录·芍药解》）

邻村龙潭张媪，年过七旬，孟夏病温，五六日间，身热燥渴，精神昏愦，舌似无苔，而舌皮数处作黑色，干而且缩，脉细数无力。当此高年，审证论脉，似在不治。踌躇再四，为疏两方，一方即白虎加人参以山药代粳米汤；一方用熟地黄二两，生山药、枸杞各一两，真阿胶五钱，煎汤后，调入生鸡子黄四枚。二方各煎汤一大碗，徐徐轮流温服，尽剂而愈。（《医学衷中参西录·地黄解》）

邻村龙潭庄张叟，年过七旬，于孟夏得温病，四五日间烦热燥渴，遣人于八十里外致冰一担，日夜放量食之，而烦渴如故。其脉洪滑而长，重按有力，舌苔白厚，中心微黄，投以白虎加人参汤，方中生石青重用四两，煎汤一大碗，分数次温饮下，连进二剂，烦热燥渴全愈。（《医学衷中参西录·石膏解》）

刘秀岩，年三十二岁，住天津城北金钢桥西，小学教员，于季夏得温病，兼呕吐不受饮食。

病因：学校与住宅相隔甚近，暑假放学，至晚仍在校中宿卧，一日因校中无人，其衾褥被人窃去，追之不及，因努力奔跑，周身出汗，乘凉歇息，遂得斯病。

证候：心中烦热，周身时时汗出，自第二日，呕吐不受饮食。今已四日，屡次服药亦皆吐出，即渴时饮水亦恒吐出。舌苔白厚，大便四日未行。其脉左部弦硬，右部弦长有力，一息五至。

诊断：其脉左部弦硬者，肝胆之火炽盛也。右部弦长者，冲气挟胃气上冲也。弦长而兼有力者，外感之热已入阳明之腑也。此证因被盗怒动肝气，肝火上冲，并激动冲气挟胃气亦上冲，而外感之热又复炽盛于胃中以相助为虐，是以烦热汗出不受饮食而吐药吐水也。此当投以清热镇逆之剂。

处方：生石膏二两（细末），生赭石六钱（细末），镜面朱砂五钱（细末）；和匀分作五包，先送服一包，过两点钟再送服一包，病愈即停服，不必尽剂。方用散剂不用汤剂者止呕吐之药丸散优于汤剂也。

效果：服至两包，呕吐已愈，心中犹觉烦热。服至四包，烦热全愈，大便亦通下矣。

说明：石膏为石质之药，本重坠且又寒凉，是以白虎汤中以石膏为主，而以甘草缓之，以粳米和之，欲其服后留恋于胃中，不至速于下行。故用石膏者，忌再与重坠之药并用，恐其寒凉侵下焦也，并不可与开破之药同用，因开破之药力原下行也。乃今因肝气胆火相并上冲，更激动冲气挟胃气上冲，且更有外感之热助之上冲，因致脏腑之气化有升无降。是以饮食与药至胃中皆不能存留，此但恃石膏之寒凉重坠原不能胜任，故特用赭石之最有压力者以辅之。此所以旋转脏腑中之气化，而使之归于常也。设非遇此等证脉，则石膏原不可与赭石并用也。（《医学衷中参西

录·温病门》)

卢姓，盐山人，在天津包修房屋。原因：孟秋天气犹热，开窗夜寝受风，初似觉凉，翌日即大热成温病。病候：初次延医服药，竟投以麻、桂、干姜、细辛大热之剂。服后心如火焚，知误服药，以箸探喉，不能吐。热极在床上乱滚，证甚危急。急来迎愚，及至言才饮凉水若干，病热稍愈。然犹呻吟连声，不能安卧。诊其脉近七至，洪大无伦，右部尤甚。舌苔黄厚，大便三日未行。

诊断：此乃阳明胃腑之热已实，又误服大热之剂，何异火上添油，若不急用药解救，有危在目前之虞。幸所携药囊中有自制离中丹（系用生石膏一两，朱砂二分制成），先与以五钱，俾用温开水送下，过半点钟，心中之热少解，可以安卧。俾再用五钱，送服，须臾呻吟亦止。再诊其脉，较前和平。此时可容取药，宜再治以汤剂以期全愈。

处方：生石膏三两，知母一两，生山药六钱，玄参一两，甘草三钱；煎汤三盅，分三次温饮下。

效果：当日将药服完，翌日则脉静身凉，大便亦通下矣。（《医学衷中参西录·临证随笔》）

马心琢，天津城里乡祠前皮局工人，年二十八岁，于季秋得温病兼喉痧痰喘证。

病因：初因外出受风感冒甚微，医者用热药发之，陡成温病，而喉病喘病遂同时发现。

证候：表里俱壮热，喘逆咳嗽，时吐痰涎，咽喉左边红肿作疼即西人所谓扁桃体炎。其外边项左侧亦肿胀，呼吸皆有窒碍。为其病喉且兼喘逆，则吸气尤形困难，必十分努力始能将气吸入。其舌苔白而薄，中心微黄。小便赤涩，大便四日未行。其脉左右皆弦长，右部重诊有力，一分钟九十六至。

诊断：此乃外感之热已入阳明之腑，而冲气又挟胃气肝火上冲也。为其外感之热已入阳明之腑，是以右脉之力胜于左脉，为其冲气挟胃气肝火上冲，是以左右脉皆弦长。病现喘逆及咽喉肿疼，其肿痛偏左者，正当肝火上升之路也。拟治以麻杏甘石汤，兼加镇冲降胃纳气利痰之品以辅之，又宜兼用针刺放血以救目前之急。

处方：麻黄一钱，生石膏二两（捣细），生赭石一两（轧细），生怀山药八钱，杏仁三钱（去皮，炒捣），连翘三钱，牛蒡子三钱（捣碎），射干二钱，甘草一钱；共煎汤两盅，分两次温服。

又于未服药之前，用三棱针刺其两手少商出血，用有尖小刀刺其咽喉肿处，开两小口令其出血，且用硼砂、西药盐酸加里，融以三十倍之水，俾其含漱。又于两手合谷处为之行针。其咽喉肿处骤然轻减，然后服药。

复诊：将药服后，其喘顿愈强半，呼吸似无妨碍，表里之热亦愈强半。脉象亦较前平和，其右部仍然有力。胸膈似觉郁闷，有时觉气上冲，仍然咳嗽，大便犹未通下。拟再治以开郁降气清热理嗽之剂。

处方：糖瓜蒌二两（切碎），生石膏（捣细）一两，生赭石五钱（轧细），生杭芍三钱，川贝母三钱（碎），竹茹三钱，牛蒡子三钱（捣碎）；共煎汤一大盅，温服。

效果：将药煎服一剂，大便通下，诸病皆愈。唯一日之间犹偶有咳嗽之时，俾用川贝母细末和梨蒸食之以善其后。

说明：凡用古人成方治病，其药味或可不动，然必细审其药之分量或加或减，俾与病机相宜。如麻杏甘石汤原方，石膏之分量仅为麻黄之两倍，而此证所用麻杏甘石汤则石膏之分量二十倍于麻黄矣。盖《伤寒论》之麻杏甘石汤原非为治喉证而设，今借之以治喉证。原用麻黄以散风定喘，又因此证之喉肿太甚，有碍呼吸，而方中犹用麻黄，原为行险之道，故麻黄仅用一钱，而又重用生石膏二两以监制之。且于临服药时先用刀开其患处，用针刺其少商与合谷，此所以于险中求稳也。尝闻友人杨达夫言，有一名医深于《伤寒论》，自着有《注解伤寒论》之书行世，偶患喉证，自服麻杏甘石汤竟至不起，使其用麻杏甘石汤时，亦若愚所用者如此加减，又何患喉证不愈乎？纵使服药不能即愈，又何至竟不起乎？由此知非古人之方误人。麻杏甘石汤，原为发汗后及下后，汗出而喘无大热者之的方，原未言及治喉证也。而欲借之以治喉证，能勿将药味之分量为之加减乎？尝总核《伤寒论》诸方用于今日，大抵多稍偏于热，此非仲景之不善制方也。自汉季至今，上下相隔已一千六百余年，其天地之气化，人生之禀赋，必有不同之处，是以欲用古方皆宜细为斟酌也。(《医学衷中参西录·温病门》)

沈阳县尹朱霭亭夫人，年过五旬，于戊午季秋得温病甚剧。先延东医治疗，所服不知何药，外用冰囊以解其热。数日热益盛，精神昏昏似睡，大声呼之亦无知觉，其脉洪实搏指。俾将冰囊撤去，用生石膏细末四两，粳米八钱，煎取清汁四茶杯，约历十点钟，将药服尽，豁然顿醒。霭亭喜甚，命其公子良佐，从愚学医。(《医学衷中参西录·石膏解》)

沈阳县知事朱霭亭夫人，年五旬。于戊午季秋，得温病甚剧。时愚初至奉天，求为延医。见其以冰囊作枕，复悬冰囊，贴面之上侧。盖从前求东人调治，如此治法，东人之所为也。合目昏昏似睡，大声呼之，毫无知觉。其脉洪大无伦，按之甚实。愚谓霭亭曰：此病阳明腑热，已至极点。外治以冰，热愈内陷。然此病尚可为，非重用生石膏不可。霭亭韪愚言，遂用生石膏细末四两，粳米八钱，煎取清汁四茶杯，徐徐温灌下。约历十点钟，将药服尽，豁然顿醒。后又用知母、花粉、玄参、白芍诸药，少加连翘以清其余热，服两剂全愈。霭亭喜甚，命其公子良佐，从愚学医云。（《医学衷中参西录·治伤寒温病同用方》）

舒啸岑，天津二区华新公司办公处经理，年四十五岁，于仲夏得温病兼痧疹。

病因：舒君原精医术，当温疹流行之时，屡次出门为人诊病，受其传染因得斯病。

证候：其前数日皆系自治，屡次服表疹清热之药，疹已遍身出齐而热仍不退，因求愚为延医。其表里俱觉发热，且又烦躁异常，无片时宁静，而其脉则微弱不起，舌苔薄而微黄，大便日行一次不干不溏，小便赤涩短少。

诊断：此证当先有伏气化热，因受外感之传染而激发，缘三焦脂膜窜入少阴遏抑肾气，不能上与心火相济，是以舌苔已黄，小便短赤，阳明腑热已实，而其脉仍然无力也。其烦躁异常者，亦因水火之气不相交也。此虽温病，实与少阴伤寒之热者无异，故其脉亦与少阴伤寒之脉同。当治以白虎加人参汤，将原方少为变通，而再加托表疹毒之品辅之。

处方：生石膏二两（捣细），大潞参四钱，天花粉八钱，生怀山药八钱，鲜茅根四钱，甘草二钱；共煎汤两盅分两次温服下。

此方即白虎加人参汤以花粉代知母，生山药代粳米，而又加鲜茅根也。花粉与知母皆能清热，而花粉于清热之外又善解毒，山药与粳米皆能和胃，而山药于和胃之外又能滋肾。方中之义，用白虎汤以治外感实热，如此变通则兼能清其虚热解其疹毒，且又助以人参更可治证实脉虚之热，引以鲜茅根并可治温病下陷之热也。

复诊：将药煎服一剂，热退强半，烦躁亦大轻减，可安睡片时。至翌日过午，发热烦躁又如旧，脉象仍然无力，因将生石膏改用三两，潞参改用五钱，俾煎汤三盅，分三次温饮下。每饮一次，调入生鸡子黄一枚。服后其病亦见愈，旋又反复，且其大便一日两次，知此寒凉之药不可再服。乃此时愚恍然会悟，得治此证之的方矣。

处方：鲜白茅根六两（切碎），添凉水五盅，在炉上煎一沸，即将药罐离开炉眼，约隔三寸许，迟十分钟再煎一沸，又离开炉眼，再迟十分钟，视其茅根皆沉水底其汤即成。若茅根不沉水底，可再煎一沸，约可取清汤三盅，乘热顿饮之以得微汗方佳。

效果：此方如法服两剂，其病脱然愈矣。

说明：按此证其伏气之化热，固在三焦，而毒菌之传染，实先受于上焦，于斯毒热相并随上焦之如雾而弥漫于全身之脏腑经络不分界限。茅根禀少阳最初之气，凉而能散，且其形不但中空，周遭片上皆小孔玲珑透彻，故能通达经络脏腑无微不至。惟性甚平和，非多用不能奏效。是以一剂重用至六两，其凉散之力，能将脏腑经络间之毒热尽数排出（茅根能微汗利小便，皆其排出之道路），毒热清肃，烦躁自除矣。愚临证五十年，用白虎加人参汤时不知凡几，约皆随手奏效。今此证两次用之无效，而竟以鲜白茅根收其功，此非愚所素知，乃因一时会悟后则屡次用之皆效，故特详之以为治温疹者开一法门也。若其脉象洪滑甚实者，仍须重用石膏清之，或石膏茅根并用亦可。又按白茅根必须用鲜者，且必如此煎法方效。但依之成功多用可至十两，少用亦须至四两，不然此证前两方中皆有茅根四钱，未见效验，其宜多用可知矣。又药房中若无鲜者，可自向洼中剖之，随处皆有。若剖多不能一时皆用，以湿土埋之永久不坏。（《医学衷中参西录·温病门》）

孙雨亭，武清县人，年三十三岁，小学教员，喜阅医书，尤喜阅拙著《衷中参西录》。于孟秋时得温病，在家治不愈，遂来津求为诊治。

病因：未病之前，心中常觉发热，继因饭后有汗，未暇休息，陡有急事冒风出门，致得温病。

证候：表里俱觉壮热，嗜饮凉水、食凉物，舌苔白厚，中心已黄，大便干燥，小便短赤，脉象洪长有力，左右皆然，一分钟七十八至。

诊断：此因未病之先已有伏气化热，或有暑气之热内伏，略为外感所激，即表里陡发壮热，一两日间阳明腑热已实，其脉之洪长有力是明证也。拟投以大剂白虎汤，再少佐以宣散之品。

处方：生石膏四两（捣细），知母一两，鲜茅根六钱，青连翘三钱，甘草三钱，粳米三钱；共煎汤三盅，分三次温服下。

复诊：将药分三次服完，表里之热分毫未减，脉象之洪长有力亦仍旧，大便亦未通下。此非药不对证，乃药轻病重，药不胜病也。夫石膏之性《神农本草经》原谓其微寒，若遇阳明大热之证，当放胆用之。拟即原方去连翘加天花粉，再将石膏加重。

处方：生石膏六两，知母一两，天花粉一两，鲜茅根六钱，甘草四钱，粳米四钱；共煎汤三大盅，分三次温服下。

复诊：将药分三次服完，下燥粪数枚，其表里之热仍然不退，脉象亦仍有力。愚谓雨亭曰：余生平治寒温实热证，若屡次治以大剂白虎汤而其热不退者，恒将方中石膏研极细，将余药煎汤送服即可奏效。今此证正宜用此方，雨亭亦以为然。

处方：生石膏二两（研极细），生怀山药二两，甘草六钱；将山药、甘草煎汤一大碗，分多次温服。每次送服石膏末二钱许，热退勿须尽剂，即其热未尽退，若其大便再通下一次者，亦宜将药停服。

效果：分六次将汤药饮完，将石膏送服强半，热犹未退，大便亦未通下，又煎渣取汤两盅，分数次送服石膏末，甫完，陡觉表里热势大增。时当夜深，不便延医。雨亭自持其脉弦硬异常，因常阅《衷中参西录》，知脉虽有力而无洪滑之致者，用白虎汤时皆宜加人参，遂急买高丽参五钱，煮汤顿饮下，其脉渐渐和缓，热亦渐退，至黎明其病霍然全愈矣。

说明：按伤寒定例，凡用白虎汤若在汗吐下后及渴者，皆宜加人参。细询此证之经过始知曾发大汗一次，此次所服之药虽非白虎汤原方，实以山药代粳米，又以石膏如此服法，其力之大，可以不用知母是其方亦白虎汤也。若早加党参数钱，与山药、甘草同煎汤以送服石膏，当即安然病愈。乃因一时疏忽，并未见及，犹幸病者自知医理以挽回于末路。此虽白虎汤与人参前后分用之，仍不啻同时并用之也。

又按：此证加人参于白虎汤中其益有三：发汗之后人之正气多虚，人参大能补助正气，俾正气壮旺自能运化药力以胜邪，其为益一也；又发汗易伤津液，津液伤则人之阴分恒因之亏损。人参与石膏并用，能于邪热炽盛之时滋津液以复真阴，液滋阴复则邪热易退，其为益二也；又用药之法，恒热因凉用凉因热用，《内经》所谓伏其所因也。此证用山药、甘草煎汤送服石膏之后，病则纯热，药则纯凉，势若冰炭不兼容，是以其热益激发而暴动。加人参之性温者以为之作引，此即凉因热用之义，为凉药中有热药引之以消热，而后热不格拒转与化合，热与凉药化合则热即消矣，此其为益三也。统此三益观之，可晓然于此病之所以愈，益叹仲圣制方之妙。即约略用之，亦可挽回至险之证也。（《医学衷中参西录·温病门》）

天津北门里，杨姓媪，年过五旬，于季春得温病兼呕吐。

病因：家庭勃谿，激动肝胆之火，继因汗出受风，遂得此证。

证候：表里壮热，呕吐甚剧，不能服药，少进饮食亦皆吐出。舌苔白厚，中心微黄。大便三日未行。其脉左部弦长，右部洪长，重按皆实。

诊断：此少阳阳明合病也。为其外感之热已入阳明胃腑，是以表里俱壮热，而舌苔已黄，为其激动之火积于少阳肝胆，是以其火上冲频作呕吐。治此证者欲其受药不吐，当变汤剂为散，且又分毫无药味，庶可奏效。

处方：生石膏一两（细末），鲜梨两大个；将梨去皮，切片，蘸石膏末，细细嚼服。

复诊：将梨片与石膏末嚼服一强半未吐，迟两点钟又将所余者服完，自此不复呕吐，可进饮食，大便通下一次。诊其脉犹有余热，问其心中亦仍觉热，而较前则大轻减矣。拟改用汤剂。以清其未尽之热。

处方：生石膏一两（捣细），生杭芍八钱，玄参三钱，沙参三钱，连翘二钱，甘草二钱，鲜白茅根三钱；药共七味，先将前六味水煎十余沸，入鲜白茅根再煎三四沸，取汤一大盅，温服。

效果：将药如法煎服一剂，热又减退若干，脉象已近和平，遂即原方将石膏改用六钱，芍药改用四钱，又服一剂，病遂全愈。

或问：石膏为清阳明之主药，此证原阳明少阳均有实热，何以用石膏但清阳明之热而病即可愈？答曰：凡药服下，原随气血流行无处不到。石膏虽善清阳明之热，究之，凡脏腑间蕴有实热，石膏皆能清之。且凡呕吐者皆气上逆也，石膏末服，其石质之重坠大能折其上逆之气使之下行，又有梨片之甘凉开胃者以辅之，所以奏效甚捷也。若当秋夏之交无鲜梨时，可以西瓜代之。（《医

学衷中参西录·温病门》）

天津城西梁家嘴，陈姓童子，年十五岁，在学校肄业，于仲秋得温病，兼衄血便血。

病因：初因周身发热出有斑点，有似麻疹。医用凉药清之，斑点即回，连服凉药数剂，周身热已退，而心中时觉烦躁。逾旬日因薄受外感，其热陡然反复。

证候：表里壮热，衄血两次，小便时或带血。呕吐不受饮食，服药亦多吐出。心中自觉为热所灼，怔忡莫支。其脉摇摇而动，数逾五至，左右皆有力，而重按不实。舌苔白而欲黄，大便三日未行。

处方：本拟投以白虎加人参汤，恐其服后作呕。遂用生石膏三两（细末），生怀山药二两，共煎汤一大碗，俾徐徐温饮下。为防其呕吐，一次只饮一大口，限定四小时将药服完。

方解：凡呕吐之证，饮汤则吐，服粥恒可不吐。生山药二两煎取浓汁与粥无异，且无药味，服后其黏滞之力自能留恋于胃中。且其温补之性，又能固摄下焦以止便血，培养心气以治怔忡也。而以治此温而兼虚之证，与石膏相伍为方，以石膏清其温，以山药补其虚，虽非白虎加人参汤，而亦不啻白虎加人参汤矣。

效果：翌日复诊，热退十之七八，心中亦不怔忡，少进饮食亦不呕吐，衄血便血皆愈。脉象力减，至数仍数。

复诊：热退十之七八，心中亦不怔忡，少进饮食亦不呕吐，衄血便血皆愈。脉象力减，至数仍数。又俾用玄参二两，潞参、连翘各五钱，仍煎汤一大碗，徐徐温饮下，尽剂而愈，大便亦即通下。盖其大热已退而脉仍数者，以其有阴虚之热也。玄参、潞参并用，原善退阴虚作热，而犹恐其伏有疹毒，故又加连翘以托之外出也。

按：此证若能服药不吐，投以大剂白虎加人参汤，大热退后其脉即可不数。乃因其服药呕吐，遂变通其方，重用生山药二两与生石膏同煎服。因山药能健脾滋肾，其补益之力虽不如人参，实有近于人参处也。至大热退后，脉象犹数，遂重用玄参二两以代石膏，取其能滋真阴兼能清外感余热，而又伍以潞参、连翘各五钱，潞参即古之人参，此由白虎加人参之义化裁而出，故虚热易退，而连翘又能助玄参凉润之力外透肌肤，则余热亦易清也。（《医学衷中参西录·温病门》）

天津大胡同，范姓媪，年过五旬，得温病兼下痢证。

病因：家务劳心，恒动肝火，时当夏初，肝阳正旺，其热下迫，遂患痢证。因夜间屡次入厕又受感冒，兼发生温病。

证候：表里皆觉发热，时或作渴，心中烦躁，腹中疼甚剧，恒作呻吟。昼夜下痢十余次，旬日之后系纯白痢，其舌苔厚欲黄，屡次延医服药，但知治痢且用开降之品，致身体虚弱卧不能起，其脉左右皆弦而有力，重按不实，搏近五至。

诊断：此病因肝火甚盛，兼有外感之热已入阳明，所以脉象弦而有力。其按之不实者，因从前服开降之药过多也。其腹疼甚剧者，因弦原主疼，兹则弦而且有力，致腹中气化不和故疼甚剧也。其烦躁者，因下久阴虚，肾气不能上达与心相济，遂不耐肝火温热之灼耗，故觉烦躁也。宜治以清温凉肝之品，而以滋阴补正之药辅之。

处方：生杭芍一两，滑石一两，生怀山药一两，天花粉五钱，山楂片四钱，连翘三钱，甘草三钱；共煎汤一大盅，温服。

复诊：将药煎服一剂，温热已愈强半，下痢腹疼皆愈，脉象亦见和缓，拟再用凉润滋阴之剂，以清其余热。

处方：生怀山药一两，生杭芍六钱，天花粉五钱，生怀地黄五钱，玄参五钱，山楂片三钱，连翘二钱，甘草二钱；共煎汤一大盅，温服。

效果：将药连服两剂，病遂全愈。惟口中津液短少，恒作渴，运动乏力，俾用生怀山药细末煮作茶汤，兑以鲜梨自然汁，当点心服之，日两次，浃辰之间当即可复原矣。盖山药原善滋阴，而其补益之力又能培养气化之虚耗。惟其性微温，恐与病后有余热者稍有不宜，借鲜梨自然汁之凉润以相济为用，则为益多矣。（《医学衷中参西录·温病门》）

天津鼓楼东，徐姓媪，年五十九岁，于中秋上旬得温病，兼有伏气化热。

病因：从前原居他处，因迁居劳碌，天气燥热，有汗受风，遂得斯病。

证候：晨起，觉周身微发热兼酸懒不舒，过午，陡觉表里大热，且其热寖增。及晚四点钟往视时，见其卧床闭目，精神昏昏。呻吟不止。诊其脉左部沉弦，右部洪实，数近六至。问其未病之前，曾有拂意之事乎？其家人曰：诚然，其禀性褊急，恒多忧思，且又易动肝火。欲见其舌苔，大声呼数次，始知启口，视其舌上似无苔而有肿胀之意，问其大便，言素恒干燥。

诊断：其左脉沉弦者，知其肝气郁滞不能条达，是以呻吟不止，此欲借呻吟以舒其气也。其右脉洪实者，知此证必有伏气化热，窜入阳明，不然则外感之温病，半日之间何至若斯之剧也。此当用白虎汤以清阳明之热，而以调气舒肝之药佐之。

处方：生石膏二两（捣细），知母八钱，生莱菔子三钱（捣碎），青连翘三钱，甘草二钱，粳米四钱；共煎汤两盅，分两次温服。方解：莱菔子为善化郁气之药。其性善升亦善降，炒用之则降多于升，生用之则升多于降。凡肝气之郁者宜升，是以方中用

45

生者。至于连翘，原具有透表之力，而用于此方之中，不但取其能透表也，其性又善舒肝，凡肝气之郁而不舒者，连翘皆能舒之也。是则连翘一味，既可佐白虎以清温热，更可辅莱菔以开肝气之郁滞。

复诊：将药两次服完，周身得汗，热退十之七八，精神骤然清爽。左脉仍有弦象而不沉，右脉已无洪象而仍似有力，至数之数亦减。问其心中仍有觉热之时，且腹中知饥而懒于进食，此则再宜用凉润滋阴之品清其余热。

处方：玄参一两，沙参五钱，生杭芍四钱，生麦芽三钱，鲜茅根四钱，滑石三钱，甘草二钱；共煎汤一大盅，温服。方中用滑石者，欲其余热自小便泻出也。

效果：将药连服两剂，大便通下，其热全消，能进饮食，脉象亦和平矣。而至数仍有数象，俾再用玄参两半，潞参三钱，煎服数剂以善其后。

说明：医者论温病之成，多言由于伏气化热，而推本于《内经》"冬伤于寒，春必病温"二语，谓所受之伏气皆为冬令所感之寒。失春日之温病，谓系冬日所感之寒化热，斯原近理，至夏日，秋日，皆有温病，若亦谓系冬日所感之寒化热则非是。盖凡伏气伏于三焦脂膜之中，能阻塞人身气化之流通，其人恒不易得汗。若能遍体出透汗，其伏气即可随汗发出。由斯而论，人之春日或可不出汗，至夏日则人有不出汗者乎？至夏日屡次出汗，纵有伏气有不暗消者乎？盖人四时皆可受外感，其受外感之轻者不能即发，皆可伏于三焦脂膜之中而为伏气，至于伏气之化热，冷时则迟，暖时则速，若交夏令以后，其化热不过旬日间耳。乃医者多不悟此理，仍执定旧说，遂致来西医之讥，谓病菌之伏于人身，其发皆有定期，未有至一月者，而况至数月乎？此固西医之轻言

多事，然亦中医自遗人以口实也。（《医学衷中参西录·温病门》）

天津河北玄纬路，姚姓媪，年六旬有二，于孟秋得温病兼下痢。

病因：孟秋天气犹热，且自觉心中有火，多食瓜果，又喜当风乘凉，遂致病温兼下痢。

证候：周身灼热，心中热且渴，连连呻吟不止，一日夜下痢十二三次，赤白参半，后重腹疼，饮食懒进，恶心欲呕，其脉左部弦而兼硬，右部似有力而重按不实，数近六至。延医治疗近旬日，病益加剧。

诊断：其左脉弦而兼硬者，肝血虚而胆火盛也。其右脉似有力而重按不实者，因其下痢久而气化已伤，外感之热又侵入阳明之腑也。其数六至者，缘外感之热灼耗已久，而其真阴大有亏损也。证脉合参，此乃邪实正虚之候。拟用拙定通变白虎加人参汤，及通变白头翁汤二方相并治之。

处方：生石膏二两（捣细），野台参四钱，生怀山药一两，生杭芍一两，白头翁四钱，金银花四钱，秦皮二钱，生地榆二钱，甘草二钱，广三七二钱（轧细），鸦胆子（去皮，拣成实者）五十粒；共药十一味，先用白糖水送服三七、鸦胆子各一半，再将余药煎汤两盅，分两次温服下。至煎渣再服时，亦先服所余之三七、鸦胆子。

复诊：将药煎服日进一剂，服两日表里之热皆退，痢变为泻，仍稍带痢，泻时仍觉腹疼后重而较前轻减，其脉象已近平和，此宜以大剂温补止其泄泻，再少辅以治痢之品。

处方：生怀山药一两，炒怀山药一两，龙眼肉一两，大云苓片三钱，生杭芍三钱，金银花三钱，甘草二钱；共煎汤一大盅，温服。

效果：将药煎服两剂，痢已净尽而泻未全愈，遂即原方去金银花、芍药，加白术三钱，服两剂其泻亦愈。(《医学衷中参西录·温病门》)

天津南开义善里，迟氏妇，年二十二岁，于季秋得温病。

病因：其素日血分不调，恒作灼热，心中亦恒发热，因热贪凉，薄受外感，即成温病。

证候：初受外感时，医者以温药发其汗，汗出之后，表里陡然大热，呕吐难进饮食，饮水亦恒吐出，气息不调，恒作呻吟，小便不利，大便泄泻日三四次，其舌苔薄而黄，脉象似有力而不实，左部尤不任重按，一分钟百零二至，摇摇有动象。

诊断：其胃中为热药发表所伤，是以呕吐，其素日阴亏，肝肾有热，又兼外感之热内迫，致小便不利水归大肠，是以泄泻，其舌苔薄而黄者，外感原不甚剧，舌苔薄，亦主胃气虚，而治以滋阴、清热、上止呕吐、下调二便之剂。

处方：生怀山药一两，滑石八钱，生杭芍八钱，生怀地黄六钱，清半夏五钱，温水洗三次，碎竹茹三钱，生麦芽三钱，净青黛二钱，连翘二钱，甘草三钱，鲜茅根四钱；药共十一味，先将前十味水煎十余沸，再入茅根同煎七八沸，其汤即成，取清汤两盅，分三次温饮下。服医药后防其呕吐可口含生姜一片，或于煎药时加生姜三片亦可。至药房中若无鲜茅根，可用干茅根两半煎汤，以之代水煎药。

方解：方中之义，山药与滑石并用，一滋阴以退热而能固大便，一清火以退热而善利小便；芍药与甘草并用，为甘草芍药汤，仲师用之以复真阴，而芍药亦善利小便，甘草亦善补大便，汇集四味成方，即拙拟之滋阴清燥汤也（方载三期五卷）。以治上有燥热下焦滑泻之证，莫不随手奏效。半夏善止呕吐，然必须洗净矾味药房清半夏亦有矾，屡洗之则药力减，是以用至五钱，竹茹亦善止呕吐，其碎者为竹之皮，津沽药房名为竹茹粉，其止呕之力较整者为优。至于青黛、生姜亦止呕吐之副品也。用生麦芽、鲜茅根者，以二药皆善利小便，而又善达肝木之郁以调气分也。用生地黄者，以其为滋补真阴之主药，即可为治脉数动摇者之要药也。

复诊：将药煎服一剂，呕吐与泄泻皆愈，小便已利，脉象不复摇摇，仍似有力，至数未减，其表里之热稍退，气息仍似不顺，舌苔仍黄，欲投以重剂以清其热，犹恐大便不实，拟再治以清解之剂。

处方：生怀地黄一两，玄参八钱，生杭芍六钱，天花粉六钱，生麦芽三钱，鲜茅根三钱，滑石三钱，甘草三钱；共煎汤一大盅，分两次温服下。

三诊：将药煎服后，病又见轻，家人以为病愈无须服药矣，至翌日晚十一点钟后，见其面红，精神昏愦，时作呻吟，始知其病犹未愈。及愚诊视时，夜已过半，其脉左右皆弦硬而长，数近七至，两目直视，其呻吟之声，似阻隔不顺，舌苔变黑，问其心中何如？自言热甚，且觉气息不接续，此其气分虚而且郁，又兼血虚阴亏，而阳明之热又炽盛也。其脉近七至者，固为阴虚有热之象，而正气虚损不能抗拒外邪者，其脉亦恒现数象，至其脉不为洪滑而为弦硬者，亦气血两亏邪热炽盛之现象也。拟用白虎加人参汤，再加滋阴理气之品，盖此时大便已实，故敢放胆治之。

处方：生石膏五两（轧细），野台参六钱，知母六钱，天花粉六钱，玄参六钱，生杭芍五钱，生莱菔子四钱（捣碎），生麦芽三钱，鲜茅根三钱，粳米三钱，甘草三钱；共煎汤一大碗，分四次温饮下，病愈不必尽剂。

效果：将药分四次服完，热退强半，精神已清，气息已顺，脉象较前缓和，而大便犹未通下，因即原方将石膏改用四两，莱菔子改用二钱，如前煎服，服至三次后，大便通下，其热全退，遂停后服。

说明：愚用白虎加人参汤，或以玄参代知母产后寒温证用之，或以芍药代知母寒温兼下痢者用之，或以生地黄代知母寒温兼阴虚者用之，或以生山药代粳米寒温热实下焦气化不固者用之、产后寒温证用之，又恒于原方之外，加生地黄、玄参、沙参诸药以生津液，加鲜茅根、芦根、生麦芽诸药以宣通气化，初未有加莱菔子者，惟此证之气分虚而且郁，白虎汤中加人参可补其气分之虚，再加莱菔子更可理其气分之郁也。至于莱菔子必须生用者，取其有升发之力也。又须知此证不治以白虎汤而必治以白虎加人参汤者，不但为其气分虚也，凡人外感之热炽盛，真阴又复亏损，此乃极危险之证，此时若但用生地黄、玄参诸滋阴之品不能奏效，即将此等药加于白虎汤中亦不能奏效，惟生石膏与人参并用，独能于邪热炽盛之时立复真阴，此所以伤寒汗吐下后与渴者治以白虎汤时，仲圣不加他药而独加人参也。（《医学衷中参西录·温病门》）

天津一区教堂后，张姓媪，年过五旬，先得温病，腹疼即又下痢。

病因：因其夫与子相继病故，屡次伤心，蕴有内热，又当端阳节后，天气干热非常，遂得斯证。

证候：腹中搅疼，号呼辗转不能安卧，周身温热，心中亦甚觉热，为其卧不安枕，手足扰动，脉难细诊，其大致总近热象，其舌色紫而干，舌根微有黄苔，大便两日未行。

诊断：此乃因日日伤心，身体虚损，始则因痛悼而脏腑生热，继则因热久耗阴而更生虚热，继又因时令之燥热内侵与内蕴之热相并，激动肝火下迫腹中，是以作疼，火热炽盛，是以表里俱觉发热。此宜清其温热，平其肝火，理其腹疼，更宜防其腹疼成痢也。

处方：先用生杭芍一两，甘草三钱，煎汤一大盅，分两次温服。每次送服卫生防疫宝丹（方载三期霍乱门）四十粒，约点半钟服完两次，腹已不疼。又俾用连翘一两，甘草三钱，煎汤一大盅，分作三次温服。每次送服拙拟离中丹三钱，方即益元散以生石膏代滑石，嘱约两点钟温服一次。

复诊：翌日晚三点钟，复为诊视，闭目昏昏，呼之不应。其家人言，前日将药服完里外之热皆觉轻减，午前精神颇清爽，午后又渐发潮热，病势一时重于一时。前半点钟呼之犹知答应，兹则大声呼之亦不应矣。又自黎明时下脓血，至午后已十余次，今则将近两点钟未见下矣。诊其脉左右皆似大而有力，重按不实，数近六至，知其身体本虚，又因屡次下痢，更兼外感实热之灼耗，是以精神昏愦，分毫不能支持也。拟放胆投以大剂白虎加人参汤，复即原方略为加减，俾与病机适宜。

处方：生石膏三两（捣细），野台参五钱，生杭芍一两，生怀地黄一两，甘草三钱，生怀山药八钱；共煎汤三盅，分三次徐徐温服下。此方系以生地黄代原方中知母，生山药代原方中粳米，而又加芍药。以芍药与方中甘草并用，即《伤寒论》中芍药甘草汤，为仲圣复真阴之妙方。而用于此方之中，又善治后重腹疼，为治下痢之要药也。

复诊：将药三次服完后，时过夜半，其人豁然醒悟，其家人言自诊脉疏方后，又下脓血数次，至将药服完，即不复下脓血矣。再诊其脉，大见和平，问其心中，仍微觉热，且觉心中怔忡不安。

51

拟再治以凉润育阴之剂，以清余热，而更加保合气化之品，以治其心中怔忡。

处方：玄参一两，生杭芍六钱，净萸肉六钱，生龙骨六钱（捣碎），生牡蛎六钱（捣碎），沙参四钱，酸枣仁四钱（炒捣），甘草二钱；共煎汤两盅，分两次温服。每服一次，调入生鸡子黄一枚。

效果：将药连服三剂，余热全消，心中亦不复怔忡矣。遂停服汤药，俾用生怀山药细末一两弱，煮作茶汤少兑以鲜梨自然汁，当点心服之，以善其后。

说明：温而兼痢之证，愚治之多矣，未有若此证之剧者。盖此证腹疼至辗转号呼不能诊脉，不但因肝火下迫欲作痢也，实兼有外感毒疠之气以相助为虐。故用芍药以泻肝之热，甘草之缓肝之急，更用卫生防疫宝丹以驱逐外侵之邪气。迨腹疼已愈，又恐其温热增剧，故又俾用连翘、甘草煎汤，送服离中丹以清其温热，是以其证翌日头午颇见轻。若即其见轻时而早为之诊脉服药，原可免后此之昏沉，乃因翌日相延稍晚，竟使病势危至极点，后幸用药得宜，犹能挽回，然亦险矣。谚有"走马看伤寒"，言其病势更改之速也。至治温病亦何独不然哉。又此证过午所以如此加剧者，亦以其素本阴虚，又自黎明下痢脓血多次，则虚而益虚，再加以阴亏之虚热，与外感之实热相并，是以其精神即不能支持。所赖方中药味无多，而举凡虚热实热及下痢所生之热，兼顾无遗，且又煎一大剂分三次温饮下，使药力前后相继，此古人一煎三服之法。愚遵此法以挽回险证救人多矣。非然者则剂轻原不能挽回重病，若剂重作一次服病患又将不堪。惟将药多煎少服，病愈不必尽剂，此以小心行其放胆，洵为挽回险病之要着也。（《医学衷中参西录·温病门》）

同邑友人赵厚庵之夫人，年近六旬得温病，脉数而洪实，舌苔黄而干，闻药气即呕吐。俾单用生石膏细末六两，以作饭小锅煎取清汤一大碗，恐其呕吐，一次只温饮一口，药下咽后，觉烦躁异常，病家疑药不对证。愚曰："非也，病重药轻故也。"饮至三次，遂不烦躁，约四点钟尽剂而愈。(《医学衷中参西录·石膏解》)

外孙王竹孙，年五十，身体素羸弱，于仲夏得温病。心中热而烦燥，忽起忽卧，无一息之停。其脉大而且硬，微兼洪象，其舌苔薄而微黑，其黑处若斑点，知其内伤与外感并重也。其大便四日未行，腹中胀满，按之且有硬处。其家人言，腹中满硬系宿病，已逾半载，为有此病，所以身形益羸弱。因思宿病宜从缓治，当以清其温热为急务。为疏方用白虎加人参汤，方中石膏用生者两半，人参用野台参五钱，又以生山药八钱代方中粳米，煎汤两盅，分三次温饮下。一剂外感之热已退强半，烦躁略减，仍然起卧不安，而可睡片时。脉之洪象已无，而大硬如故。其大便尤未通下，腹中胀益甚。遂用生赭石（细末），生怀山药各一两，野台参六钱，知母、玄参各五钱，生鸡内金钱半。煎汤服后，大便通下。迟两点钟，腹中作响，觉瘀积已开，连下三次，皆系陈积，其证陡变，脉之大与硬，较前几加两倍，周身脉管皆大动，几有破裂之势，其心中之烦躁，精神之骚扰，起卧之频频不安，实有不可言语形容者。其家人环视惧甚。愚毅然许为治愈。遂急开净萸肉、生龙骨各两半，熟地黄、生山药各一两，野台参、白术各六钱，炙甘草三钱。煎汤一大碗，分两次温饮下，其状况稍安，脉亦见敛。当日按方又进一剂，可以安卧。须臾，其脉渐若瘀积未下时，其腹亦见软，惟心中时或发热。继将原方去白术，加生地黄八钱，日服一剂。三剂后，脉象已近平和，而大便数日未行，且自觉陈积未净，遂将萸肉、龙骨各减五钱，加生赭石六钱，当

归三钱。又下瘀积若干。其脉又见大，遂去赭石、当归，连服十余剂全愈。(《医学衷中参西录·论革脉之形状及治法》)

王竹荪年四十九岁。病名：温病兼泄泻。

病因：丙寅仲春，避乱来津。其人素吸鸦片，立志蠲除，因致身弱。于仲夏晚间，乘凉稍过，遂得温病，且兼泄泻。病候表里俱壮热。舌苔边黄、中黑，甚干。精神昏溃，时作谵语。小便短涩，大便一日夜四五次，带有黏滞。其臭异常，且含有灼热之气，其脉左右皆洪长。重诊欠实，至数略数，两呼吸间可九至。

诊断：此纯系温病之热，阳明与少阳合病也。为其病在阳明，故脉象洪长，为其兼入少阳，故小便短少，致水归大便而滑泻，为其身形素弱，故脉中虽挟有外感之实热，而仍重扶不实也。疗法当泻热兼补其正，又大剂徐徐服之，方与滑泻无碍也。

处方：生石膏（细末）三两，生山药一两，大生地两半，生杭芍八钱，甘草三钱，野台参五钱；煎汤三大盅，徐徐温饮下。一次只饮一大口，时为早六点钟，限至晚八点时服完。此方即白虎加人参汤，以生山药代粳米，以生地代知母，而又加白芍也。以白虎汤清阳明之热，为其脉不实故加人参，为其滑泻故以生山药代粳米，生地代知母，为其少阳之府有热，致小便不利而滑泻，所以又加白芍以清少阳之热，即以利小便也。

效果：所备之药，如法服完。翌晨精神顿爽，大热已退，滑泻亦见愈，脉象已近平和。因泻仍不止，又为疏方用生山药一两，滑石一两，生杭芍五钱，玄参五钱，甘草三钱，此即拙拟之滋阴清燥汤加玄参也。一剂泻止，脉静身凉，脱然全愈。(《医学衷中参西录·临证随笔》)

高振之，山西人，年二十八岁，来天津谋事，寓居其友家一区陈宅，于仲秋得温病。

病因：朋友招饮，饮酒过度，又多喝热茶，周身出汗，出外受风。

证候：周身骨节作疼，身热三十九度四分，心中热而且渴，舌苔薄而微黄。大便干燥，小便短赤，时或干嗽，身体酸软殊甚，动则弦晕，脉数逾五至，浮弦无力。自始病至此已四十日矣，屡次延医服药无效。

诊断：此证乃薄受外感，并非难治之证。因治疗失宜，已逾月而外表未解，内热自不能清。病则懒食，又兼热久耗阴，遂由外感之实热，酿成内伤之虚热，二热相并，则愈难治矣。斯当以大滋真阴之药为主，而以解表泻热之药佐之。

处方：生怀山药一两，生怀地黄一两，玄参一两，沙参六钱，生杭芍六钱，大甘枸杞五钱，天冬五钱，天花粉五钱，滑石三钱，甘草三钱；共煎汤一大碗，分三次温饮下，其初饮一次时，先用白糖水送服西药阿司匹林半瓦，然后服汤药。

复诊：初服药一次后，周身得汗，骨节已不觉疼，二次三次继续服完，热退强半，小便通畅，脉已不浮弦，跳动稍有力，遂即原方略为加减，俾再服之。

处方：生怀山药一两，生怀地黄八钱，玄参六钱，沙参六钱，大甘枸杞六钱，天门冬六钱，滑石三钱，甘草二钱，真阿胶三钱（捣碎）；药共九味，先将前八味煎汤两大盅，去渣入阿胶融化，分两次温服。其服初次时，仍先用白糖水送服阿司匹林三分之一瓦。此方中加阿胶者，以其既善滋阴，又善润大便之干燥也。

效果：将药先服一次，周身又得微汗，继将二分服下，口已不渴，其日大便亦通下，便下之后，顿觉精神清爽，灼热全无，病遂从此愈矣。

按：方中重用大队凉润之品，滋真阴即以退虚热，而复以阿司匹林解肌、滑石利小便者，所以开实热之出路也。至于服阿司匹林半瓦，即遍身得汗者，因体虚者其汗易出，而心有燥热之人，得凉药之濡润亦恒自出汗也。（《医学衷中参西录·温病门》）

　　戊辰在津，有第一中学教员宋志良君素喜阅拙著。孟夏时其长子慕濂患温疹兼喉证。医者皆忌重用凉药，服其药数剂，病转增剧。继延愚为诊视，其脉洪长有力，纯乎阳明胃腑蕴有实热，其疹似靥未靥，视其咽喉两旁红，微有烂处，心中自觉热甚，小便短赤，大便三日未行。为开大剂白虎汤，加连翘四钱，薄荷叶钱半以托疹外出。方中石膏重用生者四两，恐药房中以煅者充之，嘱取药者视其将大块生石膏捣细，且带一小块来视其果系生石膏否。迨药取至，其小块果为生石膏，而细面灰白，乃系煅者。究问其故，是预制为末，非当面捣细者。愚因谓志良曰："石膏煅用，性同鸩毒。若用至一两，即足误人性命。可向杂货铺中买生者，自制细用之。"于是依愚言办理。将药煎汤三盅，分三次温饮下，病大见愈，而脉仍有力，咽喉食物犹疼。继又用原方，先取鲜白茅根二两煮水以煎药，仍分三次服下，尽剂而愈，大便亦通下，后其次子亦患温疹喉证，较其兄尤剧。仍治以前方，初次即用茅根汤煎药，药方中生石膏初用三两，渐加至五两始愈。继其幼女年七岁亦患温疹喉证，较其两兄尤重，其疹周身成一个，肉皮皆红，亦治以前方，为其年幼，方中生石膏初用二两，后加至六两，其热稍退而喉痛不减，其大便六日未行，遂单用净芒硝俾淬水服下，大便即通，其热大减，喉痛亦愈强半。再诊其脉虽仍有力，实有浮而还表之象，遂用西药阿司匹林一瓦，因病机之外越而助其出汗。果服后周身得汗，霍然全愈。（《医学衷中参西录·详论咽喉证治法》）

　　辛未仲春，天津瑞云里沈姓学生，年十六岁，得温疹兼喉痧证。其得病之由，因其身体甚胖，在体育场中游戏努力过度，周身出汗，为风所袭。初微觉恶寒头疼，翌日表里俱壮热，咽喉闷疼。延医服药，病未见轻，喉中疼闷似加剧，周身又复出疹，遂延愚为诊治。其肌肉甚热，出疹甚密，连无疹之处其肌肉亦发红色，诚西人所谓猩红热也。其心中亦自觉热甚，其喉中扁桃处皆有红肿，其左边有如榆荚一块发白。自谓不惟饮食疼难下咽，即呼吸亦甚觉有碍。其脉左右皆洪滑有力，一分钟九十八至。愚为刺其少商出血，复为针其合谷，又为拟一清咽、表疹、泻火之方俾服之。生石膏二两，玄参六钱，天花粉六钱，射干三钱，牛蒡子三钱（捣细），浙贝母三钱（捣细），连翘三钱，鲜茅根三钱，甘草钱半，粳米三钱，共煎汤两大盅，分两次温服下。

翌日复为诊视，其表里之热皆稍退，脉象之洪滑亦稍减，疹出又稍加多，前三日未大便，至此则通下一次；再视其喉，其红肿似加增，其白处则大如钱矣。病人自谓："此时饮水必须努力始能下咽，呼吸之滞碍似又加剧。"愚曰："此为极危险之候，非刺患处出血不可，遂用圭式小刀尖于喉左右红肿之处各刺一长口，放出紫血若干，呼吸骤觉顺利。继再投以清热、消种、托表疹毒之剂，病遂全愈。（《医学衷中参西录·详论咽喉证治法》）

盐山南门里，王致祥，年近六旬，自孟夏患痢，延医服药五十余剂，痢已愈而病转加剧。卧床昏昏有危在旦夕之虞。此际适愚自沧回籍，求为诊治。其脉左右皆洪实，一息五至，表里俱觉发热，胁下连腹疼痛异常。其舌苔白厚，中心微黄，大便二三日一行。愚曰：此伏气化热而为温病也。当其伏气化热之初，肠为热迫，酝酿成痢与温俱来。然温为正病，痢为兼病。医者但知治其兼病，而不知治其正病，痢虽愈而温益重。绵延六十余日，病者何以堪乎？其家人曰：先生之论诚然，特是既为温病，腹胁若是疼痛者何也？将勿腹中有郁积乎？答曰：从前云大便两三日一行，未必腹有郁积。以脉言之，凡温病之壮热，大抵现于右脉，因壮热原属阳明胃腑之脉，诊于右关也。今左部之脉亦见洪实，肝胆之火必炽盛，而肝木之气，即乘火之炽盛而施其横恣，此腹胁所以作疼也。遂为开大剂白虎加人参汤，方用生石膏四两，人参六钱，以滋阴分。为其腹胁疼痛，遵伤寒之例，加生杭芍六钱，更加川楝子六钱，疏通肝胆之郁热下行，以辅芍药之不逮。令煎汤三茶钟，分三次温饮下。降下黏滞之物若干。持其便盆者，觉热透盆外，其病顿愈，可以进食。隔二日腹胁又微觉疼，俾用元明粉四钱，净蜜两半，开水调服，又降下黏滞之物若干，病自此全愈。（《医学衷中参西录·临证随笔》）

一媪，年过七旬，于孟夏得温证，五六日间，身热燥渴，精神昏愦，舌似无苔，而舌皮数处作黑色，干而且缩。脉细数，按之无力。当此高年，审证论脉，似在不治。而愚生平临证，明明见不可治之证，亦必苦心研究而设法治之，此诚热肠所迫，不能自已，然亦往往多有能救者。踌躇再四，为疏两方。一方即白虎加人参以山药代粳米汤，一方用熟地黄二两，生山药、枸杞各一两，真阿胶（不炒）五钱，煎汤后，调入生鸡子黄四枚。二方各煎汁一大碗，徐徐轮流温服，约十点钟，尽剂而愈。自言从前服药，皆不知觉，此时则犹如梦醒。视其舌上犹干黑，然不缩矣。其脉至数仍数，似有余热。又用玄参二两，潞参一两，煎汤一大碗，徐徐温服，一日一剂，两日大便得通。再视其舌，津液满布，黑皮有脱去者矣。张氏强调，白虎汤加人参，又以山药代粳米，既能补助气分托邪外出，更能生津止渴，滋阴退热，洵为完善之方。间有真阴太虚，又必重用滋阴之药以辅翼之，始能成功者。（《医学衷中参西录·治伤寒温病同用方》）

一媪，年近七旬，素患漫肿。为调治月余，肿虽就愈，而身体未复。忽于季春得温病，上焦烦热，病家自剖鲜地骨皮，煮汁饮之稍愈，又饮数次，遂滑泻不止，而烦热益甚。其脉浮滑而数，重诊无力。病家因病者年高，又素有疾病，加以上焦烦热，下焦滑泻，惴惴惟恐不愈，而愚毅然以为可治。投以滋阴宣解汤，一剂泻止，烦热亦觉轻。继用拙拟白虎加人参以山药代粳米汤，煎汁一大碗，一次只温饮一大口，防其再滑泻也。尽剂而愈。(《医学衷中参西录·治温病方》)

一媪，年六旬，得温病，脉数而有力，舌苔黄而干，闻药气即呕吐，俾用生石膏六两，煎水一大碗，恐其呕吐，一次止饮药一口，甫饮下，烦躁异常，病家疑药不对证。愚曰：非也，病重药轻故耳。饮至三次，遂不烦躁，约四点钟，尽剂而愈。(《医学衷中参西录·治伤寒温病同用方》)

一媪，年七十余，季冬得伤寒证，七八日间，延愚诊视。其脉洪长有力，表里俱热，烦渴异常，大便自病后未行。投以白虎加人参汤二剂，大便遂通，一日降下三次，病稍见愈，而脉仍洪长。细审病情，当有结粪未下，遂单用大黄三钱，煮数沸服之，下结粪四五枚，病遂见愈，仍非脉净身凉，又用拙拟白虎加人参以山药代粳米汤，服未尽剂而愈。然此乃百中之一二也。临证者，不可因此生平仅遇之证，遂执为成法，轻视白虎，而重视承气也。间有用白虎汤润下大便，病仍不解，用大黄降之而后解者，以其肠中有匿藏之结粪也。(《医学衷中参西录·治伤寒温病同用方》)

一媪孟夏得温证，隔数日，其夫年与相等，亦受温病。四五日间，烦热燥渴。遣人于八十里外致冰一担，日夜食之，烦渴如故。复迎愚诊治，其脉洪滑而长，重按有力，舌苔白厚，中心微黄。知其年虽高而火甚实也。遂投以白虎加人参以山药代粳米汤，将方中石膏改用四两，连进两剂，而热渴俱愈。其家人疑而问曰：此证从前日食冰若干，热渴分毫不退，今方中用生石膏数两，连进两剂而热渴俱愈，是石膏之性凉于冰远矣。愚曰：非也。石膏原不甚凉，然尽量食冰不愈而重用生石膏即愈者，因石膏生用能使寒温之热有出路也。西人不善治寒温，故遇寒温实热证最喜用冰，然多有不愈者。至石膏生用，性能发汗，其热可由汗解。即使服后无汗，亦可宣通内蕴之热，由腠理毛孔息息达出，人自不觉耳。

按： 此证与前证，年岁同，受病之时亦同。而一则辅以熟地、枸杞之类，以滋真阴；一则重加生石膏，以清大热。此乃随病、脉之虚实，活泼加减，所以投之辄效也。（本案患者年过七旬，其妻前几日患温病，张氏用白虎加人参以山药代粳米汤配熟地黄、生山药、枸杞子、阿胶、生鸡子黄治愈；是否由其妻传染有待探讨。编者注）（《医学衷中参西录·治伤寒温病同用方》）

一媪年过六旬。当孟夏晨饭时，忽闻乡邻有斗者，出视之，见强者凌弱太过，心甚不平，又兼饭后有汗受风，遂得温病，表里俱热，心满腹疼，饮水须臾仍吐出。七八日间，大便不通，脉细数，按之略实。自言心中烦渴，饮水又不能受。从前服药止吐，其药亦皆吐出。若果饮水不吐，犹可望愈。愚曰：易耳。遂用赭石、蒌仁各二两，苏子六钱，又加生石膏二两，野台参五钱，煎汤一大碗，俾分三次温饮下。晚间服药，翌晨大便得通而愈。当其服药之先，曾俾用净萸肉二两煎汤，以备下后心中怔忡及虚脱，迨大便通后，心中微觉怔忡，服之而安。（《医学衷中参西录·赭石解》）

一媪年近七旬，素患漫肿，愚为调治，余肿虽就愈而身体未复。忽于季春得温病，上焦烦热，病家自剖鲜地骨皮煮汁饮之，稍愈，又饮数次遂滑泻，数日不止，而烦热益甚。延为诊视，脉浮滑而数，重按无力。病家因病者年高，又素有疾病，惴惴惟恐不愈，而愚毅然许为治愈。遂治以山药、滑石、白芍、甘草方，山药、滑石皆重用一两，为其表证犹在，加连翘、蝉蜕各三钱（即滋阴宣解汤，主治温病，太阳未解，渐入阳明。编者注），一剂泻止，烦热亦觉轻。继用拙拟白虎加人参以山药代粳米汤，煎汁一碗，一次止温饮一大口，防其再滑泻也，尽剂而愈。（《医学衷中参西录·山药解》）

一媪年六十余。当孟夏晨饭之际，忽闻乡邻有斗者，出视之。见强者凌弱太甚，心甚不平；又兼饭后有汗受风，遂得温证。表里俱热，胃口堵塞，腹中疼痛，饮水须臾仍吐出。七八日间，大便不通。其脉细数，按之略实。自言心中燥渴，饮水又不能受，从前服药止吐，其药亦皆吐出。若果能令饮水不吐，病犹可望愈。愚曰：易耳。为开此汤（荡胸汤，编者注），加生石膏二两，野台参五钱，煎汤一大碗，分三次温饮下。晚间服药，翌晨大便得通而愈。当大便未通时，曾俾用山萸肉（去净核）二两煎汤，以备下后心中怔忡及虚脱，及大便通后，微觉怔忡，服之即安。（《医学衷中参西录·治伤寒温病同用方》）

一媪年六十余。得温病三四日，胸膈烦满，甚觉短气，其脉滑而有力。投以小青龙汤，加生石膏一两，胸次豁然，仍觉表里发热。继投以大剂白虎加人参汤，方中生石膏用三两，煎汤一大碗，分三次温饮下，尽剂而愈。（《医学衷中参西录·治伤寒方》）

一妇人，年近五旬，得温病，七八日表里俱热，舌苔甚薄作黑色，状类舌斑，此乃外感兼内亏之证。医者用降药两次下之，遂发喘逆。令其子两手按其心口，即可不喘。须臾又喘，又令以手紧紧按住，喘又少停。诊其脉尺部无根，寸部摇摇，此将脱之候也。时当仲夏，俾用生鸡子黄四枚，调新汲井泉水服之，喘稍定，可容取药。遂用赭石（细末）二钱同生鸡子黄二枚，温水调和服之，喘遂愈，脉亦安定。继服参赭镇气汤，以善其后。（《医学衷中参西录·治喘息方》）

一妇人，年三十余，得温证。始则呕吐，五六日间，心下满闷，热而且渴。脉洪滑有力，舌苔黄厚。闻其未病之先，曾有郁怒未伸，因得斯证，俗名夹恼伤寒。然时当春杪，一得即不恶寒，乃温病，非伤寒也。为疏此方（镇逆白虎汤，编者注），有一医者在座，疑而问曰：此证因胃气上逆作胀满，始将白虎汤方，另为更定。何以方中不用开通气分之药，若承气汤之用厚朴、枳实，而惟用半夏、竹茹乎？答曰：白虎汤用意，与承气迥异。盖承气汤，乃导邪下行之药，白虎汤乃托邪外出之药。故服白虎汤后，多有得汗而解者。间有服后未即得汗，而大热既消，其饮食之时，恒得微汗，余热亦由此尽解。若因气逆胀满，恣用破气之药，伤其气分，不能托邪外出，将邪陷愈深，胀满转不能消，或更增剧。试观《伤寒论》多有因误下伤其气分成结胸、心下痞硬证，不可不知也。再试观诸泻心，不轻用破气之品，却有半夏泻心汤。又仲景治"伤寒解后，气逆欲呕"有竹叶石膏汤，半夏与石膏并用；治"妇人乳中虚、烦乱呕逆"有竹皮大丸，竹茹与石膏并用，是半夏、竹茹善降逆气可知也。今师二方之意，用之以易白虎汤中之甘草、粳米，降逆气而不伤正气，服后仍可托邪外出，由汗而解，而胀满之证，亦即消解无余。此方愚用之屡矣，未有不随手奏效者。医者闻言醒悟，听愚用药，服后，病人自觉胀满之处，如以手推排下行，病亦遂愈。张氏指出，《伤寒论》白虎汤，治阳明腑热之圣药也。盖外邪炽盛，势若燎原，胃中津液，立就枯涸，故用石膏之辛寒以祛外感之邪，知母之凉润以滋内耗之阴。特是石膏质重（虽煎作汤性亦下坠），知母味苦，苦降与重坠相并，下行之力速，胃腑之热或难尽消。且恐其直趋下焦而为泄泻也，故又借粳米之浓汁、甘草之甘味，缓其下趋之势。以待胃中微丝血管徐徐吸去，由肺升出为气，由皮肤渗出为汗，余入膀胱为溺，而内蕴之热邪随之俱清，此仲景制方之妙也。然病有兼证，即用药难拘成方。犹是白虎汤证也，因其人胃气上逆，心下胀满，粳米、甘草不可复用，而以半夏、竹茹代之，取二药之降逆，以参赞石膏、知母成功也。（《医学衷中参西录·治伤寒温病同用方》）

一妇人年二十余，得温病。咽喉作疼，舌强直，几不能言，心中热而且渴，频频饮水，脉竟沉细异常，肌肤亦不发热。遂舍脉从证，投以拙拟寒解汤，得微汗，病稍见愈。明晨又复如故，舌之强直更甚。知药原对证，而力微不能胜病也。遂仍投以寒解汤，将石膏加倍，煎汤两盅，分二次温饮下，又得微汗，病遂愈。

按：伤寒脉若沉细，多系阴证。温病脉若沉细，则多系阳证。盖温病多受于冬，至春而发，其病机自内向外。有时病机郁而不能外达，其脉或即现沉细之象，误认为凉必至误事。又此证寒解汤既对证见愈矣，而明晨舌之强直更甚，乃将方中生石膏倍作二两，分两次前后服下，其病即愈。由是观之，凡治寒温之热者，皆宜煎一大剂，分数次服下，效古人一剂三服之法也。（《医学衷中参西录·治伤寒温病同用方》）

一邻妇，年二十余。得温病已过十日，上焦燥热，呕吐，大便燥结，自病后未行。延医数次服药皆吐出。适愚自他处归，诊其脉，关前甚洪实，一息五至余，其脉上盛于下一倍，所以作呕吐。其至数数者，吐久伤津液也。为拟此汤（镇逆承气汤，编者注），一剂热退呕止，大便得通而愈。

或问：此证胃腑热实大肠燥结，方中何以复用党参？答曰：

此证多有呕吐甚剧，并水浆不能存者，又有初病即呕吐，十数日不止者，其胃气与胃中津液，必因呕吐而大有伤损，故用党参补助胃中元气，且与凉润之石膏并用，大能滋胃中津液，俾胃中气足液生，自能运转药力下至魄门以通大便也。愚用此方救人多矣，果遇此等证，放胆投之，无不效者。(《医学衷中参西录·治伤寒温病同用方》)

一人年二十余。当仲夏夜寝，因夜凉，盖单衾冻醒，发懒，仍如此睡去。须臾又冻醒，晨起微觉恶寒。至巳时已觉表里大热，兼喘促，脉洪长而浮。投以清解汤，方中生石膏，改用两半，又加牛蒡子(炒捣)三钱，服后得汗而愈。由斯观之，其初非中于太阳乎，然不专在太阳也。人之所以觉凉者，由于衣衾之薄。其气候究非寒凉，故其中于人不专在太阳，而兼在阳明。且当其时，人多蕴内热，是以转阳明甚速也，然此所论者风温耳。若至冬受春发，或夏发之温，恒有与太阳无涉者。故《伤寒论》温病提纲中，特别之曰"风温之为病"，明其异于冬伤于寒，春必病温之温病也。又杏仁与牛蒡子，皆能降肺定喘，而杏仁性温、牛蒡子性凉，伤寒喘证，皆用杏仁，而温病不宜用温药，故以牛蒡子代之。(《医学衷中参西录·治温病方》)

一人年近三旬，于春初得温病，医者以温药发其汗，汗出而病益加剧，诊其脉洪滑而浮，投以大剂白虎汤，为加连翘、蝉蜕各钱半，服后遍体得凉汗而愈。然愈后泄泻数次，后过旬日又重受外感，其脉与前次相符，乃因前次服白虎汤后作泄泻，遂改用天花粉、玄参各八钱，薄荷叶、甘草各二钱，连翘三钱，服后亦汗出遍体，而其病分毫不减，因此所出之汗乃热汗非凉汗也。不得已遂仍用前方，为防其泄泻，以生怀山药八钱代方中粳米，服后仍遍体出凉汗而愈。由此案观之，则石膏之妙用，有真令人不可思议者矣。（张锡纯总结说，愚浮沉医界者五十余年，尝精细体验白虎汤之用法，若阳明之实热，一半在经，一半在腑，或其热虽入腑而犹连于经，服白虎汤后，大抵皆能出汗，斯乃石膏之凉与阳明之热化合而为汗以达于表也。若犹虑其或不出汗，则少加连翘、蝉蜕诸药以为之引导，服后复杯之顷，其汗即出，且汗出后其病即愈，而不复有外感之热存留矣。若其阳明之热已尽入腑，服白虎汤后，大抵出汗者少，不出汗者多，其出汗者热可由汗而解，其不出汗者其热亦可内消。盖石膏质重气轻，其质重也可以逐热下行，其气轻也可以逐热上出，俾胃腑之气化升降皆湛然清肃，外感之热自无存留之地矣。石膏之发汗，原发身有实热之汗，非能发新受之风寒也。编者注）（《医学衷中参西录·深研白虎汤之功用》）

一人年近五旬，受温疹之毒传染，痧疹遍身，表里壮热，心中烦躁不安，证实脉虚，六部不起，屡服清解之药无效，其清解之药稍重，大便即溏。俾用鲜茅根六两，如法煮汤一大碗顿服之，病愈强半，又服一次全愈。（《医学衷中参西录·白茅根解》）

一人年三十许。得温证，延医治不效，迁延十余日。愚诊视之，脉虽洪而有力，仍兼浮象。问其头疼乎？曰：然！渴欲饮凉水乎？曰：有时亦饮凉水，然不至燥渴耳。知其为日虽多，而阳明之热，犹未甚实，太阳之表，犹未尽罢也。投以寒解汤，须臾汗出而愈。（《医学衷中参西录·治温病方》）

一人年三十余。于初夏得温病，医者用凉药清解之，兼用枳实、青皮破气诸品，连服七八剂，谵语不省人事，循衣摸床，周身颤动。再延他医，以为内风已动，辞不治。后愚诊视，其脉五至，浮分微弱，而重按似有力，舌苔微黄，周身肌肤不热，知其温热之邪，随破气之药下陷已深，不能外出也。遂用生石膏二两，

65

知母、野台参各一两，煎汤两茶杯，分二次温服。自午至暮，连进二剂，共服药四次，翌日精神清爽，能进饮食，半日进食五次，犹饥而素食。看护者不敢复与，则周身颤动，复发谵语，疑其病又反复，求再诊视。其脉象大致和平，而浮分仍然微弱。恍悟其胸中大气，因服破气之药下陷，虽用参数次，至此犹未尽复，故亟亟求助于水谷之气，且胃中之气，因大气下陷无所统摄，或至速于下行，而饮食亦因之速下也。遂用野台参两许，佐以麦门冬（带心）三钱，柴胡二钱，煎汤饮下，自此遂愈。(《医学衷中参西录·治大气下陷方》)

一人年五十，周身发冷，两腿疼痛。医者投以温补之药，其冷益甚，欲作寒战。诊其脉，甚沉伏，重按有力。其舌苔黄厚，小便赤涩。时当仲春，知其春温之热，郁于阳明而未发，故现此假象也。欲用白虎汤加连翘治之，病患闻之，骇然。愚曰：但预购生石膏四两，迫热难忍时，煎汤饮之可乎？病者曰：恐无其时耳。愚曰：若取鲜白茅根，煎汤饮之，则冷变为热，且变为大热矣。病者仍不确信，然欲试其验否，遂剖取鲜白茅根，去净皮，细剉一大碗，煮数沸，取其汤，当茶饮之。有顷热发，若难忍。须臾再诊其脉，则洪大无伦矣。愚将所预购之四两生石膏煎汤，分三次温饮下，其热遂消。盖茅根中空，性凉能散，故饮之能将郁热达于外也。(《医学衷中参西录·治伤寒温病同用方》)

一少年，孟夏长途劳役，得温病，医治半月不效。后愚诊视，其两目清白，竟无所见，两手循衣摸床，乱动不休，谵语不省人事。其大便从前滑泻，此时虽不滑泻，每日仍溏便一两次。脉浮数，右寸之浮尤甚，两尺按之即无。因此证目清白无见者，肾阴将竭也。手循衣摸床者，肝风已动也。病势之危，已至极点。幸喜脉浮，为病还太阳。右寸浮尤甚，为将汗之势。其所以将汗而不汗者，人身之有汗，如天地之有雨。天地阴阳和而后雨，人身亦阴阳和而后汗。此证尺脉甚弱，阳升而阴不能应，汗何由作。当用大润之剂，峻补真阴，济阴以应其阳，必能自汗。遂用熟地、玄参、阿胶、枸杞之类，约重六七两，煎汤一大碗，徐徐温饮下，一日连进二剂，即日大汗而愈。审是则发汗原无定法，当视其阴阳所虚之处，而调补之，或因其病机而利道之，皆能出汗，非必发汗之药始能汗也。

按：寒温之证，原忌用黏腻滋阴、甘寒清火，以其能留邪也。而用以为发汗之助，则转能逐邪外出，是药在人用耳。（《医学衷中参西录·治温病方》）

一少年，素羸弱多病。于初夏得温证，表里俱热，延医调治不愈。适愚自他处治病归，经过其处，因与其父素稔，入视之。其脉数近六至，虽非洪滑鼓指，而确有实热。舌苔微黄，虽不甚干，毫无津液。有煎就药一剂未服，仍系发表之剂。乃当日延医所疏方，其医则已去矣。愚因谓其父曰：此病外感实热，已入阳明之腑。其脉象不洪滑者，元气素虚故也。阳明腑热之证，断无发表之理。况其脉数液短，兼有真阴虚损之象尤忌发汗乎。其父似有会悟，求愚另为疏方。本拟用白虎加人参汤，又思用人参即须多用石膏。其父素小心过度，又恐其生疑不敢服。遂但为开白虎汤，方中生石膏用二两。嘱其煎汁两茶盅，分二次温饮下，服后若余火不净，仍宜再服清火之药。言毕愚即旋里。后闻其服药后，病亦遂愈。迟十余日，大便又燥结，两腿微肿，将再迎愚诊治。而其父友人有自谓知医者，言其腿肿，系多服生石膏之过，而孰知系服石膏犹少之过哉？病家竟误听其言，改延他医，投以大剂承气汤，服后其人即不语矣，迁延数日而亡。夫自谓知医者，不过欲炫己之长，而妄指他人之短。岂知其言之一出，即足误人

性命哉。(《医学衷中参西录·治伤寒温病同用方》)

一少年，温病热入阳明，连次用凉药清之，大热已退强半，而心神骚扰不安，合目恒作谵语。其脉有余热，似兼紧象。因其脉象热而兼紧，疑其伏有疹毒未出。遂投以小剂白虎汤，送服羚羊角细末一钱，西药阿司匹林二分，表出痧粒满身而愈。又治一幼女患温疹，其疹出次日即靥，精神昏昏似睡，时有惊悸，脉象数而有力。投以白虎汤加羚羊角钱半，用鲜芦根三两煮水以之煎药，取汤两茶盅，分三次温饮下，其疹得出，病亦遂愈。(《医学衷中参西录·论伤寒温病神昏谵语之原因及治法》)

一室女，资禀素羸弱，得温病五六日，痰喘甚剧。治以《金匮》小青龙汤加石膏，一剂喘顿止。时属晚八点钟，一夜安稳。至寅时喘复作，不若从前之剧，而精神恍惚，心中怔忡。再诊其脉，如水上浮麻不分至数，按之即无，此将脱之候也。取药不暇，幸有预购山药两许，急煎服之，病少愈。此际已疏方取药，方系熟地四两，生山药一两，野台参五钱。而近处药房无野台参，并他参亦罄尽。再至他处，又恐误事。遂单煎熟地、山药饮之，病愈强半。一日之内，按其方连进三剂，病遂全愈。

按：此证原当用拙拟来复汤，其方重用山萸肉以收脱，而当时愚在少年，其方犹未拟出，亦不知重用萸肉，而自晨至暮，共服熟地十二两，竟能救此垂危之证，熟地之功用诚伟哉。又此证初次失处，在服小青龙汤后，未用补药。愚经此证后，凡遇当用小青龙汤而脉稍弱者，服后即以补药继之。或加人参于汤中，恐其性热，可将所加之石膏加重。

按：用熟地治寒温，恒为医家所訾。然遇其人真阴太亏，不能支持外感之热者，于治寒温药中，放胆加熟地以滋真阴，恒能挽回人命于顷刻。

又按：张氏《八阵》、赵氏《医贯》、冯氏《锦囊》皆喜重用熟地，虽外感证，亦喜用之。其立言诚有偏处。然当日必用之屡次见效，而后笔之于书。张氏书中载有：治一老年伤寒，战而不汗，翌日届其时，犹有将汗之意。急与一大剂八味地黄汤以助其汗。服后，遂得大汗，约数时周身皆凉，气息甚微，汗犹不止。精神昏昏，复与原汤一剂，汗止而精神亦复。夫用其药发汗，即用其药止汗，运用之妙，颇见慧心。又赵氏书中谓：六味地黄汤能退寒温之实热，致贻后世口实。然其言亦非尽不验。忆昔乙酉、丙戌数年间之寒温病，热入阳明腑后，凡于清解药中，能重用熟地以滋阴者，其病皆愈。此乃一时气运使然，不可笔之于书以为定法也。又：冯氏所著本草，谓熟地能大补肾中元气，此亦确论。凡下焦虚损，大便滑泻，服他药不效者，单服熟地即可止泻。然须日用四五两，煎浓汤服之亦不作闷（熟地少用则作闷多用转不闷），少用则无效。又善治劳嗽气不归根。（《医学衷中参西录·治伤寒温病同用方》）

一室女得温病，两三日间，痰涎郁塞，胸膈满闷异常，频频咳吐，黏若胶漆，且有喘促之意，饮水停滞胃口，间或吐出，其脉浮滑。问之微觉头疼，知其表证犹未罢也。遂师河间双解散之意，于荡胸汤中加连翘、蝉蜕各三钱。服后微汗，大便得通而愈。（《医学衷中参西录·治伤寒温病同用方》）

一室女得温病，七八日间衄血甚多，衄后身益热，且怔忡，脉甚虚数。投以大剂白虎加人参汤，生石膏重用三两，煎汤一大碗，分三次温饮下，热遂退。隔半日复衄血，病家惧甚，诊其脉甚平和，曰无须用药即愈矣，果须臾而愈。此证若于初次衄后，不急用白虎加人参汤，清热兼补其虚，其身热脉数，心复怔忡之状况，犹堪再衄乎！（《医学衷中参西录·治伤寒方》）

一叟年近六旬。素羸弱劳嗽，得伤寒证，三日，昏愦不知人。诊其脉甚虚数，而肌肤烙手，确有实热。知其脉虚证实，邪火横恣，元气又不能支持，故传经犹未深入，而即昏愦若斯也。踌躇再四，乃放胆投以此汤（白虎加人参以山药代粳米汤，编者注）。将药煎成，乘热徐徐灌之，一次只灌下两茶匙。约三点钟，灌药两盅，豁然顿醒。再尽其余，而病愈矣。（《医学衷中参西录·治伤寒温病同用方》）

一叟年六旬余。于孟冬得伤寒证，五六日间，延愚诊视。其脉洪滑，按之亦似有力。表里俱觉发热，间作呻吟，又兼喘逆，然不甚剧。投以白虎汤，一剂大热稍减。再诊其脉，或七八动一止，或十余动一止，两手皆然，而重按无力。遂于原方中加人参八钱，兼师炙甘草汤中用干地黄之意，以生地代知母。煎汁两盅，分二次温饮下，脉即调匀，且较前有力，而热仍如故。从前方中生石膏二两遂加倍为四两，煎汁一大碗，俾徐徐温饮下，尽剂而愈。（张氏初治此证时，习用白虎汤而不加人参，自此以后，凡年过六旬之人脉洪实者喜用白虎加人参汤，人参用二三钱。而对于伤寒脉见结代者，若外感之热不盛，即遵仲景之法用炙甘草汤；外感之火甚实者，宜用白虎加人参以山药代粳米汤。编者注）（《医学衷中参西录·治伤寒温病同用方》）

一童子年十六，于季冬得伤寒证。因医者用发表药太过，周身时时出汗，仍表里大热，心中怔忡，精神恍惚。脉象洪数，按之无力。遂用此汤（白虎加人参以山药代粳米汤，编者注），加龙骨、牡蛎（皆不煅）各一两。煎汁一大碗，分数次温饮下，尽剂而愈。张氏强调，寒温证表里皆虚，汗出淋漓，阳明胃腑，仍有实热者，用此汤（白虎加人参以山药代粳米汤，编者注）时，宜加龙骨、牡蛎。（《医学衷中参西录·治伤寒温病同用方》）

一童子年十五六岁，于季春得温病，经医调治，八九日间大热已退，而心犹发热，怔忡莫支，小便不利，大便滑泻，脉象虚数，仍似外邪未净，为疏方用生杭芍二两，炙甘草一两半，煎汤一大碗，徐徐温饮下，尽剂而愈。夫《本经》谓芍药益气，元素谓其止泻利，即此案观之洵不误也。然必以炙草辅之，其功效乃益显。(《医学衷中参西录·芍药解》)

一西医得温病，头疼壮热，心中烦躁，自服西药退热之品，服后热见退，旋又反复。其脉似有力，惟在浮分、中分，俾用鲜茅根四两，滑石一两，煎三四沸，取汤服之，周身得微汗，一剂而诸病皆愈。(《医学衷中参西录·白茅根解》)

一县署科长，温病之热传入阳明，脉象洪实有力，谵语昏瞀。投以大剂白虎汤，热退强半，脉力亦减，而其至数转数，一息六至，谵语更甚。细询其病之经过，言数日前因有梅毒服降药两次。遂急改用白虎加人参汤，亦倍用人参，煎汤三杯，分三次温饮下，亦尽剂而愈。(《医学衷中参西录·论伤寒温病神昏谵语之原因及治法》)

一学校学生，温病热入阳明，脉象甚实，神昏不语，卧床并不知转侧。用白虎汤清之，服两剂后热退十之七八，脉象之洪实亦减去强半，自知转侧，而精神仍不明了。当系温病之热上蒸，致其脑膜生炎而累及神经也。遂改用小剂白虎加人参汤，又加羚羊角二钱，一剂而愈。(《医学衷中参西录·论伤寒温病神昏谵语之原因及治法》)

一周姓叟，年近七旬，素有劳疾，且又有鸦片嗜好，于季秋患温病，阳明腑热炽盛，脉象数而不实，喘而兼嗽，吐痰稠黏。投以白虎加人参汤，以生山药代粳米，一剂，大热已退，而喘嗽仍不愈，且气息微弱，似不接续。其家属惶恐，以为难愈。且言如此光景，似难再进药。愚曰：勿须用药，寻常服食之物即可治愈矣。为开此方（宁嗽定喘饮，编者注），病家视之，果系寻常食物，知虽不对证，亦无妨碍。遂如法服之，二剂全愈。（《医学衷中参西录·治伤寒温病同用方》）

一壮年，仲夏长途劳役，因受温病已过旬日，精神昏愦，谵语不省人事，且两手乱动不休，其脉弦而浮，一息近六至，不任循按，两尺尤甚。投以大滋真阴之品，苦玄参、生地黄、生山药、甘枸杞、天门冬之类，共为一大剂煎服，一日连进二剂，当日得汗而愈。（《医学衷中参西录·论伤寒温病神昏谵语之原因及治法》）

一壮年得温病，延医服药二十余日，外感之热尽退，精神转益昏沉。及愚视之，周身皆凉，奄奄一息，呼之不应，舌干如磋，毫无舌苔，其脉象微弱而迟，不足四至，五六呼吸之顷必长出气一次。此必因服开降之药太过，伤其胸中大气也。盖胸中大气因受伤下陷，不能达于脑中则神昏，不能上潮于舌本则舌干，其周身皆凉者，大气因受伤不能宣布于营卫也；其五六呼吸之顷必长出气一次者，因大气伤后不能畅舒，故太息以舒其气也。遂用野台参一两，柴胡一钱，煎汤灌之，连服两剂全愈。（《医学衷中参西录·论伤寒温病神昏谵语之原因及治法》）

邑北六间房王姓童子，年十七，于孟夏得温病。八九日间呼吸迫促，频频咳吐，痰血相杂。其咳吐之时疼连胸胁，上焦微嫌发闷。诊其脉确有实热，而数至七至，摇摇无根。盖其资禀素弱，又兼读书劳心，其受外感又甚剧，故脉象若是之危险也。为其胸胁疼闷，兼吐血，拟用白虎加人参汤，以生山药代粳米，而人参不敢多用。方中之生石膏仍用三两，人参用三钱，又加竹茹、三七各二钱，煎汤一大碗，徐徐温饮下，一剂血即止，诸病亦见愈。又服一剂全愈。（张锡纯指出，凡用白虎汤者，脉数至七至或六至余者，皆宜加人参；另，患者或年过五旬，或壮年在劳心劳力之余，或其人素有内伤，或禀赋羸弱，即不在汗吐下后与渴者，用白虎汤时，也宜加人参。三七，不但治吐血，又可兼治胸胁之疼。）（《医学衷中参西录·石膏解》）

邑城东赵家庄，刘氏女，年十五岁，于季春患温病久不愈。

病因：因天气渐热，犹勤纺织，劳力之余出外乘凉，有汗被风遂成温病。

证候：初得周身发热，原宜辛凉解肌，医者竟用热药发之，汗未出而热益甚，心中亦热而且渴。此时若用大剂白虎加人参汤清之，病亦可愈，而又小心不敢用。惟些些投以凉润小剂，迁延二十余日，外感之热似渐退。然午前稍轻而午后则仍然灼热，且多日不能饮食，形体异常清瘦。左脉弦细无根，右部关脉稍实，一息六至。舌苔薄而微黄，毫无津液。大便四五日一行，颇干燥。

诊断：此因病久耗阴，阴虚生热，又兼外感之热留滞于阳明之腑未尽消也。当以清外感之热为主，而以滋补真阴之药辅之。

处方：生石膏一两（捣细），野党参三钱，生怀地黄一两，生怀山药一两，生杭芍四钱，滑石三钱，甘草三钱；共煎汤一大盅，分两次温服下。

复诊：将药煎服两剂后，外感之热已退，右关脉已平和，惟过午犹微发热，此其阴分犹虚也。当再滋补其阴分。

处方：玄参一两，生怀山药一两，甘枸杞五钱（大者），生杭芍五钱，滑石二钱，熟地黄一两，生鸡内金一钱（黄色的，捣）；共煎一大盅，分两次温服。

效果：日服药一剂，连服三日，灼热全愈。

说明：按此方于大队滋阴药中犹少加滑石者，恐外感之热邪未尽，引之自小便出也。愚凡治外感之热兼有虚热者，恒生山药与滑石并用，泻热补虚一举两得。至上有外感燥热而下焦复滑泻者，用之以清热止泻宜各用一两，尤屡次奏效。二药相伍，原有化合之妙用，若再加芍药、甘草，即拙拟之滋阴清燥汤，可参观也。（《医学衷中参西录·温病门》）

邑中故县李姓少年，得温病，延医治不效，迁延旬余。诊其脉，洪而实，仍兼浮象。问其头疼乎？曰：然。渴欲饮凉水乎？曰：有时亦饮凉水，然不至燥渴耳。知其为日虽多，阳明之热犹未甚实，表证尤未尽罢也。投以寒解汤，病人畏服药，先饮一半，即汗出而愈。仍俾服余一半以清未净之热。然其大热已消，再服时亦不出汗矣。（《医学衷中参西录·伤寒风温始终皆宜汗解说》）

邑中牛留里，王义源君之女，年十五岁，于仲春得温病久不愈。

病因：仲春上旬，感受风温，医者诊治失宜，迁延旬余，病益增剧，医者诿为不治，始延愚为诊视。

证候：心下胀满甚剧，喘不能卧，自言心中干甚，似难支持。其舌苔白而微黄。小便赤少，大便从前滑泻，此时虽不滑泻，然仍每日下行。脉搏一息五至强，左部弦而有力，右部似大而有力，然皆不任重按。

诊断：此其温病之热，本不甚剧。因病久真阴亏损致小便不利，所饮之水停于肠胃则胀满，迫于心下则作喘。其心中自觉干甚，固系温病之热未清，亦足证其真阴亏损，阴精不能上奉也，《内经》谓阴精上奉，其人寿。当滋其真阴，利其小便，真阴足则以水济火，而心中自然不干。小便利则水从下消，而胀满喘促自愈。至于些些温病之余热，亦可皆随小便泻出而不治自愈矣。

处方：鲜白茅根去净皮及节间细根六两（锉碎），用水三大碗，煎一沸，俟半点钟，视其茅根若不沉水底，再煎一沸，至茅根皆沉水底其汤即成。去渣当茶，徐徐温饮之。

效果：如法煎饮茅根两日，其病霍然全愈。盖白茅根凉润滋阴，又善治肝肾有热，小便不利，且具有发表之性，能透温病之热外出。一药而三善备，故单用之而能立建奇功也。然必剖取鲜者用之，且复如此煎法过煎则无效方能有效。凡药之性，能利水者多不能滋阴，能下降者多不能上升，能清里者多不能达表。惟茅根既善滋阴，又善利水，既善引水气下行，又善助肾阴上升。且内清脏腑之热，外托肌表之邪，而尤善清肺利痰定其喘逆。盖凡物体之中空者皆象肺，茅根不但中空，其周围月上又有十二小孔，是其中空象肺叶，而其月上之小孔又象肺叶上之通气小管也。因其形与肺肖，是以此证之病兼喘者服之亦愈也。(《医学衷中参西录·温病门》)

友人刘干臣之女，嫁于邻村，得温病，干臣邀愚往视。其证表里俱热，胃口满闷，时欲呕吐，舌苔白而微黄，脉象洪滑，重按未实，问其大便，昨行一次微燥。一医者欲投以调胃承气汤，疏方尚未取药。愚曰：此证用承气汤尚早。遂另为疏方用生石膏一两，碎竹茹六钱，青连翘四钱，煎汤服后，周身微汗，满闷立减，亦不复欲呕吐，从前小便短少，自此小便如常，其病顿愈。(《医学衷中参西录·竹茹解》)

俞寿卿，年过四旬，住天津大胡同经理房租，于孟夏得温病。

病因：与人动气争闹，头面出汗为风所袭，遂成温病。

证候：表里俱发热，胸膈满闷有似结胸，呼吸甚觉不利，夜不能寐，其脉左右皆浮弦有力，舌苔白厚，大便三日未行。

诊断：此病系在太阳而连及阳明、少阳也。为其病在太阳，所以脉浮；为其连及阳明，所以按之有力；为其更连及少阳，是以脉浮有力而又兼弦也。其胸膈满闷呼吸不利者，因其怒气溢于胸中，挟风邪痰饮凝结于太阳部位也。宜外解太阳之表，内清阳明之热，兼和解其少阳，更开荡其胸膈，方为完全之策。

处方：生石膏二两（捣细），蒌仁二两（炒捣），生莱菔子八钱（捣碎），天花粉六钱，苏子三钱（炒捣），连翘三钱，薄荷叶二钱，茵陈二钱，龙胆草二钱，甘草二钱；共煎汤一大盅，温服后，复衾取微汗。

效果：服药后约一小时，遍身得汗，胸次豁然，温热全消，夜能安睡，脉已和平如常，惟大便犹未通下，俾但用西药旃那叶一钱，开水浸服两次，大便遂通下。（《医学衷中参西录·温病门》）

愚初习医时，曾见一媪，年过六旬，因伤心过度，积有劳疾，于仲春得温病。医者投以达原饮，将方中草果改用一钱，谓得汗则愈。乃服后汗未出而病似加重，医者遂将草果加倍，谓服后必然得汗。果服后头面汗出如洗，喘息大作，须臾即脱。或疑此证之偾事，当在服达原饮将草果加重，若按其原方分量，草果只用五分，即连服数剂亦应不至汗脱也。答曰：草果性甚猛烈，即五分亦不为少。（《医学衷中参西录·论吴又可达原饮不可以治温病》）

愚临证二十余年，仅遇一媪患此证（瘟疫自肺传心，无故自笑，精神恍惚，言语错乱。编者注），为拟此方（护心至宝丹，编者注），服之而愈。（《医学衷中参西录·治瘟疫瘟疹方》）

张姓叟，年近五旬，住天津西关外下头，以缮缉破鞋为业，于季夏得温热结胸证。

病因：心有忿怒，继复饱食，夜眠又当窗受风，晨起遂觉头疼发热，心下痞闷，服药数次病益进。

证候：初但心下痞闷，继则胸膈之间亦甚痞塞，且甚烦热，其脉左部沉弦，右部沉牢。

诊断：寒温下早成结胸，若表有外感，里有瘀积，不知表散药与消积药并用，而专事开破以消其积，则外感乘虚而入亦可成结胸。审证察脉，其病属结胸无疑，然其结之非剧，本陷胸汤之义而通变治之可也。

处方：病者旬余辍工，家几断炊，愚怜其贫，为拟简便之方，与以自制通彻丸即牵牛轧取头次末，水泛为小丸五钱，及自制离中丹两半，俾先服通彻丸三钱，迟一点半钟，若不觉药力猛烈，再服下所余二钱，候须臾再服离中丹三钱，服后多饮开水，俾出汗。若痞塞开后，仍有余热者，将所余离中丹分数次徐徐服之，每服后皆宜多饮开水取微汗。

效果：如法将两种药服下，痞塞与烦热皆愈。（《医学衷中参西录·温病门》）

赵殿杰，年四十二岁，盐山人，在天津西门外开利源恒织布工厂，得温病结胸证。

病因：季春下旬，因饭后有汗出受风，翌日头疼，身热无汗，心中发闷，医者外散其表热，内攻其发闷，服药后表未汗解而热与发闷转加剧。医者见服药无效，再疏方时益将攻破之药加重，下大便一次，遂至成结胸证。

证候：胸中满闷异常，似觉有物填塞，压其气息不能上达，且发热嗜饮水，小便不利，大便日溏泻两三次。其脉左部弦长，右部中分似洪而重按不实，一息五至强。

诊断：此证因下早而成结胸，又因小便不利而致溏泻，即其证脉合参，此乃上实下虚外感之热兼挟有阴虚之热也。治之者宜上开其结，下止其泻，兼清其内伤外感之热庶可奏效。

处方：生怀山药一两五钱，生莱菔子一两（捣碎），滑石一两，生杭芍六钱，甘草三钱；共煎汤一大盅，温服。

复诊：服药后上焦之结已愈强半，气息颇形顺适，灼热亦减，已不感渴，大便仍溏，服药后下一次，脉象较前平和仍微数，遂再即原方略加减之。

处方：生怀山药一两五钱，生莱菔子八钱（捣碎），滑石八钱，生杭芍五钱，甘草三钱；先用白茅根鲜者更好、青竹茹各二两，同煎数沸，取汤以之代水煎药。

效果：将药煎服后，诸病皆愈，惟大便仍不实，俾每日用生怀山药细末两许，水调煮作茶汤，以之送服西药百布圣五分，充作点心以善其后。（《医学衷中参西录·温病门》）

赵印龙，邑北境许孝子庄人，年近三旬，业农，于孟秋得风温病。

病因：孟秋下旬，农人忙甚，因劳力出汗过多，复在树阴乘凉过度，遂得风温病。

证候：胃热气逆，服药多呕吐。因此屡次延医服药，旬余无效。及愚诊视，见其周身壮热，心中亦甚觉热，五六日间饮食分毫不进，大便数日未行。问何不少进饮食？自言有时亦思饮食，然一切食物闻之皆臭恶异常，强食之即呕吐，所以不能食也。诊其脉弦长有力，右部微有洪象，一息五至。

诊断：即此证脉相参，知其阳明腑热已实，又挟冲气上冲，所以不能进食，服药亦多呕也。欲治此证当以清胃之药为主，而以降冲之药辅之。则冲气不上冲，胃气亦必随之下降，而呕吐能止即可以受药进食矣。

处方：生石膏三两（捣细），生赭石一两（轧细），知母八钱，潞党参四钱，粳米三钱，甘草二钱；共煎汤一大碗，分三次温服下。方解：此方乃白虎加人参汤又加赭石，为其胃腑热实故用白虎汤，为其呕吐已久故加人参，为其冲胃上逆故又加赭石也。

效果：将药三次服完，呕吐即止，次日减去赭石，又服一剂，大便通下，热退强半。至第三日减去石膏一两，加玄参六钱，服一剂，脉静身凉，而仍分毫不能饮食，憎其臭味如前。愚晓其家人曰：此病已愈，无须用药，所以仍不饮食者，其胃气不开也。胃之食物莫如莱菔，可用鲜莱菔切丝香油炒半熟，而以葱酱作汤勿过熟，少调以绿豆粉俾服之。至汤作熟时，病人仍不肯服，迫令尝少许，始知香美，须臾服尽两碗，从此饮食复常。病人谓其家人曰：吾从前服药十余剂，病未见愈，今因服莱菔汤而霍然全愈，若早知莱菔汤能如此治病，则吾之病不早愈乎？其家人不觉失笑。(《医学衷中参西录·温病门》)

郑伯恕，奉天裕盛铭印书局经理，年五十二岁，于季春得温病，兼冲气自下上冲。

病因：其人素有痰饮，偶有拂意之事，肝火内动，其冲气即挟痰饮上涌，连连呕吐痰水。季春之时，因受感冒成温病。温热内传，触动冲气又复上冲。

证候：表里俱壮热，嗜饮凉水，痰涎上泛，屡屡咳吐，呃逆哕气，连连不除，两胁作胀。舌苔白厚，而中心微黄。大便三日未行。其脉左部弦硬而长，右部洪滑而长，皆重按有力。此温病之热，已入阳明之腑，又兼肝火挟冲气上冲也。是以其左脉弦硬为肝火炽盛，其弦硬而长即为冲脉上冲之现象也；其右脉洪滑，为温热已入阳明胃腑，其洪滑而长，亦冲气上冲之现象也。因冲脉虽居于上，而与阳明厥阴皆有连带之关系也。欲治此证，当重用白虎汤以清阳明之热，而以泻肝降冲理痰之品辅之。

处方：生石膏三两（捣细），生赭石一两（轧细），生龙骨八钱（捣碎），生牡蛎八钱（捣碎），白知母八钱，生杭芍六钱，清半夏三钱，厚朴钱半，甘草二钱，粳米四钱；共煎汤三盅，分三次温饮下。

效果：将药分三次服完，热退气平，痰涎亦减十之七八，脉象亦近平和。其大便犹未通下，遂即原方将石膏、龙骨、牡蛎各减半，再煎服一剂，大便通下，病全愈。方书用石膏未有与赭石并用者，即愚生平用石膏亦未尝与赭石并用，恐其寒凉之性与赭石之重坠者并用，而直趋下焦也。然遇有当用之病则病当之，非人当之。有如此证，不重用石膏则阳明之大热不除，不重用赭石则上逆之冲气莫制，此所以并用之而无妨碍也。设若此证，但阳明热实而无冲气上逆，服此药后其大盒饭即通下，或更至于滑泻。而阳明胃腑之热转难尽消，为其兼有冲气上逆，故必俟服之第二剂大便始能通下，此正所谓病当之，非人当之之明证也。龙骨、牡蛎之性，皆善镇肝敛冲，以之治痰原非所长，而陈修园谓龙骨、牡蛎同用，能引逆上之火泛滥之水下归其宅，为治痰之神品。其所谓痰，皆逆上之火、泛滥之水所成，即此证之冲气上冲、痰饮上泛者是也。是以方中龙骨、牡蛎各重用八钱，辅翼赭石以成降逆消痰之功，而非可泛以之治痰也。至于二药必生用者，非但取其生则性凉能清热也，《伤寒论》太阳篇用龙骨、牡蛎者三方，皆表证未罢，后世解者谓，龙骨、牡蛎，敛正气而不敛邪气，是以仲师于表证未罢者亦用之。然三方中之龙骨、牡蛎下皆未注有煅字，其生用可知，虽其性敛正气不敛邪气，若煅之则其性过涩，亦必于外感有碍也。且煅之则其气轻浮，不能沉重下达，以镇肝敛冲更可知矣。（《医学衷中参西录·温病门》）

周姓叟，年近七旬，素有劳疾，且又有阿片嗜好。于季秋患温病，阳明腑热织盛，脉象数而不实，喘而兼嗽，吐痰稠黏，投以白虎加人参汤以生山药代粳米，一剂大热已退，而喘嗽仍不愈，且气息微弱似不接续。其家属惶恐以为难愈，且谓如此光景难再进药。愚曰："此次无须用药，寻常服食之物即可治愈。"为疏方用生怀山药两半，酸石榴自然汁六钱，甘蔗自然汁一两，生鸡子黄四个，先将山药煎取清汤一大碗，再将余三味调入碗中，分三次温饮下，尽剂而愈。后屡用此方治愈多人，遂将其方登于《衷中参西录》，名之曰宁嗽定喘饮。（《医学衷中参西录·石榴解》）

族弟印春，年三十八岁，业商，于孟夏来津，于旅次得温病。

病因：时天气炎热，途中自挽鹿车，辛苦过力，出汗受风，至津遂成温病。

证候：表里俱觉甚热，合目恒谵语，所言多劳力之事。舌苔白厚，大便三日未行，脉象左部弦硬，右部洪实而浮，数逾五至。

诊断：此证因长途炎热劳碌，脏腑间先有积热，又为外感所袭，则其热陡发。其左脉弦硬者，劳力过度肝肾之阴分有伤也。右部洪实者，阳明之腑热已实也。其洪实兼浮者，证犹连表也。拟治以白虎加人参汤以玄参代知母，生山药代粳米，更辅以透表之药以引热外出。

处方：生石膏三两（捣细），大潞参四钱，玄参一两，生怀山药六钱，甘草三钱，西药阿司匹林一瓦；将前五味共煎汤两大盅，先温服一盅，迟半点钟将阿司匹林用开水送下，俟汗出后再将所余一盅分两次温服下。

效果：将药服一盅后，即不作谵语，须臾将阿司匹林服下，遍体得汗，继又将所余之汤药徐徐服下，其病霍然全愈。

说明：白虎汤中以石膏为主药，重用至三两，所以治右脉之洪实也；于白虎汤中加人参更以玄参代知母，生山药代粳米，退热之中大具滋阴之力石膏、人参并用，能于温寒大热之际，立复真阴，所以治左脉之弦硬也。用药如用兵，料敌详审，步伍整齐，此所以战则必胜也。至于脉象兼浮，知其表证未罢，犹可由汗而解，遂佐以阿司匹林之善透表者以引之出汗，此所谓因其病机而利导之也。若无阿司匹林之处，于方中加薄荷叶一钱，连翘二钱，亦能出汗。若疑二药如此少用，似不能出汗者，观三期五卷寒解汤后之诠语自明。(《医学衷中参西录·温病门》)

族侄秀川，年五十三岁，在天津业商，于仲春下旬得温病兼吐泻，腿筋抽缩作疼。

病因：素为腿筋抽疼病，犯时即卧床不能起，一日在铺中，旧病陡发，急乘洋车回寓，因腿疼出汗在路受风，遂成温病，继又吐泻交作。

证候：表里俱壮热，呕吐连连不止，饮水少许亦吐出，一日夜泻十余次。得病已三日，小便滴沥全无，腿疼剧时恒作号呼，其脉左部浮弦似有力，按之不实。右部则弦长有力，重按甚硬，一息逾五至。

诊断：此证因阴分素亏血不荣筋，是以腿筋抽疼。今又加以外感之壮热，传入阳明以灼耗其阴分，是以其脉象不为洪滑有力而为弦硬有力，此乃火盛阴亏之现象也。其作呕吐者，因其右脉弦硬且长，当有冲气上冲，因致胃气不下行而上逆也。其小便不利大便滑泻者，因阴虚肾亏不能漉水，水归大肠是以下焦之气化不能固摄也。当用拙拟滋阴宣解汤，以清热、滋阴、调理二便，再加止呕吐及舒筋定疼之品辅之。

处方：生怀山药一两，滑石一两，生杭芍一两，清半夏四钱（温水淘三次），碎竹茹三钱，净青黛二钱，连翘钱半，蝉蜕钱半，甘草三钱，全蜈蚣（大者）一条为末；药共十味，将前九味煎汤一大盅，送服蜈蚣细末，防其呕吐俾分三次温服，蜈蚣末亦分三次送服，服后口含生姜片以防恶心。

方解：方中用蝉蜕者，不但因其能托邪外出，因蝉之为物饮而不食，有小便无大便，是以其蜕亦有利小便固大便之力也。用蜈蚣者，因其原善理脑髓神经，腿筋之抽疼，固由于肝血虚损不能荣筋，而与神经之分支在腿者，实有关系，有蜈蚣以理之，则神经不至于妄行也。

复诊：将药服后呕吐未止，幸三次所服之药皆未吐出，小便通下两次，大便之泻全止，腿疼已愈强半，表里仍壮热，脉象仍弦长有力。为其滑泻已愈，拟放胆用重剂以清阳明之热，阳明胃之热清，则呕吐当自止矣。

处方：生石膏三两（捣细），生怀山药两半，生怀地黄一两，生杭芍五钱，滑石五钱，碎竹茹三钱，甘草三钱；共煎汤一大碗，分四次温饮下。

方解：按用白虎汤之定例，凡在汗吐下后当加人参。此方中以生地黄代知母、生山药代粳米，与石膏、甘草同用，斯亦白虎汤也。而不加人参者，以其吐犹未止，加之恐助胃气上升，于斯变通其方，重用生山药至两半，其冲和稠黏之液，既可代粳米和胃，其培脾滋肾之功，又可代人参补益气血也。至于用白虎汤而复用滑石、芍药者，因二药皆善通利小便，防其水饮仍归大肠也。且芍药与甘草同用名甘草芍药汤，仲景用以复真阴，前方之小便得通，实芍药之功居多阴虚小便不利者，必重用芍药始能奏效。矧弦为肝脉，此证之脉象弦硬，肝经必有炽盛之热，而芍药能生肝血、退肝热，为柔肝之要药，即为治脉象弦硬之要药也。

三诊：将药分四次服完，表里之热退强半，腿疼全愈，脉象亦较前缓和，惟呕吐未能全愈，犹恶心懒进饮食，幸其大便犹固。俾先用生赭石细末两半，煎汤一盅半，分三次温饮下，饮至第二次后，觉胃脘开通，恶心全无，遂将赭石停饮，进稀米粥一大瓯，遂又为疏方以清余热。

处方：生石膏一两（捣细），生怀山药一两，生怀地黄一两，生杭芍六钱，甘草二钱；共煎汤两盅，分两次温服下。

效果：将药两次服完，表里之热全消，大便通下一次，病遂脱然全愈。惟其脉一息犹五至，知其真阴未尽复也。俾用生怀山药（轧细）过罗，每用七八钱，或两许，煮粥调以蔗糖，当点心服之。若服久或觉发闷，可以送服西药百布圣五分，若无西药处，可用生鸡内金细末三分代之。（《医学衷中参西录·温病门》）

杨德俊疯狂温病愈后，变成脉弦硬，用生赭石两半，龙骨、牡蛎各八钱，杭芍、花粉各四钱，半夏、菖蒲各三钱，远志、甘草各二钱。服一剂而愈。（《医学衷中参西录·治愈笔记》）

有公安局科长赵子登君介绍为其友之夫人治病。其人年近五旬，患温病半月不愈。其左脉弦硬有真气不敛之象，右脉近洪而不任重按，此邪实证虚也，为拟补正祛邪之剂。病者将药饮一口，嫌其味苦不服。再延他医，为开三甲复脉汤方，略有加减，服后烦燥异常，此心肾不交、阴阳将离也，医者犹不醒悟，竟于原方中加大黄二钱，服后汗出不止。此时若重用山萸肉二两，汗犹可止，汗止后，病仍可治，借该医见不及此，竟至误人性命也。（《医学衷中参西录·论鳖甲龟板不可用于虚弱之证》）

邻村李边务，李姓少年，亦同时得大头瘟证，医治旬日，病益剧，亦求愚治。其头面连项皆肿，心中烦躁不能饮食，其脉象虽有热，而重按无力。盖其旧有鸦片嗜好，下元素虚，且大便不实，不敢投以大凉之剂。为疏方：玄参一两，花粉五钱，银花五钱，薄荷钱半，甘草钱半；煎汤一大盅，送服阿司匹林二分，头面周身皆出汗，病遂脱然全愈。（《医学衷中参西录·临证随笔》）

一妇人，年四十许，得大头瘟证。头面肿大疼痛，两目肿不能开，上焦烦热，心中怔忡。彼家误为疮毒，竟延疡医治疗。医者自出药末，敷头面，疼稍愈。求其出方治烦热怔忡，彼言专习外科，不管心中之病。时愚应他家延请，适至其村，求为诊治。其脉洪滑有力，关前益甚，投以青盂汤，将方中石膏改用二两，煎汁两茶盅，分二次温饮下，尽剂而愈。(《医学衷中参西录·治瘟疫瘟疹方》)

一人年二十余，得温疫。三四日间头面悉肿，其肿处皮肤内含黄水，破后且溃烂，身上间有斑点，闻人言，此证名大头瘟。其溃烂之状，又似瓜瓤瘟，最不易治。惧甚，求为诊视。其脉洪滑而长，舌苔白而微黄。问其心中，惟觉烦热，嗜食凉物。遂晓之曰，此证不难治。头面之肿烂，周身之斑点，无非热毒入胃而随胃气外现之象。能放胆服生石膏，可保全愈。遂投以青盂汤，方中石膏改用三两，知母改用八钱，煎汁一大碗，分数次温饮下。一剂病愈强半。翌日，于方中减去荷叶、蝉蜕，又服一剂全愈。(《医学衷中参西录·治瘟疫瘟疹方》)

愚在德州时，一军士年二十余，得瘟疫，三四日间，头面悉肿，其肿处皮肤内含黄水，破后且溃烂，身上间有斑点。闻人言此证名大头瘟，其溃烂之状，又似瓜瓤温，最不易治。惧甚，求为诊视。其脉洪滑而长，舌苔白而微黄，问其心中，惟觉烦热，嗜食凉物。遂晓之曰："此证不难治，头面之肿烂，周身之斑点，无非热毒入胃，而随胃气外现之象，能放胆服生石膏可保全愈。"遂投以拙拟青盂汤，方中石膏改用三两，知母改用八钱，煎汁一大碗，分数次温饮下，一剂病愈强半，翌日于方中减去荷叶、蝉蜕，又服一剂全愈。(《医学衷中参西录·石膏解》)

一童子年十六。暑日力田于烈日之中，午饭后，陡觉发热，无汗，烦渴引饮。诊其脉，洪而长，知其暑而兼温也。投以此汤

（仙露汤，编者注），未尽剂而愈。

按：此证初得，而胃腑之热已实。彼谓温病入手经，不入足经者，何也？（《医学衷中参西录·治伤寒温病同用方》）

◆ **感冒**

李姓少年，得伤寒证已过旬日，表证未罢，时或恶寒，头犹微疼，舌苔犹白，心中微觉发热，小便色黄，脉象浮弦，重按似有力，此热入太阳之腑也。投以麻黄汤，为加知母八钱，滑石六钱，服后一汗而愈。（《医学衷中参西录·论伤寒脉紧及用麻黄汤之变通法》）

一媪年近六旬，感冒风寒，投以发表之剂，中有桂枝，一服而愈。后数月又得感冒证，兼有心中积热，自服原方，竟至吐血。由斯观之，此证既血热，有将衄之势，桂枝汤亦似难用，纵有表证宜解，拟用麻黄汤，去桂枝，加知母、芍药，方为稳妥。（《医学衷中参西录·治伤寒方》）

一媪年六旬，春初感冒风寒，投以发表之剂，中有桂枝数钱，服后即愈。其家人为其方灵，贴之壁上。至孟夏，复受感冒，自用其方取药服之，遂致吐血，经医治疗始愈。盖前所受者寒风，后所受者热风，故一则宜用桂枝，一则忌用桂枝，彼用桂枝汤以治温病者可不戒哉！特是徐氏既知桂枝误用可致吐血，而其《洄溪医案》中载，治一妇人外感痰喘证，其人素有血证，时发时止，发则微嗽（据此数语断之，其血证当为咳血。编者注），因痰喘甚剧，病急治标，投以小青龙汤而愈。（《医学衷中参西录·桂枝解》）

一人，年四十余。为风寒所束不得汗，胸中烦热，又兼喘促。医者治以苏子降气汤，兼散风清火之品，数剂病益进。诊其脉，洪滑而浮，投以寒解汤，须臾上半身即出汗。又须臾，觉药力下行，至下焦及腿亦皆出汗，病若失。（《医学衷中参西录·治温病方》）

一人年近四旬，身体素羸弱，于季冬得伤寒证，医者投以麻黄汤，汗无分毫，求为诊治，其脉似紧而不任重按，遂于麻黄汤中加生黄芪、天花粉各五钱，一剂得汗而愈。（《医学衷中参西录·太阳病麻黄汤证》）

一人，年三十余。于冬令感冒风寒，周身恶寒无汗，胸间烦躁。原是大青龙汤证，医者投以麻黄汤，服后汗无分毫，而烦躁益甚，几至疯狂。诊其脉，洪滑异常，两寸皆浮，而右寸尤甚。投以寒解汤，复杯之顷，汗出如洗而愈。审是则寒解汤不但宜于温病，伤寒现此脉者，投之亦必效也。（《医学衷中参西录·治温病方》）

一人，年逾弱冠，禀赋素羸弱，又专心医学，昕夕研究，颇费神思。偶于初夏，往邑中办事，因受感冒病于旅邸，迎愚诊视，适愚远出，遂求他医治疗，将近一旬，病犹未愈。时适愚自他处旋里，路经其处，闻其有病，停车视之，正值其父亦来看视，见愚喜甚，盖其人亦略识医学，素深信愚者也。时正为病人煎药，视其方乃系发表之剂，及为诊视，则白虎汤证也。嘱其所煎之药，千万莫服。其父求为疏方，因思病者禀赋素弱，且又在劳心之余，若用白虎汤原宜加人参，然其父虽信愚，而其人实小心过度，若加人参，石膏必须多用，或因此不敢径服，况病者未尝汗下，且又不渴，想但用白虎汤不加人参亦可奏效。遂为开白虎汤原方，酌用生石膏二两，其父犹嫌其多。愚曰：此因君平素小心特少用耳，非多也。又因脉有数象，外加生地黄一两以滋其阴分。嘱其煎汤两盅分两次温饮下，且嘱其若服后热未尽退，其大便不滑泻者，可即原方仍服一剂。迨愚旋里后，其药止服一剂，热退十之八九，虽有余热未清，不敢再服。迟旬日大便燥结不下，两腿微肿，拟再迎愚诊视，适有其友人某，稍知医学，谓其腿肿系为前次重用生石膏二两所伤。其父信友人之言，遂改延他医，见其大便燥结，投以降下之剂，方中重用大黄八钱，将药服下，其人即不能语矣。其父见病势垂危，急遣人迎愚，未及诊视而亡矣。夫此证之所以便结腿肿者，因其余热未清，药即停止也。乃调养既失之于前，又误药之于后，竟至一误再误，而不及挽救，使其当时不听其友之盲论，仍迎愚为诊治，或再投以白虎汤，或投以白虎加人参汤，将石膏加重用之，其大便即可因服凉润之药而通下，大便既通，小便自利，腿之肿者不治自愈矣。就此案观之，则知大柴胡汤中用大黄，诚不如用石膏也（重用白虎汤即可代承气，曾于前节论承气汤时详言之）。盖愚当成童时，医者多笃信吴又可，用大剂承气汤以治阳明腑实之证，莫不随手奏效。及愚业医时，从前之笃信吴又可者，竟恒多偾事，此相隔不过十余年耳，况汉季至今千余年哉。盖愚在医界颇以善治寒温知名，然对于白虎汤或白虎加人参汤，旬日之间必用数次，而对于承气汤恒终岁未尝一用也。非敢任意左右古方，且僭易古方，此诚为救人计而甘冒不韪之名。医界同仁之览斯编者尚其谅之。（《医学衷中参西录·论大柴胡汤证》）

一人亦年近四旬，初得外感，经医甫治愈。即出门作事，又重受外感，内外俱觉寒凉，头疼气息微喘，周身微形寒战，诊其脉六部皆无，重按亦不见，愚不禁骇然，问其心中除觉寒凉外别无所苦，知犹可治，不至有意外之虑，遂于麻黄汤原方中为加生黄芪一两，服药后六脉皆出，周身得微汗，病遂愈。（《医学衷中参西录·太阳病麻黄汤证》）

一少年，于季冬得伤寒证，其人阴分素亏，脉近六至，且甚弦细，身冷恶寒，舌苔淡白。延医诊视，医者谓脉数而弱，伤寒虽在初得，恐不可用麻黄强发其汗。此时愚应其近邻之聘，因邀愚至其家，与所延之医相商。愚曰："麻黄发汗之力虽猛，然少用则无妨，再辅以补正之品，自能稳妥奏功矣。"遂为疏方麻黄钱半，桂枝尖一钱，杏仁、甘草各钱半，又为加生怀山药、北沙参各六钱。嘱其煎汤服后，若至两点钟不出汗，宜服西药阿司匹林二分许，以助其出汗。后果如法服之，周身得汗而愈矣。(《医学衷中参西录·论伤寒脉紧及用麻黄汤之变通法》)

一室女，感冒风热，遍身瘾疹，烦渴滑泻，又兼喘促。其脉浮数无力。愚踌躇再四，亦投以滋阴宣解汤，两剂诸病皆愈。

按：服滋阴宣解汤，皆不能出大汗，且不宜出大汗，为其阴分虚也。间有不出汗者，病亦可愈。(《医学衷中参西录·治温病方》)

一叟，年六旬余。素吸鸦片，羸弱多病，于孟冬感冒风寒，其脉微弱而浮。愚用生黄芪数钱，同表散之药治之，得汗而愈。间日，因有紧务事，冒寒出门，汗后重感，比前较剧。病卧旅邸，不能旋里。因延彼处医者延医，时身热饮水，病在阳明之腑。医者因其脉微弱，转进温补，病益进。更延他医，以为上有浮热，下有实寒，用附子、吴茱萸，加黄连治之。服后，齿龈尽肿，且甚疼痛，时觉烦躁，频频饮水，不能解渴。不得已复来迎愚。至诊其脉细而数，按之略实。遂投以此汤（白虎加人参以山药代粳米汤，编者注），加玄参六钱，以散其浮游之热。一剂牙疼即愈，烦躁与渴亦见轻。翌日用原方去玄参，将药煎成，调入生鸡子黄三枚，作三次温饮下，大便得通而愈。(《医学衷中参西录·治伤寒温病同用方》)

友人毛仙阁夫人，年近七旬，于正月中旬，伤寒无汗。原是麻黄汤证，因误服桂枝汤，汗未得出，上焦陡觉烦热恶心，闻药气即呕吐，但饮石膏所煮清水及白开水亦呕吐。惟昼夜吞小冰块可以不吐，两日之间，吞冰若干，而烦热不减，其脉关前洪滑异常。俾用鲜梨片，蘸生石膏细末嚼咽之，遂受药不吐，服尽二两而病愈。(《医学衷中参西录·石膏解》)

张金铎，天津东门里面粉庄理事，年三十八岁，于季冬得伤寒证，且无脉。

病因：旬日前曾感冒风寒，经医治愈，继出门做事，又感风寒遂得斯病。

证候：内外俱觉寒凉，头疼，气息微喘，身体微形寒战，六脉皆无。

诊断：盖其身体素弱，又在重感之余，风寒深入，阻塞经络，是以脉闭。拟治以麻黄汤，再重加补气之药，补其正气以逐邪外出，当可奏效。

处方：麻黄三钱，生箭一两，桂枝尖二钱，杏仁二钱(去皮)，甘草二钱；先煎麻黄数沸，吹去浮沫，再入余药同煎汤一大盅，温服，被覆取微汗。

效果：服药后周身得汗，其脉即出，诸病皆愈。

说明：按此证或疑系少阴伤寒，因少阴伤寒脉原微细，微细之至可至于无也。而愚从太阳治者，因其头疼、微喘、寒战，皆为太阳经之现象，而无少阴证蜷卧、但欲寐之现象也。是以于麻黄汤中，重加生黄芪一两，以助麻、桂成功，此扶正即以逐邪也。(《医学衷中参西录·伤寒门》)

◆ 发热

安东尉之凤，年二十余。时觉有热，起自下焦，上冲脑部。其脑部为热冲激，头巅有似肿胀，时作眩晕，心中亦时发热，大便干燥，小便黄涩。经医调治，年余无效。求其处医士李亦泉寄函来问治法，其开来病案如此。且其脉象洪实，饮食照常，身体亦不软弱，知其伏有外感热邪，因其身体不弱，俾日用生石膏细末四两，煮水当茶饮之，若觉凉时即停服。后二十余日，其人忽来奉，言遵示服石膏六七斤，上冲之热见轻，而大便微溏，因停药不服。诊其脉仍然有力，问其心中仍然发热，大便自停药后即不溏矣，为开白虎加人参汤，方中生石膏重用三两，以生怀山药代粳米，连服六七剂，上冲之热大减，因出院还家。嘱其至家，按原方服五六剂，病当除根矣。(《医学衷中参西录·石膏解》)

丙辰正月上旬，愚随巡防营，自广平移居德州。自邯郸上火车，自南而北，复自北而南，一昼夜绕行千余里。车窗多破，风寒彻骨。至德州，同行病者五六人，皆身热无汗。遂用生石膏、粳米各十余两，饭甑煮烂熟，俾病者尽量饮其热汤，皆周身得汗而愈，一时称快。初拟此方时（石膏粳米汤，编者注），惟用以治温病。实验既久，知伤寒两三日后，身不恶寒而发热者，用之亦效。(《医学衷中参西录·治伤寒温病同用方》)

奉天大东关王姓少年，素患吐血，经医调治已两月不吐矣。而心中发闷、发热、时觉疼痛、廉于饮食，知系吐血时医者用药强止其血，致留瘀血为恙也。为疏方用滋阴养血健胃利气之品，煎汤送服三七细末二钱，至二煎仍送服二钱，四剂后又复吐血，色多黑紫，然吐后则闷热疼痛皆减，知为吉兆，仍与前方，数剂后又吐血一次，其病从此竟愈，此足证三七化瘀之功也。(《医学

衷中参西录·三七解》）

奉天联合烟卷公司看锅炉刘某，因常受锅炉之炙热，阴血暗耗，腑脏经络之间皆蕴有热性，至仲春又薄受外感，其热陡发，表里俱觉壮热，医者治以滋阴清热之药，十余剂分毫无效。其脉搏近六至，右部甚实，大便两三日一行，知其阳明腑热甚炽又兼阴分虚损也。投以大剂白虎加人参汤，生石膏用四两，人参用六钱，以生山药代方中粳米，又加玄参、天冬各一两，煎汤一大碗，分三次温饮下，日进一剂。乃服后其热稍退，药力歇后仍如故。后将石膏渐加至半斤，一日连进二剂，如此三日，热退十之八九，其大便日下一次，遂改用清凉滋阴之剂，数日全愈。共计所用生石膏已八斤强矣。（《医学衷中参西录·论用药以胜病为主不拘分量之多少》）

天津建设厅科长刘敷陈君，愚在奉时之旧友也。于壬申正月上旬，觉心中时时发热，而周身又甚畏冷。时愚回籍，因延他医诊治。服药二十余剂，病转增剧，二便皆闭。再服他药，亦皆吐出。少进饮食，亦恒吐出。此际愚适来津，诊其脉，弦长有力，然在沉分。知其有伏气化热，其热不能外达于表，是以心中热而外畏冷，此亦热深厥深之象也。俾先用鲜茅根半斤切碎，水煮三四沸，视茅根皆沉水底，其汤即成。取清汤三杯，分三次服，每服一次，将土狗三个捣为末，生赭石三钱亦为细末，以茅根汤送下。若服过两次未吐，至三次赭石可以不用。乃将药服后，呕吐即止，小便继亦通下。再诊其脉，变为洪长有力，其心中仍觉发热，外表则不畏冷矣。其大便到此已半月未通下。遂俾用大潞参五钱煎汤，送服生石膏细末一两。翌晨大便下燥粪数枚，黑而且硬。再诊其脉，力稍缓，知心中犹觉发热。又俾用潞党参四钱煎汤，送服生石膏细末八钱。翌晨又下燥粪二十余枚，仍未见溏粪。其心中不甚觉热，脉象仍似有力。又俾用潞党参三钱煎汤，送服生石膏细末六钱。又下燥粪十余枚，后则继为溏粪，病亦从此全愈矣。(《医学衷中参西录·论伏气化热未显然成温病者之治法》)

天津瑞云里，沈姓学生，年十六岁，于仲春得温疹兼喉痧证。

病因：因在体育场中游戏，努力过度，周身出汗为风所袭，遂得斯病。

证候：初病时微觉恶寒头疼，翌日即表里俱壮热，咽喉闷疼。延医服药病未见轻，喉中疼闷似加剧，周身又复出疹，遂延愚为诊治。其肌肤甚热，出疹甚密，连无疹之处其肌肤亦红，诚西人所谓猩红热也。其心中亦自觉热甚，其喉中扁桃腺处皆红肿，其左边有如榆荚一块发白。自言不惟饮食疼难下咽，即呼吸亦甚觉有碍。诊其脉左右皆洪滑有力，一分钟九十八至。愚为刺其少商出血，复为针其合谷，又为拟一清咽、表疹、泻火之方，俾服之。

处方：生石膏二两（捣细），玄参六钱，天花粉六钱，射干三钱，牛蒡子三钱（捣碎），浙贝母三钱，青连翘三钱，鲜芦根三钱，甘草钱半，粳米三钱；共煎汤两大盅，分两次温服下。

复诊：翌日过午复为诊视，其表里之热皆稍退，脉象之洪滑亦稍减，疹出又稍加多。从前三日未大便，至此则通下一次。再视其喉，其红肿似加增，白处稍大，病患自言此时饮水必须努力始能下咽，呼吸之滞碍似又加剧。愚曰：此为极危险之病，非刺患处出血不可。遂用圭式小刀，于喉左右红肿之处，各刺一长口放出紫血若干，遽觉呼吸顺利。拟再投以清热消肿托表疹毒之剂。

处方：生石膏一两（捣细），天花粉六钱，赤芍三钱，板蓝根三钱，牛蒡子三钱（捣细），生蒲黄三钱，浙贝母三钱，青连翘三钱，鲜芦根三钱；共煎一大盅半，分两次温服。

方解：赤芍药，张隐庵、陈修园皆疑是山中野草之根，以其纹理甚粗，与园中所植之芍药根迥异也。然此物出于东三省，愚亲至其地，见山坡多生此种芍药，开单瓣红花，其花小于寻常芍药花约三倍，而其叶则确系芍药无疑。盖南方亦有赤芍药，而其根仍白，兹则花赤其根亦赤，是以善入血分活血化瘀也。又浙贝治嗽，不如川贝，而以之治疮，浙贝似胜于川贝，以其味苦性凉能清热解毒也。

效果：将药连服两剂，其病脱然全愈。

说明：《内经·灵枢·痈疽篇》谓："痈发于嗌中，名曰猛疽，不治化为脓，脓不泻塞咽，半日死。"此证咽喉两旁红肿日增，即痈发嗌中名为猛疽者也。其脓成不泻则危在目前，若其剧者必俟其化脓而后泻之，又恒有迫不及待之时，是以此证因其红肿已甚有碍呼吸，急刺之以出其紫血而红肿遂愈，此所谓防之于预也。且化脓而后泻之，其疮口恒至溃烂，若未成脓而泻，其紫血所刺之口半日即合矣。喉证原有内伤外感之殊，其内伤者虽宜注重清热，亦宜少佐以宣散之品。如《白喉忌表抉微》方中之用薄荷、连翘是也。由外感者虽不忌用表散之品，然宜表散以辛凉，不宜表散以温热，若薄荷、连翘、蝉蜕、芦根诸药，皆表散之佳品也。或有谓喉证若由于外感，虽麻黄亦可用者，然用麻黄必须重用生石膏佐之。若《伤寒论》之麻杏甘石汤，诚为治外感喉证之佳方也。特是，其方原非治喉证之方，是以方中石膏仅为麻黄之两倍，若借以治外感喉证，则石膏当十倍于麻黄。若遇外感实火炽盛者，石膏尤宜多加方为稳妥。是以愚用此方以治外感喉证时，麻黄不过用至一钱，而生石膏恒用至两余，或重用至二两也。然此犹论喉证之红肿不甚剧者，若至肿甚有碍呼吸，不惟麻黄不可用，即薄荷亦不可用，是以治此证方中止用连翘、芦根也。以上所论者，无论内伤外感，皆咽喉证之属热者也。而咽喉中之变证，间有真寒假热者，又当另议治法。五期四卷载有治此等咽喉证之验案可参观。（《医学衷中参西录·温病门》）

一人，于季春夜眠之时因衾薄冻醒，遂觉周身恶寒，至前午十点钟表里皆觉大热，脉象浮洪，投以拙拟凉解汤一汗而愈。又尝治一人，于初夏晨出被雨，遂觉头疼周身恶寒，至下午一点钟即变为大热，渴嗜饮水，脉象洪滑，投以拙拟寒解汤亦一汗而愈。（《医学衷中参西录·温病之治法详于〈伤寒论〉解》）

一人年近四旬，身形素强壮，时当暮春，忽觉心中发热，初未介意，后渐至大小便皆不利，屡次延医服药病转加剧，腹中胀满，发热益甚，小便犹可通滴沥，而大便则旬余未通矣，且又觉其热上逆，无论所服何药，下咽即吐出，因此医皆束手无策。后延愚为诊视，其脉弦长有力，重按甚实，左右皆然，视其舌苔厚而已黄，且多芒刺，知为伏气化热，因谓病者曰：欲此病愈非治以大剂白虎汤不可。病者谓我未受外感何为服白虎汤？答曰：此伏气化热证也。盖因冬日或春初感受微寒，未能即病，所受之寒伏藏于三焦脂膜之中，阻塞升降之气化，久而生热，至春令已深，而其所伏之气更随春阳而化热，于斯二热相并，而脏腑即不胜其灼热矣，此原与外感深入阳明者治法相同，是以宜治以白虎汤也。病者闻愚言而颔之，遂为开白虎汤方，方中生石膏用三两，为其呕吐为加生赭石细末一两，为其小便不利为加滑石六钱，至大便旬余不通，而不加通大便之药者，因赭石与石膏并用，最善通热结之大便也。俾煎汤一大碗，徐徐温饮下，服后将药吐出一半，小便稍通，大便未通下。翌日即原方将石膏改用五两，赭石改用两半，且仿白虎加人参汤之义，又加野台参三钱，复煎汤徐徐温饮下，仍吐药一半，大便仍未通下。于是变汤为散，用生石膏细

95

末一两，赭石细末四钱和匀，为一日之量，鲜白茅根四两，煎汤分三次将药末送服，服后分毫未吐，下燥粪数枚，小便则甚畅利矣。翌日更仿白虎加人参汤之义，又改用野党参古之人参生于上党，今之党参即古之人参也。然此参人工种者甚多，而仍以野山自生者为贵五钱，煎汤送服从前药末，又下燥粪数枚，后或每日如此服药，歇息一日不服药，约计共服生石膏细末斤许，下燥粪近百枚，病始霍然全愈。其人愈后，饮食增加，脾胃分毫无伤，则石膏之功用及石膏之良善可知矣。愚用石膏治大便之因热燥结者实多次矣，或单用石膏细末，或少佐以赭石细末，莫不随手奏效，为此次所用石膏末最多，故特志之。（《医学衷中参西录·深研白虎汤之功用》）

一少妇素日多病，于孟春中旬得伤寒，四五日表里俱壮热，其舌苔白而中心微黄，毫无津液，脉搏近六至，重按有力，或十余动之后，或二十余动之后，恒现有雀啄之象，有如雀之啄粟，恒连二三啄也。其呼吸外出之时，恒似有所龃龉而不能畅舒。细问病因，知其平日司家中出入账目，其姑察账甚严，未病之先，因账有差误，曾被责斥，由此知其气息不顺及脉象之雀啄，其原因皆由此也。问其大便自病后未行，遂仍治以前案钱姓方（白虎加人参汤加减，编者注）将生石膏减去一两，为其津液亏损，为加天花粉八钱，亦煎汤三盅，分三次温服下，脉象已近和平，至数调匀如常，呼吸亦顺，惟大便犹未通下，改用滋阴润燥清火之品，服两剂大便通下全愈。（《医学衷中参西录·太阳病炙甘草汤证》）

一少年，因外感实热，致大便燥结，旬余未下，其脉亦数逾六至，且不任重按，亦投以白虎加人参汤，以生地黄代方中知母，生山药代方中粳米，煎汤一大碗，俾分多次徐徐温饮下。初服一

剂，脉数见缓，遂即原方略为减轻，俾再煎服。拟后服至脉象复
常，再为通其大便，孰意次剂服完而大便自通下矣。且大便通下
后，外感之实热亦消解无余矣。此直以白虎加人参汤代承气汤
也。自治愈此病之后，凡遇有证之可下而可缓下者，恒以白虎汤
代承气，或以白虎加人参汤代承气，其凉润下达之力，恒可使大
便徐化其燥结，无事用承气而自然通下，且下后又无不解之虞也。
（《医学衷中参西录·阳明病三承气汤证》）

一叟年近六旬，因外感之热过甚，致大便旬日未通，其脉数
逾六至，心中烦热，延医数人，皆不敢用降下之剂。然除降下外，
又别无治法，愚诊其脉象虽数，重按甚实，遂先投以大剂白虎加
人参汤，每剂分三次温服下，连服两剂，壮热全消，脉已不数，
大便犹未通下，继用净芒硝（细末）三钱，蜂蜜一两，开水冲服，
大便通下，病遂愈。（《医学衷中参西录·阳明病三承气汤证》）

愚年三旬时，曾病伏气化热，五心烦热，头目昏沉，舌苔白
厚欲黄，且多芒刺，大便干燥，每日用生石膏数两煮水饮之，连
饮数日，热象不退，因思或药轻不能胜病，乃于头午用生石膏五
两煮水饮下，过午又用生石膏五两煮水饮下，一日之间共服生石
膏十两，而心中分毫不觉凉，大便亦未通下。踌躇再四，精思其
理，恍悟此必伏气之所入甚深，原当补助正气，俾吾身之正气壮
旺，自能逐邪外出也。于斯欲仿白虎加人参汤之义，因无确实把
握，犹不敢遽用大剂，就已所预存之药，用生石膏二两，野台参
二钱，甘草钱半，适有所轧生怀山药粗渣又加少许，煎汤两盅，
分三次温饮下，饮完晚间即觉清爽，一夜安睡，至黎明时少腹微
疼，连泻三次，自觉伏气之热全消，再自视舌苔，已退去一半，
而芒刺全无矣。夫以常理揆之，加人参于白虎汤中，必谓能减石
膏之凉力，而此次之实验乃知人参反能助石膏之凉力，其理果安

在乎？盖石膏煎汤，其凉散之力皆息息由毛孔透达于外，若与人参并用，则其凉散之力，与人参补益之力互相化合，能旋转于脏腑之间，以搜剔深入之外邪使之净尽无遗，此所以白虎加人参汤，清热之力远胜于白虎汤也。（《医学衷中参西录·续申白虎加人参汤之功用》）

　　愚在辽宁立达医院时，有何裕孙君，为营口何道尹之胞兄。其人学问鸿博，人品端正，恒与愚互相过从，为研究玄学契友。因向充东三省测量局长，曾与吴子玉将军同事。岁在辛酉，闻吴将军在北京有事，欲与相商，遂晋京相访，偶受感冒发热，自开一解表清里之方，中有石膏六钱。彼意中是用生石膏，而方中未开生字，北方药铺恶习，凡石膏未注明生字者，必与以煅者。及将药煎服后，陡觉心不舒畅，检视药渣，见石膏凝结于罐底甚坚，乃知为煅石膏所误。自诊其脉数动一止，遂急还，求愚为诊治无效，又经中西医多方治疗皆无效，寖至肢体不遂，言语蹇涩，竟至不起。（《医学衷中参西录·答王隆骥君石膏生用煅用之研究》）

　　洪吉人曰：昔一名医，成化年，新野疫疠，有邻妇卧床数日，忽闻其家，如羊嘶声，急往视之。见数人用被覆其妇，床下置火一盆，令其出汗，其妇面赤声哑，气息几断。因叱之曰：急放手，不然命殆矣。众不从，乃强拽被。其妇跃起，倚壁而喘，口不能言。曰：饮凉水否？颔之。与水一碗，一饮而尽，始能言。又索水，复与之。饮毕，汗出如雨，其病遂愈。或问其故，曰彼发热数日，且不饮食，肠中枯涸，以火蒸之，是速其死也，何得有汗。试观以火燃空鼎，虽赤而气不升，沃之以水，则气四达矣。遇此等证，不可不知。

　　按：此案与案后之论皆妙，是知用之得当，凉水亦大药也。其饮凉水而得汗之理，亦即寒解汤能发汗之理也。（《医学衷中参

《西录·治温病方》》

◆ 咳嗽

北平大陆银行理事林农孙，年近五旬，因受风温，虽经医治愈，而肺中余热未清，致肺阴铄耗，酿成肺病，屡经医治无效，其脉一息五至，浮沉皆有力，自言喉连肺际，若觉痒则咳嗽顿发，剧时连嗽数十声，周身汗出，必吐出若干稠痰其嗽始止。问其心中常觉发热，大便燥甚，四五日一行，因悟其肺际作痒，即顿发咳嗽者，必其从前病时风邪由皮毛袭入肺中者，至今犹未尽除也。因其肺中风热相助为虐，宜以麻黄祛其风，石膏清其热，遂为开麻杏甘石汤方，麻黄用钱半，生石膏用两半，杏仁三钱，甘草二钱，煎服一剂，咳嗽顿愈。诊其脉仍有力，又为开善后之方，用生山药一两，北沙参、天花粉、天冬各五钱，川贝、射干、苏子、甘草各二钱，嘱其多服数剂，肺病可从此除根。后约旬日，愚又赴北平，林农孙又求诊视，言先生去后，余服所开善后方，肺痒咳嗽仍然反复，遂仍服第一次方，至今已连服十剂，心中热已退，仍分毫不觉药凉，肺痒咳嗽皆愈，且饮食增加，大便亦不甚干燥。闻其所言，诚出愚意料之外也。再诊其脉已不数，仍似有力，遂将方中麻黄改用一钱，石膏改用一两，杏仁改用二钱，又加生怀山药六钱，俾煎汤接续服之，若服之稍觉凉时，即速停止。后连服七八剂似稍觉凉，遂停服，肺病从此竟愈。

按：治肺劳投以麻黄杏仁甘草石膏汤，且用至二十余剂，竟将肺劳治愈，未免令阅者生疑，然此中固有精细之理由在也。盖肺病之所以难愈者，为治之者但治其目前所现之证，而不深究其病因也。如此证原以外感受风成肺劳，且其肺中作痒，犹有风邪存留肺中，且为日既久则为锢闭难出之风邪，非麻黄不能开发其锢闭之深，惟其性偏于热，于肺中蕴有实热者不宜，而重用生石膏以辅弼之，既可解麻黄之热，更可清肺中久蕴之热，以治肺热有风劳嗽者，原为正治之方，故服之立时见功。至于此药，必久服始能拔除病根，且久服麻黄、石膏而无流弊者，此中又有理由在。盖深入久锢之风邪，非屡次发之不能透，而伍以多量之石膏以为之反佐，俾麻黄之力惟旋转于肺脏之中，不至直达于表而为汗，此麻黄久服无弊之原因也。至石膏性虽寒凉，然其质重气轻，煎入汤剂毫无汁浆，无汁浆即是无质，其轻而且凉之气，尽随麻黄发表之力外出，不复留中而伤脾胃，此石膏久服无弊之原因也。所遇之证，非如此治法不愈，用药即不得不如此也。(《医学衷中参西录·太阳温病麻杏甘石汤证》)

沧州益盛铁工厂翻沙工人孙连瑞肺脏受风，咳嗽吐痰。医者投以散风利痰之剂，中有毛橘红二钱，服后即大口吐血，咳嗽益甚。其脉浮而微数，右部寸关皆有力。投以《伤寒论》麻杏甘石汤，方中生石膏用一两，麻黄用一钱，煎汤送服旱三七细末二钱。一剂血止。又去三七，加丹参三钱，再服一剂，痰嗽亦愈。(《医学衷中参西录·虚劳温病皆忌橘红说》)

陈林生，江苏浦口人，寓天津一区玉山，年十八岁。自幼得肺劳喘嗽证。

病因：因其令堂素有肺劳病，再上推之，其外祖母亦有斯病。是以自幼时，因有遗传性亦患此病。

证候：其证，初时犹轻，至热时即可如常人，惟略有感冒即作喘嗽。治之即愈，不治则两三日亦可自愈。至过十岁则渐加重，热时亦作喘嗽，冷时则甚于热时，服药亦可见轻，旋即反复。至十六七岁时，病又加剧，屡次服药亦无效，然犹可支持也。迨愚为诊视，在民纪十九年仲冬，其时病剧已难支持，昼夜伏几，喘而且嗽，咳吐痰涎，连连不竭，无论服何中药，皆分毫无效。惟日延西医注射药针一次，虽不能止咳喘而可保当日无虞。诊其脉左右皆弦细，关前微浮，两尺重按无根。

诊断：此等证原因，肺脏气化不能通畅，其中诸细管即易为痰涎滞塞，热时肺泡松缓，故病犹轻，至冷时肺泡紧缩，是以其病加剧。治之者当培养其肺中气化，使之门合羽辟有力，更疏瀹其肺中诸细管，使之宣通无滞，原为治此病之正规也。而此证两尺之脉无根，不但其肺中有病，其肝肾实亦有病，且病因又为遗传性，原非一蹴所能治愈，当分作数步治之。

处方：生怀山药一两，大甘枸杞一两，天花粉三钱，天冬三钱，生杭芍三钱，广三七（捣细）二钱，射干三钱，杏仁（去皮）二钱，五味子（捣碎）二钱，葶苈子（微炒）二钱，细辛一钱；药共十一味，前十味煎汤一大盅，送服三七末一钱，至煎渣再服时仍送服余一钱。

方解：方中用三七者，恐肺中之气窒塞，肺中之血亦随之凝滞，三七为止血妄行之圣药，更为流通瘀血之圣药，故于初步药中加之。五味必捣碎用者，因其外皮之肉偏于酸，核中之仁味颇辛，酸辛相济，能敛又复能开，若囫囵入汤剂煎之，则力专酸敛，服后或有满闷之弊，若捣碎用之，无事伍以干姜。小青龙汤中五味、干姜并用，徐氏谓此借干姜之辛以调五味之酸，服后自无满闷之弊也。

复诊：将药连服四剂，咳喘皆愈三分之二，能卧睡两三点钟。其脉关前不浮，至数少减，而两尺似无根，拟再治以纳气归肾之方。

处方：生怀山药一两，大甘枸杞一两，野党参三钱，生赭石（轧细）六钱，生怀地黄六钱，生鸡内金（黄色的，捣）钱半，净

101

萸肉四钱，天花粉四钱，天冬三钱，牛蒡子（捣碎）三钱，射干二钱；共煎汤一大盅，温服。

方解：参之性补而微升，惟与赭石并用，其补益之力直达涌泉。况咳喘之剧者，其冲胃之气恒因之上逆，赭石实又为降胃镇冲之要药也。至方中用鸡内金者，因其含有稀盐酸，原善化肺管中之瘀滞以开其闭塞，又兼能运化人参之补力不使作满闷也。

三诊：将药连服五剂，咳喘皆愈，惟其脉仍逾五至，行动时犹觉气息微喘，此乃下焦阴分犹未充足，不能与阳分相维系也。此当峻补其真阴，俾阴分充足自能维系其阳分，气息自不上奔矣。

处方：生怀山药一两，大甘枸杞一两，熟怀地黄一两，净萸肉四钱，玄参四钱，生远志钱半，北沙参四钱，怀牛膝三钱，大云苓片二钱，苏子（炒捣）二钱，牛蒡子（捣碎）二钱，生鸡内金钱半；共煎汤一大盅，温服。

方解：按远志，诸家本草皆谓其味苦性善补肾，而愚曾嚼服之，则其味甚酸，且似含有矾味。后阅西药本草，谓其含有林禽酸，且谓可作轻吐药，服其未至二钱，即可作吐，是其中含有矾味可知。为其味酸，且含有矾味，是以能使肺中多生津液以化凝痰，又可为理肺要药。此原为肺肾同治之剂，故宜用此肺肾双理之药也。

效果：将药连服八剂，行走动作皆不作喘，其脉至数已复常。从此停服汤药，俾日用生怀山药细末，水调煮作茶汤，少调以生梨自然汁，当点心用之，以善其后。（《医学衷中参西录·虚劳喘嗽门》）

奉天警务处长王连波夫人，年三十许，咳嗽痰中带血，剧时更大口吐血，常觉心中发热，其脉一分钟九十至，按之不实，投以滋阴宁嗽降火之药不效。因思此证若用药专止其嗽，嗽愈其吐血亦当愈。遂用川贝两许，煎取清汤四茶杯，调入生山药细末一两，煮作稀粥，俾于一日之间连进二剂，其嗽顿止，血遂不吐。数日后，证又反复，自言夜间睡时常作恼怒之梦，怒极或梦中哭泣，醒后必然吐血。据所云云，其肝气必然郁遏，遂改用舒肝泻肝之品，而以养肝镇肝之药辅之，数剂病稍轻减，而犹间作恼怒之梦，梦后仍复吐血。再四踌躇，恍悟平肝之药以肉桂为最要，因肝属木，木得桂则枯也，而单用之则失于寒；降胃止血之药以大黄为最要，胃气不上逆，血即不逆行也，而单用之又失于热；若二药并用，则寒热相济，性归和平，降胃平肝，兼顾无遗。况俗传原有用此二药为散治吐衄者，用于此证，当有捷效，若再以重坠之药辅之，则力专下行，其效当更捷也。遂用大黄、肉桂细末各一钱和匀，更用生赭石细末六钱，煎汤送下，吐血顿愈，恼怒之梦亦无矣，即此观之，肉桂真善于平肝哉！（《医学衷中参西录·肉桂解》）

高瑞章，沈阳户口登记生，年三十二岁。因伏气化热伤肺，致成肺劳咳嗽证。

病因：腊底冒寒挨户检查，感受寒凉，未即成病，而从此身不见汗。继则心中渐觉发热，至仲春其热加甚，饮食懒进，发生咳嗽，寖成肺劳病。

证候：其咳嗽昼轻夜重，时或咳而兼喘，身体羸弱，筋骨酸疼，精神时昏愦，腹中觉饥而饮食恒不欲下咽。从前惟心中发热，今则昳日时身恒觉热。大便燥，小便短赤，脉左右皆弦长，右部重按有力，一息五至。

诊断：此病之原因，实由伏气化热久留不去。不但伤肺而兼伤及诸脏腑也。按此证自述，因腊底受寒，若当时即病，则为伤寒矣。乃因所受之寒甚轻，不能即病，惟伏于半表半里三焦脂膜之中，阻塞气化之升降流通，是以从此身不见汗，而心渐发热。迨时至仲春，阳气萌动，原当随春阳而化热以成温病，《内经》谓冬伤于寒，春必病温，乃其所化之热又非如温病之大热暴发能自里达表，而惟缘三焦脂膜散漫于诸脏腑，是以胃受其热而懒于饮食，心受其热而精神昏愦，肾受其热而阴虚潮热，肝受其热而筋骨酸疼，至肺受其热而咳嗽吐痰，则又其显然者也。治此证者，当以清其伏气之热为主，而以滋养津液药辅之。

处方：生石膏（捣碎）一两，党参三钱，天花粉八钱，玄参八钱，生杭芍五钱，甘草钱半，连翘三钱，滑石三钱，鲜茅根三钱，射干三钱，生远志二钱；共煎汤一大盅半，分两次温服。若无鲜茅根，可以鲜芦根代之。

方解：方中之义，用石膏以清伏气之热，而助之以连翘、茅根，其热可由毛孔透出；更辅之以滑石、杭芍，其热可由水道泻出；加花粉、玄参者，因石膏但能清实热，而花粉、玄参兼能清虚热也；用射干、远志者，因石膏能清肺宁嗽，而佐以射干、远志，更能利痰定喘也；用甘草者，所以缓诸凉药之下趋，不欲其寒凉侵下焦也；至加党参者，实仿白虎加人参汤之义，因身体虚弱者，必石膏与人参并用，始能逐久匿之热邪外出也。

复诊：将药连服四剂，热退三分之二，咳嗽吐痰亦愈强半，饮食加多，脉象亦见缓和。知其伏气之热已消，所余者惟阴虚之热也，当再投以育阴之方，俾多服数剂自能全愈。

处方：生怀山药一两，大甘枸杞八钱，玄参五钱，生怀地黄五钱，沙参五钱，生杭芍三钱，生远志二钱，川贝母二钱，生鸡内金（黄色的，捣）钱半，甘草钱半；共煎汤一大盅，温服。方中加鸡内金者，不但欲其助胃消食，兼欲借之以化诸药之滞腻也。

效果：将药连服五剂，病遂全愈。而夜间犹偶有咳嗽之时，

俾停服汤药，日用生怀山药细末煮作粥，调以白糖当点心服之以善其后。（《医学衷中参西录·虚劳喘嗽门》）

邻村许姓学生，年十八岁，于季春得劳热咳嗽证。

病因：秉性刚强，校中岁底季考，未列前茅，于斯发愤用功，劳心过度；又当新婚之余，或年少失保养，迨至春阳发动，渐成劳热咳嗽证。

证候：日晡潮热，通夜作灼，至黎明得微汗其灼乃退。白昼咳嗽不甚剧，夜则咳嗽不能安枕。饮食减少，身体羸瘦，略有动作即气息迫促。左右脉皆细弱，重按无根，数逾七至。夫脉一息七至，即难挽回，况复逾七至乎？犹幸食量犹佳，大便干燥。此等证忌滑泻，知犹可治。拟治以峻补真阴之剂，而佐以收敛气化之品。

处方：生怀山药一两，大甘枸杞八钱，玄参六钱，生怀地黄六钱，沙参六钱，甘草三钱，生龙骨（捣碎）六钱，净萸肉六钱，生杭芍三钱，五味子（捣碎）三钱，牛蒡子（捣碎）三钱；共煎汤一大盅，温服。

方解：五味入汤剂，药房照例不捣。然其皮味酸，核味辛，若囫囵入煎则其味过酸，服之恒有满闷之弊。故徐灵胎谓，宜与干姜之味辛者同服。若捣碎入煎，正可惜其核味之辛以济皮味之酸，无事伍以干姜，而亦不发满闷。是以欲重用五味以治嗽者，当注意令其捣碎，或说给病家自检点。至于甘草多用至三钱者，诚以此方中不但五味酸，萸肉亦味酸，若用甘草之至甘者与之化合，即甲己化土，可增加其补益之力，如酸齑，得甘则齑是明证，是以多用至三钱。

复诊：将药连服三剂，灼热似见退，不复出汗，咳嗽亦稍减，而脉仍七至强。因恍悟此脉之数，不但因阴虚，实亦兼因气虚，犹若力小而强任重者，其体发颤也。拟仍峻补其真阴，再辅以补气之品。

处方：生怀山药一两，野台参三钱，大甘枸杞六钱，玄参六钱，生怀地黄六钱，甘草三钱，净萸肉五钱，天花粉五钱，五味子（捣碎）三钱，生杭芍三钱，射干二钱，生鸡内金（黄色的，捣）钱半；共煎一大盅，温服。为方中加台参恐服之作闷，是以又加鸡内金以运化之。且凡虚劳之甚者，其脉络间恒多瘀滞，鸡内金又善化经络之瘀滞也。

三诊：将药连服四剂，灼热咳嗽已愈十之七八，脉已缓至六至，此足证补气有效也。爰即原方略为加减，多服数剂，病自除根。

处方：生怀山药一两，野台参三钱，大甘枸杞六钱，玄参五钱，生怀地黄五钱，甘草二钱，天冬五钱，净萸肉五钱，生杭芍三钱，川贝母三钱，生远志二钱，生鸡内金（黄色的，捣）钱半，共煎一大盅温服。

效果：将药连服五剂，灼热咳嗽全愈，脉已复常，遂停服汤剂。俾日用生怀山药细末煮作茶汤，兑以鲜梨自然汁，当点心服之，以善其后。（《医学衷中参西录·虚劳喘嗽门》）

罗金波，天津新旅社理事，年三十四岁，得肺劳喘嗽病。

病因：数年之前，曾受肺风发咳嗽，治失其宜，病虽暂愈，风邪锢闭肺中未去，致成肺劳喘嗽证。

证候：其病在暖燠之时甚轻，偶发喘嗽一半日即愈，至冬令则喘嗽连连，必至天气暖和时始渐愈。其脉左部弦硬，右部濡滑，两尺皆重按无根。

诊断：此风邪锢闭肺中，久而伤肺，致肺中气管滞塞，暖时肌肉松缓，气管亦随之松缓，其呼吸犹可自如；冷时肌肉紧缩，气管亦随之紧缩，遂至吸难呼易而喘作，更因痰涎壅滞而嗽作矣。其脉左部弦硬者，肝肾之阴液不足也。右部濡滑者，肺胃中痰涎充溢也。两尺不任重按者，下焦气化虚损，不能固摄，则上焦之喘嗽益甚也。欲治此证，当先宣通其肺，俾气管之郁者皆开后，再投以滋阴培气，肺肾双补之剂以拔除其病根。

处方：麻黄钱半，天冬三钱，天花粉三钱，牛蒡子（捣碎）三钱，杏仁（去皮，捣碎）二钱，甘草钱半，苏子（炒捣）二钱，生远志去心二钱，生麦芽二钱，生杭芍二钱，细辛一钱；共煎汤一大盅，温服。

复诊：将药煎服两剂，喘嗽皆愈，而劳动时仍微喘。其脉左部仍似弦硬，右部仍濡，不若从前之滑，两尺犹虚，此病已去而正未复也。宜再为谋根本之治法，而投以培养之剂。

处方：野台参三钱，生赭石（轧细）八钱，生怀山药一两，熟怀地黄一两，生怀地黄一两，大云苓片二钱，大甘枸杞六钱，天冬六钱，净萸肉五钱，苏子（炒捣）三钱，牛蒡子（捣碎）三钱；共煎一大盅，温服。

方解：人参为补气主药，实兼具上升之力。喻嘉言谓。气虚欲上脱者专用之转气高不返。是以凡喘逆之证，皆不可轻用人参，惟重用赭石以引之下行，转能纳气归肾，而下焦之气化，遂因之壮旺而固摄。此方中人参、赭石并用，不但欲导引肺气归肾，实又因其两尺脉虚，即借以培补下焦之气化也。

效果：将药连服十余剂，虽劳动亦不作喘。再诊其脉，左右皆调和无病，两尺重按不虚，遂将赭石减去二钱，俾多服以善其后。(《医学衷中参西录·虚劳喘嗽门》)

乔邦平，年三十余，天津河东永和牲木厂分号经理，得咳吐痰血病。

病因：前因偶受肺风，服药失宜，遂息咳嗽，咳嗽日久，继患咳血。

证候：咳嗽已近一年，服药转寖加剧，继则痰中带血，又继则间有呕血之时，然犹不至于倾吐。其心中时常发热，大便时常燥结，幸食欲犹佳，身形不至羸弱，其脉左部近和平，右部寸关俱有滑实之象。

诊断：证脉合参，知系从前外感之热久留肺胃，金畏火刑，因热久而肺金受伤，是以咳嗽；至于胃腑久为热铄，致胃壁之膜腐烂连及血管，是以呕血；至其大便恒燥结者，因其热下输肠中，且因胃气因热上逆，失其传送之职也。治此证者，当以清肺胃之热为主，而以养肺降胃之药辅之。

处方：生石膏（细末）二两，粉甘草（细末）六钱，镜面朱砂（细末）二钱；共和匀，每服一钱五分。又方：生怀山药一两，生赭石（轧细）八钱，天冬六钱，玄参五钱，沙参五钱，天花粉五钱，生杭芍四钱，川贝母三钱，射干二钱，儿茶二钱，甘草钱半，广三七（轧细）二钱；共药十二味，将前十一味煎汤送服三七一钱，至煎渣再服时，再送服一钱。每日午前十点钟服散药一次，临睡时再服一次，汤药则晚服头煎，翌晨服次煎。

效果：服药三日，咳血吐血皆愈。仍然咳嗽，遂即原方去沙参加生百合五钱，米壳钱半，又服四剂，咳嗽亦愈，已不发热，大便已不燥结。俾将散药惟头午服一次，又将汤药中赭石减半，再服数剂以善后。（《医学衷中参西录·虚劳喘嗽门》）

沈阳商家子娄顺田，年二十二，虚劳咳嗽，甚形羸弱，脉数八至，按之即无。细询之，自言曾眠热炕之上，晨起觉心中发热，从此食后即吐出，夜间咳嗽甚剧，不能安寝。因二十余日寝食俱废，遂觉精神恍惚，不能支持。愚闻之，知脉象虽危，仍系新证，若久病至此，诚难挽回矣。遂投以醴泉饮，为其呕吐，将赭石改用一两，一剂吐即止，可以进食，嗽亦见愈。从前五六日未大便，至此大便亦通下。如此加减服之，三日后脉数亦见愈。然犹六至余，心中犹觉发热，遂将玄参、生地皆改用六钱，又每日于午时，用白蔗糖冲水，送服西药阿司匹林七厘许。数日诸病皆愈，脉亦复常。（《医学衷中参西录·治阴虚劳热方》）

沈阳苏惠堂，年三十许，劳嗽二年不愈，动则作喘，饮食减少。更医十余人，服药数百剂，分毫无效，羸弱转甚。其姊丈李生，在京师见《衷中参西录》再版，大加赏异，急邮函俾其来院诊治。其脉数六至，虽细弱仍有根柢，知其可治。自言上焦恒觉发热，大便三四日一行，时或干燥。遂投以醴泉饮，为其便迟而燥，赭石改用六钱，又加鸡内金二钱（捣细），恐其病久脏腑经络多瘀滞也。数剂后饭量加增，心中仍有热时，大便已不燥，间日一行。遂去赭石二钱，加知母二钱，俾于晚间服汤药后，用白蔗糖水，送服阿司匹林四分瓦之一（瓦之分量详于例言），得微汗。后令于日间服之，不使出汗，数日不觉发热，脉亦复常，惟咳嗽未能全愈。又用西药几阿苏六分，薄荷冰四分，和以绿豆粉为丸，梧桐子大，每服三丸，日两次，汤药仍照方服之，五六日后咳嗽亦愈，身体从此康健。（《医学衷中参西录·治阴虚劳热方》）

天津一区竹远里于姓媪，年近五旬，咳嗽有痰微喘，且苦不寐。

病因：夜间因不能寐，心中常觉发热，久之，则肺脏受伤，咳嗽多痰，且微作喘。

证候：素本夜间不寐，至黎明时始能少睡。后因咳嗽不止，痰涎壅盛，且复作喘，不能安卧，恒至黎明亦不能睡。因之心中发热益甚，懒于饮食，大便干燥，四五日一行，两旬之间大形困顿，屡次服药无效。其脉左部弦而无力，右部滑而无力，数逾五至。

诊断：此真阴亏损，心肾不能相济，是以不眠。久则心血耗散，心火更易妄动以上铄肺金，是以咳嗽有痰作喘。治此证者，当以大滋真阴为主，真阴足则心肾自然相交，以水济火而火不妄动；真阴足则自能纳气归根，气息下达，而呼吸自顺。且肺肾为子母之脏，原相连属，子虚有损于母，子实即有益于母，果能使真阴充足，则肺金既不受心火之铄耗，更可得肾阴之津润，自能复其清肃下行之常，其痰涎咳嗽不治自愈也。若更辅以清火润肺化痰宁嗽之品，则奏效当更捷矣。

处方：沙参一两，大枸杞一两，玄参六钱，天冬六钱，生赭石（轧细）五钱，甘草二钱，生杭芍三钱，川贝母三钱，牛蒡子（捣碎）一钱，生麦芽三钱，枣仁（炒捣）三钱，射干二钱；共煎汤一大盅，温服。

复诊：将药连服六剂，咳喘痰涎愈十分之八，心中已不发热，食欲已振，夜能睡数时，大便亦不甚燥。诊其脉至数复常，惟六部重按仍皆欠实，左脉仍有弦意。拟再峻补其真阴以除病根，所谓上病取诸下也。

处方：生怀山药一两，大枸杞一两，辽沙参八钱，生怀地黄六钱，熟怀地黄六钱，甘草二钱，生赭石（轧细）六钱，净萸肉四钱，生杭芍三钱，生麦芽三钱，生鸡内金（黄色的，捣）钱半；共煎汤一大盅，温服。

效果：将药连服二剂，诸病皆愈，俾用珠玉二宝粥，常常当点心服之，以善其后。

或问：两方中所用之药，若滋阴润肺、清火理痰、止嗽诸品，原为人所共知，而两方之中皆用赭石、麦芽，且又皆生用者其义何居？答曰：胃居中焦，原以传送饮食为专职，是以胃中之气，以息息下行为顺，果其气能息息下行，则冲气可阻其上冲，胆火可因之下降，大便亦可按时下通，至于痰涎之壅滞，咳嗽喘逆诸证，亦可因之递减，而降胃之药，固莫赭石若也。至于麦芽，炒用之善于消食，生用之则善于升达肝气。人身之气化原左升右降，若但知用赭石降胃，其重坠下行之力或有碍于肝气之上升，是以方中用赭石降胃，即用麦芽升肝，此所以顺气化之自然，而还其左升右降之常也。（《医学衷中参西录·虚劳喘嗽门》）

徐益林，住天津一区，年三十四岁，业商，得肺劳痰喘证。

病因：因弱冠时游戏竞走，努力过度伤肺，致有喘病，入冬以来又兼咳嗽。

证候：平素虽有喘证，然安养时则不犯，入冬以来，寒风陡至，出外为风所袭，忽发咳嗽。咳嗽不已，喘病亦发，咳喘相助为虐，屡次延医，服药不愈，夜不能卧。其脉左部弦细而硬，右部濡而兼沉，至数如常。

诊断：此乃气血两亏，并有停饮之证，是以其左脉弦细者，气虚也。弦细兼硬者，肝血虚津液短也。其右脉濡者，湿痰留饮也。濡而兼沉者，中焦气化亦有所不足也。其所以喘而且嗽者，亦痰饮上溢之所迫致也。拟用小青龙汤，再加滋补之药治之。

处方：生怀山药一两，当归身四钱，天冬四钱，寸麦冬四钱，生杭芍三钱，清半夏三钱，桂枝尖二钱五分，五味子（捣碎）二钱，杏仁（去皮）二钱，干姜钱半，细辛一钱，甘草钱半，生姜三片；共煎一大盅温饮下。

方解：凡用小青龙汤，喘者去麻黄加杏仁，此定例也。若有外感之热者，更宜加生石膏，此证无外感之热，故但加二冬以解姜、桂诸药之热。

复诊：将药煎服一剂，其喘即愈，又继服两剂，咳嗽亦愈强半，右脉已不沉，似稍有力，左脉仍近弦硬，拟再以健胃养肺滋生血脉之品。

处方：生怀山药一两，生百合五钱，大枸杞子五钱，天冬五钱，当归身三钱，苏子（炒捣）钱半，川贝母三钱，白术（炒）三钱，生薏米（捣碎）三钱，生远志二钱，生鸡内金（黄色的，捣）钱半，甘草钱半；共煎汤一大盅温服。

效果：将药连服四剂，咳嗽全愈，脉亦调和如常矣。（《医学衷中参西录·虚劳喘嗽门》）

盐山西几里范文焕，年五十余，素有肺痨，发时咳嗽连连，微兼喘促。仲夏末旬，喘发甚剧，咳嗽昼夜不止，且呕血甚多。延医服药十余日，咳嗽呕血，似更加剧，愈莫能支。适愚自沧回籍，求为诊治，其脉象洪而微数，右部又实而有力，视其舌苔白厚欲黄，间其心中甚热，大便二三日一行，诊毕断曰：此温病之热，盘踞阳明之腑，逼迫胃气上逆，因并肺气上逆，所以咳喘连连，且屡次呕血也。治病宜清其源，若将温病之热治愈，则咳喘、呕血不治自愈矣。其家人谓：从前原不觉有外感，即屡次延医服药，亦未尝言有外感，何以先生独谓系温病乎？答曰：此病脉象洪实，舌苔之白厚欲黄，及心中之发热，皆为温病之显证。其初不觉有外感者，因此乃伏气化热而为温病。其受病之原因，在冬令被寒，伏于三焦脂膜之中，因春令阳盛化热而发动，窜入各脏腑为温病。亦有迟至夏秋而发者，其证不必有新受之外感，亦间有薄受外感不觉，而伏气即因之发动者，《内经》所谓"冬伤于寒，春必病温"者此也。病家闻言悟会，遂为疏方：生地二两，生石膏一两，知母八钱，甘草一钱，广犀角三钱另煎兑服，三七细末二钱用水送服；煎汤两茶盅，分三次温饮下，一剂而诸病皆

112

愈。又改用玄参、贝母、知母、花粉、甘草、白芍诸药，煎汤服。另用水送服三七末钱许，服两剂后，俾用生山药末煮粥，少加白糖，每次送服赭石细末钱许，以治其从前之肺痨。若觉热时，则用鲜白茅根四五两，切碎煮两三沸，当茶饮之。如此调养月余，肺痨亦大见愈。

按：吐血之证，原忌骤用凉药，恐其离经之血得凉而凝，变为血痹虚劳也。而此证因有温病之壮热，不得不用凉药以清之，而有三七之善化瘀血者以辅之，所以服之而有益无弊也。(《医学衷中参西录·临证随笔》)

一媪年七旬，劳嗽甚剧，饮食化痰涎，不化津液，致大便燥结，十余日不行，饮食渐不能进。亦拟投以此汤（硝菔通结汤，编者注），为羸弱已甚，用人参三钱另炖汁，和药服之。一剂便通，能进饮食。复俾煎生山药稠汁，调柿霜饼服之，劳嗽亦见愈。(《医学衷中参西录·治燥结方》)

一妇人，年四十，上焦发热，咳吐失音，所吐之痰自觉腥臭，渐渐羸瘦，其脉弦而有力。投以清火润肺之药，数剂不效。为制此汤（清金益气汤，编者注），于大队清火润肺药中，加生黄芪一味以助元气，数剂见轻，十余剂后，病遂全愈。(《医学衷中参西录·治肺病方》)

一妇人年近五旬，身热劳嗽，脉数几至八至。先用六味地黄丸加减作汤服不效，继用左归饮加减亦不效。愚忽有会悟，改用生黄芪六钱，知母八钱为方，数剂见轻，又加丹参、当归各三钱，连服十剂全愈。以后凡遇阴虚有热之证，其稍有根柢可挽回者，于方中重用黄芪、知母，莫不随手奏效。(《医学衷中参西录·治阴虚劳热方》)

一妇人年五旬，上焦阳分虚损，寒饮留滞作嗽，心中怔忡，饮食减少，两腿畏寒，卧床不起者已二年矣。医者见其咳嗽怔忡，犹认为阴分虚损，复用熟地、阿胶诸滞腻之品，服之病益剧。后愚诊视，脉甚弦细，不足四至，投以拙拟理饮汤加附子三钱，服七八日咳嗽见轻，饮食稍多，而仍不觉热，知其数载沉，非程功半载不能愈也。俾每日于两餐之前服生硫黄三分，体验加多，后服数月，其病果愈。（《医学衷中参西录·杂录》）

一人，年二十四。胸中满闷，昼夜咳嗽，其咳嗽时，胁下疼甚。诊其脉象和平，重按微弦无力。因其胁疼，又兼胸满，疑其气分不舒，少投以理气之药。为其脉稍弱，又以黄芪佐之，而咳嗽与满闷益甚，又兼言语声颤动。乃细问病因，知其素勤稼穑，因感冒懒食，犹枵腹力作，以致如此。据此病因，且又服理气之药不受，其为大气下陷无疑。遂投以升陷汤，四剂，其病脱然。

按： 此证之形状，似甚难辨，因初次未细诘问，致用药少有差错，犹幸迷途未远，即能醒悟，而病亦旋愈。由斯观之，临证者，甚勿自矜明察，而不屑琐琐细问也。（《医学衷中参西录·治大气下陷方》）

一人年四十许。每岁吐血两三次，如此四年，似有一年甚于一年之势。其平素常常咳嗽，痰涎壅滞，动则作喘，且觉短气。其脉沉迟微弱，右部尤甚。知其病源系大气下陷，投以升陷汤，加龙骨、牡蛎（皆不用煅）、生地黄各六钱，又将方中知母改用五钱，连服三剂，诸病皆愈。遂减去升麻，又服数剂以善其后。（《医学衷中参西录·治大气下陷方》）

一少年，染肺结核，咳嗽食少，身体羸弱，半载不愈，求为诊治。遂投以理肺清疾、健胃滋阴之药。又于晚间临睡时，用白蔗糖冲水，送服阿司匹林三分瓦之一。须臾，周身即得大汗，过三点钟其汗始止。翌日，觉周身酸懒，盖因汗太过也，而咳嗽则较前见轻，食欲亦少振。继服滋补之药数剂，每日只用阿司匹林六分瓦之一，作一次服下。或出微汗，或不出汗。从此精神渐渐清爽，调治月余而愈。自此以后，用阿司匹林治肺结核，必先少少试服，初次断不敢稍多也。（《医学衷中参西录·治阴虚劳热方》）

一少年，因感冒懒于饮食，犹勤稼穑，枵腹力作，遂成劳嗽。过午发热，彻夜咳吐痰涎。医者因其年少，多用滋阴补肾之药，间有少加参、芪。调治两月不效，饮食减少，痰涎转增，渐至不起，脉虚数兼有弦象，知其肺脾皆有伤损也。授以此方（珠玉二宝粥，编者注），俾一日两次服之，半月全愈。（《医学衷中参西录·治阴虚劳热方》）

一叟年近七旬。素有劳嗽，初冬宿病发动，又兼受外感，痰涎壅滞胸间，几不能息。剧时昏不知人，身躯后挺。诊其脉，浮数无力。为制此汤（加味越婢加半夏汤，编者注），一剂气息通顺，将麻黄、石膏减半，又服数剂而愈。

或问：子尝谓石膏宜生用，不宜煅用。以石膏寒凉之中，原兼辛散。煅之则辛散之力变为收敛，服之转可增病。乃他方中，石膏皆用生者，而此独用煅者何也？答曰：此方所主之病，外感甚轻，原无大热。方中用麻黄以祛肺邪，嫌其性热，故少加石膏佐之。且更取煅者收敛之力，能将肺中痰涎凝结成块，易于吐出。此理从用煅石膏点豆腐者悟出，试之果甚效验。后遇此等证，无论痰涎如何壅盛、如何堵塞，投以此汤，须臾，药力行后，莫不将痰涎结成小块，连连吐出，此皆煅石膏与麻黄并用之效也。（《医学衷中参西录·治伤寒方》）

一叟年六十有一，频频咳吐痰涎，兼发喘逆。人皆以为劳疾，未有治法。诊其脉甚迟，不足三至，知其寒饮为恙也。投以拙拟理饮汤加人参、附子各四钱，喘与咳皆见轻，而脉之迟仍旧。因思脉象如此，非草木之品所能挽回。俾服生硫黄少许，不觉温暖，则徐徐加多，两月之间，服生硫黄斤余，喘与咳皆愈，脉亦复常。（《医学衷中参西录·杂录》）

一叟年六十四，素有劳疾，因劳嗽太甚，呕血数碗。其脉摇摇无根，或一动一止，或两三动一止。此气血虚极，将脱之候也。诊脉时见其所嗽吐者，痰血相杂。询其从前呕吐之时心中发热。为制此汤（保元寒降汤，编者注），一剂而血止，又服数剂脉亦调匀。（《医学衷中参西录·治吐衄方》）

张媪年近五旬，身热劳嗽，脉数至八至，先用六味地黄丸加减煎汤服不效，继用左归饮加减亦不效。踌躇再四忽有会悟，改用生黄芪六钱，知母八钱，煎汤服数剂，见轻，又加丹参、当归各三钱，连服十剂全愈。盖人禀天地之气化以生，人身之气化即天地之气化。天地将雨之时，必阳气温暖上升，而后阴云四合，大雨随之。黄芪温升补气，乃将雨时上升之阳气也。知母寒润滋阴，乃将雨时四合之阴云也，二药并用，大具阳升阴应、云行雨施之妙。膏泽优渥，烦热自退，此不治之治也。况虚劳者多损肾，黄芪能大补肺气以益肾水之上源，使气旺自能生水，而知母又大能滋肺中津液，俾阴阳不至偏胜，而生水之功益普也。至数剂后，又加丹参、当归者，因血痹虚劳《金匮》合为一门，治虚劳者当防其血有痹而不行之处，故加丹参、当归以流行之也。（《医学衷中参西录·黄芪解》）

张耀华，年二十六岁，盐山人，寓居天津一区，业商，得肺病咳嗽吐血。

病因：经商劳心，又兼新婚，失于调摄遂患劳嗽。继延推拿者为推拿两日，咳嗽分毫未减，转添吐血之证。

证候：连声咳嗽不已，即继以吐血。或痰中带血，或纯血无痰，或有咳嗽兼喘。夜不能卧，心中发热，懒食，大便干燥，小便赤涩。脉搏五至强，其左部弦而无力，右部浮取似有力，而尺部重按豁然。

处方：生怀山药一两，大潞参三钱，生赭石（轧细）六钱，生怀地黄六钱，玄参六钱，广三七（轧细）二钱，天冬五钱，净萸肉五钱，生杭芍四钱，射干二钱，甘草二钱；药共十一味，将前十味煎汤一大盅，送服三七末一半，至煎渣重服时，再送服其余一半。

复诊：此药服两剂后，血已不吐，又服两剂，咳嗽亦大见愈，大小便已顺利，脉已有根，不若从前之浮弦。遂即原方略为加减，俾再服之。

处方：生怀山药一两，大潞参三钱，生赭石（轧细）六钱，生怀地黄六钱，大甘枸杞六钱，广三七（轧细）钱半，净萸肉五钱，沙参五钱，生杭芍三钱，射干二钱，甘草二钱；药共十一味，将前十味煎汤一大盅，送服三七末一半，至煎渣重服时，再送其余一半。

效果：将药连服五剂，诸病皆愈，脉已复常，而尺部重按仍欠实。遂于方中加熟怀地黄五钱，俾再服数剂，以善其后。（《医学衷中参西录·虚劳喘嗽门》）

◆ **喘证**

邻村泊庄高氏女，年十六七，禀赋羸弱，得外感痰喘证，投以《金匮》小青龙加石膏汤，一剂而愈。至翌日忽似喘非喘，气短不足以息，诊其脉如水上浮麻，不分至数，按之即无。愚骇曰："此将脱之证也。"乡屯无药房，他处取药无及，适有生山药两许，系愚向在其家治病购而未服者，俾急煎服之，下咽后气息既能接续，可容取药，仍重用生山药，佐以人参、萸肉、熟地诸药，一剂而愈。（《医学衷中参西录·山药解》）

邻村刁马村刁志厚，年二十余，自孟冬得喘证。迁延百余日，喘益加剧，屡次延医服药，分毫无效。其脉浮而无力，数近六至，知其肺为风袭，故作喘。病久阴虚，肝肾不能纳气，故其喘寝剧也。即其脉而论，此时肺中之风邪犹然存在，欲以散风之药祛之，又恐脉数阴虚益耗其阴分。于是用麻黄三钱，而佐以生山药二两，临睡时煎服，夜间得微汗，喘愈强半。为脉象虚数，不敢连用发表之剂，俾继用生山药末八钱煮粥，少调白糖，当点心用，日两次，若服之觉闷，可用粥送服鸡内金末五分，如此服药约半月，喘又见轻。再诊其脉，不若从前之数，仍投以从前汤药方，又得微汗，喘又稍轻，又服山药粥月余全愈。（《医学衷中参西录·临证随笔》）

邻村高边务孙连衡，年三十许，自初夏得喘证。动则作喘，即安居呼吸亦似迫促，服药五十余剂不愈。医者以为已成肺痨，诿为不治。闻愚回籍求为诊治，其脉浮而滑，右寸关尤甚，知其风与痰互相胶漆滞塞肺窍也。为开麻杏甘石汤，麻黄三钱，杏仁三钱，生石膏一两，甘草钱半，煎汤送服苦葶苈子炒熟二钱，一剂而喘定，继又服利痰润肺少加表散之剂，数服全愈。（《医学衷中参西录·临证随笔》）

邻村武生李杏春，三十余，得外感痰喘证，求为诊治。其人体丰，素有痰饮，偶因感冒风寒，遂致喘促不休，表里俱无大热，而精神不振，略一合目即昏昏如睡，胸膈又似满闷，不能饮食，舌苔白腻，其脉清而濡，至数如常。投以散风清火利痰之剂，数次无效。继延他医数人诊治，皆无效。迁延日久，势渐危险，复商治于愚。愚谂一老医皮隆伯先生，年近八旬，隐居渤海之滨，为之介绍延至，诊视毕，曰："此易治，小青龙汤证也。"遂开小青龙汤原方，加杏仁三钱，仍用麻黄一钱。一剂喘定。继用苓桂术甘汤加天冬、厚朴，服两剂全愈。迨至癸巳，李杏春又患外感痰喘，复求愚为诊治，其证脉大略如前，而较前热盛。投以小青龙汤去麻黄，加杏仁三钱，为其有热又加生石膏一两。服后其喘立止。药力歇后而喘仍如故，连服两剂皆然。此时皮姓老医已没，无人可以质正，愚方竭力筹思，将为变通其方。其岳家沧州为送医至，愚即告退。后经医数人，皆延自远方，服药月余，竟至不起。愚因反复研究，此证非不可治，特用药未能吻合，是以服药终不见效。徐灵胎谓"龙骨之性，敛正气而不敛邪气"，故《伤寒论》方中，仲景于邪气未尽者，亦用之。外感喘证服小青龙汤愈而仍反复者，正气之不敛也。遂预拟一方，用龙骨、牡蛎（皆不煅）各一两以敛正气，苏子、清半夏各五钱以降气利痰，名之曰从龙汤，谓可用于小青龙汤之后。甫拟成，适有愚外祖家近族舅母刘媪得外感痰喘证，迎为诊治，投以小青龙汤去麻黄、加杏仁，为脉象有热又加生石膏一两，其喘立愈。翌日喘又反复，而较前稍轻。又投以原方，其喘止后迟四五点钟，遂将从龙汤煎服一剂，某喘即不反复而脱然全愈矣。因将其方向医界同仁述之。有毛仙阁者，邑中宿医，与愚最相契，闻愚言医学，莫不确信。闻此方后，旋为邑中卢姓延去。其处为疫气传染，患痰喘者四人已死其三，卢叟年过六旬，得病两日，其喘甚剧。仙阁投以小青龙汤去麻黄，加杏仁、生石膏，服后喘定。迨药力歇后，似又欲作喘，急将从龙汤煎服，病遂愈。(《医学衷中参西录·用小青龙汤治外感痰喘之经过及变通之法》)

刘叟，年七旬，素有劳疾，薄受外感即发喘逆。投以小青龙汤去麻黄加杏仁、生石膏辄愈。上元节后，因外感甚重，旧病复发。五六日间，热入阳明之腑，脉象弦长浮数，按之有力，却无洪滑之象。投以寒解汤加潞参三钱，一剂汗出而喘愈。再诊其脉，余热犹炽。继投以白虎加人参汤，以生山药代粳米，煎一大剂，分三次温饮下，尽剂而愈。(《医学衷中参西录·伤寒风温始终皆宜汗解说》)

　　钱慕韩，愚之同乡也。其妇人于仲冬得伤寒证，四五日间，喘不能卧，胸中烦闷异常，频频呼唤，欲自开其胸。诊其脉浮洪而长，重按未实，舌苔白厚。知其证虽入阳明，而太阳犹未罢也(胸中属太阳)。此时欲以小青龙汤治喘，则失于热。欲以白虎汤治其烦热，又遗却太阳之病，而喘不能愈。踌躇再三，为拟此方(馏水石膏饮，编者注)，取汽水轻浮之力，能引石膏上升，以解胸中之烦热。甘草甘缓之性，能逗留石膏不使下趋，以专其上行之力。又少佐以麻黄解散太阳之余邪，兼借以泻肺定喘，而胸中满闷可除也。汤成后，俾徐徐分六次服之。因病在上焦，若顿服，恐药力下趋，则药过病所，而病转不愈也。服至三次，胸间微汗，病顿见愈，服至尽剂，病愈十之八九。再诊其脉，关前犹似浮洪，喘息已平，而从前兼有咳嗽未愈，继用玄参一两，杏仁(去皮)二钱，蒌仁、牛蒡子各三钱，两剂全愈。(《医学衷中参西录·治伤寒方》)

　　叟年六十三岁，于仲冬得伤寒证，痰喘甚剧。其脉浮而弱，不任循按。问其平素，言有劳病，冬日恒发喘嗽。愚再三踌躇，勉强治以小青龙汤，去麻黄加杏仁、生石膏。为其脉弱，俾预购补药数种备用。服药后喘稍愈，再诊其脉微弱益甚，愚遂用龙骨、牡蛎、野台参、生杭芍、山萸肉(去净核)为方，皆所素购也。煎汤甫成，此时病人呼吸俱微，自觉气息不续，急将药饮下，气息遂可接续。愚将旋里，嘱再服药数剂，以善其后。隔三日复来迎愚，言病又反复。愚至，见其喘促异常，其脉尺部无根，寸部有热。急用酸石榴一个，连皮捣烂，煮汤，调白砂糖多半两，服之喘愈大半。又用所服原方去萸肉，仍加酸石榴一个，与药同煎好，再兑生梨自然汁半茶盅，服之喘遂大愈。盖石榴与萸肉，同系酸敛之品，而一则性温，一则性凉，此时脉象有火，故以酸石榴易萸肉，而又加生梨汁之甘寒，所以服之能效也。（《医学衷中参西录·治伤寒方》）

堂姊丈褚樾浓，体丰气虚，素多痰饮，薄受外感，即大喘不止，医治无效，旬日喘始愈，偶与愚言及，若甚恐惧。愚曰：此甚易治，顾用药何如耳。《金匮》小青龙加石膏汤，为治外感痰喘之神方，辅以拙拟从龙汤，则其功愈显，若后再喘时，先服小青龙汤加石膏，若一剂喘定，继服从龙汤一两剂，其喘必不反复。若一剂喘未定，小青龙加石膏汤可服至两三剂，若犹未全愈，继服从龙汤一两剂必能全愈。若服小青龙加石膏汤，喘止旋又反复，再服不效者，继服从龙汤一两剂必效。遂录两方赠之，樾浓甚欣喜，如获异珍。后用小青龙汤时，畏石膏不敢多加，虽效实无捷效，偶因外感较重喘剧，连服小青龙两剂，每剂加生石膏三钱，喘不止而转增烦躁。急迎为诊视，其脉浮沉皆有力，遂即原方加生石膏一两，煎汤服后其喘立止，烦躁亦愈，继又服从龙汤两剂以善其后。至所谓从龙汤者，系愚新拟之方，宜用于小青龙汤后者也。其方生龙骨、生牡蛎各一两（捣碎），生杭芍五钱，清半夏、苏子各四钱，牛蒡子三钱，热者酌加生石膏数钱或至一两。

按：小青龙汤以驱邪为主，从龙汤以敛正为主。至敛正之药，惟重用龙骨、牡蛎，以其但敛正气而不敛邪气也（观《伤寒论》中仲景用龙骨、牡蛎之方可知）。又加半夏、牛蒡以利痰，苏子以降气，芍药清热兼利小便，以为余邪之出路，故先服小青龙汤病减去十之八九，即可急服从龙汤以收十全之功也。龙骨、牡蛎，皆宜生用，而不可煅用者，诚以龙为天地间之元阳与元阴化合而成，迨至元阳飞去所余元阴之质，即为龙骨（说详第四期药物学讲义龙骨条下）。牡蛎乃大海中水气结成，万亿相连，聚为蚝山，为其单片无孕育，故名为牡，实与龙骨同禀至阴之性以翕收为用者也。若煅之则伤其所禀之阴气，虽其质因煅少增黏涩，而翕收之力全无，此所以龙骨、牡蛎宜生用而不可煅用也。若遇脉象虚者，用小青龙汤及从龙汤时，皆宜加参，又宜酌加天冬，以调解参性之热，然如此佐以人参、天冬，仍有不足恃之时。（《医学衷中参西录·太阳病小青龙汤证》）

一媪年七旬，劳喘甚剧，十年未尝卧寝。俾每日用熟地煎汤，当茶饮之，数日即安卧。其家反惧甚，以为如此改常恐非吉兆，而不知其病之愈也。由是观之，熟地能补肾中元气可知。至陈修园则一概抹倒，直视熟地为不可用，岂能知熟地哉，寒温传里之后，其人下焦虚惫太甚者，外邪恒直趋下焦作泄泻，亦非重用熟地不能愈。（《医学衷中参西录·治伤寒温病同用方》）

一妇人年二十余，因与其夫反目，怒吞鸦片，已经救愈。忽发喘逆，迫促异常，须臾又呼吸顿停，气息全无，约十余呼吸之顷，手足乱动，似有蓄极之势，而喘复如故。若是循环不已，势近垂危，延医数人，皆不知为何病。后愚诊视其脉，左关弦硬，右寸无力，精思良久，恍然悟曰：此必怒激肝胆之火，上冲胃气。夫胃气本下行者也，因肝胆之火冲之，转而上逆，并迫肺气亦上逆，此喘逆迫促所由来也。逆气上干，填塞胸膈，排挤胸中大气，使之下陷。夫肺悬胸中，须臾无大气包举之，即须臾不能呼吸，此呼吸顿停所由来也。迨大气蓄极而通，仍上达胸膈，鼓动肺脏，使得呼吸，逆气遂仍得施其击撞，此又病势之所以循环也。《神农本经》载，桂枝主上气咳逆、结气、喉痹、吐吸，其能降逆气可知。其性温而条达，能降逆气，又能升大气可知。遂单用桂枝尖三钱，煎汤饮下，须臾气息调和如常。夫以桂枝一物之微，而升陷降逆，两擅其功，以挽回人命于顷刻，诚天之生斯使独也。然非亲自经验者，又孰信其神妙如是哉。继用参赭镇气汤，去山药、苏子，加桂枝尖三钱，知母四钱，连服数剂，病不再发。此喘证之特异者，故附记于此。（《医学衷中参西录·治喘息方》）

一妇人年二十余。动则自汗，胸胁满闷，心中怔忡。其脉沉迟微弱，右部尤甚。为其脉迟，疑是心肺阳虚，而询之不觉寒凉，知其为大气下陷也。其家适有预购黄芪一包，且证兼自汗，升、柴亦不宜用，遂单用生黄芪一两煎汤，服后诸病皆愈。

有习医者董生捷亭在座，疑而问曰："《本经》黄芪原主大风，有透表之力，生用则透表之力益大，与自汗证不宜。其性升而能补，有膨胀之力，与满闷证不宜。今单用生黄芪两许，而两证皆愈，并怔忡亦愈，其义何居？"答曰："黄芪诚有透表之力，故气虚不能遂邪外出者，用于发表药中即能得汗。若其阳强阴虚者，误用之则大汗如雨，不可遏抑。惟胸中大气下陷，致外卫之气无所统摄而自汗者，投以黄芪则其效如神。至于证兼满闷，而亦用之者，确知其为大气下陷，呼吸不利而作闷，非气郁而作闷也。至于心与肺同悬胸中，皆大气之所包举，大气升则心有所依，故怔忡自止也。"董生闻之，欣喜异常曰："先生真我师也。"继加桔梗二钱，知母三钱，又服两剂，以善其后。（《医学衷中参西录·治大气下陷方》）

一妇人年三十余，劳心之后兼以伤心，忽喘逆大作，迫促异常。其翁知医，以补敛元气之药治之，觉胸中窒碍不能容受。更他医以为外感，投以小剂青龙汤，喘益甚。延愚诊视，其脉浮而微数，按之即无，知为阴阳两虚之证。盖阳虚则元气不能自摄，阴虚而肝肾又不能纳气，故作喘也。为制此汤（参赭镇气汤，编者注），病人服药后，未及复杯曰：吾有命矣。询之，曰从前呼吸惟在喉间，几欲脱去，今则转落丹田矣。果一剂病愈强半，又服数剂全愈。

按： 生赭石压力最胜，能镇胃气、冲气上逆，开胸隔、坠痰涎、止呕吐、通燥结，用之得当，诚有捷效。虚者可与人参同用。（《医学衷中参西录·治喘息方》）

一男子年四十六岁，心中发热作喘，医治三年无效。仆为诊视，先投以书中首方资生汤，遵注加生地黄六钱。一剂见轻，数剂病愈强半。继用参麦汤数剂，病愈十之八九。（《医学衷中参西录·宾仙园来函》）

一人，年二十二，喘逆甚剧，脉数至七至，用一切治喘药皆不效，为制此方（滋培汤，编者注）。将药煎成，因喘剧不能服，温汤三次始服下，一剂见轻，又服数剂全愈。（《医学衷中参西录·治喘息方》）

一人年二十，卧病两月不愈，精神昏愦，肢体酸懒，微似短气，亦不觉有所苦，屡次延医诊视，莫审病因，用药亦无效。一日忽然不能喘息，张口呼气外出，而气不上达，其气蓄极之时，肛门突出，约二十呼吸之顷，气息方通，一昼夜间，如此者八九次。诊其脉，关前微弱不起，知其胸中大气下陷，不能司肺脏呼吸之枢机也。遂投以人参一两，柴胡三钱，知母二钱，一剂而呼吸顺，又将柴胡改用二钱，知母改用四钱，再服数剂宿病亦愈。

按： 此证卧病数月，气分亏损太甚，故以人参代黄芪。且此时系初次治大气下陷证，升陷汤方犹未拟出也。

又按：此证初得时，当系大气下陷，特其下陷未剧，故呼吸之间不觉耳。人参、黄芪皆补气兼能升气者也，然人参补气之力胜于黄芪；黄芪升气之力胜于人参。故大气陷而气分之根柢犹未伤者，当用黄芪；大气陷而气分之根柢兼伤损者，当用人参。是以气分虚极下陷者，升陷汤方后，曾注明酌加人参数钱也。（《医学衷中参西录·治大气下陷方》）

一人年二十，资禀素弱。偶觉气分不舒，医者用三棱、延胡等药破之。自觉短气，遂停药不敢服。隔两日，忽发喘逆，筋惕肉动，精神恍惚。脉数至六至，浮分摇摇，按之若无。肌肤甚热，上半身时出热汗，自言心为热迫，甚觉怔忡。其舌上微有白苔，中心似黄。统观此病情状，虽陡发于一日，其受外感已非一日。盖其气分不舒时，即受外感之时，特其初不自觉耳。为其怔忡太甚，不暇取药，急用生鸡子黄四枚，温开水调和，再将其碗置开水盆中，候温服之，喘遂止，怔忡亦见愈。继投以此汤（白虎加人参以山药代粳米汤，编者注），煎汁一大碗，仍调入生鸡子黄三枚，徐徐温饮下。自晚十点钟至早七点钟，尽剂而病若失。因其从前服药伤气，俾用玄参一两，潞参五钱，连服数剂以善其后。（《医学衷中参西录·治伤寒温病同用方》）

一人年二十二，喘逆甚剧，脉数至七至，投以滋阴兼纳气、降气之剂不效。后于方中加白术数钱，将药煎出，其喘促亦至极点，不能服药，将药重温三次，始强服下，一剂喘即见轻，连服数剂全愈。后屡用其方以治喘证之剧者，多有效验。（《医学衷中参西录·白术解》）

一人年二十余。动则作喘，时或咳嗽。医治数年，病转增剧，皆以为劳疾不可治。其脉非微细，而指下若不觉其动。知其大气下陷，不能鼓脉外出，以成起伏之势也。投以升陷汤，加人参、天冬各三钱，连服数剂而愈。因其病久，俾于原方中减去升麻，为末炼蜜作丸药，徐服月余，以善其后。（《医学衷中参西录·治大气下陷方》）

一人年近六旬，痰喘甚剧，脉则浮弱不堪重按，其心中则颇觉烦躁，投以小青龙汤去麻黄加杏仁，又加生石膏一两，野台参四钱，天冬六钱，俾煎汤一次服下，然仍恐其脉虚不能胜药，预购生杭萸肉三两，以备不时之需。乃将药煎服后，气息顿平，约三点钟，忽肢体颤动，遍身出汗，又似作喘，实则无气以息，心怔忡莫支，诊其脉如水上浮麻，莫辨至数，急将所备之萸肉急火煎数沸服下，汗止精神稍定，又添水煮透，取浓汤一大盅服下，脉遂复常，怔忡喘息皆愈。继于从龙汤中加萸肉一两，野台参三钱，天冬六钱，煎服两剂，痰喘不再反复。

按： 此证为元气将脱，有危在顷刻之势，重用山萸肉即可随手奏效者，因人之脏腑惟肝主疏泄，人之元气将脱者，恒因肝脏疏泄太过，重用萸肉以收敛之，则其疏泄之机关可使之顿停，即元气可以不脱，此愚从临证实验而得，知山萸肉救脱之力十倍于参芪也。因屡次重用之，以挽回人命于顷刻之间，因名之为回生山茱萸汤。其人若素有肺病常咳血者，用小青龙汤时，又当另有加减，宜去桂枝留麻黄，又宜于加杏仁、石膏之外，再酌加天冬数钱。盖咳血及吐衄之证，最忌桂枝而不甚忌麻黄，以桂枝能助血分之热也。忆岁在癸卯，曾设教于本县北境刘仁村，愚之外祖家也，有近族舅母刘媪，年过五旬，曾于初春感受风寒，愚为诊视，疏方中有桂枝，服后一汗而愈，因其方服之有效，恐其或失，粘于壁上以俟再用。至暮春又感受风温，遂取其方自购药服之，服后遂至吐血，治以凉血降胃之药，连服数剂始愈。（《医学衷中参西录·太阳病小青龙汤证》）

一人年近五旬，素有喘疾。因努力任重，旧证复发。延医服药罔效。后愚诊视其脉，数近六至，而兼有沉濡之象。愚疑其阴虚不能纳气，因其脉兼沉濡，不敢用降气之药。遂用熟地、生山药、枸杞、玄参大滋真阴之药，大剂煎汤，送下人参小块二钱，连服三剂脉即不数，仍然沉濡，喘虽见轻，仍不能愈。因思此证得之努力任重，胸中大气因努力而陷，所以脉现沉濡，且其背恶寒而兼发紧，此亦大气下陷之征也。亦治以升陷汤，方中升麻、柴胡、桔梗皆不敢用，以桂枝尖三钱代之。因其素有不纳气之证，桂枝能升大气，又能纳气归肾也；又外加滋阴之药，数剂全愈。

（《医学衷中参西录·治阴虚劳热方》）

一人年四十八。素有喘病，薄受外感即发，每岁反复两三次，医者投以小青龙加石膏汤辄效。一日反复甚剧，大喘昼夜不止。医者投以从前方两剂，分毫无效。延愚诊视，其脉数至六至，兼有沉濡之象。疑其阴虚不能纳气，故气上逆而作喘也。因其脉兼沉濡，不敢用降气之品。遂用熟地黄、生山药、枸杞、玄参大滋真阴之品，大剂煎汤，送服人参小块二钱。连服三剂，喘虽见轻，仍不能止。复诊视时，见令人为其捶背，言背常发紧，捶之则稍轻，呼吸亦稍舒畅。此时，其脉已不数，仍然沉濡。因细询，此次反复之由，言曾努力搬运重物，当时即觉气分不舒，迟两三日遂发喘。乃恍悟，此证因阴虚不能纳气，故难于吸。因用力太过，大气下陷，故难于呼。其呼吸皆须努力，故呼吸倍形迫促。但用纳气法治之，止治其病因之半，是以其喘亦止愈其半也。遂改用升陷汤，方中升麻、柴胡、桔梗，皆不敢用，以桂枝尖三钱代之。又将知母加倍，再加玄参四钱，连服数剂全愈。

按：此证虽大气下陷，而初则实兼不纳气也。升麻、柴胡、桔梗，虽能升气，实与不纳气之证有碍，用之恐其证仍反复。惟桂枝性本条达，能引脏腑之真气上行，而又善降逆气。仲景苓桂术甘汤，用之以治短气，取其能升真气也。桂枝加桂汤，用之以治奔豚，取其能降逆气也。且治咳逆上气吐吸（喘也）《神农本草经》原有明文。既善升陷，又善降逆，用于此证之中，固有一无二之良药也。（《医学衷中参西录·治大气下陷方》）

一人年四十余，得温病十余日，外感之火已消十之八九。大便忽然滑下，喘息迫促，且有烦渴之意。其脉甚虚，两尺微按即无。亦急用生山药六两，煎汁两大碗，徐徐温饮下，以之当茶，饮完煎渣再次，两日共用山药十八两，喘与烦渴皆愈，大便亦不滑泻。（《医学衷中参西录·治阴虚劳热方》）

一人年四十余，素有喘证，薄受外感即发。医者投以小青龙汤，一剂即愈，习以为常。一日喘证复发，连服小青龙汤三剂不愈。其脉五至余，右寸浮大，重按即无。知其从前服小青龙即愈者，因其证原受外感，今服之而不愈者，因此次发喘原无外感也。盖其薄受外感即喘，肺与肾原有伤损，但知治其病标，不知治其病本，则其伤损必益甚，是以此次不受外感亦发喘也。为拟此汤（沃雪汤，编者注），服两剂全愈，又服数剂以善其后。（《医学衷中参西录·治阴虚劳热方》）

一人年四十余，外感痰喘，愚为治愈，但脉浮力微，按之即无。愚曰：脉象无根，当服峻补之剂，以防意外之变。病家谓：病人从来不受补药，服之即发狂疾，峻补之药实不敢用。愚曰：既畏补药，如是备用亦可，病家依愚言。迟半日急发喘逆，又似无气以息，汗出遍体，四肢逆冷，身躯后挺，危在倾刻。急用净萸肉四两，暴火煎一沸即饮下，汗与喘皆微止。又添水再煎数沸饮下，病又见愈。后添水将原渣煎透饮下，遂汗止喘定，四肢之厥逆亦回。（《医学衷中参西录·治阴虚劳热方》）

一少妇，因夫妻反目得此证（指喘病，编者注），用桂枝尖四钱，恐其性热，佐以带心寸冬三钱，煎汤服下即愈。因读《本经》桂枝能升大气兼能降逆气，用之果效如影响。夫以桂枝一物之微，而升陷降逆两擅其功，此诚天之生斯使独也。然非开天辟地之圣神发之，其孰能知之。（《医学衷中参西录·总论喘证治法》）

一室女，伤寒过两旬矣，而瘦弱支离，精神昏愦，过午发热，咳而且喘，医者辞不治。诊其脉，数至七至，微弱欲无。因思此证若系久病至此，不可为矣。然究系暴虚之证，生机之根柢当无损。勉强投以滋阴清燥汤，将滑石减半，又加玄参、熟地黄各一两，野台参五钱，煎汤一大碗，徐徐温饮下。饮完煎滓重饮，俾药力昼夜相继。两日之间，连服三剂，滑石渐减至二钱，其病竟愈。

按：此证始终不去滑石者，恐当伤寒之余，仍有余邪未净。又恐补药留邪，故用滑石引之下行，使有出路也。

又按：凡煎药若大剂，必需多煎汤数杯，徐徐服之。救险证宜如此，而救险证之阴分亏损者，尤宜如此也。（《医学衷中参西录·治温病方》）

一室女，温病痰喘。投以小青龙加石膏汤，又遵《伤寒论》加减法，去麻黄加杏仁，喘遂定。时已近暮，一夜安稳。至黎明，喘大作，脉散乱如水上浮麻，不分至数。此将脱之候也。取药不及，适有生山药两许，急煮汁饮之，喘稍定，脉稍敛，可容取药，方中仍重用山药而愈。（《医学衷中参西录·治阴虚劳热方》）

一叟年过七旬。素有劳病。因冬令伤寒，劳病复发，喘而且咳，两三日间，痰涎涌盛，上焦烦热。诊其脉，洪长浮数。投以此汤（犹龙汤，编者注），加玄参、潞参各四钱，一剂汗出而愈。（《医学衷中参西录·治温病方》）

一叟年七旬。素有劳疾，薄受外感，即发喘逆，投以小青龙汤，去麻黄，加杏仁、生石膏辄愈。上元节后，因外感甚重，旧病复发，五六日间，热入阳明之腑。脉象弦长浮数，按之有力，而无洪滑之象（此外感兼内伤之脉）。投以寒解汤，加潞参三钱，一剂汗出而喘愈。再诊其脉，余热犹炽，继投以白虎加人参以山药代粳米汤一大剂，分三次温饮下，尽剂而愈。（《医学衷中参西录·治温病方》）

邑中孙姓叟，年近六旬，劳喘，百药不效，后得此方（秋分日取鲜莱菔十余枚去叶，自叶中心穿以鲜槐条，令槐条头透出根外，悬于茂盛树上满百日，至一百零一日取下。用时去槐条，将莱菔切片煮烂，调红砂糖服之，每服一枚，数服即愈。编者注），服之而愈。每岁多备此药，以赠劳喘者，服之愈者甚多。莱菔色白入肺，槐条色黑入肾，如此作用，盖欲导引肺气归肾。其悬于茂盛树上者，因茂树之叶多吐氧气，莱菔借氧气酝酿，其补益之力必增也。悬之必满百日者，欲其饱经霜露，借金水之气，以补金水之脏也。（《医学衷中参西录·治阴虚劳热方》）

友人毛仙阁次男媳，劳心之后，兼以伤心，忽喘逆大作，迫促异常。仙阁知医，自治以补敛元气之药，觉胸中窒碍不能容受，更他医以为外感，投以小青龙汤喘益甚。延愚诊视，其脉浮而微数，按之即无，知为阴阳两虚之证。盖阳虚则元气不能自摄，阴虚而肝肾又不能纳气，故其喘若是之剧也。遂用赭石、龙骨、牡蛎、萸肉各六钱，野台参、白芍各四钱，山药、芡实各五钱，苏子二钱，惟苏子炒熟，余皆生用（即参赭镇气汤，编者注），煎服后，未及复杯，病人曰："吾有命矣。"询之，曰："从前呼吸惟在喉间，今则转落丹田矣。"果一剂病愈强半，又服数剂全愈。（《医学衷中参西录·赭石解》）

于姓温，劳热喘嗽，医治数月，病益加剧，不能起床，脉搏近七至，心中热而且干，喘嗽连连，势极危险。所服之方，积三十余纸，曾经六七医生之手，而方中皆有橘红，其余若玄参、沙参、枸杞、天冬、贝母、牛蒡、生熟地黄诸药，大致皆对证，而其心中若是之热而干者，显系橘红之弊也。愚投以生怀山药一两，玄参、沙参、枸杞、龙眼肉、熟地黄各五钱，川贝、甘草各二钱，生鸡内金钱半。煎服一剂，即不觉干。即其方略为加减，又服十余剂全愈。（《医学衷中参西录·虚劳温病皆忌橘红说》）

曾伯奉天中街内宾升靴铺中学徒，年十四五，得劳热喘嗽证。初原甚轻，医治数月，病势寖增，医者诿谓不治。遂来院求为诊视，其人羸弱已甚，而脉象有力，数近六至，疑其有外感伏热，询之果数月之前，曾患瘟病，经医治愈。乃知其决系外感留邪，问其心中时觉发热，大便干燥，小便黄涩，遂投以白虎加人参汤，去粳米加生怀山药一两，连服数剂，病若失。见者讶为奇异，不知此乃治其外感，非治其内伤，而能若是之速效也。（《医学衷中参西录·石膏解》）

◆ 肺痈

奉天车站开饭馆者赵焕章，年四十许。心中发热、懒食、咳嗽、吐痰腥臭，羸弱不能起床。询其得病之期，至今已迁延三月矣。其脉一分钟八十五至，左脉近平和，右脉滑而实，舌有黄苔满布。大便四五日一行且甚燥。知其外感，稽留于肺胃，久而不去，以致肺脏生炎，久而欲腐烂也。西人谓肺结核证至此已不可治。而愚慨然许为治愈，投以清金解毒汤去黄芪，加生山药六钱，生石膏一两，三剂后热大清减，食量加增，咳嗽吐痰皆见愈。遂去山药，仍加黄芪三钱，又去石膏，以花粉六钱代之，每日兼服阿司匹林四分瓦之一，如此十余日后，病大见愈，身体康健，而间有咳嗽之时，因忙碌遂停药不服。二十日后，咳嗽又剧，仍吐痰有臭，再按原方加减治之，不甚效验。亦俾服犀黄丸病遂愈。（《医学衷中参西录·治肺病方》）

奉天清丈局科员宿贯中之兄，辽阳人，年近五旬，素有肺病。东人以为肺结核，屡次医治皆无效。一日忽给其弟来电报，言病势已革，催其速还。贯中因来院中，求为疏方，谓前数日来信言，痰嗽较前加剧，又添心中发热，今电文未言及病情，大约仍系前证，而益加剧也。夫病势至此，诚难挽回，因其相求恳切，遂为疏方：玄参、生山药各一两，而佐以川贝、牛蒡、甘草诸药。至家将药煎服，其病竟一汗而愈。始知其病之加剧者，系有外感之证。外感传里，阳明燥热，得凉润之药而作汗，所以愈也。其从前肺病亦愈者，因肺中之毒热随汗外透，暂觉愉快，而其病根实犹伏而未除也。后旬余其肺病复发，咳嗽吐痰腥臭。贯中复来询治法，手执一方，言系友人所赠，间可服否。视之林屋山人犀黄丸（即《外科证治全生集》犀黄丸，编者注）也。愚向者原拟肺结核可治以犀黄丸，及徐氏所论治肺痈诸药。为其价皆甚昂，恐病者辞费，未肯轻于试用。今有所见与愚同者，意其方必然有效。怂恿制其丸，服之未尽剂而愈。夫黄、麝原为宝贵之品，吾中医恒用之以救险证，而西人竟不知用何也？（《医学衷中参西录·治肺病方》）

奉天小南关赵某年四十许。始则发热懒食，继则咳嗽吐痰腥臭，医治三月，寖至不能起床。脉象滑实，右脉尤甚，舌有黄苔，大便数日一行。知系伏气为病，投以大剂白虎汤，以生山药代粳米，又加利痰解毒之品，三剂后病愈强半。又即其方加减，服至十余剂全愈。（《医学衷中参西录·石膏解》）

叶凤桐，天津估衣街文竹斋经理，年三十二岁，得肺病咳吐脓血。

病因：其未病之前数月，心中时常发热，由此寖成肺病。

证候：初觉发热时，屡服凉药，热不减退，大便干燥，小便短赤，后则渐生咳嗽，继则痰中带血，继则痰血相杂，又继则脓血相杂。诊其脉左部弦长，右部洪长，皆重按颇实。

诊断：此乃伏气化热，窜入阳明之腑。医者不知病因，见其心中发热，而多用甘寒滞腻之品，稽留其热，俾无出路。久之，上熏肺部，至肺中结核因生咳嗽，其核溃烂遂吐脓血，斯必先清其胃腑之热，使不复上升熏肺而后肺病可愈。特是此热为伏气之热所化，原非轻剂所能消除，当先投以治外感实热之剂。

处方：生石膏（捣细）两半，大潞参三钱，生怀山药六钱，天花粉六钱，金银花四钱，鲜芦根四钱，川贝母三钱，连翘二钱，甘草二钱，广三七（轧细）二钱；药共十味，将前九味煎汤一大盅，送服三七末一钱，至煎渣再服时，仍送服余一钱。

方解：此方实仿白虎加人参汤之义而为之变通也。方中以天花粉代知母，以生山药代粳米，仍与白虎加人参汤无异，故用之以清胃腑积久之实热。而又加金银花、三七以解毒，芦根、连翘以引之上行，此肺胃双理之剂也。

复诊：将药连服三剂，脓血已不复吐，咳嗽少愈，大便之干燥，小便之短赤亦见愈。惟心中仍觉发热，脉象仍然有力，拟再投以清肺泻热之剂。

处方：天花粉八钱，北沙参五钱，玄参五钱，鲜芦根四钱，川贝母三钱，牛蒡子（捣碎）三钱，五味子（捣细）二钱，射干二钱，甘草（轧细）二钱；药共九味，将前八味煎汤一大盅，送服甘草末一钱，至煎渣再服时，仍送服余一钱。方中五味子，必须捣碎入煎，不然则服之恒多发闷；方中甘草，无论红者黄者，皆可用，至轧之不细时，切忌锅炮，若炮则其性即变，非此方中用甘草之意矣。用此药者，宜自监视轧之，或但罗取其头次所轧之末亦可。

效果：将药连服五剂，诸病皆愈，惟心中犹间有发热之时，脉象较常脉似仍有力。为善后计，俾用生怀山药（轧细），每用七八钱或两许，煮作茶汤，送服离中丹钱许或至钱半（多少宜自酌），当点心用之。后此方服约两月，脉始复常，心中亦不复发热矣。离中丹为愚自制之方，即益元散方以生石膏代滑石也。盖滑石宜于湿热，石膏宜于燥热，北方多热而兼燥者，故将其方变通之，凡上焦有实热者，用之皆有捷效。

或问：伏气化热，原可成温，即无新受之外感，而忽然成温病者是也。此证伏气所化之热，何以不成温病而成肺病？答曰：伏气之侵人，伏于三焦脂膜之中，有多有少，多者化热重，少者化热轻，化热重者当时即成温病，化热轻者恒循三焦脂膜而窜入各脏腑。愚临证五十年，细心体验，知有窜入肝胆病目者，窜入肠中病下痢者，有窜入肾中病虚劳者，窜入肺中病咳嗽久而成肺病者，有窜入胃中病吐衄而其热上熏亦可成肺病者，如此证是也。是以此证心中初发热时，医者不知其有伏气化热入胃，而泛以凉药治之，是以不效，而投以白虎加人参汤即随手奏效。至于不但用白虎汤而必用白虎加人参汤者，诚以此证已约数月，病久气化虚损，非人参与石膏并用，不能托深陷之热外出也。（《医学衷中参西录·虚劳喘嗽门》）

一人年三十余，肺中素郁痰火，又为外感拘束，频频咳嗽，吐痰腥臭，恐成肺痈，求为诊治。其脉浮而有力，关前兼滑。遂先用越婢汤，解其外感，咳嗽见轻，而吐痰腥臭如故。次用葶苈大枣汤，泻其肺中壅滞之痰，间日一服。又用三七、川贝、粉甘草、金银花为散，鲜地骨皮煎汤，少少送服，日三次。即用葶苈大枣汤之日，亦服一次。如此调治数日，葶苈大枣汤用过三次，痰涎顿少，亦不腥臭，继用清金益气汤，贝母、牛蒡子各加一钱，连服十余剂，以善其后。（《医学衷中参西录·治肺病方》）

一人年三十余，昼夜咳嗽，吐痰腥臭，胸中隐隐作疼，恐成肺痈，求为诊治。其脉浮而有力，右胜于左，而按之却非洪实。投以清金解毒汤，似有烦躁之意，大便又滑泻一次。自言从前服药，略补气分，即觉烦躁，若专清解，又易滑泄，故屡次延医无效也。遂改用粉甘草两半，金银花一两，知母、牛蒡子各四钱，煎汤一大碗，分十余次温饮下，俾其药力常在上焦，十剂而愈。后两月，因劳力过度旧证复发，胸中疼痛甚于从前，连连咳吐，痰中兼有脓血。再服前方不效，为制此汤（消凉华盖饮，编者注），两剂疼止。为脉象虚弱，加野台参三钱，天冬四钱，连服十剂全愈。（《医学衷中参西录·治肺病方》）

一人年四十八，咳吐痰涎甚腥臭，夜间出汗，日形羸弱。医者言不可治，求愚诊视。脉数至六至，按之无力，投以此汤（清金解毒汤，编者注），加生龙骨六钱，又将方中知母加倍，两剂汗止，又服十剂全愈。（《医学衷中参西录·治肺病方》）

◆ **肺痨**

邻村张氏妇，年过四旬，素息肺劳喘嗽，夜不安枕者已数年矣。无论服何药皆无效验。一晚偶食酸石榴，觉夜间喘嗽稍轻，从此每晚服之，其喘嗽日轻，一连服过三月，竟脱然无累矣。（《医学衷中参西录·石榴解》）

同庄张岛仙先生，邑之名孝廉也。其任东安教谕时，有门生患肺劳，先生教以念呵、呼、呬、嘘、吹、嘻，每字六遍，日两次，两月而肺劳愈。愚由此知此法可贵。养生家谓此六字可分主脏腑之病，愚则谓不必如此分析，总之不外呼气为补之理。因人念此六字皆徐徐呼气外出，其心肾可交也，心肾交久则元气壮旺，自能斡旋肺中气化，而肺痨可除矣。欲肺痨速愈者，正宜兼用此法。(《医学衷中参西录·论肺劳喘嗽治法》)

◆**心悸**

一媪年近六旬。资禀素弱，又兼家务劳心，遂致心中怔忡，肝气郁结，胸腹胀满，不能饮食，舌有黑苔，大便燥结，十数日一行。广延医者为治，半载无效，而赢弱支离，病势转增。后愚诊视，脉细如丝，微有弦意，幸至数如常，知犹可治。遂投以升降汤，为舌黑便结，加鲜地骨皮一两，数剂后，舌黑与便结渐愈，而地骨皮亦渐减。至十剂病愈强半，共服百剂，病愈而体转健康。(《医学衷中参西录·治气血郁滞肢体疼痛方》)

一妇人年二十余。资禀素赢弱，因院中失火，惊恐过甚，遂觉呼吸短气，心中怔忡，食后更觉气不上达，常作太息。其脉近和平，而右部较沉。知其胸中大气因惊恐下陷，《内经》所谓恐则气陷也。遂投以升陷汤，为心中怔忡，加龙眼肉五钱，连服四剂而愈。(《医学衷中参西录·治大气下陷方》)

一少年，素伤烟色，又感冒风寒，医者用表散药数剂治愈。间日忽遍身冷汗，心怔忡异常，自言气息将断，急求为调治，诊其脉浮弱无根，左右皆然。愚曰：此证虽危易治，得萸肉数两，可保无虞。时当霖雨，药坊隔五里许，谓快骑冒雨急取净萸肉四两，人参五钱，先用萸肉二两，煎数沸急服之，心定汗止，气亦接续，又将人参切作小块，用所余萸肉，煎浓汤送下，病若失。

（《医学衷中参西录·治阴虚劳热方》）

一少年心中怔忡，夜不能寐，其脉弦硬微数，知其心脾血液短也，俾购龙眼肉，饭甑蒸熟，随便当点心，食之至斤余，病遂除根。（《医学衷中参西录·龙眼肉解》）

◆ 胸痹

奉天开原友人，田聘卿之夫人，年五十余，素有心疼证，屡服理气活血之药，未能除根。一日反复甚剧，服药数剂，病未轻减。聘卿见三期一卷既济汤后，载有张寿田所治心疼医案，心有会悟，遂用其方加没药、五灵脂各数钱，连服数剂全愈，至此二年，未尝反复。由是观之，萸肉诚得木气最厚，故味虽酸敛，而性仍条畅，凡肝气因虚不能条畅而作疼者，服之皆可奏效也。（《医学衷中参西录·山萸肉解》）

一妇年三十余。胸疼连胁，心中发热。服开胸、理气、清火之药不效。后愚诊视，其脉浮洪而长。知其上焦先有郁热，又为风寒所束，则风寒与郁热相搏而作疼也。治以此汤（犹龙汤，编者注），加没药、川楝子各四钱，一剂得汗而愈。（《医学衷中参西录·治温病方》）

◆ 胸痞

一妇人年四十许，上焦满闷烦躁，思食凉物，而偶食之则满闷益甚，且又黎明泄泻，日久不愈，心腹渐形膨胀，脉象弦细而迟。知系寒饮结胸，阻塞气化，欲投以理饮汤。病家闻而迟疑，亦俾先煎干姜数钱服之，胸中烦躁顿除。为其黎明泄泻，遂将理饮汤去厚朴、白芍，加生鸡内金钱半，补骨脂三钱，连服十剂诸病皆愈。（《医学衷中参西录·干姜解》）

一人年近三旬，胸中素多痰饮，平时呼吸其喉间恒有痰声。时当孟春上旬，冒寒外出，受凉太过，急急还家，即卧床上，歇息移时，呼之吃饭不应，视之有似昏睡，呼吸之间痰声漉漉，手摇之使醒，张目不能言，自以手摩胸际呼吸大有窒碍。延医治之，以为痰厥，概治以痰厥诸方皆无效。及愚视之，抚其四肢冰冷，其脉沉细欲无，因晓其家人曰：此寒实结胸证，非用《伤寒论》白散不可。遂急购巴豆去皮及心，炒黑捣烂，纸裹数层，压去其油药房中名为巴豆霜，恐药房制不如法，故自制之，秤准一分五厘，开水送下，移时胸中有开通之声，呼吸顿形顺利，可作哼声，进米汤半碗。翌晨又服一剂，大便通下，病大轻减，脉象已起，四肢已温，可以发言。至言从前精神昏愦似无知觉，此时觉胸中似满闷。遂又为开干姜、桂枝尖、人参、厚朴诸药为一方，俾多服数剂以善其后。(《医学衷中参西录·太阳病小陷胸汤证》)

一室女，于中秋节后，感冒风寒。三四日间，胸膈满闷，不受次食，饮水一口亦吐出，剧时，恒以手自挠其胸。其脉象滑实，右部尤甚。本拟用荡胸汤，恐其闻药味呕吐，遂单用赭石两半，煎汤饮下，顿饭顷，仍吐出。盖其胃口皆为痰涎壅滞，仅用赭石两半，药不胜病，下行不通，复转而吐出也。又用赭石四两，煎汤一大碗，分三次，陆续温饮下。胸次虽通，饮水不吐，翌日脉变洪长，其舌苔从前微黄，忽改黑色。遂重用白虎汤，连进两剂，共用生石膏半斤，大便得通而愈。(《医学衷中参西录·治伤寒温病同用方》)

◆不寐

表兄赵文林之夫人，年近三旬，得不寐证，兼心中恒惊悸。

病因：文林为吾邑名孝廉，远出作教员，恒半载不归，家中诸事皆其夫人自理，劳心过度，因得不寐兼惊悸病。

证候：初苦不寐时，不过数日偶然，其过半夜犹能睡，继则常常如此，又继则彻夜不寐。一连七八日困顿已极，仿佛若睡，陡觉心中怦怦而动，即蓦然惊醒，醒后心犹怔忡，移时始定。心常发热，呼吸似觉短气，懒于饮食，大便燥结，四五日始一行。其脉左部弦硬，右部近滑，重诊不实，一息数近六至。

诊断：此因用心过度，心热耗血，更因热生痰之证也。为其血液因热暗耗，阴虚不能潜阳，是以不寐，痰停心下，火畏水刑（心属火痰属水），是以惊悸。其呼吸觉短气者，上焦凝滞之痰碍气之升降也。其大便燥结者，火盛血虚，肠中津液短也。此宜治以利痰、滋阴、降胃、柔肝之剂，再以养心安神之品辅之。

处方：生赭石八钱（轧细），大甘枸杞八钱，生怀地黄八钱，生怀山药六钱，瓜蒌仁六钱（炒捣），天冬六钱，生杭芍五钱，清半夏四钱，枣仁四钱（炒捣），生远志二钱，茵陈钱半，甘草钱半，朱砂二分（研细）；药共十三味，将前十二味煎汤一大盅，送服朱砂末。

复诊：将药连服四剂，心中已不觉热，夜间可睡两点钟，惊悸已愈十之七八，气息亦较前调顺，大便之燥结亦见愈，脉象左部稍见柔和，右部仍有滑象，至数稍缓，遂即原方略为加减俾再服之。

处方：生赭石八钱（轧细），大甘枸杞八钱，生怀地黄八钱，生怀山药六钱，龙眼肉五钱，瓜蒌仁五钱（炒捣），玄参五钱，生杭芍五钱，枣仁四钱（炒捣），生远志二钱，甘草二钱；共煎汤一大盅，温服。

效果：将药连服六剂，彻夜安睡，诸病皆愈。（《医学衷中参西录·不寐病门》）

奉天财政厅科长于允恭夫人，年近五旬，因心热生痰，痰火瘀滞，烦躁不眠，五心潮热，其脉象洪实。遂用朴硝和炒熟麦面炼蜜为丸，三钱重，每丸中约有朴硝一钱，早晚各服一丸，半月全愈。盖人多思虑则心热气结，其津液亦恒随气结于心下，经心火灼炼而为热痰。朴硝咸且寒，原为心经对宫之药，其咸也属水，力能胜火，而又寒能胜热，且其性善消，又能开结，故以治心热有痰者最宜。至于必同麦面为丸者，以麦为心谷，心脏有病以朴硝泻之，即以麦面补之，补破相济为用，则药性归于和平，而后可久服也。（《医学衷中参西录·朴硝硝石解》）

门生高如璧治天津河北玄纬路刘姓，年四十二，四月未尝少睡，服药无效。问治法于愚，告以半夏秫米汤方。如璧因其心下发闷，遂变通经方，先用鲜莱菔四两切丝，煎汤两茶杯，再用其汤煎清半夏四钱服之。时当晚八点钟，其人当夜即能安睡。连服数剂，心下之满闷亦愈。（《医学衷中参西录·治喘息方》）

徐友梅，道尹（总统介弟），寓天津一区小松岛街，年六十六岁，于季春得不寐证。

病因：因性嗜吟咏，暗耗心血，遂致不寐。

证候：自冬令间有不寐之时，未尝介意，至春日阳生病寖加剧，迨至季春恒数夜不寐，服一切安眠药皆不效。精神大为衰惫，心中时常发热，懒于饮食，勉强加餐，恒觉食停胃脘不下行。大便干燥，恒服药始下。其脉左部浮弦，右脉尤弦而兼硬，一息五至。

诊断：其左脉浮弦者，肝血虚损，兼肝火上升也，阴虚不能潜阳，是以不寐。其右脉弦而兼硬者，胃中酸汁短少更兼胃气上逆也。酸汁少则不能化食，气上逆则不能息息下行传送饮食，是以食后恒停胃脘不下。而其大便之燥结，亦即由胃腑气化不能下达所致。治此证者，宜清肝火、生肝血、降胃气、滋胃汁，如此以调养肝胃，则夜间自能安睡，食后自不停滞矣。

处方：生怀山药一两，大甘枸杞八钱，生赭石六钱（轧细），玄参五钱，北沙参五钱，生杭芍五钱，酸枣仁（炒捣）四钱，生麦芽三钱，生鸡内金钱半（黄色的，捣），茵陈钱半，甘草二钱；共煎一大盅，温服。

复诊：将药煎服两剂，夜间可睡两三点钟，心中已不发热，食量亦少加增，大便仍滞，脉象不若从前之弦硬，遂即原方略为加减俾再服之。

处方：生怀山药一两，大甘枸杞八钱，生赭石六钱（轧细），玄参五钱，北沙参五钱，酸枣仁四钱（炒捣），龙眼肉三钱，生杭芍三钱，生鸡内金钱半（黄色的，捣），生远志钱半，茵陈一钱，甘草钱半；共煎汤一大盅，温服。

效果：将药连服三剂，夜间安睡如常，食欲已振，大便亦自然通下。惟脉象仍有弦硬之意，遂将方中龙眼肉改用八钱，俾多服数剂以善其后。

说明：《易》系辞云，一阴一阳互为之根，此天地之气化也。人禀天地之气化以生，是以上焦之气化为阳，下焦之气化为阴。当白昼时，终日言语动作，阴阳之气化皆有消耗，实赖向晦燕息以补助之。诚以人当睡时，上焦之阳气下降潜藏与下焦之阴气会合，则阴阳自能互根，心肾自然相交。是以当熟睡之时，其相火恒炽盛暗动得心阳之助，此心有益于肾也。至睡足之时，精神自清爽异常得肾阴之助，此肾有益于心也。由《易》所谓一阴一阳互为根也。由斯知人能寐者，由于阳气之潜藏，其不能寐者，即由于阳气之浮越，究其所以浮越者，实因脏腑之气化有升无降也。是以方中重用赭石以降胃镇肝，即以治大便燥结，且其色赤质重，能入心中引心阳下降以成寐，若更佐以龙骨、牡蛎诸收敛之品以镇安精神，则更可稳睡。而方中未加入者，因其收涩之性与大便燥结者不宜也。又《内经》治目不得瞑，有半夏秫米汤原甚效验，诚以胃居中焦，胃中之气化若能息息下行，上焦之气化皆可因之下行。半夏善于降胃，秫米善于和胃，半夏与秫米并用，俾胃气调和顺适不失下行之常，是以能令人瞑目安睡。方中赭石与山药并用，其和胃降胃之力实优于半夏秫米，此乃取古方之义而通变化裁，虽未显用古方而不啻用古方也。（《医学衷中参西录·不寐病门》）

一媪年五十余，累月不能眠，屡次服药无效。诊其脉有滑象，且其身形甚丰腴，知其心下停痰也。为制此汤（安魂汤，编者注），服两剂而愈。（《医学衷中参西录·治喘息方》）

一妇人年三十许，一月之间未睡片时，自言倦极仿佛欲睡，即无端惊恐而醒。诊其脉左右皆有滑象，遂用苦瓜蒂十枚，焙焦（轧细），空心时开水送服，吐出胶痰数碗，觉心中异常舒畅，于临眠之先又送服熟枣仁细末二钱，其夜遂能安睡。后又调以利痰养心安神之药，连服十余剂，其证永不反复矣。（《医学衷中参西录·治喘息方》）

◆ 多寐

一人年二十余，嗜睡无节，即动作饮食之时，亦忽然昏倒鼾睡。诊其脉，两尺洪滑有力。知其肾经实而且热也，遂用黄柏、知母各八钱，茯苓、泽泻各四钱，数剂而愈。（《医学衷中参西录·治阳虚》）

◆ 厥证

邻村毛姓少年，于伤寒病瘥后，忽痰涎上壅，堵塞咽喉，几不能息。其父知医，用手大指点其天突穴，息微通，急迎愚调治。遂用香油二两炖热，调麝香一分灌之，旋灌旋即流出痰涎若干。继用生赭石一两，人参六钱，苏子四钱，煎汤，徐徐饮下，痰涎顿开。(《医学衷中参西录·赭石解》)

一媪年五旬，于仲冬之时忽然昏倒不知人，其胸中似有痰涎，大碍呼吸。诊其脉，微细欲无，且甚迟缓。其家人谓其平素常觉心中发凉，咳吐黏涎。知其胸中素有寒饮，又感冬日严寒之气，其寒饮愈凝结堵塞也。急用胡椒三钱（捣碎），煎两三沸，取浓汁多半杯灌下，呼吸顿形顺利，继用干姜六钱，桂枝尖、当归各三钱，连服三剂，可作呻吟，肢体渐能运动，而左手足仍不能动。继治以助气消痰活络之剂，左手足亦渐复旧。此痰瘀能成痿废之明证也。(《医学衷中参西录·论肢体痿废之原因及治法》)

一妇人年近四旬，素患寒饮，平素喜服干姜、桂枝等药。时当严冬，因在冷屋查点屋中家具为时甚久，忽昏仆于地，舁诸床上，自犹能言，谓适才觉凉气上冲遂至昏仆，今则觉呼吸十分努力气息始通，当速用药救我，言际忽又昏愦，气息几断。时愚正在其村为他家治病，急求为诊视。其脉微细若无，不足四至，询知其素日禀赋及此次得病之由，知其为寒实结胸无疑。取药无及，急用胡椒三钱（捣碎），煎两三沸，徐徐灌下，顿觉呼吸顺利，不再昏厥。遂又为疏方，干姜、生怀山药各六钱，白术、当归各四钱，桂枝尖、半夏、甘草各三钱，厚朴、陈皮各二钱，煎服两剂，病愈十之八九。又即原方略为加减，俾多服数剂，以善其后。谨案：有以胡椒非开结之品，何以用之而效为问者，曰：此取其至辛之味以救一时之急，且辛热之品能开寒结，仲景通脉四逆汤所以加干姜也。如畏巴豆之猛烈不敢轻用，这就是变通之法。(《医学衷中参西录·太阳病小陷胸汤证》)

一人年二十余。因夫妻反目，身躯忽然后挺，牙关紧闭，口出涎沫。及愚诊视，已约三点钟矣。其脉闭塞不全，先用痧药吹鼻，得嚏气通，忽言甚渴。及询之，仍昏昏如故，惟牙关微开，可以进药。因忆严用和麝香清油灌法，虽治中风不醒，若治痰厥不醒，亦当有效。况此证形状，未必非内风掀动。遂用香油二两炖热，调麝香一分，灌之即醒。又硼砂四钱化水，治痰厥可代白矾，较白矾尤稳妥。若治寒痰堵塞，用胡椒三钱（捣碎），煎汤灌之，可代生姜自然汁，与干姜汤。（《医学衷中参西录·治痰饮方》）

◆ 妄言

一媪年六十二，资禀素羸弱。偶当外感之余，忽然妄言妄见，惊惧异常，手足扰动，饥渴不敢饮食，少腹塌陷，胸膈突起。脉大于平时一倍，重按无力。知系肝肾大虚，冲气上逆，痰火上并，心神扰乱也。投以此汤（龙蚝理痰汤，编者注），去朴硝，倍赭石，加生山药、山萸肉（去净核）、生地黄各六钱。又磨取铁锈水煎药（理详一味铁养汤下），一剂即愈。又服一剂，以善其后。（《医学衷中参西录·治痰饮方》）

◆ 痫证

陈德三，山东曲阜人，年三十八岁，在天津一区充商业学校教员，得痫风兼脑充血证。

病因：因肝火素盛，又在校中讲英文，每日登堂演说，时间过长。劳心劳力皆过度，遂得斯证。

证候：其来社求诊时，但言患痫风，或数日一发，或旬余一发，其发必以夜，亦不自觉，惟睡醒后其舌边觉疼，有咬破之处，即知其睡时已发痫风，其日必精神昏愦，身体酸懒。诊其脉左右皆弦硬异常，因问其脑中发热或作疼，或兼有眩晕之时乎？答曰：此三种病脑中皆有，余以为系痫风之连带病，故未言及耳。愚曰：非也，是子患痫风兼患脑充血也。

诊断：按痫风之证，皆因脑髓神经失其所司，而有非常之变动，其脑部若充血过甚者，恒至排挤脑髓神经，使失其常司也。此证既患痫风，又兼脑部充血，则治之者自当以先治其脑部充血为急务。

处方：治以拙拟镇肝息风汤方，为其兼患痫风加全蜈蚣大者三条，盖镇肝息风汤原为拙拟治脑充血之主方，而蜈蚣又善治痫风之要药也。

复诊：前方连服十剂，脑部热疼眩晕皆除。惟脉仍有力，即原方略为加减，又服十剂则脉象和平如常矣。继再治其痫风。

处方：治以拙拟愈痫丹方，日服两次，每次用生怀山药五钱，煎汤送下。

效果：服药逾两月旧病未发，遂停药勿服，痫风从此愈矣。
（《医学衷中参西录·痫痉颠狂门》）

奉天小西边门外王氏妇，年近三旬，得痫疯证，医治年余不愈，寖至每日必发，且病势较重。其证甫发时作狂笑，继则肢体抽掣，昏不知人。脉象滑实，关前尤甚。知其痰火充盛，上并于心，神不守舍，故作狂笑；痰火上并不已，迫激脑筋，失其所司，故肢体抽掣，失其知觉也。先投以拙拟荡痰汤，间日一剂。三剂后，病势稍轻，遂改用丸药，硫化铅、生赭石、芒硝各二两，朱砂、青黛、白矾各一两，黄丹五钱，共为细末，复用生怀山药四两为细末，焙熟，调和诸药中，炼蜜为丸（张锡纯将此方命名为愈痫丹，编者注），二钱重。当空心时，开水送服一丸，日两次。

服至百丸全愈。(《医学衷中参西录·论治痫疯》)

邻村生员刘树帜，年三十许，因有恼怒，忽然昏倒不省人事，牙关紧闭，唇齿之间有痰涎随呼气外吐，六脉闭塞若无。急用作嚏之药吹鼻中，须臾得嚏，其牙关遂开。继用香油两余炖温，调麝香末一分灌下，半点钟时稍醒悟能作呻吟，其脉亦出，至数五至余，而两尺弱甚，不堪重按。知其肾阴亏损，故肝胆之火易上冲也。遂用赭石、熟地、生山药各一两，龙骨、牡蛎、净萸肉各六钱，煎服后豁然顿愈。继投以理肝补肾之药，数剂以善其后。(《医学衷中参西录·赭石解》)

一人年三十许，痫风十余年不愈，其发必以夜。授以前加味磁朱丸方，服之而愈。年余其病又反复，然不若从前之剧。俾日磨浓铁锈水（主治痫风及肝胆之火暴动，或胁疼，或头疼目眩，或气逆喘吐，上焦烦热。编者注），煎汤服之，病遂除根。(《医学衷中参西录·治痫风方》)

邑韩蕙圃医学传家，年四十有四，偶得奇疾。卧则常常发搐，旋发旋止，如发寒战之状，一呼吸之间即愈。即不发搐时，人偶以手抚之，又辄应手而发。自治不效，广求他医治疗皆不效。留连半载，病势寖增。后愚诊视，脉甚弦细，询其饮食甚少，知系心肺脾胃阳分虚惫，不能运化精微，以生气血。血虚不能荣筋，气虚不能充体，故发搐也。必发于卧时者，卧则气不顺也。人抚之而辄发者，气虚则畏人按也。授以理饮汤方，数剂，饮食加多，搐亦见愈。二十剂后，病不再发。(《医学衷中参西录·治痰饮方》)

又治奉天女师范刘姓学生，素患痫风。愚曾用羚羊角加清火、理痰、镇肝之药治愈。隔二年，证又反复，再投以原方不效。亦与以此丸（即愈痫丹，编者注），服尽六十丸全愈。(《医学衷中参

西录·论治痫疯》）

友人祁伯卿之弟患痫风，百药不效。后得一方，用干熊胆若黄豆粒大（约重分半）一块，凉水少许浸开服之（冬月宜温水浸开温服）。数次而愈。伯卿向愚述之，因试其方，果效。（《医学衷中参西录·治小儿痫风证方》）

◆ **癫狂**

都凤巢，洮昌都道尹之公子，年三旬，得癫狂失心证。

病因：因读书无所成就，欲别谋营业而庭训甚严，不能自由，心郁生热，因热生痰，遂至癫狂失心。

证候：言语错乱，精神昏瞀，时或忿怒，时或狂歌，其心中犹似烦躁，夜不能寐，恒以手自挠其胸，盖自觉发闷也。问之亦不能答，观其身形似颇强壮，六脉滑实，两寸尤甚，一息五至。

诊断：人之元神在脑，识神在心，心脑息息相通，其神明自湛然长醒。生理学家谓心有四支血管通脑，此即神明往来于心脑之路也。此证之脉其关前之滑实太过，系有热痰上壅，将其心脑相通之路堵塞，遂至神明有所隔碍，失其常性，此癫狂失心之所由来也。治之者当投以开通重坠之剂，引其痰火下行，其四支血管为痰所瘀者，复其流通之旧，则神明之往来自无所隔碍，而复湛然长醒之旧矣。

处方：生赭石两半（轧细），川大黄八钱，清半夏五钱，芒硝四钱；药共四味，先将赭石、半夏煎十余沸，加入大黄煎两三沸，取汤一大盅，入芒硝融化温服。

方解：方中重用赭石者，其重坠之性能引血管中之瘀痰下行也。

复诊：三日服药一次（凡降下之药不可连服，须俟其正气稍缓再服），共服三次，每次服药后通下大便两三次，似有痰涎随下，其精神较前稍明了，诊其脉仍有滑实之象，身体未见衰弱，拟再投以较重之剂，盖凡癫狂之甚者，非重剂治之不能愈也。

处方：生赭石二两（轧细），川大黄一两，芒硝四钱，甘遂钱半（细末）；药共四味，先煎赭石十余沸，入大黄煎两三沸，取汤一大盅，入芒硝融化，将服时再调入甘遂末。

三诊：将药如法煎服一剂，下大便五六次，带有痰涎若干，中隔两日又服药一次，药中有甘遂，必须三日服一次，不然必作呕吐，又下大便五六次，中多兼痰块挑之不开，此所谓顽痰也。从此精神大见明了，脉象亦不复滑实矣，拟改用平和之剂调治之。

处方：生怀山药一两，生杭芍六钱，清半夏四钱，石菖蒲三钱，生远志二钱，清竹沥三钱，镜面砂三分（研细）；药共七味，将前五味煎汤一大盅，调入竹沥，送服朱砂细末。

效果：将药如法煎服数剂，病遂全愈。（《医学衷中参西录·痫痉癫狂门》）

奉天林布都道尹之哲嗣凤巢，患癫狂证，居大连东人医院，调治年余，东人治以西法，日饮以缬草丁几，谓系为调养神经之妙品，然终分毫无效。后来奉至院中求治，知系顽痰过盛，充塞其心脑相通之路，因以隔阂其神明也。投以大承气汤，加生赭石细末一两半，同煎汤，送服甘遂细末钱半，降下痰涎若干。后间三日服一次，服至四次全愈。（《医学衷中参西录·致陆晋笙书》）

河东李公楼刘姓女子，得失心病，然有轻时，每逢大便干燥时则加剧，遂俾用生赭石细末，每服三钱，日两次。连服月余，大便之干燥除，而病亦遂愈矣。（《医学衷中参西录·论癫狂失心之原因及治法》）

黄象三，天津北仓中学肄业生，年二十岁，得神经错乱病。

病因：在校中本属翘楚，而考时不列前茅，因心中忿郁，久之遂致神经错乱。

证候：心中满闷发热不思饮食，有时下焦有气上冲，并觉胃脘之气亦随之上冲，遂致精神昏瞀，言语支离，移时觉气消稍顺，或吐痰数口，精神遂复旧。其左脉弦而硬，右脉弦而长，两尺皆重按不实，一息五至。

诊断：此乃肝火屡动，牵引冲气、胃气相并上冲，更挟痰涎上冲，以滞塞于喉间并冲激其脑部，是以其神经错乱而精神言语皆失其常也。其左脉弦硬者，肝血虚而火炽盛也。右脉弦长者，冲气挟胃气上冲之现象也。方书论脉有直上直下，冲脉昭昭之语，所谓直上直下者，即脉弦且长之形状也。其两尺不实者，下焦之气化不固也，因下焦有虚脱之象，是以冲气易挟胃气上冲也。此当治以降胃、敛冲、镇肝之剂，更兼用凉润滋阴之品，以养肝血，清肝热，庶能治愈。

处方：生赭石一两（轧细），灵磁石五钱（轧细），生怀山药八钱，生龙骨八钱（捣碎），生杭芍六钱，玄参五钱，柏子仁五钱，云苓片三钱，清半夏三钱，石菖蒲三钱，生远志二钱，镜面砂三分（研细），药共十二味，将前十一味煎汤一大盅，送服朱砂细末。

复诊：将药连服四剂，满闷发热皆大见愈，能进饮食，有时气复上冲而不复上干神经至于错乱，左右之脉皆较前平和，而尺部仍然欠实，拟兼用培补下元之品以除病根。

处方：生赭石一两（轧细），熟怀地黄八钱，生怀山药八钱，大甘枸杞六钱，净萸肉五钱，生杭芍四钱，玄参四钱，云苓片二钱；共煎汤一大盅，温服。

效果：将药连服六剂，诸病皆愈，脉亦复常。

或问：地黄之性黏腻生痰，胃脘胀满，有痰者多不敢用，今重用之何以能诸病皆愈？答曰：用药如用兵，此医界之恒言也，如宋八字军最弱，刘金奇将之即为劲卒，遂能大败金人奏顺昌之捷，以斯知兵无强弱，在用之者何如耳。至用药亦何独不然，忆曾治一李姓媪，胃口满闷有痰，其脉上盛下虚，投以肾气丸作汤服，为加生赭石八钱，服后觉药有推荡之力，须臾胸次豁然，肾气丸非重用地黄者乎？然如此用药非前无师承而能有然也。《金匮》云：短气有微饮当从小便去之，苓桂术甘汤主之，肾气丸亦主之。夫饮即痰也，气短亦近于满闷，而仲师竟谓可治以肾气丸，愚为于《金匮》曾熟读深思，故临证偶有会心耳。(《医学衷中参西录·痫痉颠狂门》)

邻村韩姓媪，年六旬。于外感病愈后，忽然胸膈连心下突胀，腹脐塌陷，头晕项强，妄言妄见，状若疯狂，其脉两尺不见，关前摇摇无根，数至六至，此下焦虚惫冲气不摄，挟肝胆浮热上干脑部乱其神明也。遂用赭石、龙骨、牡蛎、山药、地黄（皆用生者）各一两，野台参、净萸肉各八钱，煎服一剂而愈。又少为加减再服一剂以善其后。(《医学衷中参西录·赭石解》)

洮昌都道尹公子凤巢，年近三旬，癫狂失心，屡经中西医治疗，四载分毫无效。来院求为诊治，其脉象沉实，遂投以上所拟方（重用代赭石二两，佐以大黄、朴硝、半夏、郁金，其痰火甚实者，间或加甘遂二钱为末送服，辄能随手奏效，诚以代赭石重坠之力，能引痰火下行，俾心脑相通之路毫无滞碍，则脑中元神，心中识神自能相助为理，而不至有神明瞀乱之时也。编者注），每剂加甘遂二钱五分，间两日一服（张锡纯特别指出，因药中有甘遂，而不能连服。编者注），其不服汤药之二日，仍用赭石、朴硝细末各五钱，分两次服下，如此旬余而愈。(《医学衷中参西

录·赭石解》)

一少妇癫狂，强灌以药，不能下咽。遂俾以朴硝代盐，每饭食之，病人不知，月余而愈。诚以朴硝咸寒属水，为心脏对宫之药，以水胜火，以寒胜热，能使心中之火热消解无余，心中之神明，自得其养，非仅取朴硝之能开痰也。(《医学衷中参西录·治癫狂方》)

一少年癫狂，医者投以大黄六两，连服两剂，大便不泻。后愚诊视，为开此方（荡痰加甘遂汤，编者注），惟甘遂改用三钱。病家谓，从前服如许大黄，未见行动，今方中止用大黄两许，岂能效乎？愚曰：但服，无虑也。服后，大便连泻七八次，降下痰涎若干，癫狂顿愈。见者以为奇异，彼盖不知甘遂三钱之力，远胜于大黄六两之力也……癫狂之证，乃痰火上泛，瘀塞其心与脑相连窍络，以致心脑不通，神明皆乱。故方中重用赭石，借其重坠之力，摄引痰火下行，俾窍络之塞者皆通，则心与脑能相助为理，神明自复其旧也。是以愚治此证之剧者，赭石恒有用至四两者，且又能镇甘遂使之专于下行，不至作呕吐也。(《医学衷中参西录·治癫狂方》)

一室女得失心病甚剧，不知服药，其家人又不欲强灌之。遂俾用以朴硝当盐，置于其所日用饮食中，月余其病亦愈。(《医学衷中参西录·论癫狂失心之原因及治法》)

一壮年，癫狂失心，六脉皆闭，重按亦分毫不见。投以大承气汤加赭石二两，煎汤送服甘遂细末三钱（即荡痰加甘遂汤，主治癫狂之重者。编者注），服后大便未行。隔数日将药剂加重，大黄、赭石各用三两，仍送服甘遂三钱，大便仍无行动。遂改用巴豆霜五分，单用赭石细末四两煎汤送下，间三日一服。每服后大便行数次，杂以成块之痰若干。服至两次，其脉即出。至五

次，痰净，其癫狂遂愈。复改用清火化瘀之药，服数剂以善其后。（《医学衷中参西录·论用药以胜病为主不拘分量之多少》）

比邻窦杏村之太夫人，年六旬，时忽得奇疾：惊惧异常，多人卫护，仍惊惧至于抖战，口中连连吐出绿沫甚苦。数日而终。多医研究，皆谓胆破。是非胆失其中正之官，而惊惧如是乎？（《医学衷中参西录·治气血郁滞肢体疼痛方》）

◆ 胃脘痛

奉天大东关宋氏女，年十九岁，自十七岁时，胃有瘀滞作疼，调治无效，寖至不能饮食。脉象沉而无力，右部尤甚，为疏方鸡内金一两，生酒曲、党参各五钱，三棱、莪术、知母各三钱，樗鸡（俗名红娘子）十五个，服至八剂，大小二便皆下血，胃中豁然，其疼遂愈。（《医学衷中参西录·鸡内金解》）

天津十区宝华里，徐氏妇，年近三旬，得胃脱疼闷证。

病因：本南方人，出嫁随夫，久居北方，远怀乡里，归宁不得，常起忧思，因得斯证。

证候：中焦气化凝郁，饮食停滞艰于下行，时欲呃逆，又苦不能上达，甚则蓄极绵绵作疼。其初病时，惟觉气分不舒，服药治疗三年，病益加剧，且身形亦渐羸弱，呼吸短气，口无津液，时常作渴，大便时常干燥，其脉左右皆弦细，右脉又兼有牢意。

诊断：《内经》谓脾主思，此证乃过思伤脾，以致脾不升胃不降也。为其脾气不上升，是以口无津液，呃逆不能上达；为其胃气不降，是以饮食停滞，大便干燥。治之者当调养其脾胃，俾还其脾升胃降之常，则中焦气化舒畅，疼胀自愈，饮食加多而诸病自除矣。

处方：生怀山药一两，大甘枸杞八钱，生箭芪三钱，生鸡内金三钱（黄色的，捣），生麦芽三钱，玄参三钱，天花粉三钱，天冬三钱，生杭芍二钱，桂枝尖钱半，生姜三钱，大枣三枚劈开；共煎汤一大盅，温服。

方解：此方以山药、枸杞、黄芪、姜、枣培养中焦气化，以麦芽升脾（麦芽生用善升），以鸡内金降胃（鸡内金生用善降），以桂枝升脾兼以降胃（气之当升者遇之则升，气之当降者遇之则降），又用玄参、花粉诸药，以调剂姜、桂、黄之温热，则药性归于和平，可以久服无弊。

复诊：将药连服五剂，诸病皆大轻减，而胃疼仍未脱然，右脉仍有牢意。度其疼处当有瘀血凝滞，拟再于升降气化药中加消瘀血之品。

处方：生怀山药一两，大甘枸杞八钱，生箭芪三钱，玄参三钱，天花粉三钱，生麦芽三钱，生鸡内金二钱（黄色的，捣），生杭芍二钱，桃仁二钱（去皮，炒捣），广三七二钱（轧细）；药共十味，将前九味煎汤一大盅，送服三七末一半，至煎渣再服时，仍送服其余一半。

效果：将药连服四剂，胃中安然不疼，诸病皆愈，身形渐强壮。脉象已如常人，将原方再服数剂，以善其后。

或问：药物之性原有一定，善升者不能下降，善降者不能上升，此为一定之理，何以桂枝之性既善上升，又善下降乎？答曰：凡树枝之形状，分鹿角、蟹爪两种，鹿角者属阳，蟹爪者属阴。桂枝原具鹿角形状，且又性温，温为木气，为其得春木之气最厚，是以善升，而其味又甚辣，辣为金味，为其得秋金之味最厚，是以善降。究之其能升兼能降之理，乃天生使独，又非可仅以气味相测之。且愚谓气之当升不升者，遇桂枝则升，气之当降不降者，遇桂枝则降，此虽从实验中得来，实亦读《伤寒》《金匮》而

先有会悟。今试取《伤寒》《金匮》凡用桂枝之方，汇通参观，自晓然无疑义矣。（《医学衷中参西录·肠胃病门》）

乙卯之岁，客居广平，忽有车载病人，造寓求诊者。其人年过五旬，呻吟不止，言自觉食物结于下脘，甚是痛楚，数次延医调治，一剂中大黄用至两半不下。且凡所服之药，觉行至所结之处，即上逆吐出，饮食亦然。此时上焦甚觉烦躁，大便不通者已旬日矣。诊其脉，虽微弱，至数不数，重按有根。知犹可任攻下，因谓之曰：此病易治，特所服药中，有猛悍之品，服药时，必吾亲自监视方妥。然亦无须久淹，能住此四点钟，结处即通下矣。遂用此汤（赭遂攻结汤，编者注）去干姜，方中赭石改用三两，朴硝改用八钱。服后须臾，腹中作响，迟两点半钟，大便通下而愈。后月余，又患结证如前，仍用前方（赭遂攻结汤）而愈。张氏在方后解释说，朴硝虽能软坚，然遇大便燥结过甚，肠中毫无水气者，其软坚之力，将无所施。甘遂辛窜之性，最善行水，能引胃中之水直达燥结之处，而后朴硝因水气流通，乃得大施其软坚之力，燥结虽久，亦可变为溏粪，顺流而下也。特是甘遂力甚猛悍，以攻决为用，能下行亦能上达，若无以驾驭之，服后恒至吐泻交作。况此证多得之涌吐之余，或因气机不能下行，转而上逆，未得施其攻决之力，而即吐出者。故以赭石之镇逆，干姜之降逆，协力下行，以参赞甘遂成功也。且干姜性热，朴硝性寒，二药并用，善开寒火之凝滞。寒火之凝滞于肠间者开，宿物之停滞于肠间者亦易开也。愚用此方救人多矣，即食结中脘下脘，亦未有不随手奏效者。（《医学衷中参西录·治燥结方》）

◆痞满

沧州中学学生安瑰奇，年十八九，胸胁满闷，饮食减少，时作哕逆，腹中漉漉有声，盖气冲痰涎作响也，大便干燥，脉象弦长有力。为疏方用生龙骨、牡蛎、代赭石各八钱，生山药、生芡实各六钱，半夏、生杭芍各四钱，芒硝、苏子各二钱，厚朴、甘草各钱半。一剂后，脉即柔和。按方略有加减，数剂全愈。(《医学衷中参西录·论冲气上冲之病因病状病脉及治法》)

表叔高福亭先生，年过五旬，胃阳不足，又兼肝气郁结，因之饮食减少，时觉满闷，服药半载，毫无效验。适愚远游还里，见面谈及，俾用大枣六斤，生姜一斤，切片，同在饭甑蒸熟，臼内捣如泥，加桂枝尖细末三两，炒熟麦面斤半，和匀捏成小饼，炉上炙干，随意当点心服，尽剂而愈。(《医学衷中参西录·大枣解》)

奉天海龙秦星垣，年三十余，胃中满闷，不能饮食，自觉贲门有物窒碍，屡经医治，分毫无效。脉象沉牢，为疏方鸡内金六钱，白术、赭石各五钱，乳香、没药、丹参各四钱，生桃仁二钱，连服八剂全愈。星垣喜为登报声明。(《医学衷中参西录·鸡内金解》)

沈阳城西龚庆龄，年三十岁，胃脘有硬物堵塞，已数年矣。饮食减少，不能下行，来院求为诊治，其脉象沉而微弦，右部尤甚，为疏方用鸡内金一两，生酒曲五钱，服数剂硬物全消。(《医学衷中参西录·鸡内金解》)

一媪年过六旬，胸腹满闷，时觉有气自下上冲，饮食不能下行。其子为书贾，且知医。曾因卖书至愚书校，述其母病证，且言脉象大而弦硬。为拟此汤（镇摄汤，编者注），服一剂满闷即减，又服数剂全愈。(《医学衷中参西录·治阴虚劳热方》)

一妇人年三十余，气分素弱，一日忽觉有气结于上脘，不能上达亦不下降，俾单用生麦芽一两，煎汤饮之，顿觉气息通顺。

（《医学衷中参西录·大麦芽解》）

一人年五十余。大怒之后，下痢月余始愈。自此胸中常觉满闷，饮食不能消化。数次延医服药，不外通利气分之品，即间有温补脾胃者，亦必杂以破气之药，愈服病愈增重。后愚诊视，其脉沉细微弱，至数甚迟。询其心中，常有觉凉之时。知其胸中大气下陷，兼上焦阳分虚损也。遂投以此汤（回阳升陷汤，编者注），十剂全愈。后因怒，病又反复，医者即愚方加厚朴二钱，服后少腹下坠作疼，彻夜不能寐，复求为延医，仍投以原方而愈。

（《医学衷中参西录·治大气下陷方》）

在奉天时曾治警务处科长郝景山，年四十余，心下痞闷堵塞，饮食不能下行，延医治不效。继入东人医院，治一星期仍然无效。寖至不能起床，吐痰腥臭，精神昏愦。再延医诊视，以为肺病已成又兼胃病，不能治疗。其家人惶恐无措，适其友人斐云峰视之，因从前曾患肠结证，亦饮食不能下行，经愚治愈，遂代为介绍，迎愚诊治。其脉左右皆弦，右部则弦而有力，其舌苔白厚微黄，抚其肌肤发热，问其心中亦觉热，思食凉物，大便不行者已四五日，自言心中满闷异常，食物已数日不进，吐痰不惟腥臭，且又觉凉。愚筹思再四，知系温病结胸。然其脉不为洪而有力，而为弦而有力，且所吐之痰臭而凉者何也？盖因其人素有寒饮，其平素之脉必弦，其平素吐痰亦必凉，因有温病之热与之混合，所以脉虽弦而仍然有力，其痰虽凉而为温病之热熏蒸，遂至腥臭也。为疏方用蒌仁、生赭石（细末）各一两，玄参、知母各八钱，苏子、半夏、党参、生姜各四钱，煎汤冲服西药留苦四钱，一剂胸次豁然，可进饮食，右脉较前柔和，舌苔变白，心中犹觉发热，吐痰不臭，仍然觉凉。遂将原方前四味皆减半，加当归三钱，服后大便通下，心中益觉通豁。惟有时觉有凉痰自下发动，逆行上冲，周身即出汗。遂改用赭石、党参、干姜各四钱，半夏、白芍各三钱，川朴、五味、甘草各二钱，细辛一钱，连服数剂，寒痰亦消矣。（《医学衷中参西录·论结胸治法》）

◆ **呃逆**

沈阳赵海珊营长之兄峻峰，得温病甚剧，舁至院中求为诊治，数日就愈，忽作呃逆，昼夜不止，服药无效。因思卫生防疫宝丹，最善行气理郁，俾一次服五十粒，呃逆顿止。又数日有奉天督署卫队旅陈姓军人患呃逆证，旬日不止，眠食俱废，旅中医官屡次用药无效，辞令回家静养，因来院中求为治疗。其精神疲惫，几不能支。亦治以卫生防疫宝丹，俾服八十粒，亦一次即愈。（《医学衷中参西录·答翁义芳问呃逆气郁治法》）

掖县任维周夫人，年五旬，得胃气不降证，因维周在津经商，遂来津求为诊治。

病因：举家人口众多，因其夫在外，家务皆自操劳，恒动肝火，遂得此证。

证候：食后停滞胃中，艰于下行，且时觉有气挟火上冲，口苦舌胀，目眩耳鸣，恒有呃逆欲呕或恶心，胸膈烦闷，大便六七日始行一次，或至服通利药始通，小便亦不顺利。其脉左部弦硬，右部弦硬而长，一息搏近五至，受病四年，屡次服药无效。

诊断：此肝火与肝气相并，冲激胃腑，致胃腑之气不能息息下行传送饮食，久之胃气不但不能下行，且更转而上逆，是以有种种诸病也。宜治以降胃理冲之品，而以滋阴清火之药辅之。

处方：生赭石（轧细）两半，生怀山药一两，生杭芍六钱，玄参六钱，生麦芽三钱，茵陈二钱，生鸡内金（黄色的，捣）二钱，甘草钱半；共煎汤一大盅，温服。

效果：每日服药一剂，三日后大便日行一次，小便亦顺利。上焦诸病亦皆轻减，再诊其脉，颇见柔和。遂将赭石减去五钱，又加柏子仁五钱，连服数剂，霍然全愈。（《医学衷中参西录·气病门》）

奉天大西关官某，年三十余，胸中满闷，常作呃逆，连连不止，调治数年，病转加剧。其脉洪滑有力，关前尤甚，知其心火炽盛，热痰凝郁上焦也。遂用朴硝四两，白矾一两，掺炒熟麦面四两，炼蜜为丸，三钱重，每服一丸，日两次，服尽一料全愈。盖朴硝味原咸寒，禀寒水之气，水能胜火，寒能治热，为心家对宫之药，为治心有实热者之要品，《内经》所谓"热淫于内，治以咸寒"也。用白矾者，助朴硝以消热痰也。调以炒熟麦面者，诚以麦为心谷，以防朴硝、白矾之过泻伤心，且炒之则气香归脾，又能防硝、矾之不宜于脾胃也。（《医学衷中参西录·临证随笔》）

◆呕吐

陈景三，天津河北人，年五十六岁，业商，得反胃吐食证，半年不愈。

病因：初因夏日多食瓜果致伤脾胃，廉于饮食，后又因处境不顺心多抑郁，致成反胃之证。

证候：食后消化力甚弱，停滞胃中不下行，渐觉恶心，久之，则觉有气自下上冲，即将饮食吐出。屡经医诊视，服暖胃降气之药稍愈，仍然反复，迁延已年余矣。身体羸弱，脉弦长，按之不实，左右皆然。

诊断：此证之饮食不能消化，固由于脾胃虚寒，然脾胃虚寒者，食后恒易作泄泻，此则食不下行而作呕吐者，因其有冲气上冲，并迫其胃气上逆也。当以温补脾胃之药为主，而以降胃镇冲之药辅之。

处方：生怀山药一两，白术三钱，炒干姜三钱，生鸡内金三钱（黄色的，捣），生赭石六钱（轧细），炙甘草二钱；共煎汤一大盅，温服。

效果：将药煎服后，觉饮食下行不复呕吐，翌日头午，大便下两次，再诊其脉不若从前之弦长，知其下元气化不固，不任赭石之镇降也。遂去赭石加赤石脂五钱，用头煎和次煎之汤，分两次送服苏子二钱，日煎服一剂，连服十剂霍然全愈。盖赤石脂为末送服，可代赭石以降胃镇冲，而又有固涩下焦之力，故服后不复滑泻也。（《医学衷中参西录·肠胃病门》）

大城王家口，王祐三夫人，年近四旬，时常呕吐，大便迟下，数年不愈。

病因：其人禀性暴烈，处境又多不顺，寖成此证。

证候：饭后每觉食停胃中，似有气上冲阻其下行，因此大便恒至旬日始下。至大便多日不下时，则恒作呕吐，即屡服止呕通便之药，下次仍然如故，祐三因愚曾用药治愈其腹中冷积，遂同其夫人来津求为诊治，故脉左右皆弦，右脉弦而且长，重诊颇实，至数照常。

诊断：弦为肝脉，弦而且长则冲脉也。弦长之脉，见于右部，尤按之颇实，此又为胃气上逆之脉。肝、胃、冲三经之气化皆有升无降，故其下焦便秘而上焦呕吐也。此当治以泻肝、降胃、镇冲之剂，其大便自顺，呕吐自止矣。

处方：生赭石（轧细）半两，生杭芍六钱，柏子仁六钱，生怀山药六钱，天冬六钱，怀牛膝五钱，当归四钱，生麦芽三钱，茵陈二钱，甘草钱半；共煎汤一大盅，温服。

效果：服药一剂，大便即通下，即原方略为加减，又服数剂，大便每日一次，食后胃中已不觉停滞，从此病遂除根。

或问：麦芽生用能升肝气，茵陈为青蒿之嫩者亦具有升发之力，此证即因脏腑之气有升无降，何以方中复用此二药乎？答曰：肝为将军之官，中寄相火，其性最刚烈，若强制之，恒激发其反动之力；麦芽、茵陈，善舒肝气而不至过于升提，是将顺肝木之性使之柔和，不至起反动力也。（《医学衷中参西录·气病门》）

癸亥秋，愚在奉天同善堂医学校讲药性，有学生李庆霖之族姊来奉，病于旅邸。屡经医治无效，病势危急，庆霖求为诊治。其周身灼热，脉象洪实，心中烦躁怔忡，饮食下咽即呕吐，屡次所服之药，亦皆呕吐不受。视其舌苔黄厚，大便数日未行，知其外感之热已入阳明之腑，又挟胃气上逆，冲气上冲也。为疏方用生赭石（细末）八钱，生石膏（细末）两半，蒌仁一两，玄参、天冬各六钱，甘草二钱，将后五味煎汤一大茶杯，先用开水送服赭石细末，继将汤药服下，遂受药不吐，再服一剂全愈。（《医学衷中参西录·赭石解》）

邻村泊北庄张氏妇，年二十余，胃寒作吐，所吐之食分毫不能消化，医治半年无效，虽投以极热之药亦分毫不觉热，脉甚细弱，且又沉迟。知其胃寒过甚，但用草木之品恐难疗治，俾用生硫黄（细末）一两，分作十二包，先服一包，过两点钟不觉热，再服一包。又为开汤剂干姜、炙甘草各一两，乌附子、广油桂、补骨脂、于术各五钱，厚朴二钱，日煎服一剂。其硫黄当日服至八包，犹不觉热，然自此即不吐食矣。后数日，似又反复，遂于汤剂中加代赭石细末五钱，硫黄仍每日服八包，其吐又止。连服数日，觉微热，俾将硫黄减半，汤剂亦减半，惟赭石改用三钱。又服二十余日，其吐永不反复。（《医学衷中参西录·论痢证治法》）

一妇人，连连呕吐，五六日间勺水不存，大便亦不通行，自觉下脘之处疼而且结，凡药之有味者，入口即吐；其无味者，须臾亦复吐出，医者辞不治。后愚诊视，脉有滑象，上盛下虚，疑其有妊。询之，言月信不见者五十日矣。然结证不开，危在目前。《内经》谓"有故无殒亦无殒也"，遂单用赭石二两煎汤饮下。觉药力至结处不能下行，复返而吐出，继改用赭石四两，又重罗出细末两许，将余三两煎汤调细末服下，其结遂开，大便亦通，自此安然无恙，至期方产。（《医学衷中参西录·治喘息方》）

一人年十八九，常常呕吐涎沫，甚则吐食。诊其脉象甚迟濡，投以大热之剂毫不觉热，久服亦无效验。俾嚼服生硫黄如黄豆粒大，徐徐加多，以服后移时觉微温为度。后一日两次服，每服至二钱，始觉温暖。共服生硫黄四斤，病始除根。（《医学衷中参西录·杂录》）

一人年四十许。二便不通，呕吐甚剧，不受饮食。请人询方。疑系外感之热所致，问其心中发热否？言来时未尝言及。遂为约略疏方，以赭石二两以止其呕吐，生杭芍一两以通小便，芒硝三钱以通大便。隔日，其人复来，言服后呕吐即止，二便亦通，此时心中发热且渴如故。既曰如故，是其从前原有热渴之病，阳明之腑证已实，特其初次遣人未尝详言也。投以大剂白虎加人参汤，一剂而愈。

按： 此证亦镇逆承气汤证，因其证两次始述明，遂致将方中药品前后两次分用之，其病亦即前后两次而愈矣。（《医学衷中参西录·治伤寒温病同用方》）

一室女，中秋节后，感冒风寒，三四日间，胸膈满闷，不受饮食，饮水一口亦吐出，剧时恒以手自挠其胸。脉象滑实，右部尤甚，遂单用生赭石细末两半，俾煎汤温饮下，顿饭顷仍吐出。

盖其胃口皆为痰涎壅滞，药不胜病，下行不通复转而吐出也。遂更用赭石四两，煎汤一大碗，分三次陆续温饮下，胸次遂通，饮水不吐。翌日，脉象洪长，其舌苔从先微黄，忽变黑色，又重用白虎汤连进两大剂，每剂用生石膏四两，分数次温饮下，大便得通而愈。(《医学衷中参西录·赭石解》)

族家嫂年六旬。夜间忽然呕吐头疼，心中怔忡甚剧，上半身自汗，其家人以为霍乱证。诊其脉，关前浮洪，摇摇而动。俾急磨浓铁锈水，煎汤服下即愈。(《医学衷中参西录·治痫风方》)

一人年近五旬，心中常常满闷，呕吐痰水。时觉有气起自下焦，上冲胃口。其脉弦硬而长，右部尤甚，此冲气上冲，并迫胃气上逆也。问其大便，言甚干燥。遂将方（镇摄汤，编者注）中赭石改作一两，又加知母、生牡蛎各五钱，厚朴、苏子各钱半，连服六剂全愈。(《医学衷中参西录·治阴虚劳热方》)

丁卯夏，川鄂战争。敝会（指湖北潜江红十字分会，编者注）出发至战地，救一兵士，子弹由背透胸出，由伤处检出碎骨若干。每日令食牛乳、山药。数日，饮食稍进，口吐臭脓，不能坐立。后每日令服松脂两次，每次一钱。三日后臭脓已尽，伤口内另长新骨，月余伤份全平，行步如常。敝会送路费及路票，回川来书道谢。(《医学衷中参西录·治伤寒温病同用方》)

◆ **饮食不消**

曾治有饮食不能消化，服健脾暖胃之药百剂不效。诊其左关太弱，知系肝阳不振，投以黄芪一两，桂枝尖三钱。数剂而愈。(《医学衷中参西录·论肝病治法》)

丙寅季春，愚自沧州移居天津。有南门外郭智庵者，年近三旬，造寓求诊。自言心中常常满闷，饮食停滞胃中不下，间有呕吐之时，大便非服通利之品不行，如此者年余，屡次服药无效，至今病未增剧，因饮食减少则身体较前羸弱矣。诊其脉，至数如常，而六部皆有郁象。因晓之曰："此胃气不降之证也，易治耳。但重用赭石数剂即可见效也。"为疏方用生赭石细末一两，生怀山药、炒怀山药各七钱，全当归三钱，生鸡内金二钱，厚朴、柴胡各一钱。嘱之曰："此药煎汤日服一剂，服至大便日行一次再来换方。"时有同县医友曰纶李君在座，亦为诊其脉，疑而问曰："凡胃气不降之病，其脉之现象恒弦长有力。今此证既系胃气不降，何其六脉皆有郁象，而重按转若无力乎？"答曰："善哉问也，此中颇有可研究之价值。盖凡胃气不降之脉，其初得之时，大抵皆弦长有力，以其病因多系冲气上冲，或更兼肝气上干。冲气上冲，脉则长而有力；肝气上干，脉则弦而有力；肝冲并见，脉则弦长有力也。然其初为肝气、冲气之所迫，其胃腑之气不得不变其下行之常而上逆，迨其上逆既久，因习惯而成自然，即无他气冲之干之，亦恒上逆而不能下行。夫胃居中焦，实为后天气化之中枢。故胃久失其职，则人身之气化必郁，亦为胃久失其职，则人身之气化又必虚，是以其脉之现象亦郁而且虚也。为其郁也，是以重用赭石以引胃气下行，而佐以厚朴以通阳，鸡内金以化积，对郁者可开矣。为其虚也，是以重用山药生熟各半，取其能健脾兼能滋胃，然后能受郁之药，而无所伤损。用当归者，取其能生血兼能润便补虚，即以开郁也。用柴胡者，因人身之气化左宜升、右宜降；但重用镇降之药，恐有妨于气化之自然，故少加柴胡以宣通之，所以还其气化之常也。"曰纶闻之，深韪愚言。后其人连服此药八剂，大便日行一次，满闷大减，饮食加多。遂将赭石改用六钱，柴胡改用五分，又加白术钱半。连服十剂全愈。约旬日，曰纶遇有此证，脉亦相同，亦重用赭石治愈。觌面时向愚述之，

且深赞愚审证之确，制方之精，并自喜其医学有进步也。"(《医学衷中参西录·论胃气不降治法》)

◆ **噎膈**

奉天北镇县，萧叟年六十七岁，友人韩玉书之戚也。得膈证延医治不愈。迁延五六月，病度加剧，饮水亦间有难下之时。因玉书介绍，来院求为诊治。其脉弦长有力，右部尤甚。知其冲气上冲过甚，迫其胃气不下降也。询其大便，干燥不易下，多日不行，又须以药通之。投以参赭培气汤，赭石改用一两。数剂后，饮食见顺，脉亦稍和歹觉胃口仍有痰涎堵塞，为加清半夏三钱，连服十剂，饮食大顺，脉亦复常，大便亦较易。遂减赭石之半，又服数剂，大便一日两次。遂去赭石、柿霜饼、当归、知母，加于术三钱，数剂后自言，觉胃中消化力稍弱。此时痰涎已清，又觉何口似有疙瘩，稍碍饮食之路。遂将于术改用六钱，又加生鸡内金（捣细）二钱，佐于术以健运脾胃，即借以消胃口之障碍，连服十余剂全愈。(《医学衷中参西录·治膈食方》)

奉天清丈局科员刘敷陈，年四十余，得结证，饮食行至下脘，复转而吐出，无论服何药亦如兹，且其处时时切疼，上下不通者已旬日矣。俾用朴硝六两，与鲜莱菔片同煮，至莱菔烂熟捞出，又添生片再煮，换至六七次，约用莱菔七八斤，将朴硝咸味借莱菔提之将尽，余浓汁四茶杯，每次温饮一杯，两点钟一次，饮至三次其结已开，大便通下。其女公子时患痢疾，俾饮其余，痢疾亦愈。(《医学衷中参西录·朴硝硝石解》)

盛伟卿，天津锅店街老德记西药房理事，年五旬，得噎膈证。

病因：处境恒多不顺，且又秉性褊急，易动肝火，遂得斯证。

证候：得病之初，间觉饮食有不顺时，后则常常如此，始延医为调治。服药半年，更医十余人皆无效验。转觉病势增剧，自以为病在不治，已停药不服矣。适其友人何翼云孝廉何子贞公曾孙来津，其人博雅通医，曾阅拙著《衷中参西录》，力劝其求愚为之诊治，其六脉细微无力，强食饼干少许，必嚼成稀糜方能下咽，咽时偶觉龃龉即作呕吐，带出痰涎若干。惟饮粳米所煮稠汤尚无阻碍，其大便燥结如羊矢，不易下行。

诊断：杨素园谓："此病与失血异证同源，血之来也暴，将胃壁之膜冲开则为吐血；其来也缓，不能冲开胃膜，遂瘀于上脘之处，致食管窄隘即成噎膈。"至西人则名为胃癌，所谓癌者，如山石之有岩，其形凸出也。此与杨氏之说正相符合，其为瘀血致病无疑也。其脉象甚弱者，为其进食甚少气血两亏也。至其便结如羊矢，亦因其饮食甚少，兼胃气虚弱不输送下行之故也。此宜化其瘀血兼引其血下行，而更辅以培养气血之品。

处方：生赭石一两（轧细），野台参五钱，生怀山药六钱，天花粉六钱，天冬四钱，桃仁三钱（去皮，捣），红花二钱，土鳖虫五枚（捣碎），广三七二钱（捣细）；药共九味，将前八味煎汤一大盅，送服三七末一半，至煎渣再服时，再送服其余一半。

方解：方中之义，桃仁、红花、土鳖虫、三七诸药，所以消其瘀血也。重用生赭石至一两，所以引其血下行也。用台参、山药者，所以培养胃中之气化，不使因服开破之药而有伤损也。用天冬、天花粉者，恐其胃液枯槁，所瘀之血将益干结，故借其凉润之力以滋胃液，且即以防台参之因补生热也。

效果：将药服至两剂后，即可进食，服至五剂，大便如常。因将赭石改用八钱，又服数剂，饮食加多，仍觉胃口似有阻碍不能脱然。俾将三七加倍为四钱，仍分两次服下，连进四剂，自大便泻下脓血若干，病遂全愈。

说明：按噎膈之证，有因痰饮而成者，其胃口之间生有痰囊即喻氏《寓意草》中所谓窠囊，本方去土鳖虫、三七，加清半夏四钱，数剂可愈。有因胃上脘枯槁萎缩致成噎膈者，本方去土鳖虫、三七，将赭石改为八钱，再加当归、龙眼肉、枸杞子各五钱，多服可愈。有因胃上脘生瘤赘以致成噎膈者（五期三卷胃病噎膈治法中曾详论其治法），然此证甚少，较他种噎膈亦甚难治。盖瘤赘之生，恒有在胃之下脘成反胃者，至生于胃之上脘成噎膈者，则百中无一二也。（《医学衷中参西录·肠胃病门》）

堂侄女，年四十八岁，素羸弱多病。侄婿与两甥皆在外营业，因此自理家务，劳心过度，恒彻夜不寐。于癸卯夏日得膈证，时愚远出，遂延他医调治，屡次无效。及愚旋里，病势已剧。其脉略似滑实，重按无力。治以此汤（参赭培气汤，编者注），加龙眼肉五钱，两剂见轻，又服十余剂全愈。（《医学衷中参西录·治膈食方》）

一人年四十六，素耽叶子戏，至废寝食。初觉有气上冲咽喉，寖至防碍饮食，时或呕吐不能下行。其要脉弦长而硬，左右皆然，知系冲气挟胃气上冲。治以此汤（参赭培气汤，编者注），加武帝台旋覆花二钱，生芡实四钱，降其冲逆之气而收敛之，连服十剂而愈。（《医学衷中参西录·治膈食方》）

一叟，年六十余得膈证，向愚求方。自言犹能细嚼焦脆之物，用汤水徐徐送下，然一口咽之不顺，即呕吐不能再食，且呕吐之时，带出痰涎若干。诊其脉关后微弱，关前又似滑实，知其上焦痰涎塞滞也。用此汤（参赭培气汤，编者注）加邑武帝台所产旋覆花二钱，连服四剂而愈。张氏曰，治此证当以大补中气为主，方中之人参是也。以降逆安冲为佐，以清痰理气为使，方中之赭石、半夏、柿霜是也。又虑人参性热、半夏性燥，故又加知母、天冬、当归、柿霜以清热润燥、生津生血也。用苁蓉者，以其能补肾，即能敛冲，冲气不上冲，则胃气易于下降。且患此证者，多有便难之虞，苁蓉与当归、赭石并用，其润便通结之功，又甚效也。若服数剂无大效，当系贲门有瘀血，宜加三棱、桃仁各二钱。(《医学衷中参西录·治膈食方》)

族家姑，年五旬有六，初觉饮食有碍，后寖增重，惟进薄粥，其脉弦细无力。盖生平勤俭持家，自奉甚薄，劳心劳力又甚过。其脉之细也，因饮食菲薄而气血衰，其脉之弦也，因劳心过度而痰饮盛也。姑上有两姊，皆以此疾逝世，气同者其病亦同，惴惴自恐不愈。愚毅然以为可治，投以此汤（参赭培气汤，编者注），加白术二钱，龙眼肉三钱，连服十余剂全愈。(《医学衷中参西录·治膈食方》)

◆ 腹痛

本村刘氏少年，因腹疼卧病月余，昼夜号呼，势极危险。延医数人，皆束手无策。闻愚归，求为诊视。其脉洪长有力，盖从前之疼犹不至如斯，为屡次为热药所误，故疼益加剧耳。亦投以前方，惟生石膏重用二两，一剂病大轻减。后又加鲜茅根数钱，连服两剂全愈。盖此等证，大抵皆由外感伏邪窜入奇经，久而生热。其热无由宣散，遂郁而作疼。(《医学衷中参西录·石膏解》)

奉天大西关陈某，年四十余，自正月中旬，觉心中发热懒食，延至暮春，其热益甚，常常腹疼，时或泄泻，其脉右部弦硬异常，按之甚实，舌苔微黄。知系外感伏邪，因春萌动，传入胃腑，久而化热，而肝木复乘时令之旺以侮克胃土，是以腹疼且泄泻也。其脉象不为洪实而现弦硬之象者，因胃土受侮，亦从肝木之化也。为疏方用生杭芍、生怀山药、滑石、玄参各一两，甘草、连翘各三钱，煎服一剂，热与腹疼皆愈强半，可以进食，自服药后大便犹下两次。诊其脉象已近和平，遂将方中芍药、滑石、玄参各减半，又服一剂全愈。（《医学衷中参西录·芍药解》）

奉天清丈局司书刘锡五腹疼，三年不愈。其脉洪长有力，右部尤甚，舌心红而无皮，时觉头疼眩晕，大便干燥，小便黄涩，此乃伏气化热，阻塞奇经之经络，故作疼也。为疏方生石膏两半，知母、花粉、玄参、生杭芍，川楝子各五钱，乳香、没药各四钱，甘草二钱，一剂疼愈强半。即原方略为加减，又服数剂全愈。（《医学衷中参西录·石膏解》）

开原史姓女子，在奉天女子师范读书。陡然腹中作疼，呻吟不止。其脉沉而微弱。疑系气血凝滞，少投以理气之品，其疼益剧，且觉下坠，呼吸短气。恍悟其腹中疼痛原系大气下陷，误理其气则下陷益甚，故疼加剧也。急投以升陷汤，一剂即愈。（《医学衷中参西录·大气诠》）

李连荣，天津泥沽人，年二十五岁，业商，于仲春得腹结作疼证。

病因：偶因恼怒触动肝气，遂即饮食停肠中，结而不下作疼。

证候：食结肠中，时时切疼，二十余日大便不通。始犹少进饮食，继则食不能进，饮水一口亦吐出。延医服药，无论何药下咽亦皆吐出，其脉左右皆微弱，犹幸至数照常，按之犹有根柢，知犹可救。

疗法：治此等证，必止呕之药与开结之药并用，方能直达病所，又必须内外兼治，则久停之结庶可下行。

处方：用硝菔攻结汤，系用净朴硝四两，莱菔五斤切片，将莱菔片和朴硝用水分数次煮烂即捞出，再换生莱菔片，将莱菔片煮完，可得浓汁一大碗，分三次服送服生赭石细末，汤分三次服下每五十分钟服一次，共送服赭石末两半，外又用葱白四斤切丝，醋炒至极热，将热布包熨患处，凉则易之。又俾用净萸肉二两，煮汤一盅，结开下后饮之，以防虚脱。

效果：自晚八点钟服，至夜半时将药服完，炒葱外熨，至翌日早八点钟下燥粪二十枚，后继以溏便。知其下净，遂将萸肉汤饮下，安然全愈。若虚甚者，结开欲大便时，宜先将萸肉汤服下。（《医学衷中参西录·肠胃病门》）

沈阳张姓媪，住小南门外风雨台旁，年过六旬，肠结腹疼，兼心中发热。

病因：素有肝气病，因怒肝气发动，恒至大便不通，必服泻药始通下。此次旧病复发而呕吐不能受药，是以病久不愈。

证候：胃下脐上似有实积，常常作疼，按之则疼益甚，表里俱觉发热，恶心呕吐。连次延医服药，下咽须臾即吐出，大便不行已过旬日，水浆不入者七八日矣。脉搏五至，左右脉象皆弱，独右关重按似有力，舌有黄苔，中心近黑，因问其得病之初曾发冷否？答云：旬日前曾发冷两日，至三日即变为热矣。

诊断：即此证脉论之，其阳明胃腑当蕴有外感实热，是以表里俱热，因其肠结不通，胃气不能下行，遂转而上行与热相并作呕吐。治此证之法，当用镇降之药止其呕，咸润之药开其结，又当辅以补益之品，俾其呕止结开，而正气无伤始克有济。

处方：生石膏一两（轧细），生赭石一两（轧细），玄参一两，潞参四钱，芒硝四钱，生麦芽二钱，茵陈二钱；共煎汤一大盅，温服。

效果：煎服一剂，呕止结开，大便通下燥粪若干，表里热皆轻减，可进饮食。诊其脉仍有余热未净，再为开滋阴清热之方，俾服数剂以善其后。（《医学衷中参西录·肠胃病门》）

同里有一少年，脐下疼甚剧。医者投以温药益甚，昼夜号呼不止。又延他医，以药下之稍轻，然仍昼夜呻吟，继又服药数剂，亦不见效。适愚自津门旋里，诊其脉，两尺洪实。询其得病之由，言夜晚将寝觉饥，因食冷饼一块，眠起遂疼。晓之曰，此虽由于食凉物，然其疼非凉疼，乃下焦先有蕴热，又为凉物所迫，其热愈结而不散也。投以活络效灵丹，加龙胆草、川楝子各四钱，一剂而愈。

或问：此证医者曾用药下之，何以其下焦之郁热，不随之俱下？答曰：热在大肠者，其热可随降药俱下，然又必所用之下药为咸寒之品，若承气汤是也。今其热原郁于奇经冲任之中，与大肠无关，冲任主血，而活络效灵丹诸药品，皆善入血分，通经络，故能引龙胆、楝子直入冲任，而消解其郁热。况其从前所服之下药，原非咸寒之品，是以从前不效，而投以此药，则随手奏效也。活络效灵丹，治心腹疼痛，无论因凉、因热、气郁、血郁皆效。（《医学衷中参西录·治气血郁滞肢体疼痛方》）

王祐三，大城王家口人，年五十岁，在天津业商，少腹冷疼，久服药不愈。

病因：自幼在家惯睡火炕，后在津经商，栖处寒凉，饮食又多不慎，遂得此证。

证候：其少腹时觉下坠，眠时须以暖水袋熨脐下，不然则疼不能寐。若屡服热药，上焦即觉烦躁，已历二年不愈。脉象沉弦，左右皆然，至数稍迟。

诊断：即其两尺沉弦，凉而且坠论之，知其肠中当有冷积，此宜用温通之药下之。

处方：与以自制通彻丸系用牵牛头末和水为丸如秫米粒大三钱，俾于清晨空心服下。

效果：约三点钟，腹中疼似加剧，须臾下如绿豆糊所熬凉粉者若干。疼坠脱然全愈，亦不觉凉。继为开温通化滞之方，俾再服数剂以善其后。（《医学衷中参西录·肠胃病门》）

一奉天女师范史姓学生，少腹疼痛颇剧，脉左右皆沉而无力。疑为气血凝滞，治以当归、丹参、乳香、没药各三钱，莱菔子二钱，煎服后疼益甚，且觉短气。再诊其脉，愈形沉弱。遂改用升陷汤一剂而愈。此亦大气下陷，迫挤少腹作疼，是以破其气则疼益甚，升举其气则疼自愈也。（《医学衷中参西录·答徐韵英问腹疼治法》）

一人年四十三。房事后，恣食生冷，忽然少腹抽疼，肾囊紧缩。大便四日不通，上焦兼有烦躁之意。医者投以大黄附子细辛汤，两胁转觉疼胀。诊其脉，弦而沉，两尺之沉尤甚。先治以葱白熨法，腹中作响，大有开通之意。肾囊之紧缩见愈，而大便仍未通。又用赭石二两，附子五钱，当归、苏子各一两，煎汤，甫饮下，即觉药力下坠。俾复煎渣饮之，有顷，降下结粪若干，诸病皆愈。

按：此证用葱白熨之，虽未即通，而肠中之结已开。至所服之药，重用赭石者，因此证原宜用热药以温下焦，而上焦之烦躁，与大便之燥结，又皆与热药不宜。惟重用赭石以佐之，使其热力下达，自无潜上之患。而其重坠之性，又兼有通结之功。上焦之浮热因之归根，下焦之凝寒因之尽化矣。（《医学衷中参西录·治燥结方》）

【注】葱白熨法：大葱白四斤切细丝、米醋；将葱白丝和醋炒至极热，分作两包，乘热熨脐，凉则互换，不可间断，凉者仍可加醋少许，再炒热；炒葱时加醋之多少，以炒成布包后不至有汤为度；熨至六点钟，其结自开。主治宿食结于肠间，大便不通。

◆ 腹胀

邻村霍印科愚师兄弟也，当怒动肝火之余感受伤寒，七八日间腹中胀满，大便燥结，医者投以大承气汤，大便未通下，肋下转觉疼不可支。其脉左部沉弦有力，知系肝经气郁火盛，急用柴胡三钱，生麦芽一两，煎汤服后，至半点钟肋下已不觉疼，又迟一点余钟，大便即通下。大便下后，腹即不胀，而病脱然全愈矣。此案实仿前案之义（指刘肃亭治疗伤寒热入阳明大便燥结，他医用大承气汤两剂不下，其单用威灵仙三钱煎汤服后大便通下，病亦遂愈。编者注），亦前后药力相借以通大便也。盖肾为二便之关，肝行肾之气，肝又主疏泄，大便之通与不通，实于肝有关系也。调其肝郁，即可以通行大便，此中原有至理。至于调肝用柴胡而又必佐以生麦芽者，因麦芽生用亦善调肝者也。且柴胡之调肝，在于升提，生麦芽之调肝，在于宣通，若因肝不舒但用柴胡以升提之，恐初服下时肋下之疼将益剧。惟柴胡之升提，与麦芽之宣通相济以成调肝气之功，则肝气之郁者自开，遏者自舒，而徐还其疏泄之常矣。且柴胡之性不但善调肝气也，《本经》谓柴胡主心腹肠胃中结气，饮食积聚，寒热邪气，推陈致新。三复《本经》之文，是柴胡不但善于调肝，兼能消胀满通大便矣。然柴胡非降下之药也，其于大便之当通者，能助硝、黄以通之，若遇脾胃之气下溜大便泄泻者，伍以芪、术转能升举脾胃之气以止泄泻，柴胡诚妙药也哉。善于用柴胡者，自能深悟此中之妙理也。（《医学衷中参西录·阳明病三承气汤证》）

一人年甫弱冠，当仲春之时，因伏气化热窜入太阴，腹中胀满，心中烦躁，两手肿疼，其脉大而濡，两尺重按颇实。因思腹中者太阴之部位也，腹中胀满乃太阴受病也，太阴之腑为脾，脾主四肢，因伏气化热窜入太阴，是以两手肿疼也。其两足无恙者，因窜入太阴者，原系热邪，热之性喜上行，是以手病而足不病也。为其所受者热邪，是以觉烦躁也。因忆《伤寒论》太阴篇有谓，太阴中风，四肢烦疼，阳微阴涩而长者，为欲愈。今此证所现之脉，正与欲愈之脉相反，是不得不细商治法也。为疏方用生莱菔子、生鸡内金各三钱以开其胀满，滑石、生杭芍各六钱，以清其烦躁、青连翘、生蒲黄各四钱以愈其两手肿疼，按方煎服两剂，诸病皆愈。诚以太阴之病原属湿热，其湿热之郁蒸于上者，服此汤后得微汗而解，其湿热之陷溺于下者，服此汤后亦可由小便分利而解矣。若执此案之方以治前节所言之病，于方中加法半夏三钱则在上之吐可止，再加生山药八钱下焦之利亦可愈，至方中之连翘、蒲黄，不但能治手肿疼，即腹中作痛服之亦能奏效，将方中药味，略为增加以治前节之病，亦可随手治愈也。（《医学衷中参西录·太阴病提纲及意义》）

一人年五旬，当极忿怒之余，腹中连胁下突然胀起，服诸理气、开气之药皆不效。俾用生莱菔子一两，柴胡、川芎、生麦芽各三钱，煎汤两盅，分三次温服下，尽剂而愈。（《医学衷中参西录·莱菔子解》）

愚二十余岁时，于仲秋之月，每至申酉时腹中作胀，后于将作胀时，但嚼服厚朴六七分许，如此两日，胀遂不作。盖以秋金收令太过，致腹中气化不舒，申酉又是金时，是以至其时作胀耳。服厚朴辛以散之，温以通之，且能升降其气化是以愈耳。（《医学衷中参西录·厚朴解》）

◆ 泄泻

辽宁刘允卿，寓居天津河东，年近四旬，于孟秋得吐泻证，六日之间勺饮不存，一昼夜间下利二十余次，病势危急莫支。延为诊治，其脉象微细，重按又似弦长，四肢甚凉，周身肌肤亦近于凉，而心中则甚觉发热，所下利者亦觉发热，断为系厥阴温病，《伤寒论》中即为厥阴伤寒《伤寒论》开端处，曾提出温病，后则译名为伤寒。惟其呕吐殊甚，无论何药，入口即吐出，分毫不能下咽，实足令医者束手耳。因问之曰：心中既如此发热，亦想冰吃否？答曰：想甚，但家中人驳阻不令食耳。愚曰：此病已近垂危，再如此吐泻一昼夜，即仙丹不能挽回，惟用冰糕搀生石膏细末服之，可以止吐，吐止后泻亦不难治矣。遂立主买冰激凌若干，搀生石膏细末两许服之，服后病见愈，可服稀粥少许。下利亦见少。翌日复为诊视，四肢已不发凉，身亦微温，其脉大于从前，心中犹觉发热，有时仍复呕吐。俾再用生石膏细末一两，搀西瓜中服之，呕吐从此遂愈。翌日再诊其脉，热犹来清，心中虽不若从前之大热，犹思食凉物，懒于饮食，其下利较前已愈强半。遂为开白虎加人参汤。方中生石膏用二两，野台参三钱，用生杭芍六钱以代知母、生山药六钱以代粳米，甘草则多用至四钱，又加滑石六钱。方中如此加减替代者，实欲以之清热，又欲以之止利也。俾煎汤两盅，分两次温饮下，病遂全愈。此于厥阴温病如此治法，若在冬令，遇厥阴伤寒之有实热者，亦可如此治法。盖厥阴一经，于五行属木，其性原温，而有少阳相火寄生其间，则温而热矣。若再有伏气化热窜入，以激动其相火，原可成极热之病也。夫石膏与冰糕、西瓜并用，似近猛浪，然以愚之目见耳闻，因呕吐不止而废命者多矣，况此证又兼下利乎？此为救人之热肠所迫，于万难挽救之中，而拟此挽救之奇方，实不暇计其方之猛浪也。若无冰糕、西瓜时，或用鲜梨切片、蘸生石膏细末服之，当亦不难下咽而止呕吐也。（《医学衷中参西录·厥阴病乌梅丸证》）

胡益轩，天津南唐官屯人，年四十二岁，业商，于孟秋得泄泻兼灼热病。

病因：其兄因痢病故，铺中之事及为其兄殡葬之事，皆其一人经理，哀痛之余，又兼心力俱瘁，遂致大便泄泻周身发热。

证候：一日夜泻十四五次，将泻时先腹疼，泻后疼益甚，移时始愈，每过午一点钟，即觉周身发热，然不甚剧，夜间三点钟后，又渐愈，其脉六部皆弱，两尺尤甚。

诊断：按此证系下焦虚寒及胸中大气虚损也。盖下焦寒甚者，能迫下焦之元阳上浮，胸中大气虚甚者，恒不能收摄，致卫气外浮，则元阳之上浮与卫气之外浮相并，即可使周身发热。其发在过午者，因过午则下焦之阴寒益盛，而胸中大气益虚也胸中大气乃上焦之阳气，过午阴盛，是以大气益虚。此本虚寒泄泻之证，原不难治，而医者因其过午身热，皆不敢投以温补，是以屡治不愈。拟治以大剂温补之药，并收敛其元阳归其本源，则泄泻止而灼热亦愈矣。

处方：白术五钱（炒），熟怀地黄一两，生怀山药一两，净萸肉五钱，干姜三钱，乌附子三钱，生杭芍三钱，云苓片二钱，炙甘草三钱；共煎汤一大盅，温服。

复诊：服药一剂，身热即愈，服至三剂，泄泻已愈强半，脉象亦较前有力，遂即原方略为加减俾再服之。

处方：白术六钱（炒），熟怀地黄一两，生怀山药一两，净萸肉五钱，龙眼肉五钱，干姜四钱，乌附子四钱，云苓片二钱，炙甘草三钱；

效果：将药连服十余剂，病遂全愈。

说明：大队温补药中复用芍药者，取其与附子并用，能收敛元阳归根于阴，且能分利小便则泄泻易愈也。至后方去芍药者，

因身已不热元阳已归其宅，且泄泻已就愈，仍有茯苓以利其小便，无须再用芍药也。(《医学衷中参西录·大小便病门》)

一妇人年三十许，泄泻半载，百药不效，脉象濡弱，右关尤甚。知其脾胃虚也，俾用生白术(轧细)焙熟，再用熟枣肉六两，和为小饼，炉上炙干，当点心服之，细细嚼咽，未尽剂而愈。(《医学衷中参西录·白术解》)

一妇人年三十许，泄泻数月。用一切治泻诸药皆不效。其脉不凉，亦非完谷不化。遂单用白术、枣肉，如法为饼(益脾饼，编者注)，服之而愈，此证并不用鸡内金者，因鸡内金虽有助脾胃消食之力，而究与泻者不宜也。(《医学衷中参西录·治泄泻方》)

一妇人年三十许，泄泻数月不止，病势垂危，请人送信于其父母。其父将往瞻视，询方于愚，言从前屡次延医治疗，百药不效。俾用生山药轧细，煮粥(薯蓣粥，编者注)服之，日三次，两日全愈，又服数日，身亦康健。(《医学衷中参西录·山药解》)

一妇人年四十许，初因心中发热，气分不舒，医者投以清火理气之剂，遂泄泻不止。更延他医投以温补之剂，初服稍轻，久服则泻仍不止，一日夜四五次，迁延半载以为无药可医。后愚为诊视，脉虽濡弱而无弦数之象，知犹可治。但泻久身弱，虚汗淋漓，心中怔忡，饮食减少，踌躇再四，为拟方用龙眼肉、生山药、炒白术各一两，补脾兼补心肾，数剂泻止，而汗则加多。遂于方中加生龙骨、生牡蛎各六钱，两剂汗止，又变为漫肿。盖从前泻时小便短少，泻止后小便仍少，水气下无出路，故蒸为汗，汗止又为漫肿也，斯非分利小便使水气下行不可。特其平素常觉腰际凉甚，利小便之药，凉者断不可服，遂去龙骨、牡蛎，加椒目三钱，连服十剂全愈。(《医学衷中参西录·龙眼肉解》)

一妇人年四十许。初因心中发热，气分不舒，医者投以清火理气之剂，遂泄泻不止。更延他医，投以温补之剂，初服稍轻，久服则泻仍不止。一日夜四五次，迁延半载，以为无药可治。后愚为诊视，脉虽濡弱，而无弦数之象，知犹可治。但泻久身弱，虚汗淋漓，心中怔忡，饮食减少，踌躇久之，为拟此方（扶中汤，编者注），补脾兼补心肾。数剂泻止，而汗则加多。遂于方中加龙骨、牡蛎各六钱，两剂汗止，又变为漫肿。盖从前泻时，小便短少，泻止后，小便仍少，水气下无出路，故蒸为汗，汗止又为漫肿也。斯非分利小便，使水下有出路不可。特其平素常觉腰际凉甚，利小便之药，凉者断不可用。遂用此方（扶中汤，编者注），加椒目三钱，连服十剂全愈。(《医学衷中参西录·治泄泻方》)

一人年近五旬。泄泻半载不愈，羸弱已甚。遣人来询方，言屡次延医服药，皆分毫无效。授以薯蓣粥方，数日又来言，服之虽有效验，泻仍不止。遂俾用鸡子数枚煮熟，取其黄捏碎，调粥中（薯蓣鸡子黄粥，编者注）服之，两次而愈。盖鸡子黄，有固涩大肠之功，且较鸡子白，易消化也。以后此方用过数次，皆随手奏效。(《医学衷中参西录·治泄泻方》)

一人年四十八，资禀素弱，亦吸鸦片。于季秋溏泻不止。一日夜八九次，且带红色，心中怔忡，不能饮食。日服温补之药，分毫无效。延愚诊治，其脉左右皆微弱，而尺脉尤甚，知系下焦虚寒。为其便带红色，且从前服温补之药无效，俾先服鸦胆子四十粒，泻愈其半，红色亦略减，思饮食。继用温补下焦之药煎汤，送服鸦胆子三十粒，后渐减至十粒，十剂全愈。盖此证虽下焦虚寒，而便带红色，实兼有痢证也。故单服鸦胆子，而溏泻已减半。然亦足证鸦胆子虽善清热化瘀，而实无寒凉开破之弊，洵良药也。(《医学衷中参西录·治痢方》)

忆二十年前，岁试津门，偶患泄泻，饮食下咽，觉与胃腑不和，须臾肠中作响，遂即作泻。浓煎甘草汤，调赤石脂细末，服之不效。乃用白粳米慢火煮烂熟作粥，尽量食之，顿觉脾胃舒和，腹中亦不作响，泄泻遂愈。是知无论何物作粥，皆能留恋肠胃。而山药性本收涩，故煮粥食之，其效更捷也。且大便溏泻者，多因小便不利。山药能滋补肾经，使肾阴足，而小便自利，大便自无溏泻之患。（《医学衷中参西录・治泄泻方》）

邑六间房村王某，年二十余，资禀羸弱，又耽烟色，于秋初病虐，两旬始愈。一日大便滑泻数次，头面开出如洗，精神颓废，昏昏似睡，其脉上盛下虚，两寸摇摇，两尺无根，数至七至，延医二人，皆不疏方。愚后至，为拟方：净萸肉、大熟地各一两，生山药、生龙骨、生牡蛎各六钱，茯苓、生杭芍各三钱，乌附子一钱（即既济汤，主治大病后阴阳不相维系。编者注），服一剂而醒，又服两剂遂复初。（《医学衷中参西录・山萸肉解》）

◆ 便秘

警务处科员孙俊如，年四十余，其人原管考取医生，精通医学。得肠结后，自用诸药以开其结，无论服何等猛烈之药，下行至结处皆转而上逆吐出。势至危急，求为诊治。为制此汤（即硝菔通结汤方，编者注），服未尽剂而愈。（《医学衷中参西录・论肠结治法》）

一门生张德元，少腹素有寒积，因饮食失慎，肠结大便不下，少腹胀疼，两日饮食不进。用蓖麻油下之，便行三次而疼胀如故。又投以温暖下焦之剂，服后亦不觉热，而疼胀如故。细诊其脉，沉而无力，询之微觉短气。疑系胸中大气下陷，先用柴胡二钱煎汤试服，疼胀少瘥。遂用生箭芪一两，当归、党参各三钱，升麻、柴胡、桔梗各钱半，煎服一剂，疼胀全消，气息亦顺，惟觉口中发干。又即原方去升麻、党参，加知母三钱，连服数剂全愈。
（《医学衷中参西录·答徐韵英问腹疼治法》）

一人年二十余，素劳力太过，即觉气分下陷。一岁之间，为治愈三次。至秋感冒时气，胸中烦热满闷，燥渴引饮，滑泻不止，微兼喘促。舌上无苔，其色鲜红，兼有砂粒。延医调治，投以半补半破之剂。意欲止其滑泻兼治其满闷也。服药二剂，滑泻不止。后愚为诊视，其脉似有实热，重按无力。遂先用拙拟加味天水散止其滑泻。方中生山药用两半，滑石用一两，一剂泻止。继服滋阴清火之剂，数剂喘促亦愈，火亦见退。唯舌干连喉几不能言，频频饮水，不少濡润，胸中仍觉满闷。愚恍悟曰：此乃外感时气，挟旧病复发，故其脉象虽热，按之不实。其舌干如斯者，津液因气分下陷而不上潮也。其胸中满闷者，气分下陷，胸中必觉短气，病患不善言病情，故漫言满闷也。此时大便不行已五日。遂投以白虎加人参以山药代粳米汤，一剂病愈十之七八，而舌之干亦减半。又服一剂，大便得通，病觉全愈。舌上仍无津液，又用潞参一两，玄参两半，日服一剂，三日后舌上津液滋润矣。（张氏在本案前论述说，寒温之证，最忌舌干，舌苔薄而干，或干而且缩者尤为险证。原因不一，或因真阴亏损，或因气虚不上潮，或因气虚更下陷，皆可用白虎加人参以山药代粳米汤。盖人参之性，大能补气，元气旺而上升，自无下陷之虞。而与石膏同用，又大能治外感中之真阴亏损，况又有山药、知母，以濡润之乎。若脉象虚数者，又宜多用人参，减石膏一两，再加玄参、生地滋阴之品。煎汁三四茶盅，徐徐温饮下，一次只饮一大口，防其寒凉下侵致大便滑泻。又欲其药力息息上达，助元气以生津液，饮完一剂，再煎一剂，使药力昼夜相继，数日舌润火退，其病自愈。编者注）
（《医学衷中参西录·治伤寒温病同用方》）

一人年四十许，素畏寒凉。愚俾日服生硫黄，如黑豆粒大两块，大见功效，已年余矣。偶因暑日劳碌，心中有火，恣食瓜果，又饱餐肉食，不能消化，肠中结而不行，且又疼痛，时作呕吐。医者用大黄附子细辛汤降之，不效。又用京都薛氏保赤万应散，三剂并作一剂服之，腹疼减去，而仍不通行。后愚诊视，其脉近和平，微弦无力。盖此时不食数日，不大便十日矣。遂治以葱白熨法，觉腹中松畅，且时作开通之声。而仍然恶心，欲作呕吐。继用赭石二两，干姜钱半，俾煎服以止其恶心。仍助以葱白熨法，通其大便。外熨内攻，药逾五点钟，大便得通而愈。(《医学衷中参西录·治燥结方》)

一人素伤烟色，平日大便七八日一行，今因受外感实热，十六七日大便犹未通下，心中烦热，腹中胀满，用洗肠法下燥粪少许，而胀满烦热如旧，医者谓其气虚脉弱，不敢投降下之药。及愚诊之，知其脉虽弱而火则甚实，遂用调胃承气汤加野台参四钱，生赭石、天门冬各八钱，共煎汤一大碗，分三次徐徐温饮下，饮至两次，腹中作响，觉有开通之意，三次遂不敢服，迟两点钟大便通下，内热全消霍然愈矣。(《医学衷中参西录·阳明病三承气汤证》)

一少妇，于大怒之余感冒伤寒，热传阳明，大便燥结，医者两次投以大承气皆吐出。诊其脉弦长有力。盖脉现弦长，无论见于何部，皆主肝火炽盛，此不受药之所以然也。遂于大承气汤中将朴、实减轻，朴、实各用钱半，加生杭芍、生赭石各一两，临服药时，又恐药汤入口即吐出，先用白开水送服生赭石细末三钱，赭石质冈铁锈，因铁锈为铁氧化合，赭石亦铁氧化合也，故生研为细末可服，凡吐甚者，煎汤服之，或不效，服其细末必能立止，继将药服下，约三点钟，大便通下而病即愈矣。(《医学衷中参西

录·阳明病三承气汤证》)

一少年，伤寒已过旬日，阳明火实，大便燥结，投一大剂白虎汤，一日连进二剂，共用生石膏六两，至晚九点钟，火似见退，而精神恍惚，大便亦未通行，再诊其脉，变为弦象，夫弦主火衰，亦主气虚。知此证清解已过，而其大便仍不通者，因其元气亏损，不能运行白虎汤凉润之力也。遂单用人参五钱，煎汤俾服之，须臾大便即通，病亦遂愈。盖治此证的方，原是白虎加人参汤。因临证时审脉不确，但投以白虎汤，遂致病有变更。幸迷途未远，犹得急用人参，继所服白虎汤后以成功。诚以日间所服白虎汤尽在腹中，得人参以助之，始能运化。是人参与白虎汤，前后分用之，亦无异于一时同用之也。益叹南阳制方之神妙，诚有令人不可思议者也。吴又可谓，如人方肉食而病适来，以致停积在胃，用承气下之，惟是臭水稀粪而已，于承气汤中，单加人参一味，虽三四十日停积之物于是方下。盖承气借人参之力鼓舞胃气，宿物始动也。又可此论，亦即愚用人参于白虎汤后，以通大便之理也。愚治寒温三十余年，得一避难就易之法。凡遇阳明应下证，亦先投以大剂白虎汤一两剂。大便往往得通，病亦即愈。即间有服白虎汤数剂，大便犹不通者，而实火既消，津液自生，肠中不致干燥，大便自易降下。用玄明粉三钱，加蜂蜜或柿霜两许，开水冲调服下，大便即通。若仍有余火未尽，而大便不通者，单用生大黄末一钱，蜜水调服，通其大便亦可。且通大便于服白虎汤后，更无下后不解之虞。盖下证略具，而脉近虚数者，遽以承气下之，原多有下后不解者，以其真阴亏元气虚也。惟先服白虎汤或先服白虎加人参汤，去其实火。即以复其真阴，培其元气，而后微用降药通之，下后又何至不解乎。此亦愚百用不至一失之法也。(《医学衷中参西录·治伤寒温病同用方》)

一童子年十五六。因薄受外感，腹中胀满，大便数日不通，然非阳明之实热燥结也。医者投以承气汤，大便仍不通，而腹转增胀。自觉为腹胀所迫，几不能息，且时觉心中怔忡。诊其脉，甚微细，按之即无。脉虚证实，几为束手。亦用葱白熨法（葱白熨法，编者注），腹胀顿减。又熨三点钟觉结开，行至下焦。继用猪胆汁导法，大便得通而愈。（《医学衷中参西录·治燥结方》）

又治清丈局科员刘敷陈，年近五旬，患肠结旬余不愈，腹疼痛甚剧，饮水移时亦吐出。亦为制此汤（即硝菔通结汤方，编者注），服一半其结即通下。（《医学衷中参西录·论肠结治法》）

◆ **痢疾**

表弟刘昌绪，年二十四岁，于中秋下痢，脓血稠黏，一日十五六次，腹疼后重甚剧。治以化滞汤，连服两剂，下痢次数似少减，而后重腹疼如旧。细诊其脉，尺部重按甚实，疑其肠有结粪，投以小承气汤加生杭芍数钱，下燥粪长约四寸，后重腹疼顿愈十之八九。再与以化滞汤（化滞汤，编者注）一剂，病若失。（《医学衷中参西录·论痢证治法》）

沧州友人滕玉可，壬寅之岁，设教邻村，于中秋下赤痢，且多鲜血。医治两旬不愈。适愚他出新归，过访之，求为诊治。其脉象洪实，知其纯系热痢。遂谓之曰：此易治。买苦参子百余粒，去皮，分两次服下即愈矣。翌日愚复他出，二十余日始归。又访之，言曾遍问近处药坊，皆无苦参子。后病益剧，遣人至敝州取来，如法服之，两次果愈，功效何其神哉。愚曰：前因粗心，言之未详，苦参子即鸦胆子，各药坊皆有，特其见闻甚陋，不知系苦参所结之子耳。玉可因病愈喜甚，遂作诗以存纪念。其诗曰：一粒苦参一粒金，天生瑞草起疴沉，从今觉得活人药。九转神丹何用寻。"后玉可旋里，其族人有适自奉天病重归来者，大便下血年余，一身悉肿，百药不效。玉可授以此方，如法服之，三次全愈。(《医学衷中参西录·治痢方》)

奉天省议长李亚侨，年近四旬。因有事，连夜废寝。陡然腹疼，继而泄泻，兼下痢。其痢赤多于白，上焦有热，不能饮食。其脉弦而浮，按之不实。先投以三宝粥方，腹疼与泻痢皆见轻，仍不能饮食。继用通变白头翁汤方，连服两剂，痢愈可进饮食，腹疼泄泻犹未全愈。后仍用三宝粥方，去鸦胆子，日服两次，数日病全愈。(《医学衷中参西录·治痢方》)

己巳之岁，愚客居德州，有庐稚雨公曾孙女，年五十六。于夏季下痢赤白，迁延至仲冬不愈。延医十余人，服药百剂，皆无效验，亦以为无药可医矣。其弟月潭，素通医学，偶与愚觌面谈及。愚曰：此病非难，愿用药何如耳？因诊之。脉象微弱，至数略数。饮食减少，头目时或眩晕，心中微觉烦热，便时下坠作疼，然不甚剧。询其平素下焦畏凉。是以从前服药，略加温补，上即烦热；略为清理，下又腹疼泄泻也。为拟此方（三宝粥，编者注），一日连服两次，其病遂愈。后旬余，因登楼受凉，旧证陡然反复，日下十余次，腹疼觉剧。其脉象微弱如前，至数不数。俾仍用山药粥，送服生硫黄末（服生硫黄详解在第八卷）三分，亦一日服两次，病愈强半。翌日又服一次，心微觉热。继又改用前方，两剂痊愈。(《医学衷中参西录·治痢方》)

李××，年二十八。下痢四十余日，脓血杂以脂膜，屡次服药，病益增剧，羸弱已甚。诊其脉，数而细弱，两尺尤甚。亦治以此方（三宝粥，编者注）。服后两点钟腹疼一阵，下脓血若干。病家言从前腹疼不若是之剧，所下者亦不若是之多，似疑药不对证。愚曰：腹中瘀滞下尽即愈矣。俾再用白蔗糖化水，送服去皮鸦胆子五十粒。此时已届晚九点钟，一夜安睡，至明晨，大便不见脓血矣。后间日大便，又少带紫血，俾仍用山药粥送服鸦胆子二十粒，数次全愈。(《医学衷中参西录·治痢方》)

辽宁陆军连长何阁巨，年三十许，因初夏在郑州驻防，多受潮湿，下痢脓血相杂，屡治不愈。后所下者渐变紫色，有似烂炙，杂以脂膜，腹中切痛，医者谓此因肠中腐败，故所下如此，若不能急为治愈，则肠将断矣。阁臣闻之惧甚，遂乘火车急还辽宁，长途辛苦，至家病益剧，下痢无度，而一日止食稀粥少许。时愚应辽宁军政两界之聘，在所建立达医院中施诊。阁臣遂来院求为诊治，其脉微弱而沉，左三部几不见，问其心中自觉饮食不能消化，且觉上有浮热，诸般饮食皆懒下咽，下痢一昼夜二十余次，每欲痢时，先觉腹中坠而且疼，细审病因，确系寒痢无疑，其所下者如烂炙，杂以脂膜者，是其肠中之膜，诚然腐败随痢而下也。西人谓此证为肠溃疡，乃赤痢之坏证，最为危险，所用之药有水银基制品，而用于此证实有不宜。即愚平素所遇肠溃疡证，亦恒治以金银花、旱三七、鸦胆子诸药，对于此证亦不宜。盖肠溃疡证多属于热，而此证独属于寒，此诚肠溃疡证之仅见者也。遂俾用生硫黄细末，掺熟面少许为小丸，又重用生山药、熟地黄、龙眼肉，煎浓汤送服，连服十余剂，共服生硫黄二两半，日服药一剂，头煎次煎约各送服生硫黄八分许，其痢始愈。

按：此证脉微弱而沉，少阴之脉也，下者如烂炙兼脂膜，较下脓血为尤甚矣。便其初得下脓血时，投以桃花汤不即随手可愈乎？乃至病危已至极点，非桃花汤所能胜任，故仍本桃花汤之义，以生硫黄代干姜(上焦有浮热者忌干姜不忌硫黄)，用生山药、熟地黄、龙眼肉以代石脂、粳米，病人阴虚，石脂能固下不能滋阴，山药诸药能固下兼能滋阴，如此变通，仍不失桃花汤之本义，是以多服十余剂亦能奏效也。至此节之下节，下利不止，下脓血，又添腹痛，小便不利证，亦桃花汤主之。盖小便不利因寒者亦恒有之，故投以桃花汤亦能愈也。（《医学衷中参西录·《伤寒论》少阴篇桃花汤是治少阴寒痢非治少阴热痢解》）

邻村武生李佐廷，年五旬，素有嗜好，身形羸弱。当霍乱盛行之时，忽然腹中觉疼，恶心呕吐，下利脓血，惧甚，以为必是霍乱证。诊其脉，毫无闭塞之象，惟弦数无力，左关稍实，遂晓之曰："此非霍乱，乃下焦寒火交迫，致腹中作疼下脓血，上焦虚热壅滞，故恶心呕吐，实系痢证之剧者。"遂投以生杭芍六钱，竹茹、清半夏各三钱，甘草、生姜各二钱。一剂呕吐即愈，腹疼亦轻，而痢犹不愈，不思饮食。俾但用鸦胆子仁二十五粒，一日服两次，白糖水送下，病若失。（《医学衷中参西录·论痢证治法》）

邻村西楼庄，李姓妇，年近四旬，得胁下疼证。

病因：平素肝气不舒，继因暴怒，胁下陡然作疼。

证候：两胁下掀疼甚剧，呻吟不止，其左胁之疼尤甚，请人以手按之则其疼稍愈，心中时觉发热，恶心欲作呕吐，脉左右两部皆弦硬。

诊断：此肝气胆火相助横恣，欲上升而不能透膈，郁于胁下而作疼也。当平其肝气泻其胆火，其疼自愈。

处方：川楝子八钱（捣碎），生杭芍四钱，生明没药四钱，生麦芽三钱，三棱三钱，莪术三钱，茵陈二钱，龙胆草二钱，连翘三钱；磨取生铁锈浓水，煎药取汤一大盅，温服。

方解：方中川楝、芍药、龙胆，引气火下降者也。茵陈、生麦芽，引气火上散者也。三棱、莪术，开气火之凝结，连翘、没药，消气火之弥漫，用铁锈水煎药者，借金之余气，以镇肝胆之木也。

效果：煎服一剂后其疼顿止，而仍觉气分不舒，遂将川楝、三棱、莪术各减半，再加柴胡二钱，一剂全愈。（《医学衷中参西录·肢体疼痛门》）

陆军团长王剑秋，奉天铁岭人，年四十许。己未孟秋，自郑州病归，先泻后痢，腹疼重坠，赤白稠黏，一日夜十余次。先入奉天东人所设医院中，东人甚畏此证，处以隔离所，医治旬日无效。遂出院归寓，求为延医。其脉弦而有力，知其下久阴虚，肝胆又蕴有实热也。投以此汤，一剂痢愈。仍变为泻，日四五次，自言腹中凉甚。愚因其疾原先泻，此时痢愈又泻，且恒以温水袋自熨其腹，疑其下焦或有伏寒，遂少投以温补之药。才服一剂，又变为痢，下坠腹疼如故，惟次数少减。知其病原无寒，不受温补。仍改用通变白头翁汤（通变白头翁汤，编者注）。一剂痢又愈，一日犹泻数次。继用生山药一两，龙眼、莲子各六钱，生杭芍三钱，甘草、茯苓各二钱，又少加酒曲、麦芽、白蔻消食之品，调补旬日全愈。张氏在方后指出，愚用此方，而又为之通变者，因其方中尽却病之药，而无扶正之药，于证之兼虚者不宜。且连、柏并用，恐其苦寒之性妨碍脾胃，过侵下焦也。矧《伤寒论》白头翁汤，原治时气中初得之痢，如此通变之，至痢久而肠中腐烂者，服之亦可旋愈也。（《医学衷中参西录·治痢方》）

施瑞臣，安徽蒙城人，五十六岁，居天津一区，得噤口痢证。

病因：举家数口，寄食友家不能还乡，后友家助以资斧令还乡，道路又复不通，日夜焦思，频动肝火，时当孟秋，心热贪凉，多食瓜果，致患下痢。

证候：一日夜下痢十五六次，多带鲜血，后重甚剧，腹偶觉疼即须入厕，便后移时疼始稍愈，病已五日，分毫不能进食，惟一日之间强饮米汤数口。其脉左部弦而硬，右部弦而浮，其搏五至，心中发热常觉恶心。

诊断：此肝火炽盛，肝血虚损，又兼胃气挟热上逆，是以下痢甚剧，而又噤口不食也。当治以滋阴、清热、平肝、降胃之品。

处方：生杭芍一两，生怀山药一两，滑石七钱，白头翁五钱，秦皮三钱，（碎）竹茹三钱，甘草三钱，鸦胆子（去皮）成实者五十粒；先用白糖水囫囵送服鸦胆子仁，再将余药煎汤一大盅，温服下。

复诊：将药如法服两剂，痢中已不见鲜血，次数减去三分之二。其脉左部较前和平，右部则仍有浮弦之象，仍然不能饮食，心中仍然发热，然不若从前之恶心，此宜用药再清其胃腑必然能食矣。

处方：生怀山药两半，生石膏两半（捣细），生杭芍六钱，白头翁四钱，秦皮二钱，甘草二钱；共煎汤一大盅，分两次温服。

效果：将药煎服一剂，即能进食，痢已不见，变作泄泻，日四五次，俾用生怀山药细末煮作粥，少调以白糖服之，三日全愈。

或问：石膏为治外感实热之药，今此证未夹杂外感，何以方中亦用之？答曰：石膏为治阳明胃腑有实热者之圣药，初不论其为外感非外感也。盖阳明胃气以息息下行为顺，若有热则其气多不下行而上逆，因其胃气挟热上逆，所以多恶心呕吐不思饮食，若但知清其热而不知降其气，治之恒不易见效。惟石膏性凉质重虽煎为汤，仍有沉重之力，其凉也能清实热，其重也能镇气逆，是以凡胃气挟实热上逆令人不思饮食者，服之可须臾奏效。若必谓石膏专治外感实热，不可用治内伤实热，则近代名医徐氏、吴氏医案中皆有重用石膏治愈内伤实热之案，何妨取以参观乎？（《医学衷中参西录·痢疾门》）

适其（指清丈局科员刘敷陈，编者注）女公子得痢证，俾饮

其所余（即硝菔通结汤方，编者注）之一半，痢亦顿愈。(《医学衷中参西录·论肠结治法》)

斯秋中元节后，有刘××者，下痢两月不愈，求为延医。其脉近和平，按之无力，日便五六次，血液腐败，便时不甚觉疼，后重亦不剧。亦治以此方，一剂病愈强半。翌日将行，嘱以再按原方服两剂当愈。后至奉，接其来函言服第二剂，效验不如从前；至三剂，病转似增重。因恍悟，此证下痢两月，其脉毫无数象，且按之无力，其下焦当系寒凉。俾仍用山药粥送服炒熟小茴香末一钱，连服数剂全愈。(《医学衷中参西录·治痢方》)

岁己巳，在德州，有卢雅雨公曾孙女，适桑园镇吴姓，年五十六岁，于季夏下痢赤白，延至仲冬不愈，延医十余人，服药百剂，皆无效验。其弟卢月潭，素通医学，偶与愚觌面谈及，问还有治否？答曰："此病既可久延岁月，并非难治之证，但视用药何如耳。"月潭因求往视，其脉象微弱，至数略数，饮食减少，头目时或眩晕，心中微觉烦热，便时下坠作疼，惟不甚剧，所下者赤白参半，间有脂膜相杂。询其生平下焦畏凉，是以从前服药略加温补，上即烦热；略为清解，下即泄泻也。乃为初次拟得三宝粥方治之，药虽偏于凉，而有山药粥以补其下焦，服后必不至泄泻。上午服一剂，病觉轻。至晚间又服一剂，其病遂愈。后旬日，因登楼受凉，其痢陡然反复，日下十余次，腹疼剧于从前，其脉象微弱如前，而至数不数。俾仍用山药粥送服生硫黄细末三分，亦一日服二次。病大见愈，脉象亦较前有力。翌晨又服一次，心微觉热，又改用三宝粥方，一剂而愈。(《医学衷中参西录·论痢证治法》)

天津东海里李氏妇，年过四旬，患痢三年不愈，即稍愈旋又反复。其痢或赤、或白、或赤白参半，且痢而兼泻，其脉迟而无力。平素所服之药，宜热不宜凉，其病偏于凉可知。俾先用生山药细末，日日煮粥服之，又每日嚼服蒸熟龙眼肉两许，如此旬日，其泻已愈，痢已见轻。又俾于服山药粥时，送服生硫黄细末三分，日两次，又兼用木贼一钱，淬水当茶饮之，如此旬日，其痢亦愈。（《医学衷中参西录·临证随笔》）

天津张姓媪，年近五旬，于孟秋患痢，两旬不愈。所下者赤痢杂以血水，后重腹疼，继则痢少泻多，亦兼泻血水，上焦烦热，噤口不食，闻食味即恶心欲呕，头目眩晕，不能起床，其脉关前浮弦，重诊不实，两尺则微弱无根，一息五至，病患自觉心中怔忡，精神恍惚，似难支持，此乃虚极将脱之兆也。遂急用净萸肉、生怀山药各一两，大熟地、龙眼肉、生龙骨各五钱，生杭芍、云苓片、炙甘草各二钱，俾煎汤两盅，分两次温服下。初服一次，心神即觉安稳。尽剂后，少进饮食，泻痢亦少止。又即原方加生地黄四钱，炙甘草改用三钱，煎汤两盅，分两次温服下，每服一次送服生硫黄细末二分半，日服一剂，数日全愈。（《医学衷中参西录·论痢证治法》）

同庄张申甫表兄之夫人，年近六旬，素多疾病。于季夏晨起，偶下白痢，至暮十余次。秉烛后，忽周身大热，昏不知人，循衣摸床，呼之不应，其脉洪而无力，肌肤之热烙手。知其痢因伤暑而成，且多病之身不禁暑热之熏蒸，所以若是昏沉也。急用生石膏三两，野台参四钱，煎汤一大碗，俾徐徐温饮下，至夜半尽剂而醒。诘朝煎渣再服，热退痢亦遂愈。此纯系白痢而竟若是之热也。（《医学衷中参西录·石膏解》）

外祖母，年九旬。仲夏下痢赤白甚剧，脉象数而且弦。愚用大熟地、生杭芍各一两煎汤，服下即愈。又服一剂，脉亦和平。后寿至九十四岁。（《医学衷中参西录·治痢方》）

杨晴溪，沧县杨家石桥人，年三十五岁，业商，于季秋因下痢成肠溃疡证

病因：向在天津开耀华织工厂，因赔累歇业，心中懊恢，暗生内热，其肝胆之热下迫，致成痢疾。痢久不愈，又转为肠溃疡。

证候：其初下痢时，后重腹疼，一昼夜十七八次，所下者赤痢多带鲜血，间有白痢。延医治疗约两月，病益加剧。所下者渐变为血水，杂以脂膜，其色腐败，其气腥臭，每腹中一觉疼即须入厕，一昼夜二十余次，身体羸弱，口中发干，心中怔忡，其脉左右皆弦细，其左部则弦而兼硬，一分钟九十二至。

诊断：此乃因痢久不愈，肠中脂膜腐败，由腐败而至于溃烂，是以纯下血水杂以脂膜，即西人所谓肠溃疡也。其脉象弦细者，气血两亏也。其左脉细而硬者，肝肾之阴亏甚也。其口干心中怔忡者，皆下血过多之所致也。此宜培养其气血而以解毒化瘀生新之药佐之。

处方：龙眼肉一两，生怀山药一两，熟地黄一两，金银花四钱，甘草三钱，广三七三钱（轧细）；药共六味，将前五味煎汤，送服三七末一半，至煎渣再服时，仍送服其余一半。

方解：龙眼肉为补益脾胃之药，而又善生心血以愈怔忡，更善治肠风下血，治此证当为主药。山药亦善补脾胃，而又能上益肺气下固肾气，其所含多量之蛋白质，尤善滋阴养血，凡气血两虚者，洵为当用之药。熟地黄不但补肾阴也，冯楚瞻谓能大补肾中元气，要亦气血双补之品也。此三味并用，久亏之气血自能渐复，气血壮旺自能长肌肉排腐烂。又佐以金银花、甘草以解毒，三七以化瘀生新，庶能挽回此垂危之证也。

复诊：将药煎服三剂，病大见愈，一昼夜大便三四次，间见好粪，心中已不怔忡，脉象犹弦而左部不若从前之硬。因所服之

药有效，遂即原方略为加减，又服数剂，其大便仍一日数次，血粪相杂，因思此证下痢甚久，或有阿米巴毒菌此菌详三期痢疾门伏藏于内，拟方中加消除此毒菌之药治之。

处方：龙眼肉一两，生怀山药一两，熟地黄一两，甘草三钱，生硫黄八分（研细），鸦胆子（去皮）成实者六十粒；共药六味，将前四味煎汤一大盅，送服鸦胆子、硫黄末各一半，至煎渣再服时，仍送服其余一半。

方解：方中用鸦胆子、硫黄者，因鸦胆子为治血痢要药，并善治二便下血；硫黄为除阿米巴痢之毒菌要药，二药并用，则凉热相济，性归和平奏效当速也。

三诊：将药煎服两剂，其大便仍血粪相杂一日数行。因思鸦胆子与硫黄并用虽能消除痢中毒菌，然鸦胆子化瘀之力甚大，硫黄又为润大便之药，本草谓其能使大便润、小便长，西人以硫黄为轻下药，二药虽能消除痢中毒菌，究难使此病完全除根，拟去此二药，于方中加保护脂膜，固涩大便之品。

处方：龙眼肉一两，生怀山药一两，大熟地黄一两，赤石脂一两（捣细），甘草三钱，广三七三钱（轧细）；药共六味，将前五味煎汤一大盅，送服三七细末一半，至煎渣再服时，仍送服其余一半。

效果：将药连服五剂，下血之证全愈，口中已不发干，犹日下溏粪两三次，然便时腹中分毫不疼矣。俾用生怀山药（轧细）末，每用两许煮作茶汤，调以白糖令适口，当点心服之，其大便久自能固。（《医学衷中参西录·痢疾门》）

一媪年六十一岁，于中秋痢下赤白，服药旋愈旋又反复。如此数次，迁延两月。因少腹切疼，自疑寒凉，烧砖熨之。初熨时稍觉轻，以为对证。遂日日熨之，而腹中之疼益甚。昼夜呻吟，噤口不食。所下者痢与血水相杂，且系腐败之色。其脉至数略数，虽非洪实有力，实无寒凉之象。舌上生苔，黄而且厚。病患自谓下焦凉甚，若用热药温之疼当愈。愚曰：前此少腹切疼者，腹中欲腐烂也，今为热砖所熨而腹疼益甚，败血淋漓，则肠中真腐烂矣。再投以热药，危可翘足而待。病患亦似会悟，为制此方。因河间天水散（即六一散），原为治热痢之妙药，此方中重用滑石、甘草，故名之天水涤肠汤。连服四剂，疼止，痢亦见愈。减去滑石四钱，加赤石脂四钱，再服数剂，病愈十之八九。因上焦气微不顺，俾用鲜藕四两，切细丝煎汤，频频饮之，数日而愈。张氏在案后加按语说，此证亦痢中至险之证。而方中用党参者，因痢久体虚，所下者又多腐败，故于滋阴清火解毒药中，特加党参以助其生机。而其产于潞者，性平不热，于痢证尤宜也。（《医学衷中参西录·治痢方》）

一妇人，年五十许，素吸鸦片，又当恼怒之余，初患赤痢，滞下无度。因治疗失宜，渐至血液腐败，间如烂炙。恶心懒食，少腹切疼。其脉洪数，纯是热象。亦治以此汤（解毒生化丹，编者注），加知母、白头翁各四钱，当日煎渣。又另取鸦胆子六十粒，三七二钱，送服。每日如此服药两次，三日痊愈。（《医学衷中参西录·治痢方》）

一人，因久居潮湿之地，致下痢，三月不愈。所下者紫血杂以脂膜，腹疼后重。或授以龙眼肉包鸦胆子方服之，下痢与腹疼益剧。后愚诊视，其脉微弱而沉，左部几不见。俾用生硫黄研细，掺熟面少许作丸。又重用生山药、熟地、龙眼肉煎浓汤送服。连服十余剂，共计服生硫黄两许，其痢始愈。（《医学衷中参西录·治痢方》）

一人年四十二，患白痢，常觉下坠，过午尤甚，心中发热，间作寒热。医者于治痢药中，重用黄连一两清之，热如故，而痢亦不愈。留连两月，寖至不起。诊其脉，洪长有力，亦投以此汤。为其间作寒热，加柴胡二钱，一剂热退痢止，犹间有寒热之时。再诊其脉，仍似有力，而无和缓之致。知其痢久，而津液有伤也，遂去白芍、柴胡，加玄参、知母各六钱，一剂寒热亦愈。(《医学衷中参西录·治痢方》)

一人年五十二，因大怒之后，中有郁热，又寝于冷屋之中，内热为外寒所束，愈郁而不散，大便下血。延医调治，医者因其得于寒凉屋中，谓系脾寒下陷，投以参、芪温补之药，又加升麻提之。服药两剂，病益增重，腹中切疼，常常后重，所便之物，多如烂炙。更延他医，又以为下元虚寒，而投以八味地黄丸，作汤服之，病益加重。后愚诊视，其脉数而有力，两尺愈甚。确知其毒热郁于肠中，以致肠中腐烂也。为拟此方（解毒生化丹，编者注），两剂而愈。张氏加按语说，此证，乃痢之最重者。若初起之时，气血未亏，用拙拟化滞汤，或加大黄、朴硝下之即愈。若未全愈，继服燮理汤数剂，亦可全愈。若失治迁延日久，气血两亏，浸至肠中腐烂，生机日减，致所下之物，色臭皆腐败，非前二方所能愈矣。此方则重在化腐生肌，以救肠中之腐烂，故服之能建奇效也。(《医学衷中参西录·治痢方》)

一人年五十余，素吸鸦片。当霍乱盛行之时，忽然心中觉疼、恶心呕吐、下痢脓血参半。病家惧甚，以为必是霍乱暴证。诊其脉毫无闭塞之象，惟弦数无力，左关稍实。愚曰：此非霍乱，乃下焦寒火交战，故腹中作疼，下痢脓血。上焦虚热壅迫，故恶心呕吐，实系痢证之剧者。遂投以白芍六钱，竹茹、清半夏各三钱，甘草、生姜各二钱，一剂呕吐即愈，腹疼亦轻，而痢独不愈，不思饮食。俾单用鸦胆子五十粒，一日连服两次，病若失。审斯，

鸦胆子不但善理下焦，即上焦虚热，用之亦妙，此所以治噤口痢而有捷效也。（《医学衷中参西录·治痢方》）

一人年五十余，于暑日痢而且泻，其泻与痢俱带红色，下坠腹疼，噤口不食。医治两旬，病势寖增，精神昏愦，气息奄奄。诊其脉，细数无力，周身肌肤发热。询其心中亦觉热，舌有黄苔，知其证夹杂暑温。暑气温热，弥漫胃口，又兼痢而且泻，虚热上逆，是以不能食也。遂用生山药两半，滑石一两，生杭芍六钱，粉甘草三钱，一剂诸病皆见愈，可以进食。又服一剂全愈。（《医学衷中参西录·治痢方》）

一少年下痢，昼夜无数，里急后重。投以清火通利之药数剂，痢已减半而后重分毫不除。疑其肠中应有阻隔，投以大承气汤，下燥粪长数寸而愈。（《医学衷中参西录·治痢方》）

一叟年六十七，于中秋得痢证，医治二十余日不效。后愚诊视，其痢赤白胶滞，下行时，觉肠中热而且干，小便亦觉发热，腹痛下坠并迫。其脊骨尽处，亦下坠作痛。且时作眩晕，其脉洪长有力，舌有白苔甚厚。愚曰：此外感之热挟痢毒之热下迫，故现种种病状，非治痢兼治外感不可。遂投以此汤（通变白虎加人参汤，编者注）两剂，诸病皆愈。其脉犹有余热，拟再用石膏清之，病家疑年高，石膏不可屡服，愚亦应聘他往。后二十余日，痢复作。延他医治疗，于治痢药中，杂以甘寒濡润之品，致外感之余热，永留肠胃不去，其痢虽愈，而屡次反复。延至明年仲夏，反复甚剧。复延愚延医，其脉象、病证皆如旧。因谓之曰，去岁若肯多服石膏数两，何至有以后屡次反复，今不可再留邪矣。仍投以此汤（通变白虎加人参汤，编者注），连服三剂，病愈而脉亦安和。张氏在分析方义时指出，本方即《伤寒论》白虎加人参汤，以芍药代知母、山药代粳米也。痢疾身热不休，服清火药而热亦不休者，方书多诿为不治。夫治果对证，其热焉有不休之理？此乃因痢证夹杂外感，其外感之热邪，随痢深陷，永无出路，以致痢为热邪所助，日甚一日而永无愈期。惟治以此汤，以人参助石膏，能使深陷之邪，徐徐上升外散，消解无余。加以芍药、甘草以理下重腹疼，山药以滋阴固下，连服数剂，无不热退而痢愈者。（《医学衷中参西录·治痢方》）

一中年妇人，于孟春感冒风寒，四五日间延为诊治。其左脉弦而有力，右脉洪而有力，舌苔白而微黄，心中热而且渴，下利脓血相杂，里急后重，一昼夜二十余次，即其左右之脉象论之，断为阳明厥阴合并病。有一医者在座，疑而问曰：凡病涉厥阴，手足多厥逆，此证则手足甚温何也？答曰：此其所以与阳明并病也，阳明主肌肉，阳明腑中有热，是以周身皆热，而四肢之厥逆，自不能于周身皆热时外现也。况厥阴之病，即非杂以阳明，亦未必四肢皆厥逆乎！医者深韪愚言，与病家皆求速为疏方，遂为立方如下。生石膏三两（捣细），生杭芍八钱，生怀山药八钱，野台参四钱，白头翁八钱，秦皮六钱，天花粉八钱，甘草三钱；上药八味，共煎三盅，分三次温饮下。方中之义是合白虎加人参汤与白头翁汤为一方，而又因证加他药也。白虎汤中无知母者，方中芍药可代知母也。盖芍药既能若知母之退热滋阴，而又善治下痢者之后重也。无粳米者，方中生山药可代粳米也，盖山药汁浆浓郁，既可代粳米和胃，而其温补之性，又能助人参固下也。至于白头翁汤中无黄连、黄柏者，因与白虎汤并用，有石膏之寒凉，可省去连、柏也。又外加天花粉者，因其病兼渴，天花粉偕同人参最善生津止渴。将此药三次服完，诸病皆减三分之二。再诊其脉仍有实热未清，遂于原方中加滑石五钱，利其小便，正所以止其大便，俾仍如从前煎服，于服汤药之外，又用鲜白茅根半斤煎

汤当茶，病遂全愈。(《医学衷中参西录·厥阴病白头翁汤证》)

愚在奉天时，有二十七师炮兵第一营营长刘铁山，于初秋得痢证甚剧。其痢脓血稠黏，脉象弦细，重诊仍然有力。治以通变白头翁汤（通变白头翁汤，编者注），两剂全愈。隔旬余，痢又反复，自用原方治之，病转增剧，复来院求诊。其脉弦细兼迟，不任循按，知其已成寒痢，所以不受原方也。俾用生怀山药细末煮粥，送服小茴香细末一钱，生硫黄细末四分，数次全愈。(《医学衷中参西录·论痢证治法》)

郑耀先，枣强人，年五旬，在天津一区为私塾教员，于孟秋得下痢证。

病因：连日劳心过度，心中有热，多食瓜果，遂至病痢。

证候：腹疼后重，下痢赤白参半，一日夜七八次，其脉左部弦而有力，右部浮而濡重按不实，病已八日，饮食减少，肢体酸软。

诊断：证脉合参，当系肝胆因劳心生热，脾胃因生冷有伤，冷热相搏，遂致成痢。当清其肝胆之热，兼顾其脾胃之虚。

处方：生怀山药一两，生杭芍一两，当归六钱，炒薏米六钱，金银花四钱，竹茹三钱（碎者），甘草三钱，生姜三钱；共煎汤一大盅，温服。

复诊：服药两剂，腹疼后重皆除，下痢次数亦减，且纯变为白痢。再诊脉左部已和平如常，而右部之脉仍如从前，斯再投以温补脾胃之剂当愈。

处方：生怀山药一两，炒薏米五钱，龙眼肉五钱，山楂片三钱，干姜二钱，生杭芍二钱；共煎汤一大盅，温服。

效果：将药煎汤，服两剂，痢遂全愈。

说明：按欲温补其脾胃而复用芍药者，防其肝胆因温补复生热也。用山楂片者，以其能化白痢之滞，且与甘草同用则酸甘化合（即甲乙化土），实有健运脾胃之功效也。（《医学衷中参西录·痢疾门》）

◆ **霍乱**

北境刘氏妇，年近四旬，得霍乱暴脱证。

病因：受妊五六个月，时当壬寅秋令，霍乱盛行，因受传染，吐泻一昼夜，病似稍愈，而胎忽滑下。自觉精神顿散，心摇摇似不能支持。时愚在其邻村训蒙，遂急延为诊视。

证候：迨愚至欲为诊视，则病势大革，殓服已备，着于身将舁诸床，病家辞以不必入视。愚曰：此系暴脱之证，一息尚存，即可挽回。遂入视之，气息若无，大声呼之亦不知应，脉象模糊如水上浮麻，莫辨至数。

诊断：此证若系陈病状况，至此定难挽回，惟因霍乱吐泻已极，又复流产，则气血暴脱，故仍可用药挽救。夫暴脱之证，其所脱者元气也。凡元气之上脱必由于肝所以人之将脱者，肝风先动，当用酸敛之品直趋肝脏以收敛之。即所以堵塞元气上脱之路，再用补助气分之药辅之。虽病势垂危至极点，亦可挽回性命于呼吸之间。

处方：净杭萸肉二两，野党参一两，生怀山药一两；共煎汤一大盅，温服。方虽开就而药房相隔数里，取药迫不及待，幸其比邻刘翁玉珍是愚表兄，有愚所开药方，取药二剂未服，中有萸肉共六钱，遂急取来暴火煎汤灌之。

效果：将药徐徐灌下，须臾气息稍大，呼之能应，又急煎渣灌下，较前尤明了。问其心中何如，言甚难受，其音惟在喉间，细听可辨。须臾药已取到，急煎汤两茶杯，此时已自能服药。俾分三次温服下，精神顿复，可自动转。继用生山药（细末）八钱，许，煮作茶汤，调以白糖，令其适口当点心服之。日两次，如此将养五六日以善其后。

按： 人之气海有二，一为先天之气海，一为后天之气海。《内经》论四海之名，以膻中即膈上为气海，所藏者大气，即宗气也，养生家及针灸家皆以脐下为气海，所藏者元气，即养生家所谓祖气也。此气海之形状，若倒提鸡冠花形，纯系脂膜结成而中空剖解猪腹者，名之为鸡冠油，肝脏下垂之脂膜与之相连，是以元气之上行，原由肝而敷布，而元气之上脱，亦即由肝而疏泄也《内经》谓肝主疏泄。惟重用萸肉以酸敛防其疏泄，借以堵塞元气上脱之路，而元气即可不脱矣。所最足明证者，若初次即服所开之方以治愈此证，鲜不谓人参之功居多，乃因取药不及，遂单服萸肉，且所服者只六钱，即能建此奇功。由此知萸肉救脱之力，实远胜人参。盖人参以救无气之下脱，犹足恃，而以救元气之上脱，若单用之转有气高不返之弊说见俞氏《寓意草》，以其性温而兼升也。至萸肉则无论上脱下脱，用之皆效。盖元气之上脱由于肝，其下脱亦由于肝，诚以肝能为肾行气《内经》谓肝行肾之气，即能泻元气自下出也。为其下脱亦由于肝，故亦可重用萸肉治之也。或问：同为元气之脱何以辨其上脱下脱？答曰：上脱与下脱，其外现之证可据以辨别者甚多。今但即脉以论，如此证脉若水上浮麻，此上脱之征也。若系下脱其脉即沉细欲无矣。且元气上脱下脱之外，又有所谓外脱者。周身汗出不止者是也。萸肉最善敛汗，是以萸肉亦能治之。三期一卷来复汤后载有治验之案数则，可参观也。（《医学衷中参西录·霍乱门》）

丁酉八九月间，吾杭盛行霍乱转筋之证。有沈氏妇者，夜深患此，继即音哑肢寒。比晓，其夫皇皇求为救治。诊其脉弦细以涩，两尺如无，口极渴而沾饮即吐不已，腓坚硬如石，其时疼楚异常。因拟此方（急救回阳汤，编者注）治之，徐徐凉饮，药入口竟得不吐。外以好烧酒令人用力摩擦转筋坚硬之处，擦将一时许，其硬块始渐软散，而筋不转吐泻亦减。甫时复与前药半剂，夜间居然安寐矣。后治相类者多人，悉以是法获效。（《医学衷中参西录·治霍乱方》）

奉天抚顺县瓢尔屯，煤矿经理尚席珍君来函，论卫生防疫宝丹之效果。寿甫仁兄伟鉴：向在院中带来卫生防疫宝丹二百包，原备矿上工人之用。后值霍乱发生，有工人病者，按原数服药四十丸，病愈强半。又急续服四十丸，遂脱然痊愈。后有病者数人，皆服药八十丸。中有至剧者一人，一次服药一百二十丸，均完全治愈。近处有此证者，争来购求此药，亦服之皆愈。（《医学衷中参西录·治霍乱方》）

辽宁小南关，寇姓媪，年过六旬，得霍乱脱证。

病因：孟秋下旬染霍乱，经医数人调治两日，病势垂危。医者辞不治，其家人来院恳求往为之诊治。

证候：其证从前吐泻交作，至此吐泻全无。奄奄一息，昏昏似睡，肢体甚凉，六脉全无。询之犹略能言语，惟觉心中发热难受。

诊断：此证虽身凉脉闭，而心中自觉发热，仍当以热论。其所以身凉脉闭者，因霍乱之毒菌窜入心脏，致心脏行血之机关将停，血脉不达于周身，所以内虽蕴热而仍身凉脉闭也。此当用药消其毒菌，清其内热，并以助心房之跳动，虽危险仍可挽回。

处方：镜面朱砂钱半，粉甘草（细面）一钱，冰片三分，薄荷冰二分；共研细末，分作三次服，病急者四十分钟服一次，病缓者一点钟服一次，开水送下。

复诊：将药末分三次服完，心热与难受皆愈强半。而脉犹不出，身仍发凉，知其年过花甲，吐泻两日，未进饮食，其血衰惫已极，所以不能鼓脉外出以温暖于周身。

处方：野台参一两，生怀地黄一两，生怀山药一两，净萸肉八钱，甘草三钱（蜜炙）；煎汤两大盅，分两次温服。

方解：方中之义，用台参以回阳，生怀地黄以滋阴，萸肉以敛肝之脱，此证吐泻之始，肝木助邪侮土，至吐泻之极，而肝气转先脱，炙甘草以和中气之漓。至于生山药其味甘性温，可助台参回阳，其汁浆稠润又可助地黄滋阴。且此证胃中毫无谷气，又可惜之以培养脾胃，俾脾胃运化诸药有力也。

效果：将药两次服完，脉出周身亦热，惟自觉心中余火未清，知其阴分犹亏不能潜阳也。又用玄参、沙参、生山药各六钱，煎汤服下，病遂全愈。（《医学衷中参西录·霍乱门》）

天津荣业大街，李姓媪，年过六旬，于仲夏得霍乱证。

病因：天气炎热，有事出门，道途受暑，归家又复自炊，多受炭气，遂病霍乱。

证候：恶心呕吐，腹疼泄泻，得病不过十小时，吐泻已十余次矣。其手足皆凉，手凉至肘，足凉至膝，心中则觉发热，其脉沉细欲无，不足四至。

诊断：此霍乱之毒菌随溽暑之热传入脏腑也。其心脏受毒菌之麻痹，跳动之机关将停，是以脉沉细且迟；其血脉之流通无力，不能达于四肢，是以手足皆凉；其毒菌侵入肠胃，俾肠胃之气化失和，兼以脏腑之正气与侵入之邪气，互相格拒，是以恶心腹疼，吐泻交作；其心中发热者固系夹杂暑气，而霍乱之属阳者，即不夹杂暑气，亦恒令人心中发热也。此宜治以解毒清热之剂。

处方：卫生防疫宝丹百六十粒，离中丹四钱，益元散四钱；

先将卫生防疫宝丹分三次用开水送服，约半点多钟服一次，服完三次，其恶心腹疼当愈，呕吐泄泻亦当随愈。愈后若仍觉心中热者，再将后二味药和匀，亦分三次用开水送服。每一点钟服一次，热退者不必尽服。离中丹见前。

效果：将卫生防疫宝丹分三次服完，果恶心、呕吐、腹疼、泄泻皆愈。而心中之热，未见轻减，继将离中丹、益元散和匀，分三次服完，其热遂消，病全愈。（《医学衷中参西录·霍乱门》）

王格言，盐山人，年三十八岁，在天津南开开义聚成铁工厂，于季冬得霍乱证。

病因：厂中腊底事务烦杂，劳心过度，暗生内热，又兼因怒激动肝火，怒犹未歇，遽就寝睡，至一点钟时，觉心中扰乱，腹中作疼，移时则吐泻交作，遂成霍乱。

证候：心中发热而渴，恶心怔忡，饮水须臾即吐，腹中时疼时止，疼剧时则下泻，泻时异常觉热，偶有小便热亦如斯，有时两腿筋转，然不甚剧，其脉象无力，却无闭塞之象。

诊断：霍乱之证，恒有脉象无火而其实际转大热者。即或脉闭身冷显露寒凉之象，亦不可遽以凉断。此证脉象不见有热，而心中热而且渴，二便尤甚觉热，其为内蕴实热无疑。至其脉不见有热象者，以心脏因受毒麻痹，而机关之启闭无力也。拟用大剂寒凉清其内热，而辅以解毒消菌之品。

处方：生石膏三两（捣细），生杭芍八钱，清半夏五钱（温水淘三次），生怀山药五钱，嫩竹茹三钱（碎的），甘松二钱，甘草三钱；共煎汤三盅，分三次温服下。每次送服卫生防疫宝丹五十粒。方载后方中。甘松亦名甘松香，即西药中之缬草也。《纲目》谓，马氏《开宝本草》，载其主恶气，卒心腹痛满。西人谓其善治转筋，是以为治霍乱要药。且其性善熏劳瘵，诚有解毒除菌之力也。

复诊：将药分两次服完，吐泻、腹疼、转筋诸证皆愈。惟心中犹觉热作渴，二便仍觉发热。诊其脉较前有力，显呈有火之象。盖其心脏至此已不麻痹，启闭之机关灵活，是以脉象更改也。其犹觉热与渴者，因系余火未清，而吐泻之甚者最足伤阴，阴分伤损，最易生热，且善作渴，此不可但治以泻火之凉药也，拟兼投以大滋真阴之品。

处方：生怀山药一两，大甘枸杞一两，北沙参一两，离中丹五钱；药共四味，将前三味煎汤一大盅，送服离中丹一半，迟四点钟，再将药渣煎汤一大盅，送服其余一半。离中丹载虚劳喘嗽门叶案中。

效果：将药分三次服完，热退渴止，病遂全愈。说明霍乱之证，原阴阳俱有。然愚五十年经验以来，知此证属阳，而宜治以凉药者十居其八；此证属阴，而宜治以热药者十居其一；此证属半阴半阳，当凉热之药并用，以调剂其阴阳者，又十居其一。而后世论者，恒以《伤寒论》所载之霍乱为真霍乱，至于以凉药治愈之霍乱，皆系假霍乱，不知《伤寒论》对于霍乱之治法亦非专用热药也。有如其篇第七节云，霍乱头痛、发热、身疼痛、热多，欲饮水者五苓散主之；寒多，不用水者理中丸主之。夫既明言热多寒多，是显有寒热可分也。虽所用之五苓散中亦有桂枝而分量独轻，至泽泻、茯苓、猪苓其性皆微凉，其方原不可以热论也。且用显微镜审察此病之菌，系弯曲杆形，是以此证无论凉热，惟审察其传染之毒菌，现弯曲杆形即为霍乱无疑也。至欲细审此病之凉热百不失一，当参观三期七卷霍乱门，及五期六卷论霍乱治法篇，自能临证无误。（《医学衷中参西录·霍乱门》）

一女子受此病至垂危，医者辞不治，时愚充教员于其处，求为诊治，亦用药无效。适有摇铃卖药者，言能治此证，亦单重用朱砂钱许，治之而愈。愚从此知朱砂善化霍乱之毒菌。至己未在奉天拟得急救回生丹、卫生防疫宝丹两方，皆重用朱砂，治愈斯岁之患霍乱者不胜纪，传之他省亦救人甚伙，可证朱砂之功效神奇矣。然须用天产朱砂方效，若人工所造朱砂止可作颜料用，不堪入药。（《医学衷中参西录·朱砂解》）

◆ **胁痛**

沧县西河沿王媪，年七旬有一。于仲冬胁下作疼，恶心呕吐，大便燥结。服药月余，更医十余人，病寖加剧。及愚诊视时，不食者已六七日，大便不行者已二十余日。其脉数五至余，弦而有力，左右皆然。舌苔满布，起芒刺，色微黄。其心中时觉发热，偶或作渴，仍非燥渴。胁下时时作疼，闻食味则欲呕吐，所以不能进食。小便赤涩短少。此伤寒之热已至阳明之腑，胃与大肠皆实，原是承气汤证。特其脉虽有力，然自弦硬中见其有力，非自洪滑中见其有力此阴虚火实之脉，且数近六至，又年过七旬，似不堪承气之推荡。而愚有变通之法，加药数味于白虎汤中，则叹吐与胁疼皆止，大便亦可通下矣。病家闻之，疑而问曰：先生之论诚善，然从前医者皆未言有外感，且此病初起，亦未有头疼恶寒外证，何以竟成伤寒传腑之重证？答曰：此乃伏气为病也。大约此外感受于秋冬之交，因所受甚轻，所以不觉有外感，亦未能即病。而其所受之邪，伏于膜原之间，阻塞气化，暗生内热，遂寖养成今日之病。观此舌苔微黄，且有芒刺，岂非有外感之显证乎？病家似悟会，遂为疏方：生石膏两半，生山药一两，知母五钱，赭石五钱，川楝子五钱，生杭芍四钱，甘草二钱；煎汤两盅，分三次温服下。因其胁疼甚剧，肝木不和，但理以芍药、川楝，仍恐不能奏效，又俾用羚羊角一钱，另煎汤当茶饮之，以平肝泻热。

当日将药服完，次晨复诊：脉象已平，舌上芒刺已无，舌苔变白色已退强半，胁疼亦大见愈，略思饮食，食稀粥一中碗，亦未呕吐，惟大便仍未通下。疏方再用天冬、玄参、沙参、赭石各五钱，甘草二钱，西药硫酸镁二钱，冲服，煎服后，大便遂通下，诸病皆愈。为其年高病久，又俾服滋补之药数剂，以善其后。

按：此证之脉，第一方原当服白虎加人参汤，为其胁下作疼，所以不敢加人参，而权用生出药一两，以代白虎汤中之粳米，其养阴固气之力，又可以少代人参也。又赭石重坠下行，似不宜与石膏并用，以其能迫石膏寒凉之力下侵也。而此证因大肠甚实，故并用无妨。且不仅以之通燥结，亦以之镇呕逆也。（《医学衷中参西录·临证随笔》）

陈锡周，安徽人，寓天津一区，年六旬，得胁下作疼证。

病因：素性仁慈，最喜施舍，联合同志共捐钱，开设粥场，诸事又皆亲自经管。因操劳过度，遂得胁下作疼病。

证候：其疼或在左胁，或在右胁，或有时两胁皆疼，医者治以平肝、舒肝、柔肝之法皆不效。迁延年余，病势寖增，疼剧之时。觉精神昏愦。其脉左部微细，按之即无，右脉似近和平，其搏动之力略失于弱。

诊断：人之肝居胁下，其性属木，原喜条达，此因肝气虚弱不能条达，故郁于胁下作疼也。其疼或在左或在右者，《难经》云，肝之为脏其治在左，其藏在右胁右肾之前，并胃著于胃之第九椎《金鉴》刺灸篇曾引此数语，今本《难经》不知被何人删去。所谓藏者，肝脏所居之地也，谓治者肝气所行之地也。是知肝虽居右而其气化实先行于左。其疼在左者，肝气郁于所行之地也；

其疼在右者，肝气郁于所居之地也；其疼剧时精神昏愦者，因肝经之病原与神经有涉也。肝主筋，脑髓神经为灰白色之筋，是以肝经之病与神经有涉。治此证者，当以补助肝气为主。而以升肝化郁之药辅之。

处方：生箭芪五钱，生杭芍四钱，玄参四钱，滴乳香三钱（炒），明没药三钱（不炒），生麦芽三钱，当归三钱，川芎二钱，甘草钱半；共煎汤一大盅，温服。

方解：方书有谓肝虚无补法者，此非见道之言也。《周易》谓"同声相应，同气相求"，愚尝以此理推之，确知黄芪为补肝之主药，何则？黄芪之性温而能升，而脏腑之中秉温升之性者肝木也，是以各脏腑气虚，黄芪皆能补之。而以补肝经之气虚，实更有同气相求之妙，是以方中用之为主药。然因其性颇温，重用之虽善补肝气，恐并能助肝火，故以芍药、玄参之滋阴凉润者济之。用乳香、没药者以之融化肝气之郁也。用麦芽、芎劳以之升达肝气之郁也，麦芽生用有升达之力。究之无论融化升达，皆通行其经络，使之通则不痛也。用当归者以肝为藏血之脏，既补其气，又欲补其血也。且当归味甘多液，固善生血，而性温味又兼辛，实又能调和气分也。用甘草者以其能缓肝之急，而甘草与芍药并用，原又善治腹疼，当亦可善治胁疼也。再诊：将药连服四剂，胁疼已愈强半，偶有疼时亦不甚剧。脉象左部重按有根，右部亦较前有力，惟从前因胁疼食量减少，至此仍未增加，拟即原方再加健胃消食之品。

处方：生箭芪四钱，生杭芍四钱，玄参四钱，于白术三钱，滴乳香三钱（炒），明没药三钱（不炒），生麦芽三钱，当归三钱，生鸡内金二钱（黄色的，捣），川芎二钱，甘草钱半；共煎汤一大盅，温服。

三诊：将药连服四剂，胁下已不作疼，饮食亦较前增加，脉象左右皆调和无病，惟自觉两腿筋骨软弱，此因病久使然也。拟再治以舒肝健胃，强壮筋骨之剂。

处方：生箭芪四钱，生怀山药四钱，天花粉四钱，胡桃仁四钱，于白术三钱，生明没药三钱，当归三钱，生麦芽三钱，寸麦冬三钱，生鸡内（金黄色的，捣）二钱，真鹿角胶三钱；药共十一味，将前十味煎汤一大盅，再将鹿角胶另用水炖化和匀，温服。

效果：将药连服十剂，身体浸觉健壮，遂停服汤药，俾用生怀山药细末七八钱，或至一两，凉水调和煮作茶汤，调以蔗糖令其适口，当点心服之。服后再嚼服熟胡桃仁二三钱，如此调养，宿病可以永愈。(《医学衷中参西录·肢体疼痛门》)

邻村友人毛仙阁之子，素患肝脏虚弱，恒服补肝之品，一日左胁下疼痛异常，左关弦硬，因其肝脏素弱不敢投以破气疏肝之品，遂单用柏子仁一两煎汤饮之，立愈。盖柏之树杪皆向西北，其实又冬日采取，饱经霜露，得金水之气最多，肝木之横恣用金以镇之，水以滋之，其脉之弦硬悉化，所以其疼立止也。(《医学衷中参西录·深研肝左脾右之理》)

齐斐章，县尹，吉林人，寓天津二区，年五旬，得胁下作疼，兼胃口疼病。

病因：素有肝气不顺病，继因设买卖赔累，激动肝气，遂致胁下作疼，久之胃口亦疼。

证候：其初次觉疼恒在申酉时，且不至每日疼，后浸至每日觉疼，又浸至无时不疼。屡次延医服药，过用开破之品伤及脾胃，饮食不能消化，至疼剧时恒连胃中亦疼。其脉左部沉弦微硬，右部则弦而无力，一息近五至。

诊断：其左脉弦硬而沉者，肝经血虚火盛，而肝气又郁结也。

其右脉弦而无力者，土为木伤，脾胃失其蠕动健运也。其胁疼之起点在申酉时者，因肝属木申酉属金，木遇金时其气化益遏抑不舒也。《内经》谓："厥阴不治，求之阳明。"夫厥阴为肝，阳明为胃，遵《内经》之微旨以治此证，果能健补脾胃，俾中焦之气化营运无滞，再少佐以理肝之品，则胃疼可愈，而胁下之疼亦即随之而愈矣。

处方：生怀山药一两，大甘枸杞六钱，玄参五钱，寸麦冬四钱（带心），于白术三钱，生杭芍三钱，生麦芽三钱，桂枝尖二钱，龙胆草二钱，生鸡内金（黄色的，捣）二钱，厚朴钱半，甘草钱半；共煎汤一大盅，温服。

复诊：将药连服四剂，胃中已不作疼，胁下之疼亦大轻减，且不至每日作疼，即有疼时亦须臾自愈。脉象亦见和缓，遂即原方略为加减俾再服之。

处方：生怀山药一两，大甘枸杞六钱，玄参四钱，寸麦冬四钱（带心），于白术三钱，生杭芍三钱，当归三钱，桂枝尖二钱，龙胆草二钱，生鸡内金（黄色的，捣）二钱，醋香附钱半，甘草钱半，生姜二钱；共煎汤一大盅，温服。

效果：将药连服五剂，胁下之疼霍然全愈，肝脉亦和平如常矣。遂停服汤药，俾日用生怀山药细末两许，水调煮作茶汤，调以蔗糖令适口，以之送服生鸡内金细末二分许，以善其后。

或问：人之手足皆有阳明经与阙阴经。《内经》浑言厥阴阳明，而未显指其为足经、手经，何以知其所称者为足厥阴肝、足阳明胃乎？答曰：此有定例，熟读《内经》者自能知之。盖人之足经长、手经短，足经原可以统手经也。是《内经》之论六经，凡不言手经、足经者，皆指足经而言，若所论者为手经则必明言为手某经矣。此不但《内经》为然，即如《伤寒论》以六经分篇，亦未尝指明为手经、足经，而所载诸方大抵皆为足经立法也。

或问：理肝之药莫如柴胡，其善舒肝气之郁结也。今治胁疼两方中皆用桂枝而不用柴胡，将毋另有取义？答曰：桂枝与柴胡虽皆善理肝，而其性实有不同之处。如此证之疼肇于胁下，是肝气郁结而不舒畅也，继之因胁疼累及胃中亦疼，是又肝木之横恣而其所能胜也。柴胡能舒肝气之郁，而不能平肝木之横恣，桂枝其气温升温升为木气，能舒肝气之郁结则胁疼可愈，其味辛辣，辛辣为金味，更能平肝木横恣则胃疼亦可愈也。惟其性偏于温，与肝血虚损有热者不宜，故特加龙胆草以调剂之，俾其性归和平而后用之，有益无损也。不但此也，拙拟两方之要旨，不外升肝降胃，而桂枝之妙用，不但为升肝要药，实又为降胃要药。《金匮》桂枝加桂汤，治肾邪奔豚上干直透中焦，而方中以桂枝为主药，是其能降胃之明证也。再上溯《神农本草经》，谓桂枝主上气咳逆及吐吸，吸不归根即吐出，即后世所谓喘也，是桂枝原善降肺气，然必胃气息息下行，肺气始能下达无碍。细绎经旨，则桂枝降胃之功用，更可借善治上气咳逆吐吸而益显也。盖肝升胃降，原人身气化升降之常，顺人身自然之气化而调养之，则有病者自然无病，此两方之中所以不用柴胡皆用桂枝也。（《医学衷中参西录·肢体疼痛门》）

一妇人年近四旬，胁下常常作疼，饮食入胃常停滞不下行，服药数年不愈，此肝不升胃不降也。

为疏方：用生麦芽四钱以升肝，生鸡内金二钱以降胃，又加生怀山药一两以培养脏腑之气化，防其因升之降之而有所伤损，连服十余剂，病遂全愈。（《医学衷中参西录·大麦芽解》）

一人年过四旬，胁下掀疼，大便七八日未行，医者投以大承气汤，大便未通而胁下之疼转甚。其脉弦而有力，知系肝气胆火恣盛也，投以拙拟金铃泻肝汤加柴胡、龙胆草各四钱，服后须臾大便通下，胁疼顿愈。审是则《本经》谓"柴胡主肠胃中饮食积聚，推陈致新"者，诚非虚语也。且不但能通大便也，方书通小便亦多有用之者，愚试之亦颇效验。盖小便之下通，必由手少阳三焦，三焦之气化能升而后能降，柴胡不但升足少阳实兼能升手少阳也。（《医学衷中参西录·柴胡解》）

一少年，其肝脏素有伤损，左关脉独微弱，一日忽胁下作疼。俾单用柏子仁两许，煎汤服之立愈。观此，则柏子仁之善于养肝可知矣（张锡纯介绍本案前曾论述说，或问：柏子仁《本经》谓其能安五脏，未尝专言治肝，子独谓其善养肝者何也？答曰：凡植物皆喜阳光，故树皆向东南，而柏树则独向西北，西北金水之方也。其实又隆冬不凋，饱经霜露，得金水之气甚多。肝脏属木，中含相火，性甚暴烈，《内经》名为将军之官，如骄将悍卒，必恩威并用，而后能统驭之。柏子仁既禀金水之气，水能滋肝，金能镇肝，滋之、镇之，肝木自得其养也。编者注）。（《医学衷中参西录·治淋浊方》）

◆ 黄疸

范庸吾，年三十二岁，住天津城里草厂庵旁，业商，为义商汇丰银行经理，得黄疸证。

病因：连日朋友饮宴，饮酒过量，遂得斯证。

证候：周身面目俱黄，饮食懒进，时作呕吐，心中恒觉发热，小便黄甚，大便白而干涩，脉象左部弦而有力，右部滑而有力。

诊断：此因脾中蕴有湿热，不能助胃消食，转输其湿热于胃，以致胃气上逆是以呕吐，胆火亦因之上逆黄坤载谓，非胃气下降，则胆火不降，致胆管肿胀不能输其汁于小肠以化食，遂溢于血中而成黄疸矣。治此证者，宜降胃气，除脾湿，兼清肝胆之热则黄疸自愈。

处方：生赭石一两（轧细），生薏米八钱（捣细），茵陈三钱，栀子三钱，生麦芽三钱，竹茹三钱，木通二钱，槟榔二钱，甘草二钱；煎汤服。

效果：服药一剂，呕吐即止，可以进食，又服两剂，饮食如常，遂停药，静养旬日间黄疸皆退净。（《医学衷中参西录·黄疸门》）

天津北大关下首，苏媪，年六十六岁，于仲春得黄疸证。

病因：事有拂意，怒动肝火，继又薄受外感，遂遍身发黄成疸证。

证候：周身黄色如橘，目睛黄尤甚，小便黄可染衣，大便色白而干，心中发热作渴，不思饮食。其脉左部弦长有力且甚硬，右部脉亦有力而微浮，舌苔薄而白无津液。

诊断：此乃肝中先有蕴热，又为外感所束，其热益甚，致胆管肿胀，不能输其胆汁于小肠，而溢于血中随血运遍周身，是以周身无处不黄。迨至随血营运之余，又随水饮渗出归于膀胱，是以小便亦黄。至于大便色白者，因胆汁不入小肠以化食，大便中既无胆汁之色也。《金匮》有硝石矾石散，原为治女劳疸之专方，愚恒借之以概治疸证皆效，而煎汤送服之药须随证变更。其原方原用大麦粥送服，而此证肝胆之脉太盛，当用泻肝胆之药煎汤送之。

处方：净火硝一两（研细），皂矾一两（研细），大麦面二两（焙热，如无可代以小麦面）；水和为丸，桐子大，每服二钱，日两次。此即硝石矾石散而变散为丸也。汤药：生怀山药一两，生杭芍八钱，连翘三钱，滑石三钱，栀子二钱，茵陈二钱，甘草二钱；共煎汤一大盅，送服丸药一次，至第二次服丸药时，仍煎此汤药之渣送之。再者此证舌苔犹白，右脉犹浮，当于初次服药后迟一点钟，再服西药阿司匹林一瓦，俾周身得微汗以解其未罢之表证。

方解：按硝石矾石散，服之间有作呕吐者，今变散为丸，即无斯弊。又方中矾石解者多谓系白矾，而兹方中用皂矾者，因本方后有病随大小便去，小便正黄，大便正黑数语。解者又谓大便正黑系瘀血下行，夫果系瘀血下行，当紫黑何为正黑，盖人惟服皂矾其大便必正黑，矾石系为皂矾之明证。又尝考《本经》硝石一名羽涅，《尔雅》又名为涅石，夫涅者染物使黑也，矾石既为染黑色所需之物，则为皂矾非白矾尤无疑矣。且此病发于肝胆，皂矾原为硫酸化铁而成，化学家既名之为硫酸铁，方中用矾石原借金能制木之义以制胆汁之妄行也，又尝阅西学医书，其治黄疸亦多用铁基之药，即中西医理汇通参观，则矾石为皂矾，而决非白矾不更分毫无疑哉。

复诊：将药连服四剂，阿司匹林服一次已周身得汗，其心中已不若从前之渴热，能进饮食，大便已变黑色，小便黄色稍淡，周身之黄亦见退，脉象亦较前和缓。俾每日仍服丸药两次，每次服一钱五分，所送服之汤药方则稍为加减。汤药：生怀山药一两，生杭芍六钱，生麦芽三钱，茵陈二钱，鲜茅根三钱，茅根无鲜者可代以鲜芦根，龙胆草二钱，甘草钱半；共煎汤，送服丸药如前。

效果：将药连服五剂，周身之黄已减三分之二，小便之黄亦日见清减，脉象已和平如常。遂俾停药勿服，日用生怀山药、生薏米等分（轧细），煮作茶汤，调入鲜梨、鲜荸荠自然汁，当点心服之，约两旬病遂全愈。或问黄疸之证，中法谓病发于脾，西法谓病发于胆。今此案全从病发于胆论治，将勿中法谓病发于脾者不可信欤？答曰：黄疸之证有发于脾者、有发于胆者，为黄疸之原因不同，是以仲圣治黄疸之方各异，即如硝石矾石散，原治病发于胆者也。其矾石若用皂矾，固为平肝胆要药，至硝石确系火硝，其味甚辛，辛者金味，与矾石并用更可相助为理也。且西人谓有因胆石成黄疸者，而硝石矾石散，又善消胆石。有因钩虫成黄疸者，而硝石矾石散，并善除钩虫，制方之妙诚不可令人思议也。不但此也，仲圣对于各种疸证多用茵陈，此物乃青蒿之嫩者，禀少阳最初之气，发生于冰雪未化之中，色青、性凉、气香，最善入少阳之府以清热舒郁消肿透窍，原为少阳之主药。仲圣若不知黄疸之证兼发于胆，何以若斯喜用少阳之药乎？是以至明季南昌喻氏出，深窥仲圣用药之奥旨，于治钱小鲁酒疸一案，直谓胆之热汁溢于外，以渐渗于经络则周身俱黄云云，不已显然揭明黄疸有发于胆经者乎？（《医学衷中参西录·黄疸门》）

内子王氏，生平不能服药，即分毫无味之药亦不能服。于乙丑季秋，得黄疸证，为开好服之药数味，煎汤，强令服之，下咽即呕吐大作，将药尽行吐出。友人张某谓，可用鲜麦苗煎汤服之。遂采绊麦苗一握，又为之加滑石五钱，服后病即轻减，又服一剂全愈。盖以麦苗之性，能疏通肝胆，兼能清肝胆之热，犹能消胆管之炎，导胆汁归小肠也。因悟得此理后，凡遇黄疸证，必加生麦芽数钱，于药中，亦奏效颇著。然药铺中麦芽皆干者，若能得鲜麦芽，且长至寸余用之，当更佳。或当有麦苗时，于服药之外，以麦苗煎汤当茶饮之亦可。（《医学衷中参西录·医话拾零》）

王级三，奉天陆军连长，年三十二岁，于季秋得黄疸证。

病因：出外行军，夜宿帐中，勤苦兼受寒凉，如此月余，遂得黄疸证。

证候：周身黄色甚暗似兼灰色，饮食减少，肢体酸懒无力，大便一日恒两次似完谷不化，脉象沉细，左部更沉细欲无。

诊断：此脾胃肝胆两伤之病也，为勤苦寒凉过度，以致伤其脾胃，是以饮食减少完谷不化；伤其肝胆，是以胆汁凝结于胆管之中，不能输肠以化食，转由胆囊渗出，随血流行于周身而发黄。此宜用《金匮》硝石矾石散以化其胆管之凝结，而以健脾胃补肝胆之药煎汤送服。

处方：用硝石矾石散所制丸药见前，每服二钱，一日服两次，用后汤药送服。汤药：生箭芪六钱，白术四钱（炒），桂枝尖三钱，生鸡内金二钱（黄色的，捣），甘草二钱，共煎汤一大盅，送服丸药一次，至第二次服丸药时，仍煎此汤药之渣送之。

复诊：将药连服五剂，饮食增加，消化亦颇佳良，体力稍振，周身黄退弱半，脉象亦大有起色。俾仍服丸药一次服一钱五分，日两次，所送服之汤药宜略有加减。汤药：生箭芪六钱，白术三钱（炒），当归三钱，生麦芽三钱，生鸡内金二钱（黄色的，捣），甘草二钱；共煎汤一大盅，送服丸药一次。至第二次服丸药时，仍煎此汤药之渣送服。

效果：将药连服六剂，周身之黄已退十分之七，身形亦渐强壮，脉象已复其常。俾将丸药减去一次，将汤药中去白术加生怀山药五钱，再服数剂以善其后。（《医学衷中参西录·黄疸门》）

戊午仲秋，愚初至奉天，有小北门里童子朱文奎者，年十三岁，得黄疸证月余，服药无效，寖至不能饮食，其脉甚沉细，治以此散（硝石矾石散方，编者注）。为其年幼，一次止服六分。旬日病愈，而面目犹微黄。改用生山药、生薏米各八钱，茯苓三钱，连服数剂全愈。（《医学衷中参西录·治黄疸方》）

一人，时当仲秋，寒热往来，周身发黄，心中烦热，腹中又似觉寒凉，饮食不甚消化，其脉左部弦硬，右部沉濡，心甚疑之，问其得病之由，答云，不知。因细问其平素之饮食起居，乃知因屋宇窄隘，六七月间皆在外露宿，且其地多潮湿，夜间雾露尤多。乃恍悟此因脏腑久受潮湿，脾胃属土，土为太阴，湿郁久则生寒，是以饮食不能消化。肝胆属木，木为少阳，湿郁久则生热，又兼有所寄之相火为之熏蒸，以致胆管肿胀闭塞，是以胆汁妄行，溢于血中而身黄也。舌上微有白苔，知其薄受外感，侵入三焦，三焦原为手少阳与足少阳并为游部，一气贯通，是以亦可作寒热，原当以柴胡和解之，其寒热自已。茵陈性近柴胡，同为少阳之药，因其身发黄，遂用茵陈三钱以代柴胡，又加连翘、薄荷叶、生姜各三钱，甘草二钱，煎汤服后，周身得汗足少阳不宜发汗，手少阳宜发汗，寒热往来愈，而发黄如故。于斯就其左右之脉寒热迥殊者，再拟一方治之。茵陈三钱，栀子三钱，干姜三钱，白术三钱（炒），厚朴二钱，焰硝五分（研细）；上六味，将前五味煎汤一大盅，乘热纳硝末融化服之。方中之义：用栀子、茵陈以清肝胆之热，用干姜、白术、厚朴以除脾胃之寒，药性之凉热迥然不同，而汇为一方自能分途施治也。用焰硝者，因胆管之闭塞，恒有胆石阻隔，不能输其胆汁于小肠，焰硝之性善消，即使胆管果有胆石，服之亦不难消融也。（《医学衷中参西录·阳明病茵陈蒿汤栀子柏皮汤麻黄连翘赤小豆汤诸发黄证》）

一人受感冒，恶寒无汗，周身发黄，以麻黄汤发之，汗出而黄不退。细诊其脉，左部弦而无力，右部濡而无力，知其肝胆之阳不振，而脾胃又虚寒也。盖脾胃属土，土色本黄，脾胃有病，现其木色，是以其病湿热也，可现明亮之黄色，其病湿寒也，亦可现黯淡之黄色。观此所现之黄色，虽似黯淡而不甚黯淡者，因有胆汁妄行在其中也。此盖因肝胆阳分不振。其中气化不能宣通胆汁达于小肠化食，以致胆管闭塞，胆汁遂蓄极妄行，溢于血分而透黄色，其为黄色之根源各异，竟相并以呈其象，是以其发黄似黯淡而非黯淡也。审病既确，遂为拟分治左右之方以治之。生箭芪六钱，桂枝尖二钱，干姜三钱，厚朴钱半，陈皮钱半，茵陈二钱；上药六味，共煎汤一大盅，温服。方中之义，用黄芪以助肝胆之阳气，佐以桂枝之辛温，更有开通之力也。用干姜以除脾胃之湿寒，辅以厚朴能使其热力下达。更辅以陈皮，能使其热力旁行，其热力能布充周，脾胃之寒湿自除也。用茵陈者，为其具有升发之性，实能打开胆管之闭塞，且其性能利湿，更与姜、桂同用，虽云苦寒而亦不觉其苦寒也。况肝胆中寄有相火，肝胆虽凉，相火之寄者仍在，相火原为龙雷之火，不可纯投以辛热之剂以触发之，少加茵陈，实兼有热因寒用之义也。（《医学衷中参西录·阳明病茵陈蒿汤栀子柏皮汤麻黄连翘赤小豆汤诸发黄证》）

◆ **积聚**

沧州贾官屯张氏妇，上焦满闷，烦躁，不能饮食，下焦板硬，月信逾两月未见，脉象左右皆弦细。仲师谓双弦者寒，偏弦者饮，脉象如此，其为上有寒饮，下有寒积无疑。其烦躁乃假象，寒饮逼心肺之阳上浮也。为疏方用干姜五钱，于白术四钱，乌附子三钱，云苓片、炙甘草各二钱，陈皮、厚朴各钱半，为其烦躁加生白芍三钱以为反佐。一剂满闷烦躁皆见愈。又服一剂能进饮食，且觉腹中凉甚，遂去芍药，将附子改用五钱。后又将干姜减半，附子加至八钱。服逾十剂，大便日行数次，多系白色冷积。汤药仍日进一剂。如此五日，冷积泻尽，大便自止。再诊其脉，见有滑象，尺部按之如珠，知系受孕，俾停药勿服。至期生子无恙。（《医学衷中参西录·论女子癥瘕治法》）

奉天大东关史仲埙，年近四旬，在黑龙江充警察署长，为腹有积聚，久治不愈，还奉求为诊治。其积在左胁下大径三寸，按之甚硬，时或作疼，呃逆气短，饮食减少，脉象沉弦。此乃肝积肥气之类。伸用生鸡内金三两，柴胡一两，共为末，每服一钱半，日服三次，旬余全愈。（《医学衷中参西录·鸡内金解》）

邻村武生李卓亭夫人，年三十余，癥瘕起于少腹，渐长而上，其当年长者尚软，隔年即硬如石，七年之间上至心口，旁塞两肋，饮食减少，时而昏愦，剧时昏睡一昼夜，不饮不食，屡次服药无效。后愚为诊视，脉虽虚弱，至数不数，许为治愈，授以拙拟理冲汤方，病人自揣其病断无可治之理，竟置不服。次年病益进，昏睡四日不醒，愚用药救醒之，遂恳切告之曰："去岁若用愚方，病愈已久，何至危困若此，然此病尚可为，慎勿再迟延也。"仍为开前方。病人喜，信愚言，连服三十余剂，磊块皆消。惟最初所结之病根，大如核桃之巨者尚在，又加生水蛭（不宜灸）一钱，服数剂全愈。（《医学衷中参西录·三棱莪术解》）

孙益三之夫人，年四十许。自幼时有癥瘕结于下脘，历二十余年。癥瘕之积，竟至满腹，常常作疼，心中怔忡，不能饮食，求为诊治。因思此证，久而且剧，非轻剂所能疗。幸脉有根柢，犹可调治。遂投以理冲汤，加水蛭三钱。恐开破之力太过，参、芪又各加一钱，又加天冬三钱，以解参、芪之热。数剂后，遂能进食。服至四十余剂，下瘀积若干，癥瘕消有强半。因有事还籍，药遂停止。约一载，腹中之积，又将复旧，复来院求为诊治。仍照前方加减，俾其补破凉热之间，与病体适宜。仍服四十余剂，积下数块。又继服三十余剂，瘀积大下。其中或片或块且有膜甚厚，若胞形。此时身体觉弱，而腹中甚松畅。恐瘀犹未净，又调以补正活血之药，以善其后。（《医学衷中参西录·治女科方》）

天津特别一区三义庄张氏妇，年近四旬，自言"五年之前，因产后恶露未净，积为硬块，其大如橘，积久渐大。初在脐下，今则过脐已三四寸矣。其后积而渐大者，按之犹软，其初积之块，则硬如铁石，且觉其处甚凉。初犹不疼，自今年来渐觉疼痛。从前服药若干，分毫无效，转致饮食减少，身体软弱，不知还可治否？"言之似甚俱者。愚曰："此勿忧，保必愈。"因问其月信犹通否，言从前犹按月通行，今虽些许通行，已不按月，且其来寖少，今已两月未见矣。诊其脉，涩而无力，两尺尤弱。爰为疏方生黄芪四钱，党参、白术、当归、生山药、三棱、莪术、生鸡内金各三钱，桃仁、红花、生水蛭各二钱，䗪虫五个，小茴香钱半。煎汤一大钟温服。将药连服四剂，腹已不疼，病处已不觉凉，饮食加多，脉亦略有起色。遂即原方去小茴香，又服五剂，病虽未消而周遭已渐软。惟上焦觉微热，因于方中加玄参三钱，樗鸡八枚。又连服十余剂，其癥瘕全消。(《医学衷中参西录·论女子癥瘕治法》)

王尊三之夫人，来院求为治癥瘕。自言瘀积十九年矣，满腹皆系硬块。亦治以理冲汤，为其平素气虚，将方中参、芪加重，三棱、莪术减半。服数剂，饮食增加，将三棱、莪术渐增至原定分量。又服数剂，气力较壮，又加水蛭二钱，樗鸡（俗名红娘）十枚。又服二十余剂，属行经之期，随经下紫黑血块若干，病愈其半。又继服三十剂，属经期，瘀血遂大下，满腹积块皆消。又俾服生新化瘀之药，以善其后。(《医学衷中参西录·治女科方》)

盐山龙潭庄李氏妇，年三旬，胃脘旧有停积数年不愈，渐大如拳甚硬，不能饮食。左脉弦细，右脉沉濡，为疏方鸡内金八钱，生箭芪六钱，三棱、莪术、乳香、没药各三钱，当归、知母各四钱，连服二十余剂积全消。(《医学衷中参西录·鸡内金解》)

一妇人年二十余。癥瘕结于上脘，其大如橘，按之甚硬，时时上攻作疼，妨碍饮食。医者皆以为不可消。后愚诊视，治以此汤（理冲汤，编者注），连服四十余剂，消无芥蒂。（《医学衷中参西录·治女科方》）

一人年三十许。当脐忽结癥瘕，自下渐长而上，初长时稍软，数日后即硬如石，旬日长至心口。向愚询方，自言凌晨冒寒，得于途间，时心中有惊恐忧虑，遂觉其气结而不散。按此病因甚奇，然不外气血凝滞。为制此方（活络效灵丹，编者注），于流通气血之中，大具融化气血之力，连服十剂全消。以后用此方治内外疮疡，心腹四肢疼痛，凡病之由于气血凝滞者，恒多奇效。（《医学衷中参西录·乳香没药解》）

一少年因治吐血，服药失宜，痃癖结于少腹（在女子为癥瘕，在男子为痃癖），大如锦瓜。按之甚坚硬，其上相连有如瓜蔓一条，斜冲心口，饮食减少，形体羸弱。其脉微细稍数。治以此汤（理冲汤，编者注），服十余剂痃癖全消。（《医学衷中参西录·治女科方》）

一少女年十五。脐下左边起一癥瘕，沉沉下坠作疼，上连腰际，亦下坠作疼楚，时发呻吟。剧时，常觉小便不通，而非不通也。诊其脉，细小而沉。询其得病之由，言因小便不利，便时努力过甚，其初腰际坠疼，后遂结此癥瘕。其方结时，揉之犹软，今已五约月，其患处愈坚结。每日晚四点钟，疼即增重，至早四点钟，又渐觉轻。愚闻此病因，再以脉象参之，知其小便时努力过甚。上焦之气，陷至下焦而郁结也。遂治以理郁升陷汤，方中乳香、没药皆改用四钱，又加丹参三钱，升麻钱半，二剂而坠与疼皆愈。遂去升麻，用药汁送服朱血竭末钱许，连服数剂，癥瘕亦消。（《医学衷中参西录·治大气下陷方》）

◆ 鼓胀

治一叟，年六旬，腹胀甚剧。治以此汤（鸡腔汤，编者注）数剂，其效不速。用黑丑一钱，炒研细，煎此汤（指鸡腔汤）送下，两剂大见功效。又去黑丑，再服数剂全愈。（《医学衷中参西录·治癃闭方》）

◆ 头痛

安东何道尹犹女，年二十余岁，每日至巳时头疼异常，左边尤甚，过午则愈。先经东人治之，投以麻醉脑筋之品不效。后求为诊视，其左脉浮弦有力者，系少阳之火挟心经之热，乘阳旺之时而上升，以冲突脑部也。

为疏方：赭石、龙骨、牡蛎、龟板、萸肉、白芍各六钱，龙胆草二钱，药料皆用生者，煎服一剂，病愈强半，又服两剂全愈。（《医学衷中参西录·赭石解》）

崔华林，天津金钢桥旁德兴木厂理事，年三十八岁，得脑充血兼两腿痿弱证。

病因：出门采买木料，数日始归，劳心劳力过度，遂得斯证。

证候：其初常觉头疼，时或眩晕，心中发热，饮食停滞，大便燥结，延医治疗无效。一日早起下床，觉痿弱无力，痿坐于地，人扶起坐床沿休息移时，自扶杖起立，犹可徐步，然时恐颠仆。其脉左部弦而甚硬，右部弦硬且长。

诊断：其左脉弦硬者，肝气挟火上升也。右脉弦硬且长者，胃气上逆更兼冲气上冲也。因其脏腑间之气化有升无降，是以血随气升充塞于脑部作疼作眩晕。其脑部充血过甚，或自微细血管溢血于外，或隔血管之壁，些些渗血于外，其所出之血，若着于司运动之神经，其重者可使肢体痿废，其轻者亦可使肢体软弱无力。若此证之忽然痿坐于地者是也。至其心中之发热，饮食之停滞，大便之燥结，亦皆其气化有升无降之故，此宜平肝清热，降胃安冲，不使脏腑之气化过升，且导引其脑中过充之血使之下行，则诸证自愈矣。

处方：生赭石一两（轧细），怀牛膝一两，生怀地黄一两，生珍珠母六钱（捣碎），生石决明六钱（捣碎），生杭芍五钱，当归四钱，龙胆草二钱，茵陈钱半，甘草钱半；共煎汤一大盅，温服。

复诊：将药连服七剂，诸病皆大见愈，脉象亦大见缓和，惟其步履之间，仍须用杖未能复常，心中仍间有发热之时。拟即原方略为加减，再佐以通活血脉之品。

处方：生赭石一两（轧细），怀牛膝一两，生怀地黄一两，生杭芍五钱，生珍珠母四钱（捣碎），生石决明四钱（捣碎），丹参四钱，生麦芽三钱，土鳖虫五个，甘草一钱；共煎汤一大盅，温服。

效果：将药连服八剂，步履复常，病遂全愈。（《医学衷中参西录·脑充血门》）

隔数日，又治警察厅书记鞠一鸣夫人，头疼亦如前状（每日至巳时头疼异常，左边尤甚，过午则愈。编者注），仍投以此方（生代赭石、生龙骨、生牡蛎、生龟板、萸肉、白芍各六钱，龙胆草二钱。编者注）两剂全愈。（《医学衷中参西录·赭石解》）

李姓，住天津一区，业商，得头疼证，日久不愈。

病因：其人素羸弱，因商务操劳，遇事又多不顺，心肝之火常常妄动，遂致头疼。

证候：头疼不起床者已逾两月，每日头午犹轻，过午则渐加重，夜间疼不能寐，鸡鸣后疼又渐轻可以少睡，心中时或觉热，饮食懒进。脉搏五至，左部弦长，关脉犹弦而兼硬，右脉则稍和平。

诊断：即此脉象论之，显系肝胆之热上冲脑部作疼也。宜用药清肝火、养肝阴、镇肝逆，且兼用升清降浊之药理其脑部。

处方：生杭芍八钱，柏子仁六钱，玄参六钱，生龟板六钱（轧细），龙胆草三钱，川芎钱半，甘菊花一钱，甘草三钱；共煎汤一大盅，温服。

效果：服药一剂，病愈十之七八，脉象亦较前和平，遂将龙胆草减去一钱，又服两剂全愈。（《医学衷中参西录·头部病门》）

天津北马路西首，于氏妇，年二十二岁，得脑充血头疼证。

病因：其月信素日短少不调，大便燥结，非服降药不下行，寝至脏腑气化有升无降，因成斯证。

证候：头疼甚剧，恒至夜不能眠，心中常觉发热，偶动肝火即发眩晕，胃中饮食恒停滞不消，大便六七日不行，必须服通下药始行。其脉弦细有力而长，左右皆然，每分钟八十至，延医延医历久无效。

诊断：此因阴分亏损，下焦气化不能固摄，冲气遂挟胃气上逆，而肝脏亦因阴分亏损水不滋木，致所寄之相火妄动，恒助肝气上冲。由斯脏腑之气化有升无降，而自心注脑之血为上升之气化所迫，遂至充塞于脑中血管而作疼作晕也。其饮食不消大便不行者，因冲胃之气皆逆也。其月信不调且短少者，因冲为血海，肝为冲任行气，脾胃又为生血之源，诸经皆失其常司，是以月信不调且少也。《内经》谓"血菀同郁于上，使人薄厥"，言为上升之气血逼薄而厥也。此证不急治则薄厥将成，宜急治以降胃镇冲平肝之剂，再以滋补真阴之药辅之。庶可转上升之气血下行不成薄厥也。

处方：生赭石一两（轧细），怀牛膝一两，生怀地黄一两，大甘枸杞八钱，生怀山药六钱，生杭芍五钱，生龙齿五钱（捣碎），生石决明五钱（捣碎），天冬五钱，生鸡内金二钱（黄色的，捣），苏子二钱（炒捣），茵陈钱半，甘草钱半；共煎汤一大盅，温服。

复诊：将药连服四剂，诸病皆见轻，脉象亦稍见柔和。惟大便六日仍未通行，因思此证必先使其大便如常，则病始可愈，拟将赭石加重，再将余药略为加减以通其大便。

处方：生赭石两半（轧细），怀牛膝一两，天冬一两，黑芝麻八钱（炒捣），大甘枸杞八钱，生杭芍五钱，生龙齿五钱（捣碎），生石决明五钱（捣碎），苏子三钱（炒捣），生鸡内金钱半（黄色的，捣），甘草钱半，净柿霜五钱；共药十二味，将前十一味煎汤一大盅，入柿霜融化温服。

三诊：将药连服五剂，大便间日一行，诸证皆愈十之八九，月信适来，仍不甚多，脉象仍有弦硬之意，知其真阴犹未充足也。当即原方略为加减，再加滋阴生血之品。

处方：生赭石一两（轧细），怀牛膝八钱，大甘枸杞八钱，龙眼肉六钱，生怀地黄六钱，当归五钱，玄参四钱，沙参四钱，生怀山药四钱，生杭芍四钱，生鸡内金一钱（黄色的，捣），甘草二钱，生姜三钱，大枣三枚（掰开）；共煎汤一大盅，温服。

效果：将药连服四剂后，心中已分毫不觉热，脉象亦大见和平，大便日行一次，遂去方中玄参、沙参，生赭石改用八钱，生怀山药改用六钱，俾多服数剂，以善其后。（《医学衷中参西录·脑充血门》）

天津一区，李氏妇，年过三旬，得脑充血头疼证。

病因：禀性褊急，家务劳心，常起暗火，因得斯证。

证候：其头疼或左或右，或左右皆疼，剧时至作呻吟。心中常常发热，时或烦躁，间有眩晕之时，其大便燥结非服通下药不行。其脉左右皆弦硬而长，重诊甚实，经中西医延医二年，毫无功效。

诊断：其左脉弦硬而长者，肝胆之火上升也；其右脉弦硬而长者，胃气不降而逆行，又兼冲气上冲也。究之，左右脉皆弦硬，实亦阴分有亏损也。因其脏腑之气化有升无降，则血随气升者过多，遂至充塞于脑部，排挤其脑中之血管而作疼，此《内经》所谓血之与气，并走于上之厥证也。亦即西人所谓脑充血之证也。其大便燥结不行者，因胃气不降，失其传送之职也。其心中发烦躁者，因肝胃之火上升也。其头部间或眩晕者，因脑部充血过甚，有碍于神经也。此宜清其脏腑之热，滋其脏腑之阴，更降其脏腑之气，以引脑部所充之血下行，方能治愈。

处方：生赭石两半（轧细），怀牛膝一两，生怀山药六钱，生怀地黄六钱，天冬六钱，玄参五钱，生杭芍五钱，生龙齿五钱（捣碎），生石决明五钱（捣碎），茵陈钱半，甘草钱半；共煎汤一大盅，温服。

方解：赭石为铁氧化合，其质重坠下行，能降胃平肝镇安冲气；其下行之力，又善通大便燥结而毫无开破之弊。方中重用两半者，因此证大便燥结过甚，非服药不能通下也。盖大便不通，是以胃气不下降，而肝火之上升，冲气之上冲，又多因胃气不降而增剧。是治此证者，当以通其大便为要务，迨服药至大便自然通顺时，则病愈过半矣。牛膝为治腿疾要药，以其能引气血下行也。而《名医别录》及《千金翼方》，皆谓其除脑中痛，盖以其能引气血下行，即可轻减脑中之充血也。愚生平治此等证必此二药并用，而又皆重用之。用玄参、天冬、芍药者，取其既善退热兼能滋阴也。用龙齿、石决明者，以其皆为肝家之药，其性皆能敛

223

戢肝火，镇息肝风，以缓其上升之势也。用山药、甘草者，以二药皆善和胃，能调和金石之药与胃相宜，犹白虎汤用甘草、粳米之义，而山药且善滋阴，甘草亦善缓肝也。用茵陈者，因肝为将军之官，其性刚果，且中寄相火，若但用药平之镇之，恒至起反动之力，茵陈为青蒿之嫩者，禀少阳初生之气春日发生最早，与肝木同气相求，最能将顺肝木之性，且又善泻肝热，李氏《纲目》谓善治头痛，是不但将顺肝木之性使不至反动，且又为清凉脑部之要药也。诸药汇集为方，久服之自有殊效。

复诊：将药连服二十余剂（其中随时略有加减），头已不疼，惟夜失眠时则仍疼，心中发热烦躁皆无，亦不复作眩晕，大便届时自行，无须再服通药，脉象较前和平而仍有弦硬之意，此宜注意滋其真阴以除病根。

处方：生赭石一两（轧细），怀牛膝八钱，生怀山药八钱，生怀地黄八钱，玄参六钱，大甘枸杞六钱，净萸肉五钱，生杭芍四钱，柏子仁四钱，生麦芽三钱，甘草二钱；共煎汤一大盅，温服。方中用麦芽者，借以宣通诸药之滞腻也。且麦芽生用原善调和肝气，亦犹前方用茵陈之义也。

效果：将药又连服二十余剂亦随时略有加减，病遂全愈，脉象亦和平如常矣。（《医学衷中参西录·脑充血门》）

天津于氏所娶新妇，过门旬余，忽然头疼。医者疑其受风，投以发表之剂，其疼陡剧，号呼不止。延愚为之诊视。其脉弦硬而长，左部尤甚。知其肝胆之火上冲过甚也。遂投以镇肝息风汤，加龙胆草三钱，以泻其肝胆之火。一剂病愈强半，又服两剂，头已不疼，而脉象仍然有力。遂去龙胆草，加生地黄六钱，又服数剂，脉象如常，遂将药停服。（《医学衷中参西录·治内外中风方》）

一赋闲军官，年过五旬，当军旅纵横之秋，为地方筹办招待所，应酬所过军队，因操劳过度，且心多抑郁，遂觉头疼。医者以为受风，投以表散之药，疼益甚，昼夜在地盘桓，且呻吟不止。诊其脉象弦长，左部尤重按有力，知其亦系肝胆火盛，挟气血而上冲脑部也。服发表药则血愈上奔，故疼加剧也。为疏方大致与前方（怀牛膝一两，生杭芍、生龙骨、生牡蛎、生赭石各六钱，玄参、川楝子各四钱，龙胆草三钱，甘草二钱，磨取铁锈浓水煎药。编者注）相似，而于服汤药之前，俾先用铁锈一两煎水饮之，须臾即可安卧，不作呻吟，继将汤药服下，竟周身发热，汗出如洗。病家疑药不对证，愚思之，恍悟其故，因谓病家曰："此方与此证诚有龃龉，然所不对者几微之间耳。盖肝为将军之官，中寄相火，骤用药敛之、镇之、泻之，而不能将顺其性，其内郁之热转挟所寄之相火起反动力也。即原方再加药一味，自无斯弊。遂为加茵陈二钱。服后遂不出汗，头疼亦大轻减。又即原方略为加减，连服数剂全愈。夫茵陈原非止汗之品，而于药中加之，汗即不再出者，诚以茵陈为青蒿之嫩者，采于孟春，得少阳发生之气最早，与肝胆有同气相求之妙，虽其性凉能泻肝胆，而实善调和肝胆不复使起反动力也。（《医学衷中参西录·论脑充血之原因及治法》）

一高等检察厅科员，近年五旬，因处境不顺，兼办稿件劳碌，渐觉头疼，日寖加剧，服药无效，遂入西人医院。治旬日，头疼不减，转添目疼。又越数日，两目生翳，视物不明，来院求为诊治。其脉左部洪长有力，自言脑疼彻目，目疼彻脑，且时觉眩晕，难堪之情莫可名状。脉证合参，知系肝胆之火挟气血上冲脑部，脑中血管因受冲激而膨胀，故作疼；目系连脑，脑中血管膨胀不已，故目疼生翳，目眩晕也。因晓之曰："此脑充血证也。深考此证之原因，脑疼为目疼之根；而肝胆之火挟气血上冲，又为脑疼之根。欲治此证，当清火、平肝、引血下行，头疼愈而目疼、生翳及眩晕自不难调治矣。"遂为疏方，用怀牛膝一两，生杭芍、生龙骨、生牡蛎、生赭石各六钱，玄参、川楝子各四钱，龙胆草三钱，甘草二钱，磨取铁锈浓水煎药。服一剂，觉头目之疼顿减，眩晕已无。即方略为加减，又服两剂，头疼、目疼全愈，视物亦较真。其目翳原系外障，须兼外治之法，为制磨翳药水一瓶，日点眼上五六次，徐徐将翳尽消。(《医学衷中参西录·论脑充血之原因及治法》)

一人，年三十余，头疼数年，服药或愈，仍然反复，其脉弦而有力，左关尤甚，知其肝血亏损，肝火炽盛也。投以熟地、柏实各一两，生龙骨、生牡蛎、龙胆草、生杭芍、枸杞各四钱，甘草、川芎各二钱，一剂疼止，又服数剂永不反复。(《医学衷中参西录·芎䓖解》)

一人，因境多拂逆，常动肝气、肝火，致脑部充血作疼。治以镇肝、凉肝之药，服后周身大热，汗出如洗，恍悟肝为将军之官，中寄相火，用药强制之，是激动其所寄之相火而起反动力也。即原方为加茵陈二钱，服后即安然矣。(《医学衷中参西录·茵陈解》)

一人，因脑为风袭头疼，用川芎、菊花各三钱，煎汤服之立愈。(《医学衷中参西录·芎䓖解》)

一少年常患头疼，诊其脉肝胆火盛，治以茵陈、川芎、菊花各二钱，一剂疼即止。又即原方为加龙胆草二钱，服两剂觉头部轻爽异常，又减去川芎，连服四剂，病遂除根。(《医学衷中参西录·茵陈解》)

一叟年七十有一，因感冒风寒，头疼异常，彻夜不寝。其脉洪大有力，表里俱发热，喜食凉物，大便三日未行，舌有白苔甚厚。知系伤寒之热，已入阳明之腑。因头疼甚剧，且舌苔犹白，疑犹可汗解。治以拙拟寒解汤，加薄荷叶一钱。头疼如故，亦未出汗，脉益洪实。恍悟曰：此非外感表证之头疼，乃阳明经腑之热相并上逆，而冲头部也。为制此汤（仙露汤，编者注），分三次温饮下，头疼愈强半，夜间能安睡，大便亦通。复诊之，脉象余火犹炽，遂用仲景竹叶石膏汤，生石膏仍用三两，煎汁一大碗，分三次温饮下，尽剂而愈。

按：竹叶石膏汤，原寒温大热退后，涤余热、复真阴之方。故其方不列于六经，而附载于六经之后。其所以能退余热者，不特能用石膏，而恃石膏与参并用。盖寒温余热，在大热铄涸之余，其中必兼有虚热。石膏得人参，能使寒温后之真阴顿复，而余热自消，此仲景制方之妙也。又麦冬甘寒黏滞，虽能为滋阴之佐使，实能留邪不散，致成劳嗽。而惟与石膏、半夏并用，则无忌，诚以石膏能散邪，半夏能化滞也。或疑炙甘草汤（亦名复脉汤）中亦有麦冬，却无石膏、半夏。然有桂枝、生姜之辛温宣通者，以驾驭之，故亦不至留邪。彼惟知以甘寒退寒温之余热者，安能援以为口实哉！

又按：上焦烦热太甚者，原非轻剂所能疗，而投以重剂，又恐药过病所，而病转不愈。惟用重剂，徐徐饮下，乃为合法。（《医学衷中参西录·治伤寒温病同用方》）

◆ **眩晕**

奉天缉私督察处调查员罗荫华，年三十许，虚弱不能饮食，时觉眩晕，步履恒仆，自觉精神常欲涣散，其脉浮数，知仓猝不能治愈。俾用生怀山药细末一两，煮作粥，调入百布圣五分服之，

日两次，半月之后病大轻减，月余全愈。(《医学衷中参西录·山药解》)

邻村李子勋，年五旬，偶相值，求为诊脉，言前月有病服药已愈，近觉身体清爽，未知脉象何如。诊之，其脉尺部无根，寸部摇摇有将脱之势，因其自谓病愈，若遽悚以危语，彼必不信，姑以脉象平和答之。遂秘谓其侄曰："令叔之脉甚危险，当服补敛之药，以防元气之暴脱。"其侄向彼述之，果不相信。后二日，忽遣人迎愚，言其骤然眩晕不起，求为诊治。既至见其周身颤动，头上汗出，言语错乱，自言心怔忡不能支持，其脉上盛下虚之象较前益甚，急投以净萸肉两半、生龙骨、生牡蛎、野台参、生赭石各五钱，一剂即愈。继将萸肉改用一两，加生山药八钱，连服数剂，脉亦复常。

按：此方赭石之分量，宜稍重于台参。(《医学衷中参西录·山萸肉解》)

邻村龙潭庄高姓叟，年过六旬，渐觉两腿乏力，寖至时欲眩仆，神昏健忘。恐成痿废，求为诊治。其脉微弱无力。为制此方（加味补血汤，编者注）服之，连进十剂，两腿较前有力，健忘亦见愈，而仍有眩晕之时。再诊其脉，虽有起色，而仍不任重按。遂于方中加野台参、天门冬各五钱，威灵仙一钱，连服二十余剂始愈。用威灵仙者，欲其运化参、芪之补力，使之灵活也。(《医学衷中参西录·治内外中风方》)

刘铁珊将军丁卯来津后，其脑中常觉发热，时或眩晕，心中烦躁不宁，脉象弦长有力，左右皆然，知系脑充血证。盖其愤激填胸，焦思积虑者已久，是以有斯证也。为其脑中觉热，俾用绿豆实于囊中作枕，为外治之法。又治以镇肝息风汤，于方中加地黄一两，连服数剂，脑中已不觉热。遂去川楝子，又将生地黄改用六钱，服过旬日，脉象和平，心中亦不烦躁，遂将药停服。

（张氏在解释镇肝息风汤方义及其源流时指出，方中重用牛膝以引血下行，为治标之主药。而复深究病之本源，用龙骨、牡蛎、龟板、芍药以镇息肝风，代赭石以降胃降冲，玄参、天门冬以清肺气，肺中清肃之气下行，自能镇制肝木。两脉尺虚当是肾脏真阴虚损，不能与真阳相维系。其真阳脱而上奔，并挟气血以上冲脑部，故又加熟地黄、山茱萸以补肾敛肾。开始所拟之方原止此数味，后因用此方效果较好，间有初次将药服下转觉气血上攻而病加剧者，故加生麦芽、茵陈、川楝子即无斯弊。盖肝为将军之官，其性刚果，若但用药强制，或转激发其反动之力。茵陈为青蒿之嫩者，得初春少阳生发之气，与肝木同气相求，泻肝热兼舒肝郁，实能将顺肝木之性。麦芽为谷之萌芽，生用之亦善顺肝木之性使不抑郁。川楝子善引肝气下达，又能折其反动之力。方中加此三味，而后用此方者，自无他虞也。心中热甚者，当有外感，伏气化热，故加石膏。有痰者，恐痰阻气化之升降，故加胆南星也。编者注）。（《医学衷中参西录·治内外中风方》）

骆义波，住天津东门里谦益里，年四十九岁，业商，得脑充血兼痰厥证。

病因：平素常患头晕，间有疼时，久则精神渐似短少，言语渐形蹇涩，一日外出会友，饮食过度，归家因事有拂意，怒动肝火，陡然昏厥。

证候：闭目昏昏，呼之不应，喉间痰涎堵塞，气息微通。诊其脉左右皆弦硬而长，重按有力，知其证不但痰厥实素有脑充血病也。

诊断：其平素头晕作疼，即脑充血之现证也。其司知觉之神经为脑充血所伤，是以精神短少。其司运动之神经为脑充血所伤，是以言语蹇涩。又凡脑充血之人，其脏腑之气多上逆，胃气逆则饮食停积不能下行，肝气逆则痰火相并易于上干，此所以因饱食动怒而陡成痰厥也。此其危险即在目前，取药无及当先以手术治之。

手术：治痰厥之手术，当以手指点其天突穴处，穴在结喉下宛宛中，即颈与胸交际之处也。点法用右手大指端着穴，指肚向外，指甲贴颈用力向下点之（不可向里），一点一起，且用指端向下向外挠动，令其堵塞之痰活动，兼可令其喉中发痒作嗽，兼用手指捏其结喉以助其发痒作嗽。如此近八分钟许，即咳嗽呕吐。约吐出痰涎饮食三碗许，豁然顿醒，自言心中发热，头目胀疼，此当继治其脑部充血以求全愈。拟用建瓴汤方治之，因病脉之所宜而略为加减。

处方：生赭石一两（轧细），怀牛膝一两，生怀地黄一两，天花粉六钱，生杭芍六钱，生龙骨五钱（捣碎），生牡蛎五钱（捣碎），生麦芽三钱，茵陈钱半，甘草钱半；磨取生铁锈浓水以之煎药，煎汤一盅，温服下。

复诊：将药服三剂，心中已不发热，头疼目胀皆愈，惟步履之时觉头重足轻，脚底如踏棉絮。其脉象较前和缓似有上盛下虚之象，爰即原方略为加减，再添滋补之品。

处方：生赭石一两（轧细），怀牛膝一两，生怀地黄一两，大甘枸杞八钱，生杭芍六钱，净萸肉六钱，生龙骨五钱（捣碎），生牡蛎五钱（捣碎），柏子仁五钱（炒捣），茵陈钱半，甘草钱半；磨取生铁锈浓水以之煎药，煎汤一大盅，温服。

效果：将药连服五剂，病遂脱然全愈。将赭石、牛膝、地黄皆改用八钱，俾多服数剂，以善其后。（《医学衷中参西录·脑充血门》）

◆ 中风

奉天大北关开醋房者杜正卿，忽然头目眩晕，口眼歪斜，舌强直不能发言，脉象弦长有力，左右皆然，视其舌苔白厚微黄，且大便数日不行，知其证兼内外中风也。俾先用阿司匹林瓦半，白糖水送下以发其汗，再用赭石、生龙骨、生牡蛎、蒌仁各一两，生石膏两半，菊花、连翘各二钱，煎汤，趁其正出汗时服之，一剂病愈强半，大便亦通。又按其方加减，连服数剂全愈。(《医学衷中参西录·赭石解》)

邻庄张马村一壮年，中风半身麻木，无论服何药发汗，其半身分毫无汗。后得一方，用药房中蝎子二两（盐炒，轧细），调红糖水中顿服之，其半身即出汗，麻木遂愈。然未免药力太过，非壮实之人不可轻用。(《医学衷中参西录·蝎子解》)

孙聘卿，住天津东门里季家大院，年四十六岁，业商，得脑充血证遂至偏枯。

病因：禀性褊急，又兼处境不顺，恒触动肝火致得斯证。

证候：未病之先恒觉头疼，时常眩晕。一日又遇事有拂意，遂忽然昏倒，移时醒后，左手足皆不能动，并其半身皆麻木，言语塞涩。延医服药十个月，手略能动，其五指则握而不伸，足可任地而不能行步，言语仍然塞涩，又服药数月病仍如故。诊其脉左右皆弦硬，右部似尤甚，知虽服药年余，脑充血之病犹未除也。问其心中发热乎？脑中有时觉疼乎？答曰：心中有时觉有热上冲胃口，其热再上升则脑中可作疼，然不若病初得时脑疼之剧也。问其大便两三日一行，证脉相参，其脑中犹病充血无疑。

诊断：按此证初得，不但脑充血实兼脑溢血也。其溢出之血，着于左边司运动之神经，则右半身痿废；着于右边司运动之神经，则左半身痿废，此乃交叉神经以互司其身之左右也。想其得病之初，脉象之弦硬，此时尤剧，是以头疼眩晕由充血之极而至于溢血，因溢血而至于残废也。即现时之证脉详参，其脑中溢血之病想早就愈，而脑充血之病根确未除也。宜注意治其脑充血，而以通活经络之药辅之。

处方：生怀山药一两，生怀地黄一两，生赭石八钱（研细），怀牛膝八钱，生杭芍六钱，柏子仁四钱（炒捣），白术三钱（炒），滴乳香三钱，明没药三钱，土鳖虫四大个（捣），生鸡内金钱半（黄色的，捣），茵陈一钱；共煎汤一大盅，温服。

复诊：将药连服七剂，脑中已不作疼，心中间有微热之时，其左半身自觉肌肉松活，不若从前之麻木，言语之蹇涩稍愈，大便较前通顺，脉之弦硬已愈十之七八，拟再注意治其左手足之痿废。

处方：生箭芪五钱，天花粉八钱，生赭石六钱（轧细），怀牛膝五钱，滴乳香四钱，明没药四钱，当归三钱，丝瓜络三钱，土鳖虫四大个（捣），地龙二钱（去土）；共煎汤一大盅，温服。

三诊：将药连服三十余剂（随时略有加减），其左手之不伸者已能伸，左足之不能迈步者今已举足能行矣。病人问从此再多多服药可能复原否？答曰：此病若初得即治，服药四十余剂即能脱然，今已迟延年余，虽服数百剂亦不能保全愈，因关节经络之间瘀滞已久也。然再多服数十剂，仍可见愈，遂即原方略为加减，再设法以眴动其神经，补助其神经当更有效。

处方：生箭芪六钱，天花粉八钱，生赭石六钱（轧细），怀牛膝五钱，滴乳香四钱，明没药四钱，当归三钱，土鳖虫四大个（捣），地龙二钱（去土），真鹿角胶二钱（轧细），广三七二钱（轧细），制马钱子末三分；药共十二味，先将前九味共煎汤一大盅，送服后三味各一半，至煎渣再服时，仍送服其余一半。

方解：方中用鹿角胶者，因其可为左半身引经（理详三期四卷，活络效灵丹后），且其角为督脉所生，是以其性善补益脑髓以滋养脑髓神经也；用三七者，关节经络间积久之瘀滞，三七能融化之也。用制马钱子者，以其能眴动神经使灵活也（制马钱子法，详三期七卷振颓丸下）。

效果：将药又连服三十余剂，手足之举动皆较前便利，言语之蹇涩亦大见愈，可勉强出门作事矣。遂俾停服汤药，日用生怀山药细末煮作茶汤，调以白糖令适口，送服黄色生鸡内金细末三分许。当点心用之以善其后。此欲用山药以补益气血，少加鸡内金以化瘀滞也。

说明：按脑充血证，最忌用黄芪，因黄芪之性补而兼升，气升则血必随之上升，致脑中之血充而益充，排挤脑中血管可至溢血，甚或至破裂而出血，不可救药者多矣。至将其脑充血之病治愈，而肢体之痿废仍不愈者，皆因其经络瘀塞血脉不能流通也。此时欲化其瘀塞，通其血脉，正不妨以黄芪辅之，特是其脑中素有充血之病，终嫌黄芪升补之性能助血上升，故方中仍加生赭石、牛膝，以防血之上升，即所以监制黄芪也。又虑黄芪性温，温而且补即能生热，故又重用花粉以调剂之也。（《医学衷中参西录·脑充血门》）

谈丹崖，北平大陆银行总理，年五十二岁，得脑充血头疼证。

病因：禀性强干精明，分行十余处多经其手设立，因劳心过度，遂得脑充血头疼证。

证候：脏腑之间恒觉有气上冲，头即作疼，甚或至于眩晕，其夜间头疼益甚，恒至疼不能寐。医治二年无效，寖至言语蹇涩，肢体渐觉不利，饮食停滞胃口不下行，心中时常发热，大便干燥。

其脉左右皆弦硬，关前有力，两尺重按不实。

诊断：弦为肝脉，至弦硬有力无论见于何部，皆系有肝火过升之弊。因肝火过升，恒引动冲气胃气相并上升，是以其脏腑之间恒觉有气上冲也。人之血随气行，气上升不已，血即随之上升不已，以致脑中血管充血过甚，是以作疼。其夜间疼益剧者，因其脉上盛下虚，阴分原不充足，是以夜则加剧，其偶作眩晕亦职此也。至其心常发热，肝火炽其心火亦炽也。其饮食不下行，大便多干燥者，又皆因其冲气挟胃气上升，胃即不能传送饮食以速达于大肠也。其言语、肢体蹇涩不利者，因脑中血管充血过甚，有妨碍于司运动之神经也。此宜治以镇肝降胃安冲之剂，而以引血下行兼清热滋阴之药辅之。又须知肝为将军之官，中藏相火，强镇之恒起其反动力，又宜兼用舒肝之药，将顺其性之作引也。

处方：生赭石（轧细）一两，生怀地黄一两，怀牛膝六钱，大甘枸杞六钱，生龙骨六钱（捣碎），生牡蛎六钱（捣碎），净萸肉五钱，生杭芍五钱，茵陈二钱，甘草二钱；共煎汤一大盅，温服。

复诊：将药连服四剂，头疼已愈强半，夜间可睡四五点钟，诸病亦皆见愈，脉象之弦硬已减，两尺重诊有根，拟即原方略为加减，俾再服之。

处方：生赭石一两（轧细），生怀地黄一两，生怀山药八钱，怀牛膝六钱，生龙骨六钱（捣碎），生牡蛎六钱（捣碎），净萸肉五钱，生杭芍五钱，生鸡内金钱半（黄色的，捣），茵陈钱半，甘草二钱；共煎汤一大盅，温服。

三诊：将药连服五剂，头已不疼，能彻夜安睡，诸病皆愈。惟经理行中事务，略觉操劳过度，头仍作疼，脉象犹微有弦硬之意，其心中仍间有觉热之时，拟再治以滋阴清热之剂。

处方：生怀山药一两，生怀地黄八钱，玄参四钱，北沙参四钱，生杭芍四钱，净萸肉四钱，生珍珠母四钱（捣碎），生石决明四钱（捣碎），生赭石四钱（轧细），怀牛膝三钱，生鸡内金钱半（黄色的，捣），甘草二钱；共煎汤一大盅，温饮下。

效果：将药连服六剂，至经理事务时，头亦不疼，脉象已和平如常。遂停服汤药，俾日用生山药细末，煮作茶汤，调以白糖令适口，送服生赭石细末钱许，当点心服之，以善其后。

说明：脑充血之病名，倡自西人，实即《内经》所谓诸厥证，亦即后世方书所谓内中风证，三期七卷镇肝息风汤后及五期三卷建瓴汤后皆论之甚详，可参观。至西人论脑充血证，原分三种，其轻者为脑充血，其血虽充实于血管之中，犹未出于血管之外也，其人不过头疼，或兼眩晕，或口眼略有歪斜，或肢体稍有不利，其重者为脑溢血，其血因充实过甚，或自分支细血管中溢出少许，或隔血管之壁因排挤过甚渗出少许，其所出之血着于司知觉之神经，则有累知觉，着于司运动之神经，则有累运动，治之得宜，其知觉运动亦可徐复其旧，其又重者为脑出血，其血管充血至于极点，而忽然破裂也，其人必忽然昏倒，人事不知，其稍轻者，或血管破裂不剧，血甫出即止，其人犹可徐徐苏醒。若其人不能自醒，亦可急用引血下行之药使之苏醒。然苏醒之后，其知觉之迟顿，肢体之痿废，在所不免矣。此证治之得宜，亦可渐愈，若欲治至脱然无累，不过百中之一二耳。至于所用诸种治法，五期三卷中论之颇详可参观。（《医学衷中参西录·脑充血门》）

天津河北王姓叟。年过五旬，因头疼、口眼歪斜，求治于西人医院，西人以表测其脉，言其脉搏之力已达百六十度，断为脑充血证，服其药多日无效，继求治于愚。其脉象弦硬而大，知其果系脑部充血，治以建瓴汤，将赭石改用一两，连服十余剂，觉头部清爽，口眼之歪斜亦愈，惟脉象仍未复常。复至西人医院以表测脉，西医谓较前低二十余度，然仍非无病之脉也。后晤面向愚述之，劝其仍须多多服药，必服至脉象平和，方可停服。彼觉病愈，不以介意。后约四月未尝服药。继因有事出门，劳碌数旬，甫归后又连次竹战，一日忽眩仆于地而亡。观此二案，知用此方以治脑充血者，必服至脉象平和，毫无弦硬之意，而后始可停止也。（《医学衷中参西录·论脑充血证可预防及其证误名中风之由》）

天津特别三区三号路于遇顺，年过四旬，自觉呼吸不顺，胸中满闷，言语动作皆渐觉不利，头目昏沉，时作眩晕。延医治疗，投以开胸理气之品，则四肢遽然痿废。再延他医，改用补剂而仍兼用开气之品，服后痿废加剧，言语竟不能发声。愚诊视其脉象沉微，右部尤不任循按，知其胸中大气及中焦脾胃之气皆虚陷也。于斯投以拙拟升陷汤加白术、当归各三钱。服两剂，诸病似皆稍愈，而脉象仍如旧。因将芪、术、当归、知母各加倍，升麻改用钱半，又加党参、天冬各六钱，连服三剂，口可出声而仍不能言，肢体稍能运动而不能步履，脉象较前有起色似堪循按。因但将黄芪加重至四两，又加天花粉八钱，先用水六大盅将黄芪煎透去渣，再入他药，煎取清汤两大盅，分两次服下，又连服三剂，勉强可作言语，然恒不成句，人扶之可似移步。遂改用干颓汤，惟黄芪仍用四两，服过十剂，脉搏又较前有力，步履虽仍需人，而起卧可自如矣，言语亦稍能达意，其说不真之句，间可执笔写出，从前之头目昏沉眩晕者，至斯亦见轻。俾继服补脑振痿汤，嘱其若服之顺利，可多多服之，当有脱然全愈之一日也。（《医学衷中参西录·论脑贫血痿废治法答内政部长杨阶三先生》）

一媪，年过七旬，陡然左半身痿废。其左脉弦硬而大，有外越欲散之势。投以镇肝息风汤，又加净萸肉一两，一剂而愈。夫年过七旬，痿废鲜有愈者。而山萸肉，味酸性温，禀木气最厚。夫木主疏通，《神农本经》谓其能逐寒湿痹，后世本草，谓其能通利九窍。在此方中，而其酸收之性，又能协同龙骨、牡蛎，以敛戢肝火肝气，使不上冲脑部，则神经无所扰害，自不失其司运动之机能，故痿废易愈也。且此证，又当日得之即治，其转移之机关，尤易为力也。(《医学衷中参西录·治内外中风方》)

一媪年过七旬，陡然左半身痿废，其左脉弦硬而大，有外越欲散之势，投以此汤(补偏汤，编者注)加萸肉一两，一剂而愈。张锡纯阐发说，夫年过七旬，瘫痪鲜而愈者，盖萸肉禀木气最厚，木主疏通，《神农本经》谓其逐寒湿痹，后世本草亦谓其能通利九窍。李士材治肝虚胁疼，与当归同用，其方甚效。愚尝治肝虚筋病，两腿牵引作疼甚剧者，尝重用至两许，佐以活气血之药，即遂手奏效，是萸肉既能补正又善逐邪，酸收之中，实大具条畅之性，故于偏枯之证，脉之弦硬而大者，特之亦即有捷效也。(《医学衷中参西录·治肢体痿废方》)

一媪年五十许，于仲冬忽然中风昏倒，呼之不应，其胸中似有痰涎壅滞，大碍呼吸。诊其脉，微细欲无，且迟缓，知其素有寒饮，陡然风寒袭入，与寒饮凝结为恙也。急用胡椒三钱(捣碎)，煎两三沸，取浓汁多半茶杯灌之，呼吸顿觉顺利。继用干姜六钱，桂枝尖、当归各三钱，连服三剂，可作呻吟，肢体渐能运动，而左手足仍不能动。又将干姜减半，加生黄五钱，乳香、没药各三钱，连服十余剂，言语行动遂复其常。(《医学衷中参西录·治内外中风方》)

一人年三十余，陡然口眼歪斜，其受病之边，目不能瞬。俾用蜈蚣二条为末，防风五钱，煎汤送服，三次全愈。审斯则蜈蚣

237

逐风之力，原迥异于他药也。且其功效，不但治风也，愚于疮痈初起甚剧者，恒加蜈蚣于托药之中，莫不随手奏效。虽本草谓有坠胎之弊，而中风抽掣，服他药不效者，原不妨用。《内经》所谓"有故无殒，亦无殒也"。况此汤中（逐风汤，编者注），又有黄芪、当归以保摄气血，则用分毫何损哉。（《医学衷中参西录·治内外中风方》）

一叟年近六旬，忽得痿废证。两手脉皆弦硬，心中骚扰不安，夜不能寐。每于方中（风引汤，编者注）重用龙骨、牡蛎，再加降胃之药，脉始柔和，诸病皆减，二十剂外，渐能步履。审是则龙骨、牡蛎之功用可限量哉。至萸肉为补肝之主药，其酸温之性，又能引诸药入肝以息风。

或问：偏枯之证既有外感袭入经络，闭塞血脉，子方中复有时加龙骨、牡蛎、萸肉收涩之品其义何居？答曰：龙骨敛正气而不敛邪气，此徐灵胎注《本经》之言，诚千古不刊之名论也。而愚则谓龙骨与牡蛎同用，不惟不敛邪气，转能逐邪气使之外出，陈修园谓龙属阳而潜于海，故其骨能引逆上之火、泛滥之水下归其宅。若与牡蛎同用，为治痰之神品。而愚则谓龙骨、牡蛎同用，最善理关节之痰。凡中风者，其关节间皆有顽痰凝滞，是以《金匮》风引汤治热瘫痫，而龙骨、牡蛎并用也。不但此也，尝诊此证，左偏枯者其左脉必弦硬，右偏枯者其右脉必弦硬。夫弦硬乃肝木生风之象，其内风兼动，可知龙骨、牡蛎大能宁静内风，使脉之弦硬者变为柔和。（《医学衷中参西录·治肢体痿废方》）

邑中孝廉某君，年过六旬，患偏枯原不甚剧。欲延城中某医治之，不愈。适有在津门行道之老医初归，造门自荐。服其药后，即昏不知人，迟延半日而卒。后其家人持方质愚，系仿补阳还五汤，重用黄芪八钱。知其必系脑部充血过度以致偏枯也，不然服

此等药何以偾事哉。(《医学衷中参西录·论治偏枯者不可轻用王勋臣补阳还五汤》)

在沧州治一建筑工头，其人六十四岁，因包修房屋失利，心甚懊恼，于旬日前即觉头疼，不以为意。一日晨起至工所，忽仆于地，状若昏厥，移时苏醒，左手足遂不能动，且觉头疼甚剧。医者投以清火通络之剂，兼法王勋臣补阳还五汤之义，加生黄芪数钱，服后更觉脑中疼如锥刺难忍，须臾求为诊视，其脉左部弦长，右部洪长，皆重按甚实。询其心中，恒觉发热。其家人谓其素性嗜酒，近因心中懊恼，益以烧酒浇愁，饥时恒以酒代饭。愚曰："此证乃脑充血之剧者，其左脉之弦长，懊恼所生之热也。右脉之洪长，积酒所生之热也。二热相并，挟脏腑气血上冲脑部。脑部中之血管若因其冲激过甚而破裂，其人即昏厥不复醒，今幸昏厥片时苏醒，其脑中血管当不至破裂，或其管中之血隔血管渗出，或其血管少有罅隙，出血少许而复自止。其所出之血著于司知觉之神经则神昏，著于司运动之神经则痿废。此证左半身偏枯，当系脑中血管所出之血伤其司左边运动之神经也。医者不知致病之由，竟投以治气虚偏枯之药，而此证此脉岂能受黄芪之升补乎？此所以服药后而头疼益剧也。遂为疏方亦约略如前，为其右脉亦洪实，因于方中加生石膏一两，亦用铁锈水煎药。服两剂，头疼全愈，脉已和平，左手足已并自动。遂改用当归、赭石、生杭芍、玄参、天冬各五钱，生黄芪、乳香、没药各三钱，红花一钱，连服数剂，即扶杖能行矣。方中用红花者，欲以化脑中之瘀血也。为此时脉已和平，头已不疼，可受黄芪之温补，故方中少用三钱，以补助其正气，即借以助归、芍、乳、没以流通血脉，更可调玄参、天冬之寒凉，俾药性凉热适均，而可多服也。(《医学衷中参西录·论脑充血之原因及治法》)

在津曾治东门里友人迟华章之令堂，年七旬有四，时觉头目眩晕，脑中作疼，心中烦躁，恒觉发热，两臂觉撑胀不舒，脉象弦硬而大，知系为脑充血之征兆，治以建瓴汤。连服数剂，诸病皆愈，惟脉象虽不若从前之大，而仍然弦硬。因苦于吃药，遂停服。后月余，病骤反复。又用建瓴汤加减，连服数剂，诸病又愈。脉象仍未和平，又将药停服。后月余，病又反复，亦仍用建瓴汤加减，连服三十余剂，脉象和平如常，遂停药勿服，病亦不再反复矣。（《医学衷中参西录·论脑充血证可预防及其证误名中风之由》）

直隶（指河北省，编者注）商品陈列所长王仰泉，其口眼略有歪斜，左半身微有不利，时作头疼，间或眩晕。其脉象洪实，右部尤甚。知其系脑部充血。问其心中，时觉发热。治以建瓴汤，连服二十余剂全愈。（《医学衷中参西录·论治偏枯者不可轻用王勋臣补阳还五汤》）

◆ 郁证

一媪年六旬。气弱而且郁，心腹满闷，不能饮食，一日所进谷食，不过两许，如此已月余矣。愚诊视之，其脉甚微细，犹喜至数调匀，知其可治。遂用此汤（理冲汤，编者注），将三棱、莪术各减一钱，连服数剂，即能进饮食。又服数剂，病遂全愈。（《医学衷中参西录·治女科方》）

◆ 水肿

沧州刘姓媪，年过六旬，小便不利，周身皆肿。医者投以末药，下水数桶，周身肿尽消，言忌咸百日，盖方中重用甘遂也。数日肿复如故，一连服药三次皆然，此时小便滴沥全无，亦不敢再服前药。又延他医，皆以为服此等药愈后又反复者，断难再治，况其屡次服药而屡次反复者乎？后延愚诊视，其脉数而无力，按之即无，因谓病家曰："脉数者阴分虚也，无力者阳分虚也。水饮缘三焦下达必借气化流通，而后能渗入膀胱出为小便。此脉阴阳俱虚，其气化必虚损不能流通小便，所以滴沥全无也。欲治此证，非补助其气化而兼流通其气化不可。《易》有之'日往则月来，月往则日来，日月相推而明生焉；寒往则暑来，暑往则寒来，寒暑相推而岁成焉；往者屈也，来者信（读作伸）也，屈信相感而利生焉'。此天地之气化，即人身之气化也。"爰本此义以立两方。一方以人参为主，辅以麦冬以济参之热，灵仙以行参之滞，少加地肤子为向导，名之曰宣阳汤，以象日象暑；一方以熟地为主，辅以龟板以助熟地之润，芍药以行熟地之泥，亦少加地肤子为向导，名之曰济阴汤，以象月象寒。二方轮流服之，以象日月寒暑往来屈伸之义。俾先服济阴汤取其贞下起元也，服至三剂，小便见利。服宣阳汤亦三剂，小便大利。又接服济阴汤三剂，小便直如泉涌，肿遂尽消。(《医学衷中参西录·人参解》)

奉天大西关万顺兴同事傅学诗，周身漫肿，自言常觉短气，其脉沉濡，右部尤甚。知其胸中大气下陷，气化不能升降，因之上焦不能如雾，所以下焦不能如渎，而湿气弥漫也。投以升陷汤，知母改用五钱，又加玄参、天冬、地肤子各三钱，连服数剂全愈。(《医学衷中参西录·黄芪解》)

邻村霍氏妇，周身漫肿，腹胀小便不利，医者治以五皮饮不效。其脉数而有力，心中常觉发热，知其阴分亏损，阳分又偏盛也。为疏方用生杭芍两半，玄参、滑石、地肤子、甘草各三钱，煎服一剂即见效验，后即方略为加减，连服数剂全愈。(《医学衷中参西录·芍药解》)

241

邻村霍氏妇，年二十余，因阴虚得水肿证。

病因：因阴分虚损，常作灼热，寖至小便不利，积成水肿。

证候：头面周身皆肿，以手按其肿处成凹，移时始能复原。日晡潮热，心中亦恒觉发热。小便赤涩，一日夜间不过通下一次。其脉左部弦细，右部弦而微硬，其数六至。

诊断：此证因阴分虚损，肾脏为虚热所伤而生炎，是以不能漉水以利小便。且其左脉弦细，则肝之疏泄力减。可致小便不利，右脉弦硬，胃之蕴热下溜，亦可使小便不利，是以积成水肿也。宜治以大滋真阴之品，俾其阴足自能退热，则肾炎可愈，胃热可清。肝木得肾水之涵濡，而其疏泄之力亦自充足，再辅以利小便之品作向导，其小便必然通利，所积之水肿亦不难除消矣。

处方：生怀山药一两，生怀地黄六钱，生杭芍六钱，玄参五钱，大甘枸杞五钱，沙参四钱，滑石三钱；共煎汤一大盅，温服。

复诊：将药连服四剂，小便已利，头面周身之肿已消弱半，日晡之热已无，心中仍有发热之时，惟其脉仍数逾五至，知其阴分犹未充足也。仍宜注重补其真阴而少辅以利水之品。

处方：熟怀地黄一两，生杭芍六钱，生怀山药五钱，大甘枸杞五钱，柏子仁四钱，玄参四钱，沙参三钱，生车前子三钱（装袋），大云苓片二钱，鲜白茅根五钱；药共十味，先将前九味水煎十余沸，再入鲜白茅根，煎四五沸取汤一大盅，温服。若无鲜白茅根，可代以鲜芦根。至两方皆重用芍药者，因芍药性善滋阴，而又善利小便，原为阴虚小便不利者之主药也。

效果：将药连服六剂，肿遂尽消，脉已复常，遂停服汤药，俾日用生怀山药细末两许，熬作粥，少兑以鲜梨自然汁，当点心服之以善其后。（《医学衷中参西录·肿胀门》）

邻村学生毛德润，年二十，得水肿证，医治月余，病益剧，头面周身皆肿，腹如抱瓮，夜不能卧，依壁喘息，盖其腹之肿胀异常，无容息之地，其气几不能吸入故作喘也。其脉六部细数，心中发热，小便不利，知其病久阴虚，不能化阳，致有此证。俾命人力剖冻地，取鲜茅根，每日用鲜茅根六两，锉碎，和水三大碗，以小锅煎一沸，即移置炉旁，仍近炉眼，徐徐温之，待半点钟，再煎一沸，犹如前置炉旁，须臾茅根皆沉水底，可得清汤两大碗，为一日之量，徐徐当茶温饮之。

再用生车前子数两，自炒至微熟，三指取一撮，细细嚼咽之，夜间睡醒时亦如此，嚼服一昼夜，约尽七八钱。如此二日，小便已利，其腹仍膨胀板硬。俾用大葱白三斤，切作丝，和醋炒至将熟，乘热裹以布，置脐上熨之。若凉，则仍置锅中，加醋少许炒热再熨。自晚间熨至临睡时止，一夜小便十余次，翌晨按其腹如常人矣。(《医学衷中参西录·论水臌气臌治法》)

马朴臣，辽宁大西关人，年五旬，业商，得受风水肿兼有痰证。

病因：因秋末远出经商，劳碌受风遂得斯证。

证候：腹胀，周身漫肿，喘息迫促，咽喉膺胸之间时有痰涎堵塞，舌苔淡白，小便赤涩短少，大便间日一行，脉象无火而微浮，拟是风水，当遵《金匮》治风水之方治之。

处方：生石膏一两（捣细），麻黄三钱，甘草二钱，生姜二钱，大枣四枚（掰开），西药阿司匹林三分；药共六味，将前五味煎汤一大盅，冲化阿司匹林，温服，被覆取汗。

方解：此方即越婢汤原方加西药阿司匹林也。当时冬初，北方天气寒凉汗不易出，恐但服越婢汤不能得汗，故以西药之最善发汗兼能解热者之阿司匹林佐之。

复诊：将药服后，汗出遍体，喘息顿愈，他证如故，又添心中热渴不思饮食。诊其脉仍无火象，盖因痰饮多而湿胜故也。斯当舍脉从证，而治以清热之重剂。

处方：生石膏四两（捣细），天花粉八钱，薄荷叶钱半；共煎汤一大碗，俾分多次徐徐温饮下。

三诊：将药服后，热渴痰涎皆愈强半，小便亦见多，可进饮食，而漫肿腹胀不甚见轻。斯宜注重利其小便以消漫肿，再少加理气之品以消其腹胀。

处方：生石膏一两（捣细），滑石一两，地肤子三钱，丈菊子三钱（捣碎），海金砂三钱，槟榔三钱，鲜茅根三钱；共煎汤一大盅半，分两次温服下。丈菊，俗名向日葵。究之，向日葵之名当属之卫足花，不可以名丈菊也。丈菊子，《本草纲目》未收，因其善治淋疼利小便，故方中用之。

效果：将药煎服两剂，小便大利，肿胀皆见消，因将方中石膏、滑石、槟榔皆减半，连服三剂病全愈。（《医学衷中参西录·肿胀门》）

盐山王瑞江，气虚水肿，两腿肿尤甚，方用生黄芪、威灵仙治愈。天津铃当阁于氏少妇，头疼过剧，且心下发闷作疼，兼有行经过多证，以建瓴汤加减治愈。（《医学衷中参西录·治愈笔记》）

一媪年六十余，得水肿证，延医治不效。时有专以治水肿名者，其方秘而不传。服其药自大便泻水数桶，一身肿尽消。言忌咸百日，可保永愈。数日又见肿，旋复如故。服其药三次皆然，而病人益衰惫矣。盖未服其药时，即艰于小便，既服药后，小便滴沥全无，所以旋消而旋肿也。再延他医，皆言服此药，愈后复发者，断乎不能调治。后愚诊视，其脉数而无力。愚曰：脉数者阴分虚也，无力者阳分虚也。膀胱之腑，有下口无上口，水饮必随气血流行，而后能达于膀胱，出为小便。《内经》所谓"州都之官，律津液存焉，气化则能出"者是也。此脉阴阳俱虚，致气化伤损，不能运化水饮以达膀胱，此小便所以滴沥全无也。《易》系辞曰："日往则月来，月往则日来，日月相推，而昭明生焉。寒往则暑来，暑往则寒来，寒暑相推，而岁成焉。往者属屈也，来者信（伸音）也，屈信相感。而利生焉。"此天地之气化，即人身之气化也。爰立两方，一方以人参为君，辅以麦冬以济参之热，灵仙以行参之滞，少加地肤子为向导药，名之曰宣阳汤，以象日象暑；二一方以熟地为君，辅以龟禅板以助熟地之润，芍药以行熟地之滞（芍药善利小便，故能行熟地之泥），亦少加地肤子为向导药，名之济阴汤，以象月象寒。二方轮流服之，以象日月寒暑相推、往来屈伸相感之大义。伴俾先服济阴汤，取其贞下起元也。服至三剂小便稍利，再服宣阳汤，亦三剂小便大利，又再服济阴汤，小便直如泉涌，肿遂尽消。病家疑而问曰："前服济阴汤，小便微通，此时又服之，何其功效百倍于从前了？"答曰：善哉问也。前服济阴汤，似于冬令，培草木之根荄。以厚其生长之基也，于服宣阳汤数剂后，再服济阴汤，如纯阳月后，一阴二阴甫生，时当五六月大雨沛行，万卉之畅茂，有迥异寻常者矣。（《医学衷中参西录·治癃闭方》）

一媪年六十余，得水肿证。医者用药，治愈三次皆反复，再服前药不效。其子商于梓匠，欲买棺木，梓匠固其亲属，转为求治于愚。因思此证反复数次，后服药不效者，必是病久阴虚生热，致小便不利。细问病情，果觉肌肤发热，心内作渴，小便甚少。俾单用鲜白茅根煎汤，频频饮之，五日而愈，（《医学衷中参西录·治癃闭方》）

一妇人年近四旬，因阴虚发热，渐觉小便不利，积成水肿，服一切通利小便之药皆无效。其脉数近六至，重按似有力，问其一妇人年近四旬，因阴虚发热，渐觉小便不利，积成水肿，服一切通利小便之药皆无效。其脉数近六至，重按似有力，问其心中常觉烦躁，知其阴虚作热，又兼有实热，以致小便不利而成水肿也。俾用鲜茅根半斤，如法煎汤两大碗，以之当茶徐徐温饮之，使药力昼夜相继，连服五日，热退便利，肿遂尽消。（《医学衷中参西录·白茅根解》）

一妇人年四十许，得水肿证。其脉象大致平和，而微有滑数之象。俾浓煎鲜茅根汤饮之，数日病愈强半。其子来送信，愚因嘱之曰：有要紧一言，前竟忘却。患此证者，终身须忌食牛肉。病愈数十年，食之可以复发。孰意其子未返，已食牛肉，且自觉病愈，出坐庭中，又兼受风，其证陡然反复，一身尽肿，两目因肿甚不能开视。愚用越婢汤发之，以滑石易石膏，一剂汗出，小便顿利，肿亦见消。再饮白茅根汤，数日病遂全愈。（《医学衷中参西录·治癃闭方》）

一妇人年四十余，得水肿证。其翁固诸生，而精于医者，自治不效，延他医诊治亦不效，偶与愚遇，问有何奇方，可救此危证。因细问病情，知系阴虚有热，小便不利。遂俾用鲜茅根煎浓汁（治阴虚不能化阳，小便不利，或有湿热壅滞，以致小便不利，积成水肿。编者注），饮旬日全愈。（《医学衷中参西录·治癃闭方》）

一人年四十余。小便不利，周身漫肿，自腰以下，其肿尤甚。上焦痰涎堵塞，剧时几不能息。咳嗽痰中带血，小便亦有血色。迁延半载，屡次延医服药，病转增剧。其脉滑而有力，疑是湿热壅滞，询之果心中发热。遂重用滑石、白芍以渗湿清热，佐以柴胡、乳香、没药以宣通气化。为其病久，不任疏通，每剂药加生山药两许，以固气滋阴。又用药汁，送服三七末二钱，以清其血分。数剂热退血减，痰涎亦少，而小便仍不利。偶于诊脉时，见其由卧起坐，因稍费力，连连喘息十余口，呼吸始顺。且其脉从前虽然滑实，究在沉分。此时因火退，滑实既减，且有濡象。恍悟此证确系大气下陷。遂投以升陷汤，知母改用六钱，又加玄参五钱，木通二钱，一剂小便即利。又服数剂，诸病全愈。（《医学衷中参西录·治大气下陷方》）

一叟年近六旬，得水肿证。小便不利，周身皆肿，其脉甚沉细，自言素有疝气，下焦常觉寒凉。愚曰：欲去下焦之寒，非服硫黄不可。且其性善利水，施之火不胜水而成水肿者尤为对证。为开苓桂术甘汤加野台参三钱，威灵仙一钱，一日煎渣再服，皆送服生硫黄末二分。十日后，小便大利，肿消三分之二。下焦仍觉寒凉，遂停汤药单服硫黄试验，渐渐加多，一月共服生硫黄四两，周身肿尽消，下焦亦觉温暖。（《医学衷中参西录·杂录》）

一叟年六十五，得风温证。六七日间，周身悉肿，肾囊肿大似西瓜，屡次服药无效。旬日之外，求为诊视。脉洪滑微浮，心中热渴，小便涩热，痰涎上泛，微兼喘息，舌苔白厚。投以此汤（宣解汤，编者注），加生石膏一两，周身微汗，小便通利，肿消其半，犹觉热渴。遂将方中生石膏加倍，服后又得微汗，肿遂尽消，诸病皆愈。（《医学衷中参西录·治温病方》）

邑北境常庄刘氏妇，年过三旬，因受风得水肿证。

病因：时当孟夏，农家忙甚，将饭炊熟，复自馌田间，因作饭时受热出汗，出门时途间受风，此后即得水肿证。

证候：腹中胀甚，头面周身皆肿，两目之肿不能开视，心中发热，周身汗闭不出，大便干燥，小便短赤。其两腕肿甚不能诊脉，按之移时，水气四开，始能见脉。其左部弦而兼硬，右部滑而颇实，一息近五至。

诊断：《金匮》辨水证之脉，谓风水脉浮，此证脉之部位肿甚，原无从辨其脉之浮沉，然即其自述，谓于有汗受风之后，其为风水无疑也。其左脉弦硬者，肝胆有郁热也，其右脉滑而实者，外为风束胃中亦寖生热也。至于大便干燥，小便短赤，皆肝胃有热之所致也。当用《金匮》越婢汤加减治之。

处方：生石膏一两（捣细），滑石四钱，生杭芍四钱，麻黄三钱，甘草二钱，大枣四枚（劈开），生姜二钱；西药阿司匹林一瓦；中药七味，共煎汤一大盅，当煎汤将成之时，先用白糖水将西药阿司匹林送下，候周身出汗若不出汗仍可再服一瓦，将所煎之汤药温服下，其汗出必益多，其小便当利肿即可消矣。

复诊：如法将药服完，果周身皆得透汗，心中已不发热，小便遂利，腹胀身肿皆愈强半，脉象已近和平，拟再治以滋阴利水之剂，以消其余肿。

处方：生杭芍六钱，生薏米六钱（捣碎），鲜白茅根一两；药共三味，先将前二味水煎十余沸，加入白茅根，再煎四五沸，取汤一大盅，温服。

效果：将药连服十剂，其肿全消，俾每日但用鲜白茅根一两，煎数沸当茶饮之，以善其后。

或问：前方中用麻黄三钱，原可发汗，何必先用西药阿司匹林先发其汗乎？答曰：麻黄用至三钱，虽能发汗，然有石膏、滑石、芍药以监制之，则其发汗之力顿减，况肌肤肿甚者，汗尤不易透出也。若因其汗不易出，拟复多加麻黄，而其性热而且燥，又非所宜。惟西药阿司匹林，其性凉而能散，既善发汗又善清热，以之为麻黄之前驱，则麻黄自易奏功也。

或问：风袭人之皮肤，何以能令人小便不利积成水肿？答曰：

小便出于膀胱，膀胱者太阳之腑也。袭入之风由经传腑，致膀胱失其所司，是以小便不利。麻黄能祛太阳在腑之风，佐以石膏、滑石，更能清太阳在腑之热，是以服药汗出而小便自利也。况此证肝中亦有蕴热，《内经》谓"肝热病者小便先黄"，是肝与小便亦大有关系也。方中兼用芍药以清肝热，则小便之利者当益利。至于薏米、茅根，亦皆为利小便之辅佐品，汇集诸药为方，是以用之必效也。（《医学衷中参西录·肿胀门》）

一兵士李兆元，过食生冷，身体浮肿，腹大如箕，百药罔效。令每日服松脂三钱，分三次服下，五日痊愈。（《医学衷中参西录·治伤寒温病同用方》）

一妇人年四十许，得水肿证，百药不效，偶食绿豆稀饭，觉腹中松畅，遂连服数次，小便大利而愈。

有人向愚述其事，且问所以能愈之故。答曰：绿豆与赤小豆同类，故能行水利小便，且其性又微凉，大能滋阴退热。凡阴虚有热，致小便不利者，服之皆有效也。（《医学衷中参西录·治癃闭方》）

◆ 淋证

东海渔者，年三十余，得尿白证甚剧。旬日之间，大见衰惫，惧甚，远来求方。其脉左右皆弦，而左部弦而兼长。夫弦长者，肝木之盛也。木与风为同类，人之脏腑，无论何处受风，其风皆与肝木相应。《内经》阴阳应象论所谓"风气通于肝"者是也。脉之现象如此，肝因风助，倍形其盛，而失其和也。况病人自言因房事后小便当风，从此外肾微肿，遂有此证，尤为风之明证乎？盖房事后，肾脏经络虚而不闭，风气乘虚袭入，鼓动肾脏不能蛰藏，而为肾行气之肝木，又与风相应，以助其鼓动，而大其疏泄，故其病若是之剧也。为拟此汤（舒和汤，编者注），使脉之弦长者变为舒和。服之一剂见轻，数剂后遂全愈。以后凡遇此等定，其脉象与此同者，投以此汤无不辄效。(《医学衷中参西录·治淋浊方》)

近又在津治一淋证，服药十剂已愈，隔两月病又反复，时值愚问籍，遂延他医治疗，方中亦重用萆薢。服两剂，小便亦滴沥不通，服利小便药亦无效。遂屡用西法引溺管兼服利小便之药，治近一旬，小便少通滴沥，每小便一次，必须两小时。继又服滋阴利水之药十剂始全愈。(《医学衷中参西录·论萆薢为治失溺要药不可用之治淋》)

邻村一少年，患此证（花柳毒淋），便时膏淋与血液相杂，疼痛颇剧，予以此方（清毒二仙丹，编者注），数次全愈。(《医学衷中参西录·治淋浊方》)

一人从前患毒淋，服各种西药两月余，淋已不疼，白浊亦大见轻，然两日不服药，白浊仍然反复。愚俾用膏淋汤，送服秘真丹，两次而愈。(《医学衷中参西录·治淋浊方》)

一人年三十许，患血淋。溲时血块堵塞，努力始能溲出，疼楚异常。且所溲者上多浮油，胶黏结于器底，是血淋而兼膏淋也。从前延医调治，经三十五人，服药年余，分毫无效，尪羸已甚。后愚诊视，其脉弦细，至数略数，周身肌肤甲错，足骨凸处，其肉皮皆成旋螺高寸余，触之甚疼。盖卧床不起者，已半载矣。细询病因，谓得之忿怒之余误坠水中，时当秋夜觉凉甚，遂成斯证。知其忿怒之火，为外寒所束，郁于下焦而不散，而从前居室之间，又有失保养处也。拟投以此汤（理血汤，编者注），为脉弦，遂以柏子仁八钱代方中山药，以其善于养肝也。疏方甫定，其父出所服之方数十纸，欲以质其同异。愚曰：无须细观，诸方与吾方同者，惟阿胶、白芍耳，阅之果然。其父问何以知之？愚曰：吾所用之方，皆苦心自经营者，故与他方不同，服二剂血淋遂愈，而膏淋亦少减。改用拙拟膏淋汤，连服二十余剂，膏淋亦愈，而小便仍然频数作疼。细询其疼之实状，谓少腹常觉疼而且坠，时有欲便之意，故有尿即不能强忍，知其又兼气淋也。又投以拙拟气淋汤，十剂全愈。周身甲错，足上旋螺尽脱。（《医学衷中参西录·治淋浊方》）

一人年三十许，遗精白浊，小便时疼如刀劈，又甚涩数。诊其脉滑而有力，知其系实热之证。为其年少，疑兼花柳毒淋。遂投以此汤（清肾汤，编者注），加没药三钱，鸦胆子四十粒，数剂而愈。（《医学衷中参西录·治淋浊方》）

一少年，患此证（花柳毒淋兼有血淋，编者注），所便者血溺相杂，其血成丝成块，间有脂膜，疼痛甚剧，且甚腥臭。屡次医治无效，授以此方（鲜小蓟根汤，编者注），连服五日全愈。（《医学衷中参西录·治淋浊方》）

一叟年七十余，遗精白浊，小便频数，微觉疼涩，诊其六脉平和，两尺重按有力，知其年虽高，而肾经确有实热也。投以此汤（清肾汤，编者注），五剂全愈。（《医学衷中参西录·治淋浊方》）

张灼芳，年二十八岁，小学教员，于去岁冬月初，得膏淋，继之血淋。所便者，或血条，或血块，后则继以鲜血，溺频茎疼。屡经医者调治，病转加剧。其气色青黑，六脉坚数，肝脉尤甚。与以淋浊门理血汤，俾连服三剂，血止，脉稍平，他证仍旧。继按淋浊门诸方加减治之，十余剂全愈。灼芳谢曰："予得此证，食少不寐，肌肉消瘦，一月有余，屡治不效，病势日增。不意先生用药如此神妙，竟能挽回垂危之命。"（《医学衷中参西录·张让轩

来函》）

邻村有病淋者，医者投以萆薢分清饮两剂，其人小便滴沥不通。再服各种利小便药皆无效。后延愚诊治，已至十日，精神昏愦，毫无知觉，脉数近十至，按之即无，因谓其家人曰："据此脉论，即小便通下，亦恐不救。"其家人恳求甚切，遂投以大滋真阴之剂，以利水之药佐之。灌下移时，小便即通，床褥皆湿。再诊其脉，微细欲无，愚急辞归。后闻其人当日即亡。（《医学衷中参西录·论萆薢为治失溺要药不可用之治淋》）

◆ 白浊

李克明，天津东门里宝林书庄理事，年二十六岁，得小便白浊证。

病因：于季秋乘大车还家，中途遇雨，衣服尽湿，夜宿店中，又披衣至庭中小便，为寒风所袭，遂得白浊之证。

证候：尿道中恒发刺痒，每小便完时有类精髓流出数滴。今已约三月，屡次服药无效，颇觉身体衰弱，精神短少，其脉左部弦硬，右部微浮重按无力。

诊断：《内经》谓肾主蛰藏，肝主疏泄，又谓风气通于肝，又谓肝行肾之气。此证因风寒内袭入肝，肝得风助，其疏泄之力愈大，故当小便时，肝为肾行气过于疏泄，遂致肾脏失其蛰藏之用，尿出而精亦随之出矣。其左脉弦硬者，肝脉挟风之象，其右脉浮而无力者，因病久而气血虚弱也。其尿道恒发刺痒者，尤显为风袭之明证也。此宜散其肝风，固其肾气，而更辅以培补气血之品。

处方：生箭芪五钱，净萸肉五钱，生怀山药五钱，生龙骨五钱（捣碎），生牡蛎五钱（捣碎），生杭芍四钱，桂枝尖三钱，生怀地黄三钱，甘草钱半；共煎汤一大盅，温服。

方解：方中以黄芪为主者，因《神农本草经》原谓黄主大风，是以风之入脏者，黄能逐之外出，且其性善补气，气盛自无滑脱之病也。桂枝亦逐风要药，因其性善平肝，故尤善逐肝家之风，与黄芪相助为理则逐风之力愈大也。用萸肉、龙骨、牡蛎者，以其皆为收敛之品，又皆善收敛正气而不敛邪气，能助肾脏之蛰藏而无碍肝风之消散，拙著药物讲义中论之详矣。用山药者，以其能固摄下焦气化，与萸肉同为肾气丸中要品，自能保合肾气不使虚泻也。用芍药、地黄者，欲以调剂黄芪、桂枝之热，而芍药又善平肝，地黄又善补肾，古方肾气丸以干地黄为主药，即今之生地黄也。用甘草者，取其能缓肝之急，即能缓其过于疏泄之力也。

效果：将药连服三剂，病即全愈，因即原方去桂枝以熟地易生地，俾再服数剂以善其后。(《医学衷中参西录·大小便病门》)

◆ 癃闭

奉天本溪湖煤铁公司科员王云锦，年四十余。溺道艰涩，滴沥不能成溜，每小便一次，必须多半点钟。自两胁下连腿作疼，剧时有如锥刺。其脉右部如常，左部甚微弱，知其肝气虚弱，不能条达，故作疼痛，且不能疏泄，故小便难也。为疏方用生黄芪八钱，净萸肉、知母各六钱，当归、丹参、乳香、没药、续断各三钱，煎服一剂，便难与腿胁疼皆见愈。又为加柴胡钱半，连服二十剂全愈。至于萸肉酸敛之性，或有疑其用于此方不宜者，观后山萸肉解自明矣。(《医学衷中参西录·黄芪解》)

奉天省公署护兵石玉和，忽然小便不通，入西医院治之。西医治以引溺管，小便通出。有顷，小便复存蓄若干，西医又纳一橡皮管使久在其中，有溺即通出。乃初虽稍利，继则小便仍不能出。西医辞不治，遂来院求为诊治。其脉弦迟细弱，自言下焦疼甚，知其小便因凉而凝也。为疏方用党参、椒目、怀牛膝各五钱，乌附子、广条桂、当归各三钱，干姜、小茴香、没药、威灵仙、甘草各二钱。连服三剂，小便利而腹疼亦愈。遂停药，俾日用生硫黄钱许，分两次服下，以善其后。方中之义党参、灵仙并用，可治气虚小便不利；椒目与桂、附、干姜并用，可治因寒小便不利；又佐以当归、牛膝、茴香、没药、甘草诸药，或润而滑之，或引而下之，或辛香以透窍，或温通以开瘀，或和中以止疼，众药相济为功，所以奏效甚速也。（《医学衷中参西录·〈伤寒论〉少阴篇桃花汤是治少阴寒痢非治少阴热痢解》）

石玉和，辽宁省公署护兵，年三十二岁，于仲冬得小便不通证。

病因：晚饭之后，食梨一颗，至夜站岗又受寒过甚，遂致小便不通。

证候：病初得时，先入西医院治疗。西医治以引溺管小便通出，有顷小便复存蓄若干，西医又纳以橡皮引溺管，使久在其中有尿即通出。乃初虽稍利，继则小便仍不出，遂来院中求为诊治。其脉弦细沉微，不足四至，自言下焦疼甚且凉甚，知其小便因受寒而凝滞也，斯当以温热之药通之。

处方：野党参五钱，椒目五钱（炒捣），怀牛膝五钱，乌附子三钱，广肉桂三钱，当归三钱，干姜二钱，小茴香二钱，生明没药二钱，威灵仙二钱，甘草二钱；共煎一大盅，温服。

方解：方中之义，人参、灵仙并用，可治气虚小便不通。椒目与桂、附、干姜并用，可治因寒小便不通。又佐以当归、牛膝、茴香、没药、甘草诸药，或润而滑之，或引而下之，或辛香以透窍，或温通以开瘀，或和中以止疼，众药相济为功，自当随手奏效也。

效果：将药煎服一剂，小便通下，服至三剂，腹疼觉凉全愈，脉已复常。俾停服汤药，日用生硫黄钱许研细，分作两次服，以善其后。

说明：诸家本草，皆谓硫黄之性能使大便润小便长，用于此证，其暖而能通之性适与此证相宜也。(《医学衷中参西录·大小便病门》)

一妇人，小便陡然不通，滴沥全无，窘迫之际，其夫以细挺探其便处，小便即时通下。此其夫见愚，为述其事，且问何以得此，小便即时通下。答曰：此西人所谓偏道陡然变窄，宜治以引溺管之理也。按此证与前证，虽皆未治以引锡管，而皆为引溺管可治愈之证。故连类及之。以证引溺管之确乎可用也。(《医学衷中参西录·治癃闭方》)

一人年近五旬，小便陡然不通，用一切利小便药无效，求为诊治，投以升麻黄芪汤，亦不效。自言小便之口，有物堵塞，若小鱼尿胞，俾用针挑破，小便涌出。(《医学衷中参西录·治癃闭方》)

一人年六十余，溺血数日，小便忽然不通，两日之间滴沥全无。病人不能支持，自以手揉挤，流出血水少许，稍较轻松。揉挤数次，疼痛不堪揉挤。彷徨无措，求为诊治。其脉沉而有力，时当仲夏，身覆厚被，犹觉寒凉，知其实热郁于下焦，溺管因热而肿胀不通也。为拟此汤（寒通汤，编者注），一剂稍通，又加木通、海金砂各二钱，服两剂全愈。(《医学衷中参西录·治癃闭方》)

邑有患小便难者，初不甚剧，渐至仅通滴沥，屡次服药无效，求愚诊治。愚曰：此证但服药不能疗当用西人引溺法。彼依愚言，求西人用引溺管治之，旬日而愈。(《医学衷中参西录·治癃

闭方》)

◆ **阳痿**

近治奉天南市汤俊记建筑公司经理王海山，其证亦与前案朱宗巨之病相似（徐大椿治嘉兴朱宗臣阳痿案，朱以阳胜阴亏之体，又兼痰凝气逆。医者以温补治之，胸膈否塞，而阳道痿。群医谓脾肾两亏，将恐无治。就余于山中。余视其体丰而气旺，阳升而阴不降，诸窍皆闭。笑谓之曰：此为肝肾双实证，先用清润之品，加石膏以降其逆气，后以消痰开胃之药，涤其中宫，更以滋肾强阴之药，镇其元气。阳事既通，五月后，妻即怀孕，得一女。又一年，复得一男。编者注）。愚师徐氏（徐大椿）之意，亦先重用生石膏以清其痰火（张锡纯阐述石膏不独治疗外感实热证，有纯系内伤，脏腑失和，亦有重用石膏者），共服药十余剂全愈。海山年四十余，为无子，纳宠数年，犹未生育，今既病愈，想亦育麟不远矣。(《医学衷中参西录·石膏解》)

◆ **血证**

沧州路家庄马氏少妇，咳血三年，百药不效，即有愈时，旋复如故。后愚为诊视，其夜间多汗，遂用净萸肉、生龙骨、生牡蛎各一两，俾煎服，拟先止其汗，果一剂汗止，又服一剂咳血亦愈。盖从前之咳血久不愈者，因其肺中之络，或胃中血管有破裂处，萸肉与龙骨、牡蛎同用，以涩之、敛之，故咳血亦随之愈也。(《医学衷中参西录·治吐衄方》)

王宝森，天津裕大纺纱厂理事，年二十四岁，得咳嗽吐血证。

病因：禀赋素弱，略有外感，即发咳嗽，偶因咳嗽未愈，继又劳心过度，心中发热，遂至吐血。

证候：先时咳嗽犹轻，失血之后则嗽益加剧。初则痰中带血，继则大口吐血，心中发热，气息微喘，胁下作疼，大便干燥。其脉关前浮弦，两尺重按不实，左右皆然，数逾五至。

诊断：此证乃肺金伤损，肝木横恣，又兼胃气不降，肾气不摄也。为其肺金受伤，是以咳嗽痰中带血；为胃气不降，是以血随气升，致胃中血管破裂而大口吐血；至胁下作疼，乃肝木横恣之明证；其脉上盛下虚，气息微喘，又肾气不摄之明证也。治之者，宜平肝降胃，润肺补肾，以培养调剂其脏腑，则病自愈矣。

处方：生怀山药一两，生赭石（轧细）六钱，生怀地黄一两，生杭芍五钱，天冬五钱，大甘枸杞五钱，川贝母四钱，生麦芽三钱，牛蒡子（捣碎）三钱，射干二钱，广三七（细末）三钱，粉甘草（细末）二钱；药共十二味，将前十味煎汤一大盅，送服三七、甘草末各一半，至煎渣再服，仍送服其余一半。

效果：服药一剂，吐血即愈，诸病亦轻减。后即原方随时为之加减，连服三十余剂，其嗽始除根，身体亦渐壮健。（《医学衷中参西录·血病门》）

表弟张印权出外新归，言患吐血证，初则旬日或浃辰吐血数口，寖至每日必吐，屡治无效。其脉近和平，微有芤象。亦治以此方（净萸肉、生龙骨、生牡蛎各一两。编者注），三剂全愈。（《医学衷中参西录·论吐血衄血之原因及治法》）

沧州北关赵姓，年过四旬，患吐血证，从前治愈，屡次反复，已历三年，有一年重于一年之势。其脉濡而迟，气息虚，常觉呼气不能上达，且少腹间时觉有气下堕，此胸中宗气（亦名大气）下陷也。《内经》谓宗气积于胸中，以贯心脉而行呼吸，是宗气不但能统摄气分，并能主宰血分，因其下陷，则血分失其统摄，所以妄行也。遂投以拙拟升陷汤，加生龙骨、生牡蛎各六钱。服两

257

剂后，气息即顺，少腹亦不下堕。遂将升麻减去，加生怀山药一两，又服数剂，其吐血证自此除根。(《医学衷中参西录·论吐血衄血之原因及治法》)

冯松庆，年三十二岁，原籍浙江，在津充北宁铁路稽查，得吐血证久不愈。

病因：处境多有拂意，继因办公劳心劳力过度，遂得此证。

证候：吐血已逾二年，治愈，屡次反复。病将发时，觉胃中气化不通，满闷发热，大便滞塞，旋即吐血，兼咳嗽多吐痰涎。其脉左部弦长，右部长而兼硬，一息五至。

诊断：此证当系肝火挟冲胃之气上冲，血亦随之上逆，又兼失血久而阴分亏也。为其肝火炽盛，是以左脉弦长；为其肝火挟冲胃之气上冲，是以右脉长而兼硬；为其失血久而真阴亏损，是以其脉既弦硬弦硬即有阴亏之象而又兼数也。此宜治以泻肝降胃之剂，而以大滋真阴之药佐之。

处方：生赭石（轧细）一两，玄参八钱，大生地八钱，生怀山药六钱，瓜蒌仁（炒捣）六钱，生杭芍四钱，龙胆草三钱，川贝母三钱，甘草钱半，广三七（细末）二钱；药共十味，先将前九味煎汤一大盅，送服三七细末一半，至煎渣重服时，再送服其余一半。

效果：每日煎服一剂，初服后血即不吐，服至三剂咳嗽亦愈，大便顺利。再诊其脉，左右皆有和柔之象，问其心中闷热全无。遂去蒌仁、龙胆草，生山药改用一两，俾多服数剂，吐血之病可从此永远除根矣。(《医学衷中参西录·血病门》)

济南金姓，寓奉天大西关月窗胡同，得吐血证甚剧，屡次服药无效。其人正当壮年，身体亦强壮，脉象有力，遂用大黄末二钱，肉桂末一钱，又将赭石细末六钱，和于大黄、肉桂末中，分

三次用开水送服，病顿愈。后其方屡试皆效，名秘红丹。(《医学
衷中参西录·论吐血衄血之原因及治法》)

邻村曾氏叟，年六十四岁，素有劳疾。因劳嗽过甚，呕血
数碗，其脉摇摇无根，或一动一止，或两三动一止，此气血亏极
将脱之候也。诊脉时，见其所咳吐者痰血相杂，询其从前呕吐之
时，先觉心中发热。为疏方，用野台参三钱，生山药一两，生赭
石（细末）八钱，知母六钱，生杭芍、牛蒡子各四钱，三七（细
末）二钱，煎服一剂而血止，又服数剂脉亦调匀。(《医学衷中参
西录·人参解》)

孙星桥，天津南开义聚成铁工厂理事，年二十八岁，得吐血
兼咳嗽证。

病因：因天津南小站分有支厂，彼在其中经理，因有官活若
干，工人短少，恐误日期，心中着急起火，遂致吐血咳嗽。

证候：其吐血之始，至今已二年矣。经医治愈，屡次反复，
少有操劳，心中发热即复吐血。又频作咳嗽，嗽时吐痰亦恒带血。
肋下恒作刺疼，嗽时其疼益甚，口中发干，身中亦间有灼热，大
便干燥。其脉左部弦硬，右部弦长，皆重按不实，一息搏近五至。

诊断：此证左脉弦硬者，阴分亏损而肝胆有热也。右部弦长
者，因冲气上冲并致胃气上逆也。为其冲胃气逆，是以胃壁血管
破裂以至于吐血咳血也。其脉重按不实者，血亏而气亦亏也。至
于口无津液，身或灼热，大便干燥，无非血少阴亏之现象。拟治
以清肝降胃，滋阴化瘀之剂。

处方：生赭石（轧细）八钱，生怀地黄一两，生怀山药一两，
生杭芍六钱，玄参五钱，川楝子四钱（捣碎），生麦芽三钱，川贝
母三钱，甘草钱半，广三七（细末）二钱；药共十味，将前九味
煎汤一大盅，送服三七末一半，至煎渣重服时，再送服其余一半。

方解：愚治吐血，凡重用生地黄，必用三七辅之，因生地黄最善凉血，以治血热妄行，犹恐妄行之血因凉而凝，瘀塞于经络中也。三七善化瘀血，与生地黄并用，血止后自无他虞；且此证肋下作疼，原有瘀血，则三七尤在所必需也。

复诊：将药连服三剂，吐血全愈，咳嗽吐痰亦不见血，肋疼亦愈强半，灼热已无，惟口中仍发干，脉仍有弦象。知其真阴犹亏也，拟再治以滋补真阴之剂。

处方：生怀山药一两，生怀地黄六钱，大甘枸杞六钱，生杭芍四钱，玄参四钱，生赭石（轧细）四钱，生麦芽二钱，甘草二钱，广三七（细末）二钱，服法如前。

效果：将药连服五剂，病全愈，脉亦复常，遂去三七，以熟地黄易生地黄，俾多服数剂以善其后。（《医学衷中参西录·血病门》）

堂侄女，适邻村王氏，于乙酉仲春，得吐血证，时年三十岁。

病因：侄婿筱楼孝廉，在外设教，因家务自理，劳心过度，且禀赋素弱，当此春阳发动之时，遂病吐血。

证候：先则咳嗽痰中带血，继则大口吐血，其吐时觉心中有热上冲，一日夜吐两三次，剧时可吐半碗。两日之后，觉精神气力皆不能支持，遂急迎愚诊治。自言心中摇摇似将上脱，两颧发红，面上发热，其脉左部浮而动，右部浮而濡，两尺无根，数逾五至。

诊断：此肝肾虚极，阴分阳分不相维系，而有危在顷刻之势。遂急为出方取药以防虚脱。

处方：生怀山药一两，生怀地黄一两，熟怀地黄一两，净萸肉一两，生赭石（轧细）一两；急火煎药取汤两盅，分两次温服下。

效果：将药甫煎成未服，又吐血一次，吐后忽停息闭目，惛然罔觉。诊其脉跳动仍旧，知能苏醒，约四分钟呼吸始续，两次将药服下，其血从此不吐。俾即原方再服一剂，至第三剂即原方加潞党参三钱，天冬四钱，连服数剂，身形亦渐复原。继用生怀山药为细面，每用八钱煮作茶汤，少调以白糖，送服生赭石细末五分，作点心用之，以善其后。(《医学衷中参西录·血病门》)

天津北宁路材料科委员赵一清，年近三旬，病吐血，经医治愈，而饮食之间若稍食硬物，或所食过饱，病即反复。诊其六脉和平，重按似有不足。知其脾胃消化弱，其胃中出血之处，所生肌肉犹未复原，是以被食物撑挤，因伤其处而复出血也。斯当健其脾胃，补其伤处，吐血之病庶可除根。为疏方用生山药、赤石脂各八钱，锻龙骨、锻牡蛎、净萸肉各五钱，白术、生明没药各三钱，天花粉、甘草各二钱。按此方加减，服之旬余，病遂除根。(《医学衷中参西录·论吐血衄血之原因及治法》)

一人年十八，偶得吐血证，初不甚剧，因医者误治，遂大吐不止。诊其脉如水上浮麻，莫辨至数，此虚弱之极候也。若不用药立止其血，危可翘足而待。遂投以此汤（寒降汤，编者注），去竹茹，加生山药一两，赭石改用八钱，一剂血止。再诊其脉，左右皆无，重按亦不见。愚不禁骇然，询之心中亦颇安稳，惟觉疲懒无力。忽忆吕沧州曾治一发斑证，亦六脉皆无，沧州谓脉者血之波澜，今因发斑伤血，血伤不能复作波澜，是以不见，斑消则脉出矣。遂用白虎加人参汤，化其斑毒，脉果出。今此证大吐亡血，较之发斑伤血尤甚，脉之重按不见，或亦血分虚极，不能作波澜欤？其吐之时，脉如水上浮麻者，或因气逆火盛，强迫其脉外现欤？不然闻其诊毕还里，途中复连连呕吐，岂因路间失血过多欤？踌躇久之，乃放胆投以大剂六味地黄汤，减茯苓、泽泻三

分之二，又加人参、赭石各数钱，一剂脉出。又服平补之药二十余剂，始复初。(《医学衷中参西录·治吐衄方》)

一人年四十七，素患吐血。医者谓其虚弱，俾服补药，连服十余剂，觉胸中发紧，而血溢不止，后有人语以治吐血便方，大黄、肉桂各五分（轧细），开水送服，一剂血止。然因从前误服补药，胸中常觉不舒，饮食减少，四肢酸懒无力。愚诊之，脉似沉牢，知其膈上瘀血为患也。俾用鸦胆子五十粒去皮，糖水送服，口两次，数日而愈。(《医学衷中参西录·治吐衄方》)

一少年，仲春吐血，为调方治愈。次年仲春病又反复，其脉象弦硬，左部又弦硬而长。知系肝木承旺过于上升，而血亦随之上升也。遂用广三七细末三钱，搀以醋酸铅十分瓦之三，俾分作三次服，再用生杭芍八钱，甘草三钱，煎汤送下。服药二日，其血即止。又为开柔肝滋阴药，俾再服数剂，以善其后，至今三年病未反复。(《医学衷中参西录·醋酸铅》)

一少年每年吐血，反复三四次，数年不愈。诊其脉，血热火盛，俾用鲜小蓟根二两，煮汤数盅，当茶饮之，连饮二十余日，其病从此除恨。(《医学衷中参西录·鲜小蓟根解》)

邑张某家贫佣力，身挽鹿车运货远行，因枵腹努力太过，遂致大口吐血。卧病旅邸，恐即不起。意欲还里，又乏资斧。乃勉强徒步徐行，途中又复连吐不止，目眩心慌，几难举步。腹中觉饥，怀有干饼，又难下咽。偶拾得山楂十数枚，遂和干饼食之。觉精神顿爽，其病竟愈。盖酸者能敛，而山楂则酸敛之中，兼有化瘀之力。与拙拟补络补管汤之意相近，故获此意外之效也。(《医学衷中参西录·治吐衄方》)

有堂兄赞宸，年五旬，得吐血证，延医治不效，脉象滑动，按之不实。时愚年少，不敢轻于疏方，遂用鲜藕、鲜白茅根四两，切碎，煎汤两大碗，徐徐当茶饮之，数日全愈。自言未饮此汤时，心若虚悬无着，既饮之后，若以手按心还其本位，何其神妙如是哉。隔数日，又有邻村刘姓少年患吐血证，其脉象有力，心中发热，遂用前方，又加鲜小蓟根四两，如前煮汤饮之亦愈。（《医学衷中参西录·论吐血衄血之原因及治法》）

张焕卿，年三十五岁，住天津特别第一区三义庄，业商，得吐血证，年余不愈。

病因：禀性褊急，劳心之余又兼有拂意之事，遂得斯证。

证候：初次所吐甚多，屡经医治，所吐较少，然终不能除根。每日或一次或两次，觉心中有热上冲，即吐血一两口。因病久身羸弱，卧床不起，亦偶有扶起少坐之时，偶或微喘，幸食欲犹佳，大便微溏，日行两三次，其脉左部弦长，重按无力，右部大而芤，一息五至。

诊断：凡吐血久不愈者，多系胃气不降，致胃壁破裂，出血之处不能长肉生肌也。再即此脉论之，其左脉之弦，右脉之大，原现有肝火浮动挟胃气上冲之象，是以其吐血时，觉有热上逆，至其脉之弦而无力者，病久而气化虚也。大而兼芤者，失血过多也。至其呼吸有时或喘，大便日行数次，亦皆气化虚而不摄之故。治此证者，当投以清肝降胃，培养气血，固摄气化之剂。

处方：赤石脂两半，生怀山药一两，净萸肉八钱，生龙骨（捣碎）六钱，生牡蛎（捣碎）六钱，生杭芍六钱，大生地黄四钱，甘草二钱，广三七二钱；药共九味，将前八味煎汤，送服三七末。

方解：降胃之药莫如赭石，此愚治吐衄恒用之药也。此方中独重用赤石脂者，因赭石为铁氧化合，其重坠之力甚大，用之虽善降胃，而其力达于下焦，又善通大便，此证大便不实，赭石似不宜用；赤石脂之性，重用之亦能使胃气下降，至行至下焦，其黏滞之力又能固涩大便，且其性能生肌，更可使肠壁破裂出血之处早愈，诚为此证最宜之药也。所最可异者，天津药房中之赤石脂，竟有煅与不煅之殊。夫石药多煅用者，欲化质之硬者为软也。石脂原系粉末陶土，其质甚软，宜兴人以之烧作瓦器。天津药房其石脂之煅者，系以水和石脂作泥，在煤炉中煅成陶瓦。如此制药以入汤剂，虽不能治病，犹不至有害。然石脂入汤剂者少，入丸散者多。若将石脂煅成陶瓦竟作丸散用之，其伤胃败脾之病可胜言哉！是以愚在天津诊病出方，凡用石脂必于药名上加生字，所以别于煅也。然未免为大雅所笑矣。

效果：将药煎服两剂，血即不吐，喘息已平，大便亦不若从前之勤，脉象亦较前和平，惟心中仍有觉热之时。遂即原方将生地黄改用一两，又加熟地黄一两，连服三剂，诸病皆愈。(《医学衷中参西录·血病门》)

张姓年过三旬，寓居天津南门西沈家台，业商，偶患吐血证。

病因：其人性嗜酒，每日必饮，且不知节。初则饮酒过量即觉胸间烦热，后则不饮酒时亦觉烦热，遂至吐血。

证候：其初吐血之时，原不甚剧，始则痰血相杂，因咳吐出。即或纯吐鲜血，亦不过一日数口，继复因延医服药，方中有柴胡三钱，服药半点钟后，遂大吐不止，仓猝迎愚往视。及至则所吐之血已盈痰盂，又复连连呕吐，若不立为止住，实有危在目前之惧。幸所携药囊中有生赭石细末一包，俾先用温水送下五钱，其吐少缓，须臾又再送下五钱，遂止住不吐。诊其脉弦而芤，数逾五至，其左寸摇摇有动意，问其心中觉怔忡乎？答曰：怔忡殊甚，几若不能支持。

诊断：此证初伤于酒，继伤于药，脏腑之血几于倾囊而出。犹幸速为立止，宜急服汤药以养其血，降其胃气保其心气，育其真阴，连服数剂，庶其血不至再吐。

处方：生怀山药一两，生赭石（轧细）六钱，玄参六钱，生地黄六钱，生龙骨（捣碎）六钱，生牡蛎（捣碎）六钱，生杭芍五钱，酸枣仁（炒捣）四钱，柏子仁四钱，甘草钱半，广三七（细末）三钱；此方将前十味煎汤，三七分两次用，头煎及二煎之汤送服。

效果：每日服药一剂，连服三日血已不吐，心中不复怔忡。再诊其脉芤动皆无，至数仍略数，遂将生地黄易作熟地黄，俾再服数剂以善其后。（《医学衷中参西录·血病门》）

一人年三十余，陡然溺血，其脉微弱而迟，自觉下焦凉甚。知其中气虚弱，不能摄血，又兼命门相火衰微，乏吸摄之力，以致肾脏不能封固，血随小便而脱出也。投以四君子汤，加熟地、乌附子，连服二十余剂始愈。（《医学衷中参西录·治淋浊方》）

一人年四十余，得溺血证，自用当归一两酒煮饮之而愈。后病又反复，再用原方不效，求为诊治，愚俾单用去皮鸦胆子五十粒，冰糖化水送下而愈。后其病又反复，再服鸦胆子方两次无效，仍用酒煮当归饮之而愈。夫人犹其人，证犹其证，从前治愈之方，后用之有效有不效者，或因血证之前后凉热不同也，然即此亦可知当归之能止下血矣。（《医学衷中参西录·当归解》）

友人王鄂庭曾小便溺血，用黄酒煮当归一两，饮之而愈。后其证反复，再服原方不效，问治于仆，俾用鸦胆子去皮五十粒，白糖水送服而愈。继其证又反复，用鸦胆子又不效，仍用酒煎当归法治愈。又傅青主治老妇血崩，用黄芪、当归各一两，桑叶十四片，煎汤送服三七细末三钱，甚效。又单用醋炒当归一两，煎服，治血崩亦恒有效。是当归可用以活血，亦可用以止血，故其药原名"文无"为其能使气血各有所归，而又名当归也。产后血脉淆乱，且兼有瘀血，故可谓产后良药。至川芎其香窜之性，虽甚于当归，然善升清阳之气。凡清阳下陷作寒热者，用川芎治之甚效，而产后又恒有此证。同邑赵姓之妇，因临盆用力过甚，产后得寒热证，其家人为购生化汤二剂服之病顿愈。盖其临盆努力之时，致上焦清阳下陷，故产后遂发寒热，至服生化汤而愈者，全赖川芎升举清阳之力也。旬余寒热又作，其叔父景山知医，往省视之，谓系产后瘀血为恙又兼受寒，于活血化瘀药中，重加干姜。数剂后，寒热益甚，连连饮水，不能解渴。当时仲夏，身热如炙，又复严裹厚被，略以展动即觉冷气侵肤。后仆诊视，左脉沉细欲无，右脉沉紧皆有数象，知其上焦清阳之气下陷，又为热药所伤也。从前服生化汤，借川芎升举之力而暂愈，然川芎能升举清阳，实不能补助清阳之气使之充盛，是以愈而又反复也。为疏方黄芪、玄参各六钱，知母八钱，时已弥月，故可重用凉药，柴胡、桔梗各钱半，升麻一钱，一剂而寒热已，又少为加减，服数剂全愈。由是观之，川芎亦产后之要药也。吴鞠通、王士雄之言皆不可奉为定论。惟发热汗多者，不宜用耳。至包氏所定生化汤，大致亦顺适。惟限于四点钟内服完三剂，未免服药过多。每次冲入绍酒一两，其性过热，又能醉人，必多有不能任受者。仆于妇人产后用生化汤原方，加生怀山药数钱，其大便难者，加阿胶数钱，俾日服一剂，连服三日停止，亦必不至有产后病也。（《医学衷中参西录·医话拾零》）

　　杜澧苣，年四十五岁，阜城建桥镇人，湖北督署秘书，得大便下血证。

　　病因：向因办公劳心过度，每大便时下血，服药治愈。因有事还籍，值夏季暑热过甚，又复劳心过度，旧证复发，屡治不愈。遂来津入西医院治疗，西医为其血在便后，谓系内痔，服药血仍不止，因转而求治于愚。

证候：血随便下，且所下甚多，然不觉疼坠，心中发热懒食，其脉左部弦长，右部洪滑。

诊断：此因劳心生内热，因牵动肝经所寄相火，致肝不藏血而兼与溽暑之热相并，所以血妄行也。宜治以清心凉肝兼消暑热之剂，而少以培补脾胃之药佐之。

处方：生怀地黄一两，白头翁五钱，龙眼肉五钱，生怀山药五钱，知母四钱，秦皮三钱，黄柏二钱，龙胆草二钱，甘草二钱；共煎汤一大盅，温服。

复诊：上方煎服一剂，血已不见，服至两剂，少腹觉微凉。再诊其脉，弦长与洪滑之象皆减退，遂为开半清半补之方，以善其后。

处方：生怀山药一两，熟怀地黄八钱，净萸肉五钱，龙眼肉五钱，白头翁五钱，秦皮三钱，生杭芍三钱，地骨皮三钱，甘草二钱；共煎汤一大盅，温服。

效果：将药煎服一剂后，食欲顿开，腹已不疼，俾即原方多服数剂，下血病当可除根。（《医学衷中参西录·血病门》）

高福亭，年三十六岁，胶济路警察委员，得大便下血证。

病因：冷时出外办公，寝于寒凉屋中，床衾又甚寒凉遂得斯证。

证候：每日下血数次，或全是血，或兼有大便，或多或少，其下时多在夜间，每觉腹中作疼，即须入厕，夜间恒苦不寐。其脉迟而芤，两尺尤不堪重按，病已二年余，服温补下元药则稍轻，然终不能除根，久之则身体渐觉羸弱。

诊断：此下焦虚寒太甚，其气化不能固摄而血下陷也。视其从前所服诸方，皆系草木之品，其质轻浮，温暖之力究难下达，当以矿质之品温暖兼收涩者投之。

处方：生硫黄（色纯黄者）半斤，赤石脂（纯系粉末者）半斤；将二味共轧细过罗，先空心服七八分，日服两次，品验渐渐加多，以服后移时微觉腹中温暖为度。

效果：后服至每次二钱，腹中始觉温暖，血下亦渐少。服至旬余，身体渐壮，夜睡安然，可无入厕。服至月余，则病根袚除矣。

方解：按硫黄之性，温暖下达，诚为温补下焦第一良药，而生用之尤佳，惟其性能润大便本草谓其能使大便润、小便长，西医以为轻泻药，于大便滑泻者不宜，故辅以赤石脂之黏腻收涩，自有益而无弊矣。（《医学衷中参西录·血病门》）

邻村高边务高某，年四十余，小便下血，久不愈。其脉微细而迟，身体虚弱恶寒，饮食减少。知其脾胃虚寒，中气下陷，黄坤载所谓血之亡于便溺者，太阴不升也。为疏方干姜、于术各四钱，生山药、熟地各六钱，乌附子、炙甘草各三钱，煎服一剂血见少，连服十余剂全愈。（《医学衷中参西录·论吐血衄血证间有因寒者》）

芦台北涧李子芳，年四十二岁，壬戌五月间，因劳碌暑热，大便下血，且腹疼。医者多用西洋参、野于术、地榆炭、柏叶炭温涩之品投之，愈服愈危。小站王绍圃，余友也，代寄函询方，并将病源暨前方开示。余阅毕，遂为邮去痢疾门中所载菩提丹四服。每服六十粒，日服一次。未几，接复函，谓服毕血止，腹疼亦愈，极赞药之神妙。（《医学衷中参西录·宗弟相臣来函》）

内子王氏生平有病不能服药，闻药气即思呕吐。偶患大便下血甚剧，时愚自奉还籍，彼自留奉，因祖识药性，且知羚羊角毫无药味，自用羚羊角一钱煎汤服之，立愈。（《医学衷中参西

录·羚羊角辨》)

一少妇，大便下血月余，屡次服药不效。愚为诊视，用理血汤，去阿胶，加龙眼肉五钱治之。而僻处药坊无白头翁。权服一剂，病稍见愈。翌日至他处药坊，按方取药服之，病遂全愈。（《医学衷中参西录·治淋浊方》）

一叟年六十余，大便下血。医治三十余日，病益进。日下血十余次，且多血块，精神昏愦。延为诊视，脉洪实异常，至数不数，惟右部有止时，其止无定数，乃结脉也。其舌苔纯黑，知系温病大实之证。从前医者，但知治其便血，不知治其温病可异也。投以白虎加人参以山药代粳米汤，将石膏改用四两，煎汤三盅，分三次温饮下。每次送服旱三七细末一钱。如此日服一剂，两日血止，大便仍滑泻，脉象之洪实减半，而其结益甚，且腹中觉胀。询其病因，知得诸恼怒之后。遂改用莱菔子六钱，而佐以白芍、滑石、花粉、茅根、甘草诸药，一剂胀消。脉之至数调匀，仍稍有洪实之象，滑泻亦减。再投以加味天水散作汤服之，病遂全愈。（《医学衷中参西录·治伤寒温病同用方》）

一童子年十五，大便下血，数月不愈，所下者若烂炙，杂以油膜，医者诿谓不治。后愚诊视其脉，弦数无力。俾用生山药（轧细）作粥，调血余炭六七分服之，日二次，旬日全愈。（《医学衷中参西录·治吐衄方》）

愚舅家表弟，年二十岁，大便下血，服药不愈，浸至下血腥臭，又浸至所下者杂以脂膜，且有似烂炙，医者诿谓不治。后愚往诊，视其脉数而无力，投以滋阴补虚清热解毒之剂，煎汤送服血余炭一钱，日服两次，旬日全愈。至于单用之以治吐血、衄血，更屡次获效矣。（《医学衷中参西录·血余炭解》）

袁镜如，住天津河东，年三十二岁，为天津统税局科员，得大便下血证。

病因：先因劳心过度，心中时觉发热，继又因朋友宴会，饮酒过度遂得斯证。

证候：自孟夏下血，历六月不止，每日六七次，腹中觉疼即须入厕，心中时或发热，懒于饮食。其脉浮而不实，有似芤脉，而不若芤脉之硬，两尺沉分尤虚，至数微数。

诊断：此证临便时腹疼者，肠中有溃烂处也。心中时或发热者，阴虚之热上浮也。其脉近芤者，失血过多也。其两尺尤虚者，下血久而阴亏，更兼下焦气化不固摄也。此宜用化腐生肌之药治其肠中溃烂，滋阴固气之药固其下焦气化，则大便下血可愈矣。

处方：生怀山药两半，熟地黄一两，龙眼肉一两，净萸肉六钱，樗白皮五钱，金银花四钱，赤石脂（研细）四钱，甘草二钱，鸦胆子仁八十粒成实者，生硫黄八分（细末）；药共十味，将前八味煎汤，送服鸦胆子、硫黄各一半，至煎渣再服时，仍送服其余一半。

方解：方中鸦胆子、硫黄并用者，因鸦胆子善治下血，而此证之脉两尺过弱，又恐单用之失于寒凉，故少加硫黄辅之，况其肠中脂膜，因下血日久易至腐败酿毒，二药之性皆善消除毒菌也。又其腹疼下血，已历半载不愈，有似东人志贺洁所谓阿米巴赤痢，硫黄实又为治阿米巴赤痢之要药也。

复诊：前药连服三剂，下血已愈，心中亦不发热，脉不若从前之浮，至数如常。而其大便犹一日溏泻四五次，此宜投以健胃固肠之剂。

处方：炙箭芪三钱，炒白术三钱，生怀山药一两，龙眼肉一两，生麦芽三钱，建神曲三钱，大云苓片二钱；共煎汤一大盅，温服。

效果：将药连服五剂，大便已不溏泻，日下一次，遂停服汤药。俾用生怀山药细末煮作粥，调以白糖，当点心服之，以善其后。（《医学衷中参西录·血病门》）

族家婶母，年四旬，足大指隐白穴处，忽然破裂出血，且色紫甚多，外科家以为疔毒，屡次服药不效。时愚甫习医，诊其脉洪滑有力，知系血热妄行，遂用生地黄两半，碎竹茹六钱，煎汤服之，一剂血止，又服数剂，脉亦平和。盖生地黄凉血之力，虽能止血，然恐止后血瘀经络致生他病，辅以竹茹宣通消瘀，且其性亦能凉血止血，是以有益而无弊也。（《医学衷中参西录·竹茹解》）

病者刘问筹，年二十五岁，江苏人，寄居天津松岛街，电报局理事。病名：脏腑瘀血。原因：其先偶患大便下血甚剧，西医于静脉管中注射以流动麦角膏其血立止。而血止之后已月余矣，仍不能起床，但觉周身疲软无力。饮食不能恢复原量，仅如从前之半。大小便亦照常，而惟觉便时不顺利。其脉搏至数如常，芤而无力，重按甚涩，左右两部皆然。

诊断：此因下血之时，血不归经，行血之道路紊乱，遽用药止之。则离经之血，瘀于脏腑经络之间。盖麦角止血之力甚大，愚尝嚼服其小者一枚，陡觉下部会阴穴处有抽掣之力，其最能收闭血管可知。此证因其血管收闭之后，其瘀血留滞于脏腑之间，阻塞气化之流行，致瘀不去而新不生，是以周身疲软无力，饮食减少，不能起床也。此证若不急治，其周身气化阻塞日久，必生灼热。灼热久之，必生咳嗽，或成肺病，或成痨瘵，即难为调治矣。今幸为日未久，灼热咳嗽未作，则调治固易也。疗法当以化其瘀血为目的，将瘀血化尽，身中气化还其流通之常，其饮食必然增加，身体自能复原矣。

处方：旱三七（细末）三钱，为一日之量，分两次服，空心时开水送下。

效果：服药数次后，自大便下瘀血若干，其色紫黑。后每大便时，必有瘀血若干，至第五日下血渐少，第七日便时不见瘀血矣。遂停服药，后未旬日，身体即健康如初矣。(《医学衷中参西录·临证随笔》)

刘书林，盐山城西八里庄人，年二十五岁，业泥瓦工，得瘀血短气证。

病因：因出外修工，努力抬重物，当时觉胁下作疼，数日疼愈，仍觉胁下有物妨碍呼吸。

证候：身形素强壮，自受病之后，迟延半载，渐渐羸弱，常觉右胁之下有物阻碍呼吸之气，与人言时恒半句而止，候至气上达再言，若偶忿怒则益甚，脉象近和平，惟稍弱不能条畅。

诊断：此因努力太过，致肝经有不归经之血瘀经络之间，阻塞气息升降之道路也。喜其脉虽稍弱，犹能支持，可但用化瘀血之药，徐徐化其瘀结，气息自能调顺。

处方：广三七四两轧为细末，每服钱半，用生麦芽三钱煎汤送下，日再服。

方解：三七为止血妄行之圣药，又为化瘀血之圣药，且又化瘀血不伤新血，单服久服无碍，此乃药中特异之品，其妙处直不可令人思议。愚恒用以消积久之瘀血，皆能奏效。至麦芽原为消食之品，生煮服之则善舒肝气，且亦能化瘀，试生麦芽于理石（即石膏）上，其根盘曲之处，理石皆成凹形，为其根含有稀盐酸，是以有此能力，稀盐酸固亦善化瘀血者也。是以用之煎汤，以送服三七也。

效果：服药四日后，自鼻孔中出紫血一条，呼吸较顺，继又服至药尽，遂脱然全愈。

或问：人之呼吸在于肺，今谓肝经积有瘀血，即可妨碍呼吸，其义何居？答曰：按生理之学，人之呼吸可达于冲任，方书又谓呼出心肺，吸入肝肾，若谓呼吸皆在于肺，是以上两说皆可废也。盖心、肺、肝，原一系相连，下又连于冲任，而心肺相连之系，其中原有两管，一为血脉管，一为回血管，血脉管下行，回血管上行。肺为发动呼吸之机关，非呼吸即限于肺也，是以吸入之气可由血脉管下达，呼出之气可由回血管上达，无论气之上达下达，皆从肝经过，是以血瘀肝经，即有妨于升降之气息也。据斯以论呼吸之关于肺者固多，而心肺相连之系亦司呼吸之分支也。(《医学衷中参西录·血病门》)

天津刘问筹，偶患大便下血甚剧。西医注射以止血药针，其血立止，而血止之后，月余不能起床，身体酸软，饮食减少。其脉芤而无力，重按甚涩。因谓病家曰："西人所注射者，流动麦角膏也。其收缩血管之力甚大，故注射之后，其血顿止，然止后宜急服化瘀血之药，则不归经之血，始不至凝结于经络之间为恙。今但知止血，而不知化血，积之日久必成劳瘵，不仅酸软减食已也。然此时尚不难治，下其瘀血即愈矣。"俾日用三七细末三钱，空心时分两次服下。服至三次后，自大便下瘀血若干，色紫黑。从此每大便时，必有瘀血随下。至第五日，所下渐少。至第七日，即不见瘀血矣。于斯停药不服。旬日之间，身体复初。由斯观之，是三七一味即可代《金匮》之下瘀血汤，且较下瘀血汤更稳妥也。(《医学衷中参西录·麦角》)

◆ **痰饮**

岁在甲寅，客居大名之金滩镇。时当孟春，天寒，雨且雪，兵士衣装尽湿，因冻甚，不能行步，其伙舁之至镇，昏不知人。呼之不应，用火烘之，且置于温暖之处，经宿未醒。闻愚在镇，曾用点天突穴法，治愈一人，求为延医。见其僵卧不动，呼吸全无。按其脉，仿佛若动。以手掩其口鼻，每至呼吸之顷，微觉有热，知犹可救。遂令人扶起俾坐，治疗以点天突穴之法，兼捏其结喉。约两点钟，咳嗽二十余次，共吐凉痰碗半，始能呻吟。亦饮以干姜而愈。(《医学衷中参西录·治痰饮方》)

【注】治痰点天突穴法：捏结喉法得之沧州友人张献廷，其令人喉痒作嗽之力尤速。欲习其法者，可先自捏其结喉，如何捏法即可作嗽，则得其法矣。然当气塞不通时。以手点其天突穴，其气即通。捏结喉，必痒嗽吐痰后，其气乃通，可二法宜相辅并用也。

一妇人年二十许。数日之前，觉胸中不舒，一日忽然昏昏似睡，半日不醒。适愚自他处归，过其村。病家见愚喜甚，急求延医。其脉沉迟，兼有闭塞之象。唇瞤动。凡唇动者，为有痰之证。脉象，当系寒痰壅滞上焦过甚。遂令人扶之坐，以大指点其天突穴，俾其喉痒作嗽。约点半点钟，咳嗽十余次，吐出凉痰一碗，始能言语。又用干姜六钱，煎汤饮下而愈。(《医学衷中参西录·治痰饮方》)

一妇人年二十余。因悲泣过度，痰涎堵塞胃口，其胃气蓄极上逆，连连干呕。形状又似呃逆，气至咽喉不能上达。剧时，浑身抖战，自掇其发，有危在顷刻之状。医者，用生姜自然汁灌之，亦似不能容受。愚诊视之，其脉左手沉濡，右三部皆无。然就其不受生姜观之，仍当是热痰堵塞，其脉象如此者，痰多能瘀脉也。且其面有红光，亦系热证。遂用生白矾二钱，化水俾饮之，即愈。此方愚用之屡次，审知其非寒痰堵塞，皆可随手奏效。即痰厥至

垂危者，亦能救愈。(《医学衷中参西录·治痰饮方》)

一妇人年近五旬，常觉短气，饮食减少。屡次延医服药，或投以宣通，或投以升散，或投以健补脾胃，兼理气之品，皆分毫无效，寖至饮食日减，羸弱不起，奄奄一息，病家亦以为不治之证矣。后闻愚在其邻村，屡救危险之证，复延愚诊视。其脉弦细欲无，频吐稀涎。询其心中，言觉有物堵塞胃口，气不上达，知其为寒饮凝结也。遂投以理饮汤，方中干姜改用七钱，连服三剂，胃口开通。又觉呼吸无力，遂于方中加生黄芪二钱，连服十余剂，病全愈。方书谓，饮为水之所结，痰为火之所凝。是谓饮凉而痰热也。究之饮证亦自分凉热，其热者，多由于忧思过度，甚则或至癫狂，虽有饮而恒不外吐。其凉者，则由于心肺阳虚，如方名下所言种种诸情状。且其证，时吐稀涎，常觉短气饮食兼少，是其明证也。(《医学衷中参西录·干姜解》)

一妇人年三十许。身形素丰，胸中痰涎郁结，若碍饮食，上焦时觉烦热，偶服礞石滚痰丸有效，遂日服之。初则饮食加多，继则饮食渐减，后则一日不服，即不能进饮食。又久服之，竟分毫无效，日仅仅一餐，进食少许，犹不能消化。且时觉热气上腾，耳鸣欲聋，始疑药不对证。求愚诊治，其脉象浮大，按之甚软。愚曰："此证心肺阳虚，脾胃气弱，为服苦寒攻泻之药太过，故病证脉象如斯也。"拟治以理饮汤。病家谓，从前医者，少用桂、附即不能容受，恐难再用热药。愚曰："桂、附原非正治心肺脾胃之药，况又些些用之，病重药轻，宜其不受。若拙拟理饮汤，与此证针芥相投，服之必无他变。若畏此药，不敢轻服，单用干姜五钱试服亦可。病家依愚言，煎服干姜后，耳鸣即止，须臾觉胸次开通。继投以理饮汤，服数剂，心中亦觉凉甚。将干姜改用一两，又服二十余剂，病遂除根。(《医学衷中参西录·治痰饮方》)

一妇人年四十许。胸中常觉满闷发热，或旬日，或浃辰之间，必大喘一二日。医者用清火理气之药，初服稍效，久服转增剧。后愚诊视，脉沉细几不可见。病家问系何病因？愚曰：此乃心肺阳虚，不能宣通脾胃，以致多生痰饮也。人之脾胃属土，若地舆然。心肺居临其上，正当太阳部位，其阳气宣通，若日丽中天暖光下照。而胃中所纳水谷，实借其阳气宣通之力，以运化精微而生气血，传送渣滓而为二便。清升浊降，痰伏何由而生。惟心肺阳虚，不能如离照当空，脾胃即不能借其宣通之力，以运化传送，于是饮食停滞胃口。若大雨之后，阴雾连旬，遍地污淖，不能干渗，则痰饮生矣。痰饮既生，日积月累，郁满上焦则作闷，溃满肺窍则作喘，现遏心肺阳气，不能四布则作热。医者不识病源，犹用凉药清之，勿怪其久而增剧也。遂为制此汤（理饮汤，编者注），方中用桂枝、干姜以助心肺之阳而宣通之；白术、茯苓、甘草以理脾胃之湿而淡渗之；用厚朴者，叶天士谓，厚朴多用则破气，少用则通阳气欲借温通之性，使胃中阳通气降，运水谷速于下行也；用橘红者，助白术、茯苓、甘草以利痰饮也。至白芍，若取其苦平之性，可防热药之上僭，若取其酸敛之性，可制虚火之浮游。且药之热者，宜于脾胃，恐不宜于肝胆。又取其凉润之性，善滋肝胆之阴，即预防肝胆之热也。况其善利小便，小便利而痰饮自减乎。服之一剂，心中热去，数剂后转觉凉甚。遂去白芍，连服二十余剂，胸次豁然，喘不再发。（《医学衷中参西录·治痰饮方》）

一人年二十五六，素多痰饮，受外感。三四日间觉痰涎凝结于上脘，阻隔饮食不能下行，须臾仍复吐出。俾用莱菔子一两，生熟各半，捣碎煮汤一大盅，送服生赭石细末三钱，迟点半钟，再将其渣重煎汤一大盅，仍送服生赭石细末三钱，其上脘顿觉开

通，可进饮食，又为开辛凉清解之剂，连服两剂全愈。(《医学衷中参西录·莱菔子解》)

愚在沧州贾官屯张寿田家治病，见有制丸药器具，问用此何为？答谓："舍妹日服礞石滚痰丸，恐药铺治不如法，故自制耳。"愚曰："礞石滚痰丸，原非常服之药，何日日服之。"寿田谓："舍妹素多痰饮，堵塞胃脘作胀满，一日不服滚痰丸，即不欲进食，今已服月余，亦无他变，想此药与其气质相宜耳。愚再三驳阻，彼终不以为热。后隔数月，迎愚往为诊治，言从前服滚痰丸饮食加多，继则饮食渐减，后则一日不服药即不能进食，今则服药亦不能进食，日仅一餐，惟服稀粥少许，且时觉热气上浮，耳鸣欲聋。脉象浮大，按之甚软，知其心肺阳虚，脾胃气弱，为服苦寒攻泻之药太过，故病证脉象如斯也。拟治以理饮汤。寿田谓："从前医者用桂、附，即觉上焦烦躁不能容受。"愚曰："桂、附原非正治心肺脾胃之药，况又些些用之，病重药轻，宜其不受，若拙拟理饮汤，与此证针芥相投，服之必效，若畏其药不敢轻服，单用干姜五钱试服亦可。"于斯遂单将干姜五钱煎服，耳即不鸣，须臾觉胸次开通，可以进食。继投以理饮汤，服数剂后，心中转觉甚凉，遂将干姜改用一两，甘草、厚朴亦稍加多，连服二十余剂全愈。(《医学衷中参西录·干姜解》)

一少妇因服寒凉开胃之药太过，致胃阳伤损，饮食不化，寒痰瘀于上焦，常常短气，治以苓桂术甘汤加干姜四钱，厚朴二钱，嘱其服后若不觉温暖，可徐徐将干姜加重。后数月见其家人，言干姜加至一两二钱，厚朴加至八钱，病始脱然。问何以并将厚朴加重，谓"初但将干姜加重则服之觉闷，后将厚朴渐加重至八钱始服之不觉闷，而寒痰亦从此开豁矣"。由是观之，元素谓，寒胀之病，于大热药中兼用厚补，为结者散之之神药，诚不误也。

（《医学衷中参西录·厚朴解》）

◆ **消渴**

李景文，年二十六岁，北平大学肄业生，得大气下陷兼消食证。

病因：其未病之前二年，常觉呼吸短气，初未注意。继因校中功课劳心短气益剧，且觉食量倍增，因成消食之证。

证候：呼吸之间，觉吸气稍易而呼气费力，夜睡一点钟许，即觉气不上达，须得披衣起坐，迟移时，气息稍顺，始能再睡。一日之间，进食四次犹饥，饥时若不急食，即觉怔忡。且心中常觉发热，大便干燥，小便短赤，其脉浮分无力，沉分稍实，至数略迟。

诊断：此乃胸中大气下陷，兼有伏气化热因之成消食也。为其大气下陷，是以脉象浮分无力，为其有伏气化热，是以其沉分犹实，既有伏气化热矣，而脉象转稍迟者，因大气下陷之脉原多迟也。盖胃中有热者，恒多化食，而大气下陷其胃气因之下降甚速者，亦恒能多食。今既病大气下陷，又兼伏气化热侵入胃中，是以日食四次犹饥也。此宜升补其胸中大气，再兼用寒凉之品，以清其伏气所化之热，则短气与消食原不难并愈也。

处方：生箭芪六钱，生石膏（捣细）一两，天花粉五钱，知母五钱，玄参四钱，升麻钱半，柴胡钱半，甘草钱半；共煎汤一大盅，温服。

复诊：将药连服四剂，短气已愈强半，发热与消食亦大见愈，遂即原方略为加减，俾再服之。

处方：生箭芪六钱，天花粉六钱，知母六钱，玄参六钱，净萸肉三钱，升麻钱半，柴胡钱半，甘草钱半；共煎汤一大盅，

278

温服。

方解：方中去石膏者，以伏气所化之热所余无多也。既去石膏而又将花粉、知母诸凉药加重者，因花粉诸药原用以调剂黄之温补生热，而今则兼用之以清伏气所化之余热，是以又加重也。至于前方之外，又加萸肉者，欲以收敛大气之涣散，俾大气之已升者不至复陷，且又以萸肉得木气最浓，酸敛之中大具条畅之性，虽伏气之热犹未尽消，而亦不妨用之也。

效果：将药又连服四剂，病遂全愈。俾停服汤药，再用生箭芪、天花粉等分轧为细末，每服三钱，日服两次，以善其后。

或问：脉之迟数，恒关于人身之热力，热力过盛则脉数，热力微弱则脉迟，此定理也。今此证虽有伏气化热，因大气下陷而脉仍迟，何以脉之迟数与大气若斯有关系乎？答曰：胸中大气亦名宗气，为其实用能斡旋全身，故曰大气，为其为后天生命之宗主，故又曰宗气。《内经》谓宗气积于胸中以贯心脉而行呼吸，深思《内经》之言，知肺叶之辟，固为大气所司，而心机之跳动，亦为大气所司也。今因大气下陷而失其所司，是以不惟肺受其病，心机之跳动亦受其病而脉遂迟也。（《医学衷中参西录·气病门》）

一少妇得此证（指消渴，编者注），投以原方（用金匮肾气丸变作汤剂，按后世法：地黄用熟地、桂用肉桂。）不效。改遵古法，地黄用干地黄（今生地），桂用桂枝，分量一如前方（金匮肾气丸中用几两者改用几钱，惟茯苓、泽泻各用一钱。编者注），四剂而愈。（《医学衷中参西录·治消渴方》）

一少年，咽喉常常发干，饮水连连不能解渴，诊其脉微弱迟濡。投以四君子汤，加干姜、桂枝尖，一剂而渴止矣。（《医学衷中参西录·治消渴方》）

一室女得此证（消渴，编者注），用八味丸变作汤剂，按后

世法，地黄用熟地、桂用肉桂，丸中用几两者改用几钱，惟茯苓、泽泻各用一钱，两剂而愈。(《医学衷中参西录·治消渴方》)

邑人某，年二十余，贸易津门，得消渴证。求津门医者，调治三约月，更医十余人不效。归家就医于愚，诊其脉甚微细。一旋饮水旋即小便，须臾数次。投以此汤（玉液汤，编者注），加野台参四钱，数剂渴见止，而小便仍数。又加萸肉五钱，连服十剂而愈。张氏在本案后分析说，方书消证，分上消、中消、下消。谓上消口干舌燥，饮水不能解渴，系心移热于肺，或肺金本体自热不能生水。当用人参白虎汤；中消多食犹饥，系脾胃蕴有实热，当用调胃承气汤下之，下消谓饮一斗溲亦一斗，系相火虚衰，肾关不固，宜用八味肾气丸。

按：白虎加人参汤，乃《伤寒论》治外感之热传入阳明胃腑，以致作渴之方。方书谓上消者宜用之，此借用也。愚曾试验多次，然必胃腑兼有实热者，用之方的。中消用调胃承气汤，此须细为斟酌，若其右部之脉滑而且实，用之犹可，若其人饮食甚勤，一时不食即心中怔忡，且脉象微弱者，系胸中大气下陷，中气亦随之下陷，宜用升补气分之药，而佐以收涩之品与健补脾胃之品，拙拟升陷汤后有治验之案可参观；若误用承气下之，则危不旋踵。至下消用八味肾气丸，其方《金匮》治男子消渴，饮一斗溲亦一斗，而愚尝试验其方，不惟治男子甚效，即治女子亦甚效。曾治一室女得此证，用八味丸变作汤剂，按后世法，地黄用熟地、桂用肉桂，丸中用几两者改用几钱，惟茯苓、泽泻各用一钱，两剂而愈。后又治一少妇得此证，投以原方不效，改遵古法，地黄用干地黄，桂用桂枝，分量一如前方，四剂而愈。此中有宜古宜今之不同者，因其证之凉热，与其资禀之虚实不同耳。(《医学衷中参西录·治消渴方》)

邑中友人赵厚庵，身体素羸弱，年届五旬，饮食减少，日益消瘦，询方于愚，俾日食熟大枣数十枚，当点心用之。后年余见面貌较前丰腴若干。自言："自闻方后，即日服大枣，至今未尝间断，饮食增于从前三分之一，是以身形较前强壮也。"(《医学衷中参西录·大枣解》)

◆ 虚劳

沧州兴业布庄刘俊卿之夫人，年五十余，身形瘦弱，廉于饮食，心中怔忡则汗出，甚则作抽掣，若痫风。医治年余，病转加甚。驰书询方，愚为寄方数次，病稍见轻，旋又反复。后亦俾用生山药煮粥，调百布圣服之，四十余日病愈，身体健康。(《医学衷中参西录·山药解》)

门生吴书林年二十一。羸弱发热，脉象虚数，不能饮食。俾早晚服山药粥（即薯蓣粥，编者注），加百布圣，晌午单服玄参三钱，煎汤服。如此数日，食量增加，发热亦愈，自此健壮。(《医学衷中参西录·治泄泻方》)

天津二区宁氏妇，年近四旬，素病虚劳，偶因劳碌过甚益增剧。

病因：处境不顺，家务劳心，饮食减少，寖成虚劳，已病倒卧懒起床矣。又因讼事，强令公堂对质，劳苦半日，归家病大加剧。

证候：卧床闭目，昏昏似睡，呼之眼微开不发言语，有若能言而甚懒于言者。其面色似有浮热，身间温度三十八度八分，问其心中发热乎？觉怔忡乎？皆颔之。其左脉浮而弦硬，右脉浮而芤，皆不任重按，一息六至。两日之间，惟少饮米汤，大便数日未行，小便亦甚短少。

诊断：即其脉之左弦右芤，且又浮数无根，知系气血亏极有阴阳不相维系之象。是以阳气上浮而面热，阳气外越而身热，此乃虚劳中极危险之证也。所幸气息似稍促而不至于喘，虽有咳嗽亦不甚剧，知尤可治。斯当培养其气血，更以收敛气血之药佐之，俾其阴阳互相维系，即可安然无虞矣。

处方：野台参四钱，生怀山药八钱，净萸肉八钱，生龙骨（捣碎）八钱，大甘枸杞六钱，甘草二钱，生怀地黄六钱，玄参五钱，沙参五钱，生赭石（轧细）五钱，生杭芍四钱；共煎汤一大盅，分两次温饮下。

复诊：将药连服三剂，已能言语，可进饮食，浮越之热已敛，体温度下降至三十七六度六分，心中已不发热，有时微觉怔忡，大便通下一次，小便亦利，遂即原方略为加减俾再服之。

处方：野台参四钱，生怀山药一两，大甘枸杞八钱，净萸肉六钱，生怀地黄五钱，甘草二钱，玄参五钱，沙参五钱，生赭石（轧细）四钱，生杭芍三钱，生鸡内金（黄色的，捣）钱半；共煎汤一大盅，温服。

方解：方中加鸡内金者，因虚劳之证，脉络多瘀，《金匮》所谓血痹虚劳也。用鸡内金以化其血痹，虚劳可以除根，且与台参并用，又能运化参之补力不使作胀满也。

效果：将药连服四剂，新得之病全愈，其素日虚劳未能尽愈。俾停服汤药，日用生怀山药细末煮粥，少加白糖当点心服之。每服时送服生鸡内金细末少许，以善其后。（《医学衷中参西录·虚劳喘嗽门》）

天津南门外升安大街张媪，年九十二岁，得上焦烦热病。

病因：平素身体康强，所禀元阳独旺，是以能享高年。至八旬后阴分寖衰，阳分偏盛，胸间恒觉烦热，延医服药多用滋阴之品始愈。迨至年过九旬，阴愈衰而阳愈亢，仲春阳气发生烦热，旧病反复甚剧。其哲嗣馨山君，原任哈尔滨税捐局局长，因慈亲年高，于民纪十年辞差归侍温清。见愚所著《衷中参西录》深相推许，延为诊视。

证候：胸中烦热异常，剧时若屋中莫能容，恒至堂中，当户久坐以翕收庭中空气。有时，觉心为热迫怔忡不宁。大便干燥四五日一行，甚或服药始通。其脉左右皆弦硬，间现结脉，至数如常。

诊断：即此证脉细参，纯系阳分偏盛阴分不足之象。然所以享此大年，实赖元阳充足。此时阳虽偏盛，当大滋真阴以潜其阳，实不可以苦寒泻之。至脉有结象，高年者虽在所不忌，而究系气分有不足之处，宜以大滋真阴之药为主，而少加补气之品以调其脉。

处方：生怀山药一两，玄参一两，熟怀地黄一两，生怀地黄八钱，天冬八钱，甘草二钱，大甘枸杞八钱，生杭芍五钱，野台参三钱，赭石（轧细）六钱，生鸡内金（黄色的，捣）二钱，共煎三大盅，为一日之量，徐徐分多次温饮下。

方解：方中之义，重用凉润之品以滋真阴，少用野台参三钱，以调其脉。犹恐参性温升不宜于上焦之烦热，又倍用生赭石以引之下行，且此证原艰于大便，赭石又能降胃气以通大便也。用鸡内金者，欲其助胃气以运化药力也；用甘草者，以其能缓脉象之弦硬，且以调和诸凉药之性也。效果每日服药一剂至三剂，烦热大减，脉已不结，且较前柔和。遂将方中玄参、生地黄皆改用六钱，又加龙眼肉五钱，连服五剂，诸病皆愈。（《医学衷中参西录·虚劳喘嗽门》）

一人年四十许。失音半载，渐觉咽喉发紧，且常溃烂，畏风恶寒，冬日所着衣服，至孟夏犹未换。饮食减少，寖成虚劳，多方治疗，病转增剧。诊其脉，两寸微弱，毫无轩起之象，知其胸中大气下陷也。投以升陷汤，加玄参四钱，两剂，咽喉即不发紧。遂减去升麻，又连服十余剂，诸病皆愈。（《医学衷中参西录·治大气下陷方》）

邑六间房庄王氏女，年二十余，心中寒凉，饮食减少，延医服药，年余无效，且益羸瘦。后愚诊视，其左脉微弱不起，断为肝虚证。其父知医，疑而问曰："向延医诊治，皆言脾胃虚弱，相火衰损，故所用之方皆健脾养胃，补助相火，曾未有言及肝虚者，先生独言肝虚，但因左脉之微弱乎？抑别有所见而云然乎？"答曰："肝脏之位置虽居于右，而其气化实先行于左，试问病人，其左半身必觉有不及右半身处，是其明证也。"询之果觉坐时左半身下坠，卧时不敢向左侧，其父方信愚言，求为疏方。遂用生黄芪八钱，柴胡、川芎各一钱，干姜三钱，煎汤饮下，须臾左侧即可安卧，又服数剂，诸病皆愈。惟素有带证尚未除，又于原方加牡蛎数钱，服数剂带证亦愈。其父复疑而问曰："黄芪为补肺脾之药，今先生用以补肝，竟能随手奏效，其义何居？"答曰："同声相应，同气相求，孔子之言也。肝属木而应春令，其气温而性喜条达，黄芪之性温而上升，以之补肝原有同气相求之妙用。愚自临证以来，凡遇肝气虚弱不能条达，用一切补肝之药皆不效，重用黄芪为主，而少佐以理气之品，服之复杯即见效验，彼谓肝虚无补法者，原非见道之言也。"（《医学衷中参西录·黄芪解》）

◆ 大气下陷

沧州中学校学生董炳文，吴桥人，气分素虚。教员教以深呼吸之法，谓能补助气分。其法将身躯后挺，努力将胸中之气下压，以求胸中宽阔，呼吸舒长。一日因用力逼压其气过甚，忽然仆地，毫无知觉，移时似觉呼吸不舒，尤不自知其仆也，又须臾呼吸方顺，乃自知身仆地上。此因胸中大气下陷，而呼吸、知觉、运动一时并已，则大气之关于脑气筋者，为何如哉。由斯观之，脑气筋先天之本源在于肾，脑气筋后天之赖以保合斡旋者在胸中大气，其理固昭然也。西人于脑气筋虚者，但知用药补脑，而卒无一效，此诚昧乎《内经》脑为髓海及上气不足则脑为不满之理，西人生理之学虽精，较之《内经》，不又迥不如哉。吾人临证遇有脑气筋虚而欲培养补助之者，尚能究其本源与其功用之所以然乎。（《医学衷中参西录·脑气筋辨》）

陈禹廷，天津东四里沽人，年三十五岁，在天津业商，于孟冬得大气下陷兼小便不禁证。

病因：禀赋素弱，恒觉呼吸之气不能上达，屡次来社求诊，投以拙拟升陷汤即愈。后以出外劳碌过度，又兼受凉，陡然反复甚剧，不但大气下陷，且又小便不禁。

证候：自觉胸中之气息息下坠，努力呼之犹难上达，其下坠之气行至少腹，小便即不能禁，且觉下焦凉甚，肢体无力，其脉左右皆沉濡，而右部寸关之沉濡尤甚。

诊断：此胸中大气下陷之剧者也。按胸中大气，一名宗气，《内经》谓其积于胸中，以贯心脉，而行呼吸。盖心肺均在膈上，原在大气包举之内，是以心血之循环，肺气之呼吸，皆大气主之。此证因大气虚陷，心血之循环无力，是以脉象沉濡而迟，肺气之呼吸将停，是以努力呼气外出而犹难上达。不但此也，大气虽在膈上，实能斡旋全身统摄三焦，今因下陷而失位无权，是以全身失其斡旋，肢体遂酸软无力，三焦失其统摄，小便遂泄泻不禁。其下焦凉甚者，外受之寒凉随大气下陷至下焦也。此证之危已至极点，当用重剂升举其下陷之大气，使复本位，更兼用温暖下焦之药，祛其寒凉庶能治愈。

处方：野台参五钱，乌附子四钱，生怀山药一两；煎汤一盅温服，此为第一方。

又方：生箭芪一两，生怀山药一两，白术四钱，炒净萸肉四钱，萆薢二钱，升麻钱半，柴胡钱半；共煎药一大盅，温服。此为第二方。先服第一方，后迟一点半钟即服第二方。

效果：将药如法各服两剂，下焦之凉与小便之不禁皆愈，惟呼吸犹觉气分不足，肢体虽不酸软，仍觉无力。遂但用第二方，将方中柴胡减去，加桂枝尖钱半，连服数剂，气息已顺。又将方中升麻、桂枝，皆改用一钱，服至五剂，身体健康如常，遂停药勿服。

或问：此二方前后相继服之，中间原为时无多，何妨将二方并为一方？答曰：凡欲温暖下焦之药，宜速其下行，不可用升药提之。若将二方并为一方，附子与升、柴并用，其上焦必生烦躁，而下焦之寒凉转不能去。惟先服第一方，附子得人参之助，其热力之敷布最速，是以为时虽无多，下焦之寒凉已化其强半；且参附与山药并用，大能保合下焦之气化，小便之不禁者亦可因之收摄，此时下焦受参附山药之培养，已有一阳来复，徐徐上升之机。已陷之大气虽不能因之上升，实已有上升之根基。遂继服第二方，芪与升柴并用，升提之力甚大，借之以升提下陷之大气，如人欲登高山则或推之，或挽之，纵肢体软弱，亦不难登峰造极也。且此一点余钟，附子之热力已融化于下焦，虽遇升柴之升提，必不至上升作烦躁，审斯则二方不可相并之理由，及二方前后继服之利益不昭然乎。或问萆薢之性，《别录》谓治失溺，是能缩小也；《甄权》谓其治肾间膀胱宿水，是能利小便也，今用于第二方中，欲借之以治小便不禁明矣，是《别录》之说可从，《甄权》之说不可从欤？答曰：二书论萆薢之性相反，而愚从《别录》不从《甄权》者，原从实验中来也。曾治以小便不通证，其人因淋疼，医者投以萆薢分清饮两剂，小便遂滴沥不通。后至旬日，迎愚为诊视。既至已舁诸床奄奄一息，毫无知觉，脉细如丝，一息九至。愚谓病家曰：此证小便不通，今夜犹可无碍，若小便通下则危在目前矣。病家再三恳求，谓小便通下纵有危险，断不敢怨先生。愚不得已为开大滋阴之方，而少以利小便之药佐之。将药灌下，须臾小便通下，其人遂脱，果如所料。由此深知，萆薢果能缩小便，断不能通小便也。然此药在药房中，恒以土茯苓伪充。土茯苓固利小便也。然此药在药房中，恒以土茯苓伪充。土茯苓固利小便者也。然恐此药无真者，则方中不用此药亦可。再者，凡药方之名美而药劣者，医多受其误，萆薢分清是也。其方不但萆薢能缩小便，即智之涩，乌药之温亦皆与小便不利。常见有以治水肿，而水肿反加剧者，以之治淋病，而淋病益增疼者，如此等方宜严加屏斥，勿使再见于方书，亦扫除医学障碍之一端也。

或问：人身之血，原随气运行，如谓心血之循环大气主之，斯原近理；至肺之呼吸，西人实验之而知关于延髓，若遵《内经》之谓呼吸亦关大气，是西人实验亦不足凭欤？答曰：西人之实验原足凭，《内经》之所论亦宜确信。譬如火车，延髓者机轮也，大气者水火之蒸气也，无机轮火车不能行，无水火之蒸汽火车亦不能行。《易》云："形而上者谓之气。"西人注重形下，是以凡事皆求诸实见；中医注重形上，恒由所见而推及于所不见。《内经》谓："上气不足，脑为之不满，耳为之苦鸣，头为之倾，目为之眩。"夫上气者即胸中大气也，细审《内经》之文，脑部原在大气斡旋之中，而延髓与脑相连，独不在大气斡旋之中乎？由斯知延髓之能司呼吸，其原动力固在大气也。《内经》与西说原不相背，是以当今欲求医学进步，而汇通中西以科学开哲学之始，即以哲学科学之穷，通变化裁，运乎一心，自于医学能登峰造极也。(《医学衷中参西录·气病门》)

奉天大东关于氏女，年近三旬，出嫁而孀，依于娘门。其人善英文英语，英商之在奉者，延之教其眷属。因病还家，夜中忽不能言，并不能息。其同院住者王子岗系愚门生，急来院扣门求为挽救。因向曾为诊脉，方知其气分甚弱，故此次直断为胸中大气下陷，不能司肺脏之呼吸，是以气息将停而言不能出也。急为疏方，用生箭芪一两，当归四钱，升麻二钱，煎服，须臾即能言语。翌晨，舁至院中，诊其脉沉迟微弱，其呼吸仍觉气短，遂用原方减升麻之半，又加山药、知母各三钱，柴胡、桔梗各钱半钱，连服数剂全愈。

按：此证脉迟而仍用知母者，因大气下陷之脉大抵皆迟，非因寒凉而迟也，用知母以济黄芪之热，则药性和平，始能久服无弊。(《医学衷中参西录·大气诠》)

湖南教员席文介，因宣讲伤气，甚至话到舌边不能说出，看书两行即头昏目眩，自阅《衷中参西录》，服升陷汤十余剂而愈，曾登于杭州《三三医报》致谢。(《医学衷中参西录·大气诠》)

李登高，山东恩县人，年三十二岁，寓天津河东瑞安街，拉洋车为业，得大气下陷证。

病因：腹中觉饥，未暇吃饭，枵腹奔走七八里，遂得此病。

证候：呼吸短气，心中发热，懒食，肢体酸懒无力，略有动作，即觉气短不足以息。其脉左部弦而兼硬，右部则寸关皆沉而无力。

诊断：此胸中大气下陷，其肝胆又蕴有郁热也。盖胸中大气，原为后天宗气，能代先天元气主持全身，然必赖水谷之气以养之。此证因忍饥劳力过度，是以大气下陷，右寸关之沉而无力其明证也。其举家数口生活皆赖一人劳力，因气陷不能劳力继将断炊，肝胆之中遂多起急火，其左脉之弦而兼硬是明证也。治之者当用拙拟之升陷汤在《衷中参西录》三期四卷，升补其胸中大气，而辅以凉润之品以清肝胆之热。

处方：生箭芪八钱，知母五钱，桔梗二钱，柴胡二钱，升麻钱半，生杭芍五钱，龙胆草二钱；共煎汤一大盅，温服。

效果：将药连服两剂，诸病脱然全愈。(《医学衷中参西录·气病门》)

天津宋氏妇，年四旬，于仲夏得大气下陷周身发冷证。

病因：禀赋素弱，居恒自觉气分不足，偶因努力搬运重物，遂觉呼吸短气，周身发冷。

证候：呼吸之间，恒觉气息不能上达，时当暑热，着夹衣犹觉寒凉，头午病稍轻，午后则渐剧，必努力始能呼吸，外被大氅犹或寒战，饮食少许，犹不消化。其脉关前沉细欲无，关后差胜亦在沉分，一息不足四至。

诊断：此上焦心肺之阳虚损，又兼胸中大气下陷也。为其心肺阳虚，是以周身恶寒而饮食不化，为其胸中大气下陷，是以呼吸短气，头午气化上升之时是以病轻，过午气化下降之时所以增剧也。拟治以回阳升陷汤加党参之大力者以补助之。

处方：生箭芪八钱，野台党参四钱，干姜四钱，当归身四钱，桂枝尖三钱，甘草二钱；共煎汤一大盅，温服。

效果：将药连服三剂，气息已顺，而兼有短气之时，周身已不发冷，惟晚间睡时仍须浓复，饮食能消化，脉象亦大有起色。遂即原方去党参，将干姜、桂枝皆改用二钱，又加生怀山药八钱，俾再服数剂，以善其后。

说明：心为君火，全身热力之司命，肺与心同居膈上，一系相连，血脉之循环又息息相通，是以与心相助为理，同主上焦之阳气。然此气虽在上焦，实如日丽中天，照临下土，是以其热力透至中焦，胃中之饮食因之熟腐，更透至下焦，命门之相火因之生旺，内温脏腑，外暖周身，实赖此阳气为布护宣通也。特是，心与肺皆在胸中大气包举之中，其布护宣通之原动力，实又赖于大气。此证心肺之阳本虚，向赖大气为之保护，故犹可支持，迨大气陷而失其保护，遂致虚寒之象顿呈。此方以升补胸中大气为主，以培养心肺之阳为辅，病药针芥相投，是以服之辄能奏效也。（《医学衷中参西录·气病门》）

西丰县张继昌，年十八九，患病数年不愈，来院诊治。其证夜不能寐，饮食减少，四肢无力，常觉短气。其脉关前微弱不起，知系胸中大气下陷，故现种种诸证。投以升陷汤，为其不寐，加熟枣仁、龙眼肉各四钱，数剂全愈。（《医学衷中参西录·大气诠》）

一妇人年二十余。因境多拂郁，常作恼怒，遂觉呼吸短气，咽干作渴，剧时，觉气息将停，努力始能呼吸。其脉左部如常，右部来缓去急，分毫不能鼓指。《内经》谓宗气贯心脉，宗气即大气也。此证盖因常常恼怒，致大气下陷，故不能鼓脉外出，以成波澜也。遂投以升陷汤，为其作渴，将方中知母改用六钱，连服三剂，病愈强半，右脉亦较前有力，遂去升麻，又服数剂全愈。（《医学衷中参西录·治大气下陷方》）

一妇人年三十许。胸中满闷，不能饮食。医者纯用开破之药数剂，忽然寒热，脉变为迟。医者见脉迟，又兼寒热，方中加黄芪、桂枝、干姜各数钱，而仍多用破气之药。购药未服，愚应其邻家延请，适至其村，病家求为诊视，其脉迟而且弱，问其呼吸觉短气乎？答曰：今于服药数剂后，新添此证。知其胸中大气因服破气之药下陷。时医者在座，不便另为疏方，遂谓医曰：子方中所加之药，极为对证，然此时其胸中大气下陷，破气药分毫不可再用。遂单将所加之黄芪、桂枝、干姜煎服。寒热顿已，呼吸亦觉畅舒。后医者即方略为加减，又服数剂全愈。(《医学衷中参西录·治大气下陷方》)

一妇人年四十余。忽然昏倒不语，呼吸之声，大有滞碍，几不能息，其脉微弱而迟。询其生平，身体羸弱，甚畏寒凉。知其心肺阳虚，寒痰结胸，而大气又下陷也。然此时形势将成痰厥，取药无及，遂急用胡椒二钱(捣碎)，煎二三沸，澄取清汤灌下，须臾胸中作响，呼吸顿形顺利。又用干姜八钱，煎汤一盏，此时已自能饮下，须臾气息益顺，精神亦略清爽，而仍不能言，且时作呵欠，十余呼吸之顷，必发太息。知其痰饮虽开，大气之陷者犹未复也。遂投以回阳升陷汤，数剂，呵欠与太息皆愈，渐能言语。(《医学衷中参西录·治大气下陷方》)

一农家媪，年五十余。因麦秋农家忙甚，井臼之事皆自任之，渐觉呼吸不利，气息迫促。医者误认为气逆作喘，屡投以纳气降气之药，气息遂大形迫促。其努力呼吸之声，直闻户外。延愚诊视。及至，诊其脉左右皆无，勉为疏方，取药未至而亡。此亦大气下陷也。其气息之迫促，乃肺之呼吸将停，努力呼吸以自救也。医者又复用药，降下其气，斯何异韩昌黎所谓"人落陷阱，不一引手救，反挤之"者乎！愚触目伤心，不觉言之过激。然志在活人者，自当深思愚言也。(《医学衷中参西录·治大气下陷方》)

一人年四十许，于季春得温证。延医调治不愈，留连两旬，病益沉重。后愚诊视，其两目清白无火，竟昏愦不省人事，舌干如磋，却无舌苔。问之亦不能言语，周身皆凉。其五六呼吸之顷，必长出气一口。其脉左右皆微弱，至数稍迟。此亦胸中大气下陷也。盖大气不达于脑中则神昏，大气不潮于舌本则舌干。神昏舌干，故问之不能言也。其周身皆凉者，大气陷后，不能宣布于营卫也。其五六呼吸之顷，必长出气者，大气陷后，胸中必觉短气，故太息以舒其气也。遂用野台参一两，柴胡二钱，煎汤灌之。一剂见轻，两剂痊愈。

按：此证从前原有大热，屡经医者调治，大热已退，精神愈惫。医者诿为不治，病家亦以为气息奄奄待时而已。乃迟十余日，而病状如故，始转念或可挽回，而迎愚诊视。幸投药不差，随手奏效，是知药果对证，诚有活人之功也。（张锡纯提出忠告说，此证若不知为大气下陷，见其舌干如斯，但知用熟地、阿胶、枸杞之类滋其津液，其滞腻之性填塞膺胸，既陷之大气将何由上达乎？愚愿业医者，凡遇气分不舒之证，宜先存一大气下陷理想，以细心体察，倘遇此等证，庶可挽回人命于顷刻也。（《医学衷中参西录·治伤寒温病同用方》）

一少年，泄泻半载方愈。后因劳力过度，觉喉中之气不舒，五六呼吸之间，必咳嗽一两声，而其声始舒。且觉四肢无力，饮食懒进。诊其脉微弱异常，知其胸中大气下陷，投以拙拟升陷汤，数剂而愈。（《医学衷中参西录·治阴虚劳热方》）

一赵姓媪，年近五旬，忽然昏倒不语，呼吸之气大有滞碍，几不能息，其脉微弱而迟。询其生平，身体羸弱，甚畏寒凉，恒觉胸中满闷，且时常短气。即其素日资禀及现时病状以互勘病情，其为大气下陷兼寒饮结胸无疑，然此时形势将成痰厥，住在乡村取药无及，遂急用胡椒二钱（捣碎）煎两三沸，澄取清汤灌下。须臾胸中作响，呼吸顿形顺利。继用干姜八钱煎汤一盏，此时已自能饮下。须臾气息益顺，精神亦略清爽，而仍不能言，且时作呵欠，十余呼吸之顷必发太息，知其寒饮虽开，大气之陷者犹未复也。遂投以拙拟回阳升陷汤。服数剂，呵欠与太息皆愈，渐能言语。(《医学衷中参西录·论结胸治法》)

一诸生年五十六，为学校教员，每讲说后，即觉短气，向愚询方。愚曰，此胸中大气，虚而欲陷，为至紧要之证，当多服升补气分之药。彼欲用烧酒燉药，谓朝夕服之甚便。愚曰，如此亦可，然必须将药燉浓，多饮且常饮耳。遂为疏方，用生黄芪四两，野台参二两，柴胡、桔梗各八钱，先用黄酒斤许，煎药十余沸，再用烧酒二斤，同贮瓶中，置甑中燉开，每饭前饮之，旬日而愈。后因病愈，置不复饮。隔年，一日步行二里许，自校至家，似有气息迫促之状，不能言语，倏忽而亡。盖其身体素胖，艰于行步，胸中大气，素有欲陷之机，因行动劳苦，而遂下陷，此诚《内经》所谓"大气入于脏腑，不病而猝死"者也。(《医学衷中参西录·治大气下陷方》)

友人赵厚庵，邑诸生，其丁外艰时，哀毁过甚，忽觉呼吸之气，自胸中近喉之处，如绳中断。其断之上半，觉出自口鼻，仍悬于囟门之上。其下半，则觉渐缩而下，缩至心口，胸中转觉廓然，过心以下，即昏然罔觉矣。时已仆于地，气息全无，旁人代为扶持，俾盘膝坐，片时觉缩至下焦之气，又徐徐上升；升至心口，恍然觉悟，再升至胸，觉囟门所悬之气，仍由口鼻入喉，与上升之气相续；其断与续皆自觉有声，仿佛小爆竹，自此遂呼吸复常。后向愚述其事，且问其所以然之故。因晓之曰："此乃胸中大气下陷，而复自还也。夫大气者，积于胸中，资始于先天元气，而成于后天水谷之气，以代先天元气用事，能保合神明，斡旋全身，肺脏阖辟呼吸之中枢尤其所司。子因哀毁过甚，饮食不进，大气失其所养而下陷，呼吸之中枢顿停，所以呼吸之气中断，于是神明失其保合而昏，肢体失其斡旋而仆矣。所幸先天元气未亏，即大气之根柢尤在，所以下陷之后仍能徐徐上升自还原处。升至于心而恍然醒悟者，心中之神明得大气之保合也。升至胸中觉与外气相续者，肺脏之呼吸得大气能自如也。"时愚行箧中带有《衷中参西录》未梓稿，因出示之，俾观升陷汤后诠解及所载医案。厚庵恍然悟会曰："十余年疑团存于胸中，一朝被君为消去矣。"（《医学衷中参西录·脑气筋辨》）

曾在邻村张家寨治一少妇，大气下陷证。服药十余剂始愈。隔二年又至其处，乃知此妇因手背生疮，西医欲用手术，先熏以蒙药，竟未苏醒。因其向日大气之陷者虽复，而其大气究欠充实也。愚所见闻罹此险者，非仅此人。而胸中大气之虚弱，大抵类于此人，欲施蒙药者，尚其有鉴于此，而先详核其胸中大气之虚实哉。（《医学衷中参西录·罗芳谟》）

治一少妇，忽然饮食甚多，一时觉饥不食，即心中怔忡。医者以为中消证，屡治不效，向愚询方。疑其胸中大气下陷，为开升陷汤方，加龙骨、牡蛎各五钱，数剂而愈。（《医学衷中参西录·治大气下陷方》）

一少年因力田劳苦过度，致胸中大气下陷，四肢懒动，饮食减少，自言胸中满闷，其实非满闷，乃短气也，粗人不善述病情，往往如此。医者不能自审病因，投以开胸理气之剂，服之增重。又改用半补半破之剂，服两剂后，病又增重。又延他医，投以桔梗、当归、木香各数钱，病大见愈，盖全赖桔梗升提气分之力也。医者不知病愈之由，再服时竟将桔梗易为苏梗，升降易性，病骤反复。自此不敢服药。迟延二十余日，病势垂危，喘不能卧，昼夜倚壁而坐，假寐片时，气息即停，心下突然胀起，急呼醒之，连连喘息数口，气息始稍续，倦极偶卧片时，觉腹中重千斤，不能转侧，且不敢仰卧，其脉乍有乍无，寸关尺或一部独见，或两部同见，又皆一再动而止，此病之危已至极点。因确知其为大气下陷，遂放胆投以生箭芪一两，柴胡、升麻、净萸肉各二钱。煎服片时，腹中大响一阵，有似昏愦，苏息片时，恍然醒悟。自此呼吸复常，可以安卧，转侧轻松，其六脉皆见，仍有雀啄之象。自言百病皆除，惟觉胸中烦热，遂将方中升麻、柴胡皆改用钱半，又加知母、玄参各六钱，服后脉遂复常。惟左关三五不调，知其气分之根柢犹未实也，遂用野台参一两，玄参、天冬、麦冬（带心）各三钱，两剂全愈。（《医学衷中参西录·大气诠》）

◆ 汗证

一人年二十余，于孟冬得伤寒证，调治十余日，表里皆解。忽遍身发热，顿饭顷，汗出淋漓，热顿解，须臾又热又汗，若是两昼夜，势近垂危，仓猝迎愚诊治。及至，见汗出浑身如洗，目上窜不露黑睛，左脉微细模糊，按之即无，此肝胆虚极，而元气欲脱也。盖肝胆虚者，其病象为寒热往来，此证之忽热忽汗，亦即寒热往来之意。急用净萸肉二两煎服，热与汗均愈其半，遂为拟此方（来复汤，编者注），服两剂而病若失。（《医学衷中参西录·治阴虚劳热方》）

一人年四十八，大汗淋漓，数日不止，衾褥皆湿，势近垂危。询方于愚，俾用净萸肉二两，煎汤饮之，其汗遂止。翌晨迎愚诊视，其脉沉迟细弱，而右部之沉细尤甚，虽无大汗，遍体犹湿。疑其胸中大气下陷，询之果觉胸中气不上升，有类巨石相压。乃恍悟前此之汗，亦系大气陷后，卫气无所统摄而外泄之故。遂用生黄芪一两，萸肉、知母各三钱，一剂胸次豁然，汗亦尽止，又服数剂以善其后。

张锡纯为了使学者能够了解本案的辨病思路机用药特色，特在案后提示此案参看第四卷升陷汤后跋语方明。升陷汤主治胸中大气下陷，气短不足以息。或努力呼吸，有似乎喘。或气息将停，危在顷刻。由生黄芪六钱，知母三钱，柴胡一钱五分，桔梗一钱五分，升麻一钱组成。若气分虚极下陷者，酌加人参数钱，或再加山茱萸数钱，以收敛气分之耗散，使升者不至复陷更佳；若大气下陷过甚，至少腹下坠，或更作疼者，宜将升麻改用一钱半或倍作二钱。

张锡纯在方后详细阐发说：大气者，充满胸中，以司肺呼吸之气也。人之一身，自飞门以至魄门，一气主之。然此气有发生之处，有培养之处，有积贮之处。天一生水，肾脏先成，而肾系命门之中，有气息息萌动，此乃乾元资始之气，《内经》所谓"少火生气"也。此气既由少火发生，以徐徐上达，培养于后天水谷之气，而磅礴之势成；绩贮于膺胸空旷之府，而盘踞之根固。是大气者，原以元气为根本，以水谷之气为养料，以胸中之地为宅窟者也。夫均是气也，至胸中之气，独名为大气者，诚以其能撑持全身，为诸气之纲领，包举肺外，司呼吸之枢机，故郑而重之曰大气。夫大气者，内气也。呼吸之气，外气也。人觉有呼吸之外气与内气不相接续者，即大气虚而欲陷，不能紧紧包举肺外也。医者不知病因，犹误认为气郁不舒，而开通之。其剧者，呼吸将停，努力始能呼吸，犹误认为气逆作喘，而降下之，则陷者益陷，凶危立见矣。其时作寒热者，盖胸中大气，即上焦阳气，其下陷之时非尽下陷也，亦非一陷而不升也。当其初陷之时阳气郁而不畅则作寒，既陷之后阳气蓄而欲宣则作热，迨阳气蓄极而通，仍复些些上达，则又微汗而热解，其咽干者，津液不能随气上潮也；

其满闷者，因呼吸不利而自觉满闷也，其怔忡者，因心在膈土，原悬于大气之中，大气既陷，而心无所附丽也，其神昏健忘者，大气因下陷，不能上达于脑，而脑髓神经无所凭借也。其证多得之力小任重，或枵腹力作，或病后气力未复勤于动作，或因泄泻日久，或服破气药太过，或气分虚极自下陷，种种病因不同，而其脉象之微细迟弱，与胸中之短气，实与寒饮结胸相似。然诊其脉似寒凉，而询之果畏寒凉，且觉短气者，寒饮结胸也，诊其脉似寒凉，而询之不畏寒凉，惟觉短气者，大气下陷也。且即以短气论，而大气下陷之短气，与寒饮结胸之短气，亦自有辨。寒饮结胸短气，似觉有物压之；大气下陷短气，常觉上气与下气不相接续。临证者当细审之。

升陷汤，以黄芪为主者，因黄芪既善补气，又善升气。且其质轻松，中含氧气，与胸中大气有同气相求之妙用。惟其性稍热，故以知母之凉润者济之。柴胡为少阳之药，能引大气之陷者自左上升。升麻为阳明之药，能引大气之陷者自右上升。桔梗为药中之舟楫，能载诸药之力上达胸中，故用之为向导也。至其气分虚极者，酌加人参，所以培气之本也。或更加萸肉，所以防气之涣也。至若少腹下坠或更作疼，其人之大气直陷至九渊，必需升麻之大力者，以升提之，故又加升麻五分或倍作二钱也。方中之用意如此，至随时活泼加减，尤在临证者之善变通耳。

肺司呼吸，人之所共知也，而谓肺之所以能呼吸者，实赖胸中大气，不惟不业医者不知，即医家知者亦鲜，并方书亦罕言及。所以愚初习医时，亦未知有此气。迨临证细心体验，始确知于肺气呼吸之外，别有气贮于胸中，以司肺脏之呼吸，而此气且能撑持全身，振作精神，以及心思脑力、骨骸动作，莫不赖乎此气。此气一虚，呼吸即觉不利，而且肢体酸懒，精神昏愦，脑力心思为之顿减。若其气虚而且隋，或下陷过甚者，其人即呼吸顿停，昏然罔觉。愚既实验得胸中有此积气与全身有至切之关系，而尚不知此气当名为何气。涉猎方书，亦无从考证。位《金匮》水气门，桂枝加黄芪汤下，有"大气一转，其气乃散之语"。后又见喻嘉言《医门法律》谓"五脏六腑，大经小络，昼夜循环不息，必赖胸中大气，斡旋其间"。始知胸中所积之气，当名为大气。因忆向读《内经》热论篇有"大气皆去病日已矣"之语，王氏注大气，为大邪之气也。若胸中之气，亦名为大气，仲景与喻氏果何所本。且二书中亦未尝言及下陷。于是复取《内经》挨行逐句细细研究。乃知《内经》所谓大气，有指外感之气言者，有指胸中之气言者。且知《内经》之所谓宗气，亦即胸中之大气。并其下陷之说，《内经》亦尝言之。煌煌圣言，昭如日星，何数千年著述诸家，不为之大发明耶。

今试取《内经》之文释之。《灵枢》五味篇曰："谷始入于胃，其精微者，先出于胃之两焦，以溉五脏。别出两行荣卫之道。其大气之搏而不行者，积于胸中，命曰气海。出于肺，循喉咽，故呼则出，吸则入。天地之精气，其大数常出三入一。故谷不入半日则气衰，一日则气少矣。"愚思肺悬胸中，下无透窍。胸中大气，包举肺外，上原不通于喉，亦并不通于咽，而曰出于肺循喉咽，呼则出，吸则入者，盖谓大气能鼓动肺脏使之呼吸，而肺中之气，遂因之出入也。所谓天地之精气常出三入一者，盖谓吸入之气，虽与胸中不相通，实能隔肺膜透过四分之一以养胸中大气，其余三分吐出，即换出脏腑中浑浊之气，此气化之妙用也。然此篇专为五味养人而发，故第言饮食能养胸中大气，而实未发明大气之本源。愚尝思之，人未生时，皆由脐呼吸。其胸中原无大气，亦无需乎大气。迨胎气日盛，脐下元气渐充，遂息息上达胸中而为大气。大气渐满，能鼓动肺膜使之呼吸，即脱离母腹，由肺呼吸而通天地之气矣。

至大气即宗气者，亦尝深考《内经》而得之。《素问》平人气象论曰："胃之大络名虚里，出于左乳下，其动应衣，脉宗气也。"按虚里之络，即胃输水谷之气于胸中，以养大气之道路。而其贯膈络肺之余，又出于左乳下为动脉。是此动脉，当为大气之余波。而曰宗气者，是宗气即大气，为其为生命之宗主，故又尊之曰宗气。其络所以名虚里者，因其贯膈络肺游行于胸中空虚之处也。

又《灵枢》客邪篇曰："五谷入于胃，其糟粕、津液、宗气，分为三隧。故宗气积于胸中，出于喉咙，以贯心脉，而行呼吸焉。"观此书经文，则宗气即为大气，不待诠解。且与五味篇同为伯高之言，非言出两人，而或有异同。且细审"以贯心脉，而行呼吸"之语，是大气不但为诸气之纲领，并可为周身血脉之纲领矣。至大气下陷之说，《内经》虽无明文，而其理实亦寓于《内经》中。

《灵枢》五色篇雷公问曰："人无病卒死，何以知之？"黄帝曰："大气入于脏腑者，不病而卒死。"夫人之膈上，心肺皆脏，无所谓腑也。经既统言脏腑，指膈下脏腑可知。以膈上之大气，入于肠下之脏腑，非下陷乎？大气既陷，无气包举肺外以鼓动其阖辟之机，则呼吸顿停，所以不病而猝死也。观乎此，则大气之关于人身者，何其重哉。(《医学衷中参西录·治阴虚劳热方》)

一人年四十七。咳嗽短气，大汗如洗，昼夜不止，心中怔忡，病势危急。遣人询方，俾先用山萸肉（去净核）二两煎服，以止其汗。翌日迎愚诊视，其脉微弱欲无，呼吸略似迫促。自言大汗虽止，而仍有出汗之时，怔忡见轻，仍觉短气。知其确系大气下陷，遂投以升陷汤，为其有汗，加龙骨、牡蛎（皆不用煅）各五

钱，三剂而愈。（《医学衷中参西录·治大气下陷方》）

邑进士张日睿之公子，年十八九，因伤寒服表药太过，汗出不止，心中怔忡，脉洪数不实，大便数日未行。为疏方用净萸肉、生山药、生石膏各一两，知母、生龙骨、生牡蛎各六钱，甘草二钱，煎服两剂全愈。（《医学衷中参西录·山萸肉解》）

◆ 痹证

奉天铁岭傅光德未人，年二十余。夏日当窗寝而受风，觉半身麻木，其麻木之边，肌肉消瘦，寖至其边手足，若不随用。诊其脉，左部如常，右部似有郁象，而其麻木之边适在右，知其经络为风所袭不能宣通也。为疏方用生黄芪一两，当归八钱，羌活、知母、乳香、没药各四钱，全蝎二钱，全蜈蚣三条，煎汤服一剂见轻，又服两加全愈。（《医学衷中参西录·黄芪解》）

奉天西塔邮务局局长佟世恒之令堂，年五十七岁，于仲冬渐觉四肢作疼，延医服药三十余剂，寖至卧床不能转侧，昼夜疼痛不休。至正月初旬，求为诊视，其脉左右皆浮而有力，舌上微有白苔，知其兼有外感之热也。西药阿司匹林善发外感之汗，又善治肢体疼痛。俾用一瓦半，白糖水送下，以发其汗。翌日视之，自言汗后疼稍愈，能自转侧，而其脉仍然有力。遂投以连翘、花粉、当归、丹参、白芍、乳香、没药诸药，两臂疼愈强半，而腿疼则加剧。自言两腿得热则疼减，若服热药其疼当愈。于斯又改用当归、牛膝、续断、狗脊、骨碎补、没药、五加皮诸药，服两剂后腿疼见愈，而臂疼又加剧。是一人之身，腿畏凉、臂畏热也。夫腿既畏凉，其疼也必因有凝结之凉，臂既畏热，其疼也必因有凝结之热。筹思再三，实难疏方。细诊其脉，从前之热象已无，其左关不任重按。恍悟其上热下凉者，因肝木稍虚，或肝气兼有郁滞，其肝中所寄之相火不能下达，所以两腿畏凉；其火郁于上焦，因肝虚不能敷布，所以两臂畏热。向曾治友人刘仲友左臂常常发热，其肝脉虚而且郁，投以补肝兼舒肝之剂而愈，以彼例此，知旋转上热下凉之机关，在调补其肝木而已。遂又为疏方用净萸肉一两，当归、白芍各五钱，乳香、没药、续断各四钱，连翘、甘草各三钱，每日煎服一剂，又俾于每日用阿司匹林一瓦分三次服下，数日全愈。(《医学衷中参西录·论四肢疼痛其病因凉热各异之治法》)

邻村高鲁轩，年近五旬。资禀素羸弱。一日访友邻村，饮酒谈宴，彻夜不眠，时当季冬，复清晨冒寒，步行旋里，行至中途，觉两腿酸麻，且出汗，不能行步，因坐凉地歇息，至家遂觉腿痛，用热砖熨之疼益甚。其人素知医，遂自服发汗之药数剂，病又增剧，因服药过热，吐血数口，大便燥结，延愚诊视。见其仰卧屈膝，令两人各以手托其两腿，忽歌忽哭，疼楚之态万状，脉弦细，至数微数。因思此证，热砖熨而益疼者，逼寒内陷也；服发汗药而益疼者，因所服之药，散肌肉之寒，不能散筋骨之寒，且过汗必伤气血，血气伤，愈不能胜病也。遂用活络效灵丹，加京鹿角胶四钱（另炖兑服），明天麻二钱，煎汤饮下，左腿遂愈。而右腿疼如故，遂复用原方，以虎骨胶易鹿角胶，右腿亦出凉气如左而愈。(《医学衷中参西录·治气血郁滞肢体疼痛方》)

邻村黄龙井庄周某，年三十许。当大怒之后，渐觉腿疼，日甚一日，两月之后，卧床不能转侧。医者因其得之恼怒之余，皆用舒肝理气之药，病转加剧。诊其脉左部微弱异常，自言凡疼甚之处皆热，恍悟《内经》谓过怒则伤肝，所谓伤肝者，乃伤肝经之气血，非必郁肝经之气血也。气血伤则虚弱随之，故其脉象如是也。其所以腿疼且觉热者，因肝主疏泄，中藏相火，肝虚不能疏泄相火，即不能逍遥流行于周身，以致郁于经络之间，与气血凝滞而作热作疼，所以热剧之处疼亦剧也。投以净萸肉一两，知母六钱，当归、丹参、乳香、没药各三钱（即曲直汤，编者注），连服十剂，热消疼止，步履如常。（《医学衷中参西录·山萸肉解》）

西安县煤矿司账张子禹腿疼，其人身体强壮，三十未娶，两脚肿疼，胫骨处尤甚。服热药则加剧，服凉药则平平，医治年余无效。其脉象洪实，右脉尤甚，其疼肿之处皆发热，断为相火炽盛，小便必稍有不利，因致湿热相并下注。宜投以清热利湿之剂，初用生石膏二两，连翘、茅根各三钱，煎汤服。后渐加至石膏半斤，连翘、茅根仍旧，日服两剂，其第二剂石膏减半。如此月余，共计用生石膏十七斤，疼与肿皆大轻减，其饮食如常，大便日行一次，分毫未觉寒凉。旋因矿务忙甚，来函招其速返，临行切嘱其仍服原方，再十余剂当脱然全愈矣。（《医学衷中参西录·论用药以胜病为主不拘分量之多少》）

一媪年过六旬，陡然腿疼不能行动，夜间疼不能寐。其左部之脉大而弦，右部之脉大而浮，重诊之似有力非真有力，问其心中不觉凉热。乃知此非有火之脉，其大而浮者，乃脾胃过虚，真气外泄也；其大而弦也，乃肝胆失和，木盛侮土也。治以前方，加人参、白芍、净萸肉各数钱，补脾胃之虚，即以抑肝胆之盛，数剂而愈。（《医学衷中参西录·白术解》）

一媪年过七旬，其手连臂肿疼数年不愈，其脉弦而有力，遂于清热消肿药中，每剂加连翘四钱，旬日肿消疼愈，其家人谓媪从前最易愤怒，自服此药后不但病愈，而愤怒全无，何药若是之灵妙也。由是观之，连翘可为理肝气要药矣。（《医学衷中参西录·连翘解》）

一人年近五旬，左腿因受寒作疼，教以日用鹿角胶三钱含化服之，约两月复觌面，其人言服鹿角胶半月，腿已不疼。然自服此药后，添有兴阳之病，因此辍服。愚曰："此非病也，乃肾脏因服此而壮实也。观此则鹿角胶之为用可知矣。(《医学衷中参西录·论肾弱不能作强治法》)

邑友人丁翊仙之令堂，年近七旬，陡然腿疼，不能行动，夜间疼不能寐。翊仙驱车迎愚，且谓脉象有力，当是火郁作痛。及诊其脉，大而且弦，问其心中，亦无热意。愚曰："此脉非有火之象，其大也乃脾胃过虚，真气外泄也；其弦也肝胆失和，木盛侮土也。"为疏方用净萸肉、白术各六钱，人参、白芍各三钱，当归、陈皮各二钱，厚朴、乳香、没药各钱半，煎服数剂全愈。(《医学衷中参西录·山萸肉解》)

次年，旧病(指一室女腿痛，几不能步案。编者注)复发，又兼腰疼，再服前方(健运汤，编者注)不效。诊其脉，右关甚濡弱，询其饮食减少。为制此汤(振中汤，编者注)，数剂，饮食加多。二十剂后，腰疼腿疼皆愈。(《医学衷中参西录·治气血郁滞肢体疼痛方》)

窦英如，邻村蒙馆教员，年过三旬，于孟冬得腿疼证。

病因：禀赋素弱，下焦常畏寒凉，一日因出门寝于寒凉屋中，且铺盖甚薄，晨起遂病腿疼。

证候：初疼时犹不甚剧，数延医服药无效，后因食猪头肉其疼陡然加剧，两腿不能任地，夜则疼不能寐，其脉左右皆弦细无力，两尺尤甚，至数稍迟。

诊断：此证因下焦相火虚衰，是以易为寒侵，而细审其脉，实更兼气虚不能充体，即不能达于四肢以运化药力，是以所服之药纵对证亦不易见效也。此当助其相火祛其外寒，而更加补益气分之药，使气分壮旺自能营运药力以胜病也。

处方：野党参六钱，当归五钱，怀牛膝五钱，胡桃仁五钱，乌附子四钱，补骨脂三钱（炒捣），滴乳香三钱（炒），明没药三钱（不炒），威灵仙钱半；共煎汤一大盅，温服。

复诊：将药连服五剂，腿之疼稍觉轻而仍不能任地，脉象较前似稍有力。问其心中服此热药多剂后仍不觉热，因思其疼在于两腿，当用性热质重之品，方能引诸药之力下行以达病所。

处方：野党参五钱，怀牛膝五钱，胡桃仁五钱，乌附子四钱，白术三钱（炒），补骨脂三钱（炒捣），滴乳香三钱（炒），明没药三钱（不炒），生硫黄一钱（研细）；药共九味，将前八味煎汤一大盅，送服硫黄末五分，至煎渣再服时，又送服所余五分。

效果：将药连服八剂，腿疼大见轻减，可扶杖行步，脉象已调和无病，心中微觉发热，俾停服汤药，每日用生怀山药细末七八钱许，煮作茶汤，送服青娥丸三钱，或一次或两次皆可，后服至月余，两腿分毫不疼，步履如常人矣。（《医学衷中参西录·肢体疼痛门》）

奉天本溪湖煤铁公司科员王云生，年四十余，两胁下连腿作疼，其疼剧之时，有如锥刺，且尿道艰涩滴沥，不能成溜，每小便一次，须多半点钟，其脉亦右部如常，左部微弱。亦投以曲直汤，加生黄芪八钱，续断三钱，一剂其疼减半，小便亦觉顺利。再诊之，左脉较前有力。又按原方略为加减，连服二十余剂，胁与腿之疼皆愈，小便亦通利如常。盖两胁为肝之部位，肝气壮旺上达，自不下郁而作疼。至其小便亦通利者，因肾为二便之关，肝气既旺，自能为肾行气也（古方书有肝行肾之气之语）。门人张甲升曾重用山茱萸治愈腿疼，其案附加味补血汤后，可参考。（《医学衷中参西录·治气血郁滞肢体疼痛方》）

一人年三十许，当大怒之后，渐觉腿疼，日甚一日，两月后，卧床不能转侧。医者因其得之恼怒之余，皆用舒肝理气之药，病转加剧。后愚诊视，其左脉甚微弱，自言凡疼甚之处皆热。因恍悟《内经》谓"过怒则伤肝"，所谓伤肝者，乃伤肝经之气血，非必郁肝经之气血也，气血伤，则虚弱随之，故其脉象如斯也。其所以腿疼且觉热者，因肝主疏泄，中藏相火（相火生于命门寄于肝胆），肝虚不能疏泄，相火即不能逍遥流行于周身，以致郁于经络之间，与气血凝滞，而作热作疼，所以热剧之处，疼亦剧也。为制此汤（曲直汤，编者注），以萸肉补肝，以知母泻热，更以当归、乳香诸流通血气之药佐之，连服十剂，热愈疼止，步履如常。（《医学衷中参西录·治气血郁滞肢体疼痛方》）

一人年四十许，因受寒腿疼不能步履。投以温补宣通之剂，愈后，因食猪头（猪头咸寒与猪肉不同）反复甚剧，疼如刀刺，再服前药不效。俾每于饭前嚼服生硫黄如玉秫粒大，服后即以饭压之。试验加多，后每服至钱许，共服生硫黄二斤，其证始愈。（《医学衷中参西录·杂录》）

一室女腿疼，几不能步。治以拙拟健运汤而愈。（《医学衷中参西录·治气血郁滞肢体疼痛方》）

有人因寝凉炕之上，其右腿外侧时常觉凉，且有时疼痛。用多方治之不效。语以此方（姜胶膏，编者注），贴至二十日全愈。（《医学衷中参西录·治肢体痿废方》）

一妇人年五十余。项后筋缩作疼，头向后仰，不能平视，腰背强直，下连膝后及足跟大筋皆疼，并牵周身皆有疼意。广延医者诊治，所用之药，不外散风、和血、润筋、通络之品。两载无效，病转增剧，卧不能起，起不能坐，饮食懒进。后愚诊视，其脉数而有力，微有弦意，知其为宗筋受病。治以活络效灵丹，加

305

生薏米八钱，知母、玄参、白芍各三钱，连服三十剂而愈。盖筋属于肝，独宗筋属胃，此证因胃腑素有燥热，致津液短少，不能荣养宗筋。夫宗筋为筋之主，故宗筋拘挛，而周身牵引作疼也。薏米性味冲和，善能清补脾胃，即能荣养宗筋。又加知母、玄参，以生津滋液。活络效灵丹，以活血舒筋，因其脉微弦，恐其木盛侮土，故又加芍药以和肝，即以扶脾胃也。薏米主筋急拘挛，《神农本草经》原有明文。活络效灵丹中加薏米，即能随手奏效。益叹《神农本草经》之精当，为不可及。（《医学衷中参西录·治气血郁滞肢体疼痛方》）

◆ 痿证

奉天东关学校翟校长之叔父，右手足皆不利，似麻似疼，饭时不能持箸，行时需杖，饮食减少，脉象右关濡弱，知其脾胃虚弱不能健运肢体也，投以四君子汤加生黄芪、当归、乳香、没药，连服数剂全愈。（《医学衷中参西录·深研肝左脾右之理》）

一媪年过六旬，其素日气虚，呼吸常觉短气。偶因劳力过度，忽然四肢痿废，卧不能起，呼吸益形短气，其脉两寸甚微弱，两尺重按仍有根柢。知其胸中大气下陷，不能斡旋全身也。为疏方用生箭芪一两，当归、知母各六钱，升麻、柴胡、桔梗各钱半，乳香、没药各三钱，煎服一剂，呼吸即不短气，手足略能屈伸。又即原方略为加减，连服数剂全愈，此气虚成痿废之明证也。（《医学衷中参西录·论肢体痿废之原因及治法》）

一妇人年近三旬，因夏令夜寝当窗为风所袭，遂觉半身麻木，其麻木之边，肌肤消瘦，寖至其一边手足不遂将成偏枯。其脉左部如常，右部则微弱无力，而麻木之边适在右。此因风袭经络，致其经络闭塞不相贯通也。不早祛其风，久将至于痿废。为疏方用生箭芪二两，当归八钱，羌活、知母、乳香、没药各四钱，全蝎二钱，全蜈蚣三条。煎服一剂即见轻，又服数剂全愈。此中风能成痿废之明证也。(《医学衷中参西录·论肢体痿废之原因及治法》)

一妇人年三十余。得下痿证，两腿痿废，不能屈伸，上半身常常自汗，胸中短气，少腹下坠，小便不利，寝不能寐。延医治疗数月，病势转增。诊其脉细如丝，右手尤甚。知其系胸中大气下陷，欲为疏方。病家疑而问曰："大气下陷之说，从前医者，皆未言及。然病之本源，既为大气下陷，何以有种种诸证乎？"答曰：人之大气虽在胸中，实能统摄全身，今因大气下陷，全身无所统摄，肢体遂有废而不举之处，此两腿之所以痿废也。其自汗者，大气既陷，外卫之气亦虚也。其不寐者，大气既陷，神魂无所根附也。小便不利者，三焦之气化，不升则不降，上焦不能如雾，下焦即不能如渎也。至于胸中短气，少腹下坠，又为大气下陷之明证也。遂治以升陷汤，因其自汗，加龙骨、牡蛎(皆不用煅)各五钱，两剂汗止，腿稍能屈伸，诸病亦见愈。继服拙拟理郁升陷汤数剂，两腿渐能着力。然痿废既久，病在筋脉，非旦夕所能脱然。俾用舒筋通脉之品，制作丸药，久久服之，庶能全愈。(《医学衷中参西录·治大气下陷方》)

一室女，素本虚弱，医者用补敛之药太过，月事闭塞，两腿痿废，寖至抑搔不知疼痒。其六脉皆有涩象。知其经络皆为瘀血闭塞也。为疏方用拙拟活络效灵丹，加怀牛膝五钱，红花钱半，䗪虫五个。煎服数剂，月事通下，两腿已渐能屈伸有知觉。又为加生黄芪、知母各三钱，服数剂后，腿能任地。然此等证非仓猝所能全愈，伸将汤剂作为丸剂，久久服之，自能脱然。此血瘀能成痿废之明证也。(《医学衷中参西录·论肢体痿废之原因及

307

治法》）

族兄世珍冬令两腿作疼，其腿上若胡桃大疙瘩若干。自言其少时恃身体强仕，恒于冬令半冰半水之中捕鱼。一日正在捕鱼之际，朔风骤至，其寒彻骨，遂急还家歇息，片时两腿疼痛不能任地，因卧热炕上，复以厚被。数日后，觉其疼在骨，皮肤转麻木不仁，寖至两腿不能屈伸。后经医调治，兼外用热烧酒糟熨之，其疼与木渐愈，亦能屈伸，惟两腿皆不能伸直。有人教坐椅上，脚踏圆木棍来往，令木棍旋转，久之腿可伸直。如法试演，迫至春气融和，两腿始恢复原状。然至今已三十年，每属严寒之时，腿乃觉疼，必服热药数剂始愈。至腿上之疙瘩，乃当时因冻凝结，至今未消者也。愚曰："此病犹可除根。然其寒在骨，非草木之品所能奏效，必须服矿质之药，因人之骨中多函矿质也。"俾先用生硫黄细末五分，于食前服之，日两次，品验渐渐加多，以服后觉心中微温为度。果用此方将腿疼之病除根。此风寒湿痹能成痿废之明证也。（《医学衷中参西录·论肢体痿废之原因及治法》）

安东友人刘仲友，年五十许。其左臂常觉发热，且有酸软之意。医者屡次投以凉剂，发热如故，转觉脾胃消化力减少。后愚诊之，右脉和平如常，左脉微弱，较差于右脉一倍。询其心中，不觉凉热。知其肝木之气虚弱，不能条畅敷荣，其中所寄之相火，郁于左臂之经络，而作热也。遂治以曲直汤，加生黄芪八钱，佐萸肉以壮旺肝气，赤芍药三钱，佐当归、丹参诸药以流通经络，服两剂，左脉即见起，又服十剂全愈。（《医学衷中参西录·治气血郁滞肢体疼痛方》）

◆ **腰痛**

天津保安队长李雨霖，辽阳人，年三十四岁，得腰疼证。

病因：公事劳心过度，数日懒食，又勉强远出操办要务，因得斯证。

证候：其疼剧时不能动转，轻时则似疼非疼绵绵不已，亦恒数日不疼，或动气或劳力时则疼剧。心中非常发闷，其脉左部沉弦，右部沉牢，一息四至强。观其从前所服之方，虽不一致，大抵不外补肝肾强筋骨诸药，间有杂似祛风药者，自谓得病之初，至今已三年，服药数百剂，其疼卒未轻减。

诊断：《内经》谓通则不痛，此证乃痛则不通也。肝肾果系虚弱，其脉必细数，今左部沉弦，右部沉牢，其为腰际关节经络有瘀而不通之气无疑，拟治以利关节通经络之剂。

处方：生怀山药一两，大甘枸杞八钱，当归四钱，丹参四钱，生明没药四钱，生五灵脂四钱，穿山甲二钱（炒捣），桃仁（去皮，捣碎）二钱，红花钱半，土鳖虫五枚（捣碎），广三七二钱（轧细）；药共十一味，先将前十味煎汤一大盅，送服三七细末一半，至煎渣重服时，再送其余一半。

效果：将药连服三剂腰已不疼，心中亦不发闷，脉象虽有起色，仍未复常，遂即原方去山甲加川续断、生杭芍各三钱，连服数剂，脉已复常，自此病遂除根。说明医者治病不可预有成见，临证时不复细审病因。方书谓腰者肾之府，腰疼则肾脏衰惫，又谓肝主筋，肾主骨，腰疼为筋骨之病，是以肝肾主之。治腰疼者因先有此等说存于胸中，恒多用补肝肾之品。究之，此在由于肝肾虚者甚少，由于气血瘀者颇多，若因努力任重而腰疼者尤多瘀证。（《医学衷中参西录·肢体疼痛门》）

天津保安队长李雨霖，依兰镇守使李君之弟，腰疼数年不愈。适镇守使署中书记贾蔚青来津求为治病，因介绍为之诊治。其疼剧时心中恒觉满闷，轻时则似疼非疼，绵绵不已，亦恒数日不疼。

其脉左部沉弦，右部沉牢。自言得此病已三年，服药数百剂，其疼卒未轻减。观从前所服诸方，虽不一致，大抵不外补肝肾强筋骨诸药，间有杂以祛风药者。因思《内经》谓通则不痛，而此期痛则不通也。且即其脉象之沉弦、沉牢，心中恒觉满闷，其关节经络必有瘀而不通之处可知也。爰为拟利关节通络之剂，而兼用补正之品以辅助之。生怀山药一两，大甘枸杞八钱，当归四钱，丹参四钱，生明没药四钱，生五灵脂四钱，穿山甲（炒捣）二钱，桃仁二钱，红花钱半，䗪虫五枚，广三七二钱（捣细）；药共十一味，先将前十味煎汤一大盅，送服三七细末一半。至煎渣再服时，仍送服其余一半。此药服至三剂，腰已不疼，心中亦不发闷，脉较前缓和，不专在沉分。遂即原方去山甲，加胡桃肉四钱。连服十剂，自觉身体轻爽。再诊其脉，六部调匀，腰疼遂从此除根矣。（《医学衷中参西录·论腰疼治法》）

　　一妇腰疼绵绵不止，亦不甚剧，诊其脉知其下焦虚寒，治以温补下焦之药，又于服汤药之外，俾服生硫黄细末一钱，日两次，硫黄服尽四两，其疼除根。（《医学衷中参西录·肢体疼痛门》）

　　一人因担重物后腰疼，为用三七、土䗪虫等分共为细末，每服二钱，日两次，服三日全愈。（《医学衷中参西录·肢体疼痛门》）

◆ 麻木

　　有人常在寒水中捕鱼，为寒水所伤。自膝下被水浸处皆麻木，抑搔不知疼痒，渐觉行动乏力。语以此方（姜胶膏，编者注），俾用长条布摊药膏缠于腿上，其足跌、足底皆贴以此膏，亦数换而愈。盖此等证心中无病，原宜外治。鲜姜之辛辣开通，热而能散；故能温暖肌肉，深透筋骨，以除其凝寒痼冷，而涣然若冰释也。

用水胶者，借其黏滞之力，然后可熬之成膏也。若证因受风而得者，拟用细辛细末掺于膏药之中，或用他祛风猛悍之药，掺于其中，其奏效当更捷也。(《医学衷中参西录·治肢体痿废方》)

◆ **奔豚**

沧州南关一叟，年七十四岁，性浮躁，因常常忿怒，致冲气上冲，剧时觉有气自下上冲堵塞咽喉，有危在顷刻之势，其脉左右皆弦硬异常。为其年高，遂于前第二方中加野台参三钱。一剂见轻，又服一剂，冲气遂不上冲，又服数剂以善其后。(《医学衷中参西录·论冲气上冲之病因病状病脉及治法》)

姚景仁，住天津鼓楼东，年五十二岁，业商，得肝郁胃逆证。

病因：其近族分支多门，恒不自给，每月必经心为之补助，又设有买卖数处，亦自经心照料，劳心太过，因得斯证。

证候：腹中有气，自下上冲，致胃脘满闷，胸中烦热，胁下胀疼，时常呃逆，间作呕吐。大便燥结，其脉左部沉细，右部则弦硬而长，大于左部数倍。

诊断：此乃肝气郁结，冲气上冲，更迫胃气不降也。为肝气郁结，是以左脉沉细，为冲气上冲，是以右脉弦长，冲脉上隶阳明，其气上冲不已，易致阳明胃气不下降。此证之呕吐呃逆，胃脘满闷，胸间烦热，皆冲胃之气相并冲逆之明证也。其胁下胀疼，肝气郁结之明证也。其大便燥结者，因胃气原宜息息下行，传送饮食下为二便，今其胃气既不下降，是以大便燥结也。拟治以舒肝降胃安冲之剂。

处方：生赭石（轧细）一两，生怀山药一两，天冬一两，寸麦冬（去心）六钱，清半夏（水洗三次）四钱，碎竹茹三钱，生麦芽三钱，茵陈二钱，川续断二钱，生鸡内金（黄色的，捣）二钱，甘草钱半；煎汤一大盅，温服。

方解：肝主左而宜升，胃主右而宜降，肝气不升则先天之气化不能由肝上达，胃气不降则后天之饮食不能由胃下输，此证之病根，正因当升者不升，当降者不降也。故方中以生麦芽、茵陈以升肝；生赭石、半夏、竹茹以降胃，即以安冲；用续断者，因其能补肝，可助肝气上升也；用生山药二冬者，取其能润胃补胃，可助胃气下降也，用鸡内金者，取其能化瘀止疼，以营运诸药之力也。

复诊：上方随时加减，连服二十余剂，肝气已升，胃气已降，左右脉均已平安，诸病皆愈。惟肢体乏力，饮食不甚消化，拟再治以补气健胃之剂。

处方：野台参四钱，生怀山药一两，生赭石六钱（轧细），天冬六钱，寸麦冬六钱，生鸡内金三钱（黄色的，捣），生麦芽三钱，甘草钱半；煎汤一大盅，温服。

效果：将药煎服三剂，饮食加多，体力渐复。于方中加枸杞五钱，白术三钱，俾再服数剂，以善其后。

说明：身之气化，原左升右降，若但知用赭石降胃，不知用麦芽升肝，久之肝气将有郁遏之弊，况此证之肝气原郁结乎？此所以方中用赭石即用麦芽，赭石生用而麦芽亦生用也。且诸家本草谓麦芽炒用者为丸散计也，若入汤剂何须炒用，盖用生者煮汁饮之，则消食之力愈大也。

或问：升肝之药，柴胡最效，今方中不用柴胡而用生麦芽者，将毋别有所取乎？答曰：柴胡升提肝气之力甚大，用之失宜，恒并将胃气之下行者提之上逆。曾有患阳明厥逆吐血者《内经》谓衄呕者。此阳明指胃腑而言也。凡论阳明阙逆六经不言足经手经者，皆指足经而言。初不甚剧。医者误用柴胡数钱，即大吐不止，须臾盈一痰盂，有危在顷刻之惧，取药无及，适备有生赭石细末若干，俾急用温开水送下，约尽两半，其血始止，此柴胡并能提胃气上逆之明证也。况此证之胃气原不降乎？至生麦芽虽能升肝，实无妨胃气之下降，盖其萌芽发生之性，与肝木同气相求，能宣通肝气之郁结，使之开解而自然上升，非若柴胡之纯于升提也。（《医学衷中参西录·气病门》）

一人年三十余。常觉胆怯，有时心口或少腹瞤动后，须臾觉有气起自下焦，上冲胸臆，郁而不伸，连作呃逆，脖项发热，即癫狂唱呼。其夹咽两旁内，突起若瘰疬，而不若瘰疬之硬。且精气不固，不寐而遗，上焦觉热，下焦觉凉。其脉左部平和，微嫌无力，右部直上直下（李士材《脉诀》云直上直下冲脉昭昭），仿佛有力，而按之非真有力。从前屡次医治皆无效。此肾虚，致冲气挟痰上冲，乱其心之神明也。投以此汤（龙蚝理痰汤，编者注），减浓朴之半，加山萸肉（去净核）五钱，数剂诸病皆愈，惟觉短气。知系胸中大气下陷，投以拙拟升陷汤，去升麻、柴胡，加桂枝尖二钱，两剂而愈。盖此证，从前原有逆气上干，升麻、柴胡能升大气，恐兼升逆气。桂枝则升大气，兼降逆气，故以之代升、柴也。张氏阐发本方方义时说，此方即理痰汤，以龙骨、牡蛎代芡实，又加赭石、朴硝也。其所以如此加减者，因此方所主之痰，乃虚而兼实之痰。实痰宜开，礞石滚痰丸之用硝黄者是也；虚痰宜补，肾虚泛作痰，当用肾气丸以逐之者是也。至虚而兼实之痰，则必一药之中，能开痰亦能补虚，其药乃为对证，若此方之龙骨、牡蛎是也。盖人之心肾，原相助为理。肾虚则水精不能上输以镇心，而心易生热，是由肾而病及心也；心因思虑过度生热，必暗吸肾之真阴以自救，则肾易亏耗，是由心而病及肾也。于是心肾交病，思虑愈多，热炽液凝，痰涎壅滞矣。惟龙骨、牡蛎能宁心固肾，安神清热，而二药并用，陈修园又称为治痰之神品，诚为见道之言。故方中用之以代芡实，而犹恐痰涎过盛，消之不能尽消，故又加赭石、朴硝以引之下行也。（《医学衷中参西录·治痰饮方》）

张继武，住天津河东吉家胡同，年四十五岁，业商，得冲气上冲兼奔豚证。

病因：初秋之时，患赤白痢证，医者两次用大黄下之，其痢愈而变为此证。

证候：每夜间当丑寅之交，有气起自下焦挟热上冲，行至中焦觉闷而且热，心中烦乱，迟十数分钟其气上出为呃，热即随之消矣。其脉大致近和平，惟两尺稍浮，按之不实。

诊断：此因病痢时，连服大黄下之，伤其下焦气化，而下焦之冲遂挟肾中之相火上冲也。其在丑寅之交者，阳气上升之时也。宜用仲师桂枝加桂汤加减治之。

处方：桂枝尖四钱，生怀山药一两，生芡实（捣碎）六钱，清半夏（水洗三次）四钱，生杭芍四钱，生龙骨（捣碎）四钱，生牡蛎（捣碎）四钱，生麦芽三钱，生鸡内金（黄色的，捣）二钱，黄柏二钱，甘草二钱；共煎汤一大盅，温服。

效果：将药煎服两剂，病愈强半，遂即原方将桂枝改用三钱，又加净萸肉、甘枸杞各四钱，连服三剂全愈。

说明：凡气之逆者可降，郁者可升，惟此证冲气挟相火上冲，则升降皆无所施。桂枝一药而升降之性皆备，凡气之当升者遇之则升，气之当降者遇之则降，此诚天生使独而为不可思议之妙药也。山药、芡实，皆能补肾，又皆能敛戢下焦气化；龙骨、牡蛎，亦收敛之品，然敛正气而不敛邪气，用于此证初无收敛过甚之虞，此四药并用，诚能于下焦之气化培养而镇安之也。用芍药、黄柏者，一泻肾中之相火，一泻肝中之相火，且桂枝性热，二药性凉，凉热相济，方能奏效。用麦芽、鸡内金者，所以运化诸药之力也。用甘草者，欲以缓肝之急，不使肝木助气冲相火上升也。至于服药后病愈强半，遂减轻桂枝加萸肉、枸杞者，俾肝肾壮旺自能扫除病根。至医届同人，或对于桂枝升降之妙用而有疑义者，观参赭镇气汤后所载单用桂枝治愈之案自能了然。(《医学衷中参西录·气病门》)

◆ 心中发热

一室女，心中常觉发热，屡次服药无效。后愚为诊视，六脉皆沉细。诊脉之际，闻其太息数次，知其气分不舒也。问其心中胁下，恒隐隐作疼。遂俾剖取鲜茅根，剉细半斤，煎数沸当茶饮之。两日后，复诊其脉，已还浮分，重诊有力，不复闻其太息。问其胁下，已不觉疼，惟心中仍觉发热耳。再饮数日，其心中发热亦愈。(《医学衷中参西录·治癃闭方》)

◆ 左半身下坠

邻村友人王桐轩之女郎，因怒气伤肝经，医者多用理肝之品，致肝经虚弱，坐时左半身常觉下坠，卧时不能左侧，诊其脉，左关微弱异常，遂重用生箭芪八钱以升补肝气，又佐以当归、萸肉各数钱，一剂知，数剂全愈。(《医学衷中参西录·深研肝左脾右之理》)

一少妇，心中寒凉，饮食减少，坐时觉左半身下坠，寝时不敢向左侧，服温补兼理气之药，年余不效。后愚诊视，左脉微弱不起，知其肝气虚也，治以生黄芪八钱，柴胡、川芎各一钱，干姜三钱，煎汤饮下，须臾左侧即可安卧，又服数剂，诸病皆愈。

315

（《医学衷中参西录·治大气下陷方》）

◆ 外伤后喘急大汗

乙丑季夏上旬，曾治刘衣福，年过四旬，因分家起争，被其弟用刀伤脐下，其肠流出盈盆，忽然上气喘急，大汗如雨，经数医诊治，皆无把握，因迎生速往诊视。观其形状危险，有将脱之势，遂急用生黄芪、净萸肉、生山药各一两，固其气以防其脱，煎汤服后，喘定汗止。检视其肠已破，流有粪出，遂先用灰锰氧冲水，将粪血洗净，所破之肠，又急用桑根白皮作线为之缝好，再略上磺碘，将其肠慢慢纳进，再用洋白线将肚皮缝好，又用纱布浸灰锰氧水中，候温，覆其上，用白士林少调磺碘作药棉，覆其上，用绷带扎住，一日一换。内服用《衷中参西录》内托生肌散，变为汤剂，一日煎渣再服，三星期全愈。（《医学衷中参西录·外伤甚重救急方》）

◆ 砒霜中毒

本村东邻张氏女因家庭勃谿，怒吞砒石，未移时，作呕吐。其兄疑其偷食毒物。诡言无他，惟服皂矾少许耳。其兄闻其言，急来询解救之方。愚曰皂矾原系硫氧与铁化合，分毫无毒，呕吐数次即愈，断无闪失，但恐未必是皂矾耳。须再切问之。其兄去后，迟约三点钟复来，言此时腹中绞疼，危急万分，始实言所吞者是砒石，非皂矾也。急令买生石膏细末二两，用凉水送下。乃村中无药铺，遂至做豆腐家买得生石膏轧细末，凉水送下，腹疼顿止。犹觉腹中烧热，再用生石膏细末半斤，煮汤两大碗，徐徐饮之，尽剂而愈。后又遇吞洋火中毒者，治以生石膏亦愈，然以其毒缓，但煎汤饮之，无用送服其细末也。（《医学衷中参西

录·石膏生用直同金丹煅用即同鸩毒说》)

邑东境褚王庄，褚姓，因夫妻反目，其妻怒吞砒石。其夫出门赌博未归，夜间砒毒发作，觉心中热渴异常。其锅中有泡干胡莱菔缨之水若干，犹微温，遂尽最饮之，热渴顿止，迫其夫归犹未知也。隔旬，其夫之妹，在婆家亦吞砒石，急遣人来送信，其夫仓猝将往视之。其妻谓，将干胡莱菔缨携一筐去，开水浸透，多饮其水必愈，万无一失。其夫问何以知之，其妻始明言前事。其夫果亦用此方，将其妹救愈。然所用者，是秋末所晒之干胡莱菔缨，在房顶迭次经霜，其能解砒毒或亦借严霜之力欤？至鲜胡莱菔缨亦能解砒毒否？则犹未知也。(《医学衷中参西录·医话拾零》)

◆ 煤气中毒

有兄弟二人，其兄年近六旬，弟五十余。冬日畏寒，共处一小室中，炽其煤火，复严其户牖。至春初，二人皆觉胸中满闷，呼吸短气。盖因户牖不通外气，屋中氧气全被煤火着尽，胸中大气既乏氧气之助，又兼受碳气之伤，日久必然虚陷，所以呼吸短气也。因自觉满闷，医者不知病因，竟投以开破之药。迨开破益觉满闷，转以为药力未到，而益开破之。数剂之后，其兄因误治，竟至不起。其弟服药亦增剧，而犹可支持，遂延愚诊视。其脉微弱而迟，右部尤甚，自言心中发凉，少腹下坠作疼，呼吸甚觉努力。知其胸中大气下陷已剧，遂投以升陷汤，升麻改用二钱，去知母，加干姜三钱。两剂，少腹即不下坠，呼吸亦顺。将方中升麻、柴胡、桔梗皆改用一钱，连服数剂而愈。(《医学衷中参西录·治大气下陷方》)

◆**疟病**

丁卯季夏暑热异常，京津一带因热而死者甚多，至秋果多疟疾。服西药金鸡纳霜亦可愈，而愈后恒屡次反复。姻家王姓少年，寄居津门，服金鸡纳霜愈疟三次后，又反复。连服前药数次，竟毫无效验。诊其脉，左右皆弦长有力。夫弦为疟脉，其长而有力者，显系有伏暑之热也。为开白虎汤方，重用生石膏二两，又加柴胡、何首乌各二钱，一剂而疟愈。恐未除根，即原方又服一剂，从此而病不反复矣。（《医学衷中参西录·论伏暑成疟治法》）

邻村李酿泉，年四十许，疟疾间日一发，热时若燔，即不发之日亦觉表里俱热。舌燥口干，脉象弦长，重按甚实。此少阳邪盛，阳明热盛，疟而兼温之脉也。投以大剂白虎汤加柴胡三钱，服后顿觉清爽。翌晨疟即未发，又煎服前剂之半，加生姜三钱，温疟从此皆愈。至脉象虽不至甚实，而按之有力，常觉发热懒食者，愚皆于治疟剂中，加生石膏两许以清之，亦莫不随手奏效也。（《医学衷中参西录·石膏解》）

刘星垣，天津津浦路机械厂中工师，年三十二岁，于季秋患疟又兼下痢。

病因： 因军需繁多，需车孔亟，机轮坏处，须得急速收拾，忙时恒彻夜不眠，劳苦过甚，遂至下痢，继又病疟。

证候： 其痢赤白参半，一昼夜十余次，下坠腹疼，其疟间日一发，寒轻热重，其脉左右皆有弦象，而左关独弦而有力。

诊断： 此证之脉，左右皆弦者，病疟之脉，大抵如此。其左关独弦而有力者，其病根在肝胆也，为肝胆有外受之邪，是以脉现弦象而病疟；为其所受之邪为外感之热邪，是以左关脉象弦而有力，其热下迫肠中而下痢。拟清肝胆之热，散其外感之邪，则疟痢庶可同愈。

处方：生杭芍一两，山楂片三钱，茵陈二钱，生麦芽二钱，柴胡钱半，常山钱半（酒炒），草果钱半（捣碎），黄芩钱半，甘草二钱，生姜三片；煎汤一大盅，于不发疟之日晚间服之，翌晨煎渣再服一次。

效果：将药如法服后，疟痢皆愈。又为开生怀山药一两，生杭芍三钱，黄色生鸡内金一钱，俾日煎服一剂，以滋阴、培气、化瘀，连服数日以善其后。（《医学衷中参西录·温病门》）

民纪六年，愚欲将《衷中参西录》初期付梓，时当仲夏，誊写真本，劳碌过度，兼受暑，遂至病疟。乃于不发疟之日清晨，用常山八钱，煎汤一大碗，徐徐温饮之，一次止饮一大口，饮至日夕而剂尽，心中分毫未觉难受，而疟亦遂愈。后遂变汤剂为丸剂，将常山轧细过罗，水泛为丸，桐子大，每服八分，一日之间自晨至暮服五次，共服药四钱，疟亦可愈。若病发时，热甚剧者，可用生石膏一两煎汤，初两次服药时，可用此汤送服。西人谓病疟者有疟虫，西药金鸡纳霜，善除疟虫故善治疟，常山想亦善除疟虫之药品欤？（《医学衷中参西录·常山解》）

天津鼓楼东，徐姓媪，年近五旬，于季夏得疟疾。

病因：勤俭持家，中馈事多躬操，且宅旁设有面粉庄，其饭亦由家出，劳而兼暑，遂至病疟。

证候：其病间日一发，先冷后热，其冷甚轻，其热甚剧。恶心懒食，心中时常发热，思食凉物。其脉左部弦硬，右部洪实。大便干燥，小便赤涩，屡次服药无效。

诊断：此乃肝胆伏有疟邪，胃腑郁有暑热，暑热疟邪相并而为寒热往来，然寒少热多，此方书所谓阳明热疟也。宜祛其肝胆之邪，兼清其胃腑之热。

处方：生石膏一两（研细），均分作三包，其未发疟之日，头午用柴胡二钱煎汤送服一包，隔半日许再用开水送服一包，至次日前发疟五小时，再用生姜三钱，煎汤送服一包。

效果：将药按期服完后，疟疾即愈，心中发热懒食亦愈。盖石膏善清胃热，兼能清肝胆之热，初次用柴胡煎汤送服者，所以和解少阳之邪也。至三次用生姜煎汤送服者，是防其疟疾将发与太阳相并而生寒也。（《医学衷中参西录·温病门》）

吴元跻，天津华新纺纱厂理事，常州人年三十二岁，于仲秋病疟久不愈。

病因：厂中作工，歇人不歇机器，轮流恒有夜勤。暑热之时，彻夜不眠，辛苦有火，多食凉物，入秋遂发疟疾。

证候：其疟初发时，寒热皆剧，服西药金鸡纳霜治愈。旬日疟复发如前，又服金鸡纳霜治愈。七八日疟又发，寒轻热重，服金鸡纳霜不愈，服中药治疟汤剂亦不愈，迁延旬余，始求为诊治。自言疟作时发热固重，即不发疟之日身亦觉热，其脉左右皆弦而无力，数逾五至，知其阴分阳分俱虚，而阴分之虚尤甚也。此当培养其气血，而以治疟之药辅之。

处方：玄参一两，知母六钱，天冬六钱，潞参三钱，何首乌三钱，炙鳖甲三钱，常山钱半，酒炒柴胡钱半，茵陈钱半，生姜三钱，大枣三个掰开；此方于发疟之前一夕煎服，翌晨煎渣再服，又于发疟之前四点钟，送服西药盐酸规尼涅即金鸡纳霜，以盐酸制者半瓦。

效果：将药如法服之，一剂疟即不发。而有时身犹觉热，脉象犹数，知其阴分犹虚也。俾用玄参、生怀山药各一两，生姜三片，大枣三枚，同煎服，以服至身不发热时停服。（《医学衷中参西录·温病门》）

一人，疟间日一发，热时若燔，即不发疟之日，亦觉心中发热，舌燥口干，脉象弦长（凡疟脉皆弦）重按甚实，知其阳明火盛也。投以大剂白虎汤，加柴胡三钱。服后顿觉心中清爽，翌晨疟即未发。又煎前剂之半，加生姜三钱，服之而愈。（《医学衷中参西录·治疟疾方》）

友人陈丽生君，初秋病疟。丽生原知医自觉热盛，用生石膏二两煎汤，以清其热，至发疟之日，于清晨又服规尼涅一瓦弱。其日疟仍发，且疟过之后，仍觉心中发热，口苦舌干，大便干燥，小便短赤，因求愚为诊治。其脉象左右皆弦，原是疟之正脉，惟其右部弦而且长，按之甚硬。而其阳明郁有实热，因自言昨日服生石膏二两心中分毫未觉凉，且大便仍然干燥，小便仍然短赤者何也？答曰：石膏微寒《本经》原载有明文，兄之脉火热甚实，以微寒之石膏仅用二两以清之，其何能有济乎！今欲治此疟，宜急用生石膏细末一斤，煎汤两大碗，分多次徐徐温饮之，觉火退时即停饮，不必尽剂，翌晨再服规尼涅如旧量，疟即愈矣。丽生果如法服之，其疟遂愈。所煮石膏汤已尽量饮尽，大便并未滑泻，然此特蓄热之甚重者也。若其轻者，于服规尼涅之前，先用生石膏一二两煮水饮之，则所蓄之热可清，再服规尼涅以治其疟自易愈也。（《医学衷中参西录·规尼涅》）

张宝华，住天津特别一区，年十九岁，习英文学生，于孟秋病疟，愈而屡次反复。

病因：其人性笃于学，当溽暑放假之时，仍自补习功课，劳心过度，又复受热过度，兼又多食瓜果以解其热，入秋遂发疟疾。

证候：自孟秋中旬病疟，服西药金鸡纳霜治愈，后旬日反复，又服金鸡纳霜治愈，后又反复，服规尼涅无效。以中药治愈，隔旬余病又反复。服中西药皆无效，因来社求治于愚。其脉洪滑而实，右部尤甚，自觉心中堵塞满闷，常觉有热上攻，其病疟时则寒热平均，皆不甚剧，其大便四日未行。

诊断：此胃间积有热痰，又兼脾作胀也。方书谓久疟在胁下结有硬块名疟母，其块不消疟即不愈。而西人实验所结之块确系脾脏胀大，此证之自觉满闷，即脾脏胀大也。又方书谓无痰不作疟，是以治疟之方多用半夏、常山以理其痰，此证之自觉满闷且堵塞，又时有热上攻，实为热痰充塞于胃脘也。治之者宜消其脾之胀大，清其胃之热痰，兼以治疟之品辅之。且更可因其大便不通，驱逐脾之病下行自大便泻出，其病疟之根柢可除矣。

处方：川大黄四钱，生鸡内金三钱（黄色的，捣），清半夏三钱，常山钱半，酒炒柴胡钱半，茵陈钱半，甘草钱半，净芒硝钱半；共药八味，将前七味煎汤一盅，冲芒硝服之。其疟每日一发，在下午七点钟。宜于午前早将药服下，至午后两三点钟时，再服西药盐酸规尼涅即金鸡纳霜，经盐酸制者半瓦。

效果：前午十点钟将药服下，至午后一点时下大便两次，其心中已不觉闷热堵塞，迟至两点将西药服下，其日疟遂不发，俾再用生怀山药一两，熟莱菔子二钱，生鸡内金钱半煎汤，日服一剂，连服数日以善其后。（《医学衷中参西录·温病门》）

治一人得温病，热入阳明之腑，舌苔黄厚，脉象洪长，又间日一作寒热，此温而兼疟也。然其人素有鸦片嗜好，病虽实，而身体素虚。投以拙拟白虎加人参以麦冬代知母、山药代粳米汤，亦少加柴胡，两剂而愈。西人治疟，恒用金鸡纳霜，于未发疟之日，午间、晚间各服半瓦，白糖水送下。至翌晨又如此服一次，其疟即愈。（《医学衷中参西录·治疟疾方》）

◆ **鼠疫**

少年得肺鼠疫病。其咽喉唇舌异常干燥，精神昏昏似睡，周身饥肤不热，脉象沉微。问其心中，时常烦闷。此鼠疫之邪，闭塞其少阴，致肾气不能上达也。问其大便，四日未行。遂投以大剂白虎加人参汤。先用茅根数两煎汤，以之代水煎药，取汁三盅，分三次饮下。其脉顿起，变作洪滑之象，精神已复，周身皆热，诸病亦皆见愈。俾仍按原方将药煎出，每饮一次，调入生鸡子黄一枚，其病遂全愈。(《医学衷中参西录·治癃闭方》)

妇科医案

◆月经未来

沧州城东，普庄子曹姓女，年十六岁，天癸犹未至。饮食减少，身体羸瘦，渐觉灼热。其脉五至，细而无力。治以资生通脉汤，服至五剂，灼热已退，饮食加多。遂将方中玄参、芍药各减一钱，又加当归、怀牛膝各三钱。服至十剂，身体较前胖壮，脉象亦大有起色。又于方中加樗鸡（俗名红娘虫）十枚，服至七八剂，天癸遂至。遂减去樗鸡，再服数剂，以善其后。（《医学衷中参西录·治女科方》）

◆月经过多

一妇人年三十余。夫妻反目，恼怒之余，经行不止，且又甚多。医者用十灰散加减，连服四剂不效。后愚诊视，其右脉弱而且濡。询其饮食多寡，言分毫不敢多食，多即泄泻。遂投以此汤（安冲汤，编者注），去黄芪，将白术改用一两。一剂血止，而泻亦愈。又服一剂，以善其后。（《医学衷中参西录·治女科方》）

友人刘干臣其长郎妇，经水行时，多而且久，淋漓八九日始断。数日又复如故。医治月余，初稍见轻，继又不愈。延愚诊视，观所服方，即此安冲汤，去茜草、螵蛸。遂仍将二药加入，一剂即愈。又服一剂，永不反复。干臣疑而问曰：茜草、螵蛸治此证如此效验，前医何为去之？答曰：彼但知茜草、螵蛸能通经血，而未见《内经》用此二药雀卵为丸，鲍鱼汤送下，治伤肝之病，时时前后血也。故于经血过多之证，即不敢用。不知二药大能固涩下焦，为治崩之主药也。海螵蛸为乌贼鱼骨，其鱼常口中吐墨，水为之黑，故能补益肾经，而助其闭藏之用。(《医学衷中参西录·治女科方》)

◆ 月经过少

一少妇，身体羸弱，月信一次少于一次，寖至只来少许，询问治法。时愚初习医未敢疏方，俾每日单用当归八钱煮汁饮之，至期所来经水遂如常，由此可知当归生血之效也。(《医学衷中参西录·当归解》)

◆ 闭经

沧县东门里李氏妇，年近三旬，月事五月未行，目胀头疼甚剧，诊其脉近五至，左右皆有力，而左脉又弦硬而长，心中时觉发热，周身亦有热时，知其脑部充血过度，是以目胀头疼也。盖月事不行，由于血室，而血室为肾之副脏，实借肝气之疏泄以为流通，方书所谓肝行肾之气也。今因月事久瘀，肝气不能由下疏泄而专于上行，矧因心肝积有内热，气火相并，迫心中上输之血液迅速过甚，脑中遂受充血之病。性重用牛膝，佐以凉泻之品，化血室之瘀血以下应月事，此一举两得之法也。遂为疏方：怀牛膝一两，生杭芍六钱，玄参六钱，龙胆草二钱，丹皮二钱，生桃仁二钱，红花二线；一剂目胀头疼皆愈强半，心身之热已轻减。又按其方略为加减，连服数剂，诸病皆愈，月事亦通下。(《医学衷中参西录·临证随笔》)

尝治一少妇，经水两月不见，寒热往来，胁下作疼，脉甚微弱而数至六至。询之，常常短气。投以理郁升陷汤，加龙骨、牡蛎各五钱。为脉数，又加玄参、生地、白芍各数钱，连服四剂。觉胁下开通，瘀血下行，色紫黑，自此经水调顺，诸病皆愈。（《医学衷中参西录·治大气下陷方》）

奉天大南关马氏女，自十四岁，月事已通，至十五岁秋际，因食瓜果过多，泄泻月余方愈，从此月事遂闭。延医诊治，至十六岁季夏，病浸增剧。其父原籍辽阳，时任奉天兵工厂科长。见愚《衷中参西录》因求为诊治。其身形瘦弱异常，气息微喘，干嗽无痰，过午潮热，夜间尤甚，饮食减少，大便泄泻。其脉数近六至，微细无力。俾先用生怀山药细末八钱，水调煮作粥，又将熟鸡子黄四枚，捻碎搀粥中，再煮一两沸，空心时服。服后须臾，又服西药百布圣二瓦，以助其消化。每日如此两次，用作点心，服至四日，其泻已止。又服数日，诸病亦稍见轻。遂投以资生通脉汤，去玄参加生地黄五钱，川贝三钱，连服十余剂，灼热减十分之八，饮食加多，喘嗽亦渐愈。遂将生地黄换作熟地黄，又加怀牛膝五钱，服至十剂，自觉身体爽健，诸病皆无，惟月事犹未见。又于方中加虫（即土鳖虫，背多横纹者真，背光滑者非是）五枚、樗鸡十枚，服至四剂，月事已通。遂去虫、樗鸡，俾再服数剂，以善其后。（《医学衷中参西录·治女科方》）

甘肃马姓，寓天津安居里，有女十七岁。自十六岁秋，因患右目生内障，服药不愈，忧思过度，以致月闭。自腊月服药，直至次年孟秋月底不愈，求为延医。其人体质瘦弱，五心烦热，过午两颧色红，灼热益甚，心中满闷，饮食少许，即停滞不下，夜不能寐。脉搏五至，弦细无力。为其饮食停滞，夜不能寐，投以资生通脉汤，加生赭石（研细）四钱，熟枣仁三钱，服至四剂，饮食加多，夜已能寐，灼热稍退，遂去枣仁，减赭石一钱，又加地黄五钱，丹皮三钱，服约十剂，灼热大减。又去丹皮，将龙眼肉改用八钱，再加怀牛膝五钱。连服十余剂，身体寖壮健。因其月事犹未通下，又加䗪虫五枚，樗鸡十枚。服至五剂，月事已通。然下者不多，遂去樗鸡、地黄，加当归五钱，俾服数剂，以善其后。（《医学衷中参西录·治女科方》）

邻庄李边务刘氏妇，年二十五岁，经血不行，结成癥瘕。

病因：处境不顺，心多抑郁，以致月信渐闭，结成癥瘕。

证候：癥瘕初结时，大如核桃，屡治不消，渐至经闭后则癥瘕浸长。三年之后大如复盂，按之甚硬。渐至饮食减少，寒热往来，咳嗽吐痰，身体羸弱，亦以为无可医，治待时而已。后忽闻愚善治此证，求为诊视。其脉左右皆弦细无力，一息近六至。

诊断：此乃由经闭而积成癥瘕，由癥瘕而浸成虚劳之证也。此宜先注意治其虚劳，而以消癥瘕之品辅之。

处方：生怀山药一两，大甘枸杞一两，生怀地黄五钱，玄参四钱，沙参四钱，生箭芪三钱，天冬三钱，三棱钱半，莪术钱半，生鸡内金钱半（黄色的，捣）；共煎汤一大盅，温服。

方解：方中用三棱、莪术，非但以之消癥瘕也。诚以此证廉于饮食，方中鸡内金固能消食，而三棱、莪术与芪并用，更有开胃健脾之功。脾胃健壮，不但善消饮食，兼能运化药力使病速愈也。

复诊：将药连服六剂，寒热已愈，饮食加多，咳嗽吐痰亦大轻减。癥瘕虽未见消，然从前时或作疼今则不复疼矣。其脉亦较前颇有起色。拟再治以半补虚劳半消癥瘕之方。

处方：生怀山药一两，大甘枸杞一两，生怀地黄八钱，生箭芪四钱，沙参四钱，生杭芍四钱，天冬四钱，三棱二钱，莪术二钱，桃仁二钱（去皮），生鸡内金钱半（黄色的，捣）；共煎一大盅，温服。

三诊：将药连服六剂，咳嗽吐痰皆愈。身形已渐强壮，脉象又较前有力，至数复常。至此虚劳已愈，无庸再治。其癥瘕虽未见消，而较前颇软。拟再专用药消之。

处方：生箭芪六钱，天花粉五钱，生怀山药五钱，三棱三钱，莪术三钱，怀牛膝三钱，潞党参三钱，知母三钱，桃仁二钱（去皮），生鸡内金二钱（黄色的，捣），生水蛭二钱（捣碎）；共煎汤一大盅，温服。

效果：将药连服十二剂，其瘀血忽然降下若干，紫黑成块，杂以脂膜，癥瘕全消。为其病积太久，恐未除根，俾日用山楂片两许，煮汤冲红蔗糖，当茶饮之，以善其后。（《医学衷中参西录·妇女科》）

天津城里丁家胡同杨氏女，年十五岁，先患月闭，继又染温疹靥急。

病因：自十四岁月信已通，后因肝气不舒，致月信半载不至，继又感发温疹，初见点即靥。

证候：初因月信久闭，已发热瘦弱，懒于饮食，恒倦卧终日不起。继受温疹，寒热往来。其寒时觉体热减轻，至热时较从前之热增加数倍，又加以疹初见点即靥，其毒热内攻。心中烦躁怔忡，剧时精神昏愦，恒作谵语，舌苔白而中心已黄，毫无津液。大便数日未行，其脉觉寒时似近闭塞，觉热时又似洪大而重按不实，一息五至强。

诊断：此证因阴分亏损将成痨瘵，又兼外感内侵，病连少阳，是以寒热往来，又加以疹毒之热，不能外透而内攻，是以烦躁怔忡，神昏谵语，此乃内伤外感两剧之证也。宜用大剂滋其真阴清其毒热，更佐以托疹透表之品当能奏效。

处方：生石膏二两（捣细），野台参三钱，玄参一两，生怀山药一两，大甘枸杞六钱，知母四钱，连翘三钱，蝉蜕二钱，茵陈二钱，僵蚕钱半，鲜芦根四钱；共煎汤三盅，分三次温饮下。嘱其服一剂，热不退时，可即原方再服，若服至大便通下且微溏时，即宜停药勿服。

复诊：将药煎服两剂，大热始退，不复寒热往来，疹未表出而心已不烦躁怔忡。知其毒由内消，当不变生他故。大便通下一次亦未见溏，再诊其脉已近和平，惟至数仍数，和其外感已愈十之八九，而真阴犹未复也。拟再滋补其真阴，培养其血脉，俾其真阴充足，血脉调和，月信自然通顺而不愆期矣。

处方：生怀山药一两，大甘枸杞一两，玄参五钱，地骨皮五钱，龙眼肉五钱，北沙参五钱，生杭芍三钱，生鸡内金钱半（黄色的，捣），甘草二钱；共煎汤一大盅，温服。

三诊：将药连服四剂，饮食增加，精神较前振作，自觉诸病皆无，惟腹中间有疼时，此月信欲通而未能即通也。再诊其脉已和平四至矣。知方中凉药宜减，再少加活血化瘀之品。

处方：生怀山药一两，大甘枸杞一两，龙眼肉六钱，当归五钱，玄参三钱，地骨皮三钱，生杭芍三钱，生鸡内金钱半（黄色的，捣），土鳖虫五个（大者，捣），甘草钱半，生姜三片；共煎汤一大盅，温服。

效果：此药连服十剂，腹已不疼，身形已渐胖壮，惟月信仍未至，俾停药静候。旬日后月信遂见，因将原方略为加减，再服数剂以善其后。

或问：方书治温疹之方，未见有用参者。开首之方原以治温疹为急务，即有内伤亦当从缓治之，而方中用野台参者其义何居？答曰：《伤寒论》用白虎汤之例，汗吐下后加人参以其虚也；渴者加人参以其气虚不能助津液上潮也。令此证当久病内亏之余，不但其血分虚损，其气分亦必虚损。若但知用白虎汤以清其热，不知加参以助之，而热转不清，且更有病转加剧之时（观四期人参后附载医案可知）。此证之用人参，实欲其热之速退也。且此证疹瘰之急，亦气分不足之故。用参助石膏以清外感之热，即借其力以托疹毒外出，更可借之以补从前之虚劳。是此方中之用参，诚为内伤外感兼顾之要药也。

或问：凡病见寒热往来者，多系病兼少阳，是以治之者恒用柴胡以和解之。今方中未用柴胡，而寒热往来亦愈何也？答曰：柴胡虽能和解少阳，而其升提之力甚大。此证根本已虚，实不任柴胡之升提。方中茵陈乃青蒿之嫩者，经冬不枯，饱沃霜雪，至春得少阳最初之气，即萌动发生，是以其性凉而能散，最能宣通少阳之郁热，可为柴胡之代用品。实为少阳病兼虚者无尚之妙药也。况又有芦根亦少阳药，更可与之相助为理乎？此所以不用柴胡亦能愈其寒热往来也。（《医学衷中参西录·妇女科》）

天津南开中学旁陈氏女，年十七岁，经通忽又半载不至。

病因：项侧生有瘰疬，服药疗治，过于咸寒，致伤脾胃，饮食减少，遂至经闭。

证候：午前微觉寒凉，日加申时，又复潮热，然不甚剧。黎明时或微出汗，咳嗽有痰，夜间略甚，然仍无妨于安眠。饮食消化不良，较寻常减半。心中恒觉发热思食凉物，大便干燥，三四日一行。其脉左部弦而微硬，右部脉亦近弦，而重诊无力，一息搏逾五至。

诊断：此因饮食减少，生血不足以至经闭也。其午前觉凉者，其气分亦有不足，不能乘阳气上升之时而宣布也。至其晚间之觉热，则显为血虚之象。至于心中发热，是因阴虚生内热也。其热上升伤肺易生咳嗽，胃中消化不良易生痰涎，此咳嗽又多痰也。其大便燥结者，因脾胃伤损失传送之力，而血虚阴亏又不能润其肠也。左脉弦而兼硬者，心血虚损不能润肝滋肾也。右脉弦而无力者，肺之津液胃之酸汁皆亏，又兼肺胃之气分皆不足也。拟治以资生通脉汤（方在三期八卷），复即原方略为加减，俾与证相宜。

处方：白术三钱（炒），生怀山药八钱，大甘枸杞六钱，龙眼肉五钱，生怀地黄五钱，玄参四钱，生杭芍四钱，生赭石四钱（轧细），当归四钱，桃仁二钱，红花钱半，甘草二钱；共煎汤一大盅，温服。

复诊：将药连服二十余剂随时略有加减，饮食增多，身形健壮，诸病皆愈。惟月信犹未通，宜再注意通其月信。

处方：生水蛭一两（轧为细末），生怀山药半斤（轧为细末）；每用山药末七钱，凉水调和煮作茶汤，加红蔗糖融化，令其适口，以之送服水蛭末六分，一日再服，当点心用之，久则月信必通。

效果：按方服过旬日，月信果通下，从此经血调和无病。

方解：按水蛭《本经》原无炙用之文，而后世本草谓若不炙即用之，得水即活，殊为荒唐之言。尝试用此药，先用炙者无效，后改用生者，见效甚速（三期七卷理冲丸后附有议案，且论水蛭之性甚详）。其性并不猛烈，惟稍有刺激性。屡服恐于胃不宜，用山药煮粥送服，此即《金匮》硝石矾石散送以大麦粥之义也。且山药饶有补益之力，又为寻常服食之品，以其粥送水蛭，既可防其开破伤正，且又善于调和胃腑也。（《医学衷中参西录·妇女科》）

天津英租界胡氏妇，信水六月未通，心中发热胀闷。治以通经之药，数剂通下少许。自言少腹仍有发硬一块未消。其家适有三七若干，俾为末，口服四五钱许，分数次服下。约服尽三两，经水大下，其发硬之块亦消矣。审斯则凡人腹中有坚硬之血积，或妇人产后恶露未尽结为癥瘕者，皆可用三七徐消之也。（《医学衷中参西录·论三七有殊异之功能》）

一妇人十七岁，自二七出嫁，未见行经。先因腹胁作疼求为诊治，投以活络效灵丹立愈。继欲调其月事，投以理冲汤三剂，月经亦通，三日未止。犹恐瘀血未化，改用王清任少腹逐瘀汤，亦三剂，其人从此月事调顺，身体强壮矣。（《医学衷中参西录·宾仙园来函》）

一年少妇人，信水数月不行，时作寒热，干嗽连连，且兼喘逆，胸膈满闷，不思饮食，脉数几至七至。治以有丹参原方（指醴泉饮，编者注）不效，遂以赭石易丹参，一剂咳与喘皆愈强半，胸次开通，即能饮食，又服数剂脉亦和缓，共服二十剂，诸病皆愈。

张锡纯总结说，以后凡治妇女月闭血枯，寖至虚劳，或兼咳嗽满闷者，皆先投以此汤（醴泉饮，编者注），俾其饮食加多，身体强壮，经水自通。间有瘀血暗阻经道，或显有癥瘕可据者，继服拙拟理冲汤，或理冲丸以消融之，则妇女无难治之病矣。（《医

学衷中参西录·治阴虚劳热方》）

一女子师范女教员，月信期年未见，方中重用牛膝一两，后复来诊，言服药三剂月信犹未见，然从前曾有脑中作疼病，今服此药脑中清爽异常，分毫不觉疼矣。愚闻此言，乃知其脑中所以作疼者，血之上升者多也。今因服药而不疼，想其血已随牛膝之引而下行，遂于方中加䗪虫五枚，连服数剂，月信果通。（《医学衷中参西录·牛膝解》）

一室女，劳瘵年余，月信不见，羸弱不起。询方于愚，为拟此汤（资生汤，编者注）。连服数剂，饮食增多。身犹发热，加生地黄五钱，五六剂后，热退渐能起床，而腿疼不能行动。又加丹参、当归各三钱，服至十剂腿愈，月信亦见。又言有白带甚剧，向忘言及。遂去丹参加生牡蛎六钱，又将于术加倍，连服十剂带证亦愈。（《医学衷中参西录·治阴虚劳热方》）

一室女，月信年余未见，已成劳瘵，卧床不起。治以拙拟资生汤，复俾日用生山药四两，煮汁当茶饮之，一月之后，体渐复初，月信亦通。见者以此证可愈，讶为异事。（《医学衷中参西录·治阴虚劳热方》）

◆ **痛经**

一人年过三旬，居恒呼吸恒觉短气，饮食似畏寒凉。当行经时觉腰际下坠作疼。其脉象无力，至数稍迟。知其胸中大气虚而欲陷，是以呼吸气短，至行经时因气血下注大气亦随之下陷，是以腰际觉下坠作疼也。为疏方用生箭芪一两，桂枝尖、当归、生明没药各三钱。连服七八剂，其病遂愈。（《医学衷中参西录·论腰疼治法》）

一妇，每当行经之时腰疼殊甚，诊其脉气分甚虚，于四物汤中加黄芪八钱，服数剂而疼愈。(《医学衷中参西录·肢体疼痛门》)

一妇人行经腰疼且兼腹疼，其脉有涩象，知其血分瘀也。治以当归、生鸡内金各三钱，生明没药、生五灵脂、生箭芪、天花粉各四钱，连服数剂全愈。(《医学衷中参西录·论腰疼治法》)

◆ **崩漏**

沧州董姓妇人，患血崩甚剧。其脉象虚而无力，遂重用黄芪、白术，辅以龙骨、牡蛎、萸肉诸收涩之品，服后病稍见愈，遂即原方加海螵蛸四钱，茜草二钱，服后其病顿愈，而分毫不见血矣。愚于斯深知二药止血之能力，遂拟得安冲汤、固冲汤二方，于方中皆用此二药，登于处方编中以公诸医界。(《医学衷中参西录·海螵蛸茜草解》)

邻村星马村刘氏妇，月信月余不止，病家示以前服之方，即拙拟安冲汤去海螵蛸、茜草也，遂于原方中加此二药，服一剂即愈。俾再服一剂以善其后。病家因疑而问曰："所加之药如此效验，前医者如何去之？"答曰："此医者是细心人，彼盖见此二药有能消癥瘕之说，因此生疑，而平素对于此二药又无确实经验，是以有此失也。"(《医学衷中参西录·海螵蛸茜草解》)

沈阳县尹朱公之哲嗣际生，愚之门生也。黎明时来院扣门，言其夫人因行经下血不止，精神昏愦，气息若无，急往诊视。六脉不全，仿佛微动，急用生黄芪、野台参、净萸肉各一两，煅龙骨、煅牡蛎各八钱，煎汤灌下，血止强半，精神见复，过数点钟将药剂减半，又加生怀山药一两，煎服全愈。(《医学衷中参西

录·黄芪解》）

天津二区，徐姓妇人，年十八岁，得血崩证。

病因：家庭不和，激动肝火，因致下血不止。

证候：初时下血甚多，屡经医治，月余血虽见少，而终不能止。脉象濡弱，而搏近五至。呼吸短气，自觉当呼气外出之时，稍须努力，不能顺呼吸之自然。过午潮热，然不甚剧。

诊断：此胸中大气下陷，其阴分兼亏损也。为其大气下陷，所以呼气努力，下血不止，为其阴分亏损，所以过午潮热。宜补其大气，滋其真阴，而兼用升举固涩之品方能治愈。

处方：生箭芪一两，白术五钱（炒），大生地一两，龙骨一两（捣），牡蛎一两（捣），天花粉六钱，苦参四钱，黄柏四钱，柴胡三钱，海螵蛸三钱（去甲），茜草二钱；西药麦角中者一个，搀乳糖五分，共研细，将中药煎汤两大盅，分两次服，麦角末亦分两次送服。

效果：煎服一剂，其血顿止，分毫皆无，短气与潮热皆愈。再为开调补气血之剂，俾服数剂以善其后。（《医学衷中参西录·妇女科》）

一妇人，因行经下血不止，经医多人，诊治逾两旬，所下之血益多，已昏厥数次矣。及愚诊视，奄奄一息，已不言语，其脉如水上浮麻，不分至数。遂急用麦角寸长者一枚，和乳糖研粉，又将拙拟固冲汤煎汤一大钟送服，其血顿止，由此知麦角之能力。（《医学衷中参西录·麦角》）

一妇人年过三旬，因患血崩，经西医为之注射流动麦角膏后，其血即止。血止之后，亦月余不能起床，饮食减少，将成劳疾。诊其脉涩而无力，亦俾日服三七细末，后亦下瘀血若干而愈。

（《医学衷中参西录·麦角》）

一妇人年三十余。陡然下血，两日不止。及愚诊视，已昏愦不语，周身皆凉，其脉微弱而迟。知其气血将脱，而元阳亦脱也。遂急用此汤（固冲汤，编者注），去白芍，加野台参八钱，乌附子三钱。一剂血止，周身皆热，精神亦复。仍将白芍加入，再服一剂，以善其后。张氏以问答形式解释说，血崩之证，多有因其人暴怒，肝气郁结，不能上达，而转下冲肾关，致经血随之下注者，故其病俗亦名之曰气冲。兹方中多用涩补之品，独不虑于肝气郁者，有妨碍乎？答曰：此证虽有因暴怒气冲而得者，然当其血大下之后，血脱而气亦随之下脱，则肝气之郁者，转可因之而开。且病急则治其标，此证诚至危急之病也。若其证初得，且不甚剧，又实系肝气下冲者，亦可用升肝理气之药为主，而以收补下元之药辅之也。（《医学衷中参西录·治女科方》）

一妇人因行经下血不止，服药旬余无效，势极危殆。诊其脉象浮缓，按之即无，问其饮食不消，大便滑泻。知其脾胃虚甚，中焦之气化不能健运统摄，下焦之气化因之不固也。遂于治下血药中，加白术一两，生鸡内金一两，服一剂血即止，又服数剂以善其后。（《医学衷中参西录·白术解》）

◆ **倒经**

一少妇，倒经半载不愈。诊其脉微弱而迟，两寸不起，呼吸自觉短气，知其亦胸中大气下陷。亦投以升陷汤，连服数剂，短气即愈。身体较前强壮，即停药不服。其月经水即顺，逾十月举男矣。（《医学衷中参西录·治女科方》）

一室女，倒经年余不愈，其脉象微弱。投以此汤（加味麦门冬汤，编者注），服药后甚觉短气。再诊其脉，微弱益甚。自言素有短气之病，今则益加重耳。恍悟其胸中大气，必然下陷，故不任半夏之降也。遂改用拙拟升陷汤，连服十剂。短气愈，而倒经之病亦愈。妇女倒经之证，或问：《金匮》麦门冬汤所主之病，与妇人倒经之病迥别，何以能借用之而有效验？答曰：冲为血海，居少腹之两旁。其脉上隶阳明，下连少阴。少阴肾虚，其气化不能闭藏以收摄冲气，则冲气易于上干。阳明胃虚，其气化不能下行以镇安冲气，则冲气亦易于上干。冲中之气既上干，冲中之血自随之上逆，此倒经所由来也。麦门冬汤，于大补中气以生津液药中，用半夏一味，以降胃安冲，且以山药代粳米，以补肾敛冲，于是冲中之气安其故宅，冲中之血自不上逆，而循其故道矣。特是经脉所以上行者，固多因冲气之上干，实亦下行之路，有所壅塞。观其每至下行之期，而后上行可知也。故又加芍药、丹参、桃仁以开其下行之路，使至期下行，毫无滞碍。是以其方非为治倒经而设，而略为加减，即以治倒经甚效，愈以叹经方之函盖无穷也。用此方治倒经大抵皆效，而间有不效者，以其兼他证也。（《医学衷中参西录·治女科方》）

◆ 热入血室

一妇人，寒热往来，热重寒轻，夜间恒作谵语，其脉沉弦有力。因忆《伤寒论》，谓妇人热入血室证，昼日明了，暮则谵语，如见鬼状。遂细询之，因知其初受外感三四日，月信忽来，至月信断后遂变斯证。据所云云，知确为热入血室，是以其脉沉弦有力也。遂为开小柴胡原方，将柴胡减半，外加生黄芪二钱，川芎钱半，以升举其邪之下陷，更为加生石膏两半，以清其下陷之热，将小柴胡如此变通用之，外感之邪虽深陷，实不难逐之使去矣。将药煎服一剂，病愈强半，又服一剂全愈。

按：热入血室之证，其热之甚者，又宜重用石膏二三两以清其热，血室之中，不使此外感之热稍有存留始无他虞。(《医学衷中参西录·少阳病小柴胡汤证》)

◆ 带下病

安东王姓女学生来院诊病，自言上焦常觉发热，下焦则畏寒，且多白带，家中存有羚羊角不知可服否，答以此药力甚大，且为珍重之品，不必多服，可用五分煎服之，若下焦不觉凉，而上焦热见退，乃可再服。后其人服羚羊角数次，不惟上焦热消，其白带亦见愈，下焦并不觉凉，是羚羊角性善退热而又非寒凉之品可知也。(《医学衷中参西录·羚羊角辨》)

本邑一少妇，累年多病，身形羸弱，继又下白带甚剧，屡经医治不效。诊其脉迟弱无力，自觉下焦凉甚，亦治以清带汤，为加干姜六钱，鹿角胶三钱，炙甘草三钱，连服十剂全愈。统以上经验观之，则海螵蛸、茜草之治带下不又确有把握哉。至其能消癥瘕与否，因未尝单重用之，实犹欠此经验而不敢遽定也。(《医学衷中参西录·海螵蛸茜草解》)

一媪年近六旬，患带下赤白相兼，心中发热，头目眩晕，已半载不起床矣。诊其脉甚洪实，遂于清带汤中加苦参、龙胆草、白头翁各数钱，连服八剂全愈，心热眩晕亦愈。(《医学衷中参西录·海螵蛸茜草解》)

一媪年六旬。患赤白带下，而赤带多于白带，亦医治年余不愈。诊其脉甚洪滑，自言心热头昏，时觉眩晕，已半载未起床矣。

遂用此方（清带汤，编者注），加白芍六钱，数剂白带不见，而赤带如故，心热、头眩晕亦如故。又加苦参、龙胆草、白头翁各数钱。连服七八剂，赤带亦愈，而诸疾亦遂全愈。自拟此方以来，用治带下，愈者不可胜数。而独载此两则者，诚以二证病因，寒热悬殊。且年少者用此方，反加大热之药，年老者用此方，反加苦寒之药。欲临证者，当知审证用药，不可拘于年岁之老少也。

（《医学衷中参西录·治女科方》）

一妇人，年二十余，患白带甚剧，医治年余不愈。后愚诊视，脉甚微弱。自言下焦凉甚，遂用此方（清带汤，编者注），加干姜六钱，鹿角霜三钱，连服十剂全愈。带下为冲任之证，而名谓带者，盖以奇经带脉，原主合同束诸脉，冲任有滑脱之疾，责在带脉不能约束，故名为带也。然其病非仅滑脱也，若滞下然，滑脱之中，实兼有瘀滞。其所瘀滞者，不外气血，而实有因寒因热之不同。此方用龙骨、牡蛎以固脱，用茜草、海螵蛸以化滞，更用生山药以滋真阴固元气。至临证时，遇有因寒者，加温热之药；因热者，加寒凉之药，此方中意也。而愚拟此方，则又别有会心也。尝考《神农本草经》龙骨善开癥瘕，牡蛎善消鼠瘘，是二药为收涩之品，而兼具开通之力也。乌鱼骨即海螵蛸，茹芦即茜草，是二药为开通之品，而实具收涩之力也。四药汇集成方，其能开通者，兼能收涩，能收涩者，兼能开通，相助为理，相得益彰。

（《医学衷中参西录·治女科方》）

一妇人，因带病已不起床，初次为疏方不效，后于方（清带汤，编者注）中加此二药（海螵蛸、茜草，编者注）遂大见效验，服未十剂，脱然全愈。于斯愚拟得清带汤方。（《医学衷中参西录·海螵蛸茜草解》）

邑北境大仁村刘氏妇，年二十余，身体羸弱，心中常觉寒凉，下白带甚剧，屡治不效，脉甚细弱，左部尤甚。投以生黄芪、生牡蛎各八钱，干姜、白术、当归各四钱，甘草二钱，数剂全愈。盖此证因肝气太虚，肝中所寄之相火亦虚，因而气化下陷，湿寒下注而为白带。故重用黄芪以补肝气，干姜以助相火，白术扶土以胜湿，牡蛎收涩以固下，更加以当归之温滑，与黄芪并用，气血双补，且不至有收涩太过之弊，甘草之甘缓，与干姜并用，则热力绵长，又不至有过热僭上之患，所以服之有捷效也。(《医学衷中参西录·黄芪解》)

◆ **不孕症**

一妇人，经血调和，竟不产育。细询之，少腹有癥瘕一块。遂单用水蛭一两，香油炙透，为末。每服五分，日两次，服完无效。后改用生者，如前服法。一两犹未服完，癥瘕尽消，逾年即生男矣。此后屡用生者，治愈多人，亦未有贻害于病愈后者。(《医学衷中参西录·治女科方》)

一妇人，自二十出嫁，至三十未育子女。其夫商治于愚。因细询其性质禀赋，言生平最畏寒凉，热时亦不敢食瓜果。至经脉则大致调和，偶或后期两三日。知其下焦虚寒，因思《神农本草经》谓紫石英"气味甘温，治女子风寒在子宫，绝孕十年无子"。遂为拟此（温冲汤，编者注）汤，方中重用紫石英六钱，取其性温质重，能引诸药直达于冲中，而温暖之。服药三十余剂，而畏凉之病除。后数月遂孕，连生子女。益信《神农本草经》所谓治十年无子者，诚不误也。(《医学衷中参西录·治女科方》)

◆ **妊娠恶阻**

奉天交涉署科员王禅唐之夫人，受妊恶阻呕吐，半月勺水不存，无论何药下咽即吐出，势极危险。爰用自制半夏二两，生赭石细末半斤，生怀山药两半，共煎汤八百瓦药瓶一瓶，或凉饮温饮，随病人所欲，徐徐饮下，二日尽剂而愈。夫半夏、赭石皆为妊妇禁药，而愚如此放胆用之毫无顾忌者，即《内经》所谓"有故无殒，亦无殒也"。（《医学衷中参西录·论用药以胜病为主不拘分量之多少》）

广平县教员吕子融夫人，年二十余，因恶阻呕吐甚剧。九日之间饮水或少存，食物则尽吐出。时方归宁，其父母见其病剧，送还其家，医者皆以为不可治。时愚初至广平寓学舍中，子融固不知愚能医也。因晓之曰："恶阻焉有不可治者，亦视用药何如耳。"子融遂延为诊视，脉象有力，舌有黄苔，询其心中发热，知系夹杂外感，遂先用生石膏两半，煎汤一茶杯，防其呕吐，徐徐温饮下，热稍退。继用生赭石二两，煎汤一大茶杯，分两次温饮下，觉行至下胃脘作疼，不复下行转而上逆吐出，知其下脘所结甚坚，原非轻剂所能通。亦用生赭石细末四两，从中再罗出极细末一两，将余三两煎汤，送服其极细末，其结遂开，从此饮食顺利，及期而产。（《医学衷中参西录·赭石解》）

天津杨柳青陆军连长周良坡失人，年三十许。连连呕吐，五六日间，勺水不存，大便亦不通行，自觉下脘之处疼而且结，凡药之有味者入口即吐，其无味者须臾亦复吐出，医者辞不治。后愚诊视其脉有滑象，上盛下虚，疑其有妊，询之月信不见者五十日矣，然结证不开，危在目前，《内经》谓"有故无损，亦无

殒也"。遂单用赭石二两，煎汤坎下，觉药至结处不能下行，复
返而吐出。继用赭石四两，又重罗出细末两许，将余三两煎汤，
调细末服下，其结遂开，大便亦通，自此安然无恙，至期方产。
（《医学衷中参西录·赭石解》）

天津一区王氏妇，年二十六岁，受妊后，呕吐不止。

病因：素有肝气病，偶有拂意，激动肝气，恒作呕吐。至受
妊后，则呕吐连连不止。

证候：受妊至四十日时，每日必吐，然犹可受饮食，后则吐
浸加重，迨至两月以后勺水不存。及愚诊视时，不能食者已数日
矣。困顿已极，不能起床。诊其脉虽甚虚弱，仍现滑象，至数未
改，惟左关微浮，稍似有力。

诊断：恶阻呕吐，原妊妇之常，兹因左关独浮而有力，知系
肝气胆火上冲，是以呕吐特甚。有谓恶阻呕吐虽甚剧无碍者，此
未有阅历之言。愚自行道以来，耳闻目睹，因此证偾事者已有多
人，甚勿忽视。此宜急治以镇肝降胃之品，不可因其受妊而不敢
放胆用药也。

处方：生赭石两半（轧细），党参三钱，生怀山药一两，生怀
地黄八钱，生杭芍六钱，大甘枸杞五钱，净萸肉四钱，青黛三钱，
清半夏六钱；药共九味，先将半夏用温水淘三次，将矾味淘净，
用做饭小锅煮取清汤一盅，调以面粉煮作茶汤，和以白糖令其适
口，服下其吐可止。再将余药八味煎汤一大盅，分三次温服。

复诊：将药连服两剂，呕吐即止。精神气力稍振，可以起坐，
其脉左关之浮已去，六部皆近和平。惟仍有恶心之时，懒于饮食，
拟再治以开胃、理肝、滋阴、清热之剂。

处方：生怀山药一两，生杭芍五钱，冬瓜仁四钱（捣碎），北

沙参四钱，碎竹茹三钱，净青黛二钱，甘草二钱；共煎汤一大盅，分两次温服下。

效果：将药连服三剂，病遂全愈，体渐撤消，能起床矣。或问赭石《别录》称其能坠胎，原为催生要药，今重用之以治恶阻呕吐，独不虑去有坠胎之弊乎？答曰：《别录》谓其能坠胎者，为赭石之质重坠，可坠已成形之胎也。若胎至五六月时诚然忌之。若在三月以前之胎，虽名为胎不过血脉一团凝聚耳。此时惟忌用破血之品，而赭石毫无破血之性。且《本经》谓之赤沃漏下，李氏《纲目》谓治妇人血崩，则其性可知。且其质量虽重坠，不过镇降其肝胃上逆之气使归于平，是重坠之力上逆之气当之，即病当之非人当之也。况又与潞参、萸肉、山药诸补益之药并用，此所谓节制之师，是以战则必胜也。(《医学衷中参西录·妇女科》)

◆ 胎漏

一少妇，其初次有妊，五六月而坠。后又有妊六七月间，忽胎动下血，急投以生黄芪、生地黄各二两，白术、山萸肉（去净核）、龙骨（捣）、牡蛎（捣）各一两，煎汤一大碗，顿服之，胎气遂安。将药减半，又服一剂。后举一男，强壮无恙。(《医学衷中参西录·治女科方》)

◆ 胎动不安

县治西傅家庄王耀南夫人，初次受妊，五月滑下二次，受妊至六七月时，觉下坠见血。时正为其姑治病，其家人仓猝求为治疗，急投以生黄芪、生地黄各二两，白术、净萸肉、煅龙骨、煅牡蛎各一两，煎汤一大碗顿服之，胎气遂安，又将药减半，再服

一剂以善其后。至期举一男，强壮无恙。(《医学衷中参西录·黄芪解》)

◆子满

一少妇上焦满闷烦躁，不能饮食，绕脐板硬，月信两月未见。其脉左右皆弦细。仲景谓双弦者寒，偏弦者饮，脉象如此，其为上有寒饮、下有寒积无疑。其烦躁者腹中寒气充溢，迫其元阳浮越也。投以理饮汤，去桂枝加附子三钱，方中芍药改用五钱，一剂满闷烦躁皆见愈。又服一剂能进饮食，且觉腹中凉甚，遂去芍药将附子改用五钱，后来又将干姜减半，附子加至八钱，服逾十剂，大便日行四五次，所下者多白色冷积，汤药仍日进一剂，如此五日，冷积泻尽，大便自止。再诊其脉，见有滑象，尺部较甚，疑其有妊，俾停药勿服，后至期果生子。夫附子原有损胎之说，此证服附子如此之多，而胎固安然无恙，诚所谓"有故无殒，亦无殒也"。(《医学衷中参西录·附子乌头天雄解》)

◆子痫

一娠妇，日发痫风。其脉无受娠滑象，微似弦而兼数。知阴分亏损，血液短少也。亦俾煮山药粥服之即愈。又服数次，永不再发。(《医学衷中参西录·治泄泻方》)

一娠妇，日发痫风，其脉无受娠滑象，微似弦而兼数，知阴分亏损血液短少也。亦俾煮山药粥服之即愈，又服数次，永不再发。(《医学衷中参西录·山药解》)

◆ 妊娠伤寒

一妇人，妊过五月，得伤寒证，八九日间脉象洪实，心中热而烦躁，大便自病后未行，其脐上似有结粪，按之微疼，因其内热过甚，先用白虎加人参汤清之，连服两剂内热颇见轻减，而脐上似益高肿，不按亦疼，知非服降下之药不可也。然从前服白虎加人参汤两剂，知其大便虽结不至甚燥，治以降下之轻剂当可奏效，为疏方用大黄、野台参各三钱，真阿胶（不炒，另炖兑服）、天冬各五钱，煎汤服下，即觉脐上开通，过一点钟，疼处即不疼矣。又迟点半钟，下结粪十余枚，后代溏粪，遂觉霍然全愈，后其胎气亦无所损，届期举子矣。至方中之义，大黄能下结粪，有人参以驾驭之，则不至于伤胎；又辅以阿胶，取其既善保胎，又善润肠，则大便之燥者可以不燥矣。用天冬者，取其凉润微辛之性细嚼之实有辛味，最能下行以润燥开瘀，兼以解人参之热也。（《医学衷中参西录·阳明病三承气汤证》）

一妊妇，伤寒两三日。脉洪滑异常，精神昏愦，间作谵语，舌苔白而甚厚。为开寒解汤方，有一医者在座，问方中之意何居？愚曰：欲汗解耳。曰此方能汗解乎？愚曰：此方遇此证，服之自能出汗，若泛作汗解之药服之，不能汗也。饮下须臾，汗出而愈。（《医学衷中参西录·伤寒风温始终皆宜汗解说》）

◆ 妊娠温病

长安县尹，何霖皋君夫人，年三十二岁，受妊五月，于孟秋感受温病。

病因：怀妊畏热，夜眠当窗，未上窗幔，自窗纱透风，感冒成温。

证候：初病时调治失宜，温热传里，阳明腑实，延医数人皆言病原当用大凉之药，因怀妊实不敢轻用，继延愚为诊视，见其面红气粗，舌苔白厚，中心已黄，大便干燥，小便短赤。诊其脉左右皆洪滑而实，一息五至强。

诊断：据此症状脉象观之，不但阳明胃腑之热甚实，即肝胆之热亦甚盛。想其未病之前必曾怒动肝火，若不急清其热，势将迫血妄行，危险即在目前。治以白虎加人参汤，以白虎汤解其热，加参以保其胎，听吾用药可保万全无虞。病家闻此言深相信服，遂为疏方俾急服之。

处方：生石膏三两（捣细），野党参四钱，生怀地黄一两，生怀山药一两，生杭芍五钱，甘草三钱；共煎汤三盅，分三次温服下。

方解：按此方虽非白虎加人参汤原方，而实以生地黄代知母，以生山药代粳米，而外加芍药也。盖知母地黄同能滋阴退热，而知母性滑，地黄则饶有补肾之力八味丸中干地黄即药房之中生地黄，粳米与山药皆有浓汁能和胃，而粳米汁浓而不黏，山药之汁浓而且黏，大有固肾之力。如此通变原方，自于胎妊大有益也。外加芍药者，欲借之以清肝胆之热也。

复诊：将药分三次服完，翌日午前大便通下一次，热已退十之七八，脉象已非洪实，仍然有力，心中仍觉发热，拟再用凉润滋阴之品清之。

处方：玄参一两，生怀地黄一两，天花粉五钱，生杭芍五钱，鲜茅根四钱，甘草二钱；共煎汤两盅，分两次温服下。

效果：将药煎服两剂，病遂霍然全愈。

说明：凡外感有热之证，皆右部之脉盛于左部之脉，至阳明腑实之证，尤必显然于右部见之。因胃腑之脉原候于右关也。今此证为阳明腑实，其右部之脉洪滑而实宜矣。而左部之脉亦现此象，是以知其未病之先肝中先有郁热，继为外感之热所激，则勃然发动而亦现洪滑而实之脉象也。（《医学衷中参西录·妇女科》）

天津一区橘街，张氏妇，年近三旬，怀妊，受温病兼下痢。

病因：受妊已六个月，心中恒觉发热，继因其夫本为显宦，时事变革，骤尔赋闲，遂致激动肝火，其热益甚，又薄为外感所束，遂致温而兼痢。

证候：表里俱壮热无汗，心中热极，思饮冰水，其家人不敢予。舌苔干而黄，频饮水不濡润，腹中常觉疼坠，下痢赤多白少，间杂以鲜血，一昼夜十余次。其脉左部弦长，右部洪滑，皆重诊有力，一息五至。

诊断：其脉左部弦长有力者，肝胆之火炽盛也。惟其肝胆之火炽盛下迫，是以不但下痢赤白，且又兼下鲜血，腹疼下坠。为其右部洪滑有力，知温热已入阳明之腑，是以舌苔干黄，心为热迫，思饮冰水。所犹喜者脉象虽热，不至甚数，且又流利无滞，胎气可保无恙也。宜治以白虎加人参汤以解温病之热，而更重用芍药以代方中知母，则肝热能清而痢亦可愈矣。

处方：生石膏三两（捣细），大潞参五钱，生杭芍一两，粳米五钱，甘草三钱；共煎汤三盅，分三次温饮下。

复诊：将药分三次服完，表里之热已退强半，痢愈十之七八，腹中疼坠亦大轻减，舌苔由黄变白，已有津液，脉象仍然有力而较前则和缓矣。遂即原方为之加减俾再服之。

处方：生石膏二两（捣细），大潞参三钱，生怀山药八钱，生杭芍六钱，白头翁四钱，秦皮三钱，甘草二钱；共煎汤三盅，分三次温饮下。

方解：按此方即白虎加人参汤与白头翁汤相并为一方也。为方中有芍药、山药是以白虎加人参汤中可省去知母、粳米；为白虎加人参汤中之石膏可抵黄连、黄柏，是以白头翁汤中止用白头翁、秦皮，合用之则一半治温，一半治痢，安排周匝，步伍整齐，当可奏效。

效果：将药如法服两剂，病遂全愈。

或问：《伤寒论》用白虎汤之方定例，汗吐下后加人参，渴者加人参。此案之证非当汗吐下后，亦未言渴，何以案中两次用白虎皆加人参乎？答曰：此案证兼下痢，下痢亦下之类也。其舌苔干黄毫无津液，舌干无液亦渴之类也。且其温病之热，不但入胃，更随下痢陷至下焦永无出路。惟人参与石膏并用，实能升举其下陷之温热而清解消散之，不至久留下焦以耗真阴。况此证温病与下痢相助为虐，实有累于胎气，几至于莫能支，加人参于白虎汤中，亦所以保其胎气使无意外之虞也。（《医学衷中参西录·妇女科》）

天津北阁西，董绍轩街长之夫人，年三十四岁，怀妊，感受温病兼有痰作喘。

病因：受妊已逾八月，心中常常发热。时当季春，喜在院中乘凉，为风袭遂成此证。

证候：喘息有声，呼吸迫促异常，昼夜不能少卧，心中烦躁。舌苔白厚欲黄。左右寸脉皆洪实异常，两尺则按之不实，其数八至。大便干燥，小便赤涩。

诊断：此证前因医者欲治其喘，屡次用麻黄发之。致其元气将脱，又兼外感之热已入阳明。其实热与外感之气相并上冲，是以其脉上盛下虚，喘逆若斯迫促，脉七至即为绝脉，今竟八至恐难挽回。欲辞不治而病家再三恳求，遂勉为拟方。以清其热，止其喘，挽救其气化之将脱。

处方：净萸肉一两，生怀地黄一两，生龙骨一两（捣碎），生牡蛎一两（捣碎）；将四味煎汤，送服生石膏细末三钱，迟五点钟若热犹不退。煎渣再服，仍送服生石膏细末三钱。

复诊：服药头煎次煎后，喘愈强半，遂能卧眠，迨至黎明胎忽滑下，且系死胎。再诊其脉较前更数，一息九至，然不若从前之滑实，而尺脉则按之即无。其喘似又稍剧，其心中烦躁依旧，且觉怔忡，不能支持。此乃肝肾阴分大亏，不能维系阳分而气化欲涣散也。当峻补肝肾之阴，兼清外感未尽之余热。

处方：生怀山药六两，玄参两半，熟鸡子黄六个（捻碎），真西洋参二钱（捣为粗末）；先将山药煎十余沸，再入玄参、鸡子黄煎汤一大碗，分多次徐徐温饮下。每饮一次，送服洋参末少许，饮完再煎渣取汤接续饮之，洋参末亦分多次送服，勿令余剩。国产之参，皆有热性，惟西洋参则补而不热，以治温热病气分虚者甚宜。然此参伪者极多，其性甚热，误用之足以偾事。惟其皮色黄，皮上皆系横纹，密而且细，其质甚坚者方真。若无真西洋参，可权用潞党参代之。剪成小块用药汤送服。

三诊：翌日又为诊视，其脉已减去三至为六至，尺脉按之有根，知其病已回生。问其心中已不怔忡，惟其心中犹觉发热，此非外感之热，乃真阴未复之热也。当纯用大滋真阴之品以复其阴。

处方：玄参三两，生怀山药两半，当归四钱，真西洋参二钱（捣为粗末）；将前三味共煎汤一大碗，分多次温饮下。每饮一次送服洋参末少许。

四诊：前方服一剂，心中已不觉热，惟腹中作疼，问其恶露所下甚少，当系瘀血作疼。治以化瘀血之品，其疼当自愈。

处方：生怀山药一两，当归五钱，怀牛膝五钱，生鸡内金二钱（黄色的，捣），桃仁二钱，红花钱半，真西洋参二钱（捣为粗末）；将前六味共煎汤一大盅，送服洋参末一半，至煎渣服时再送服余一半。

效果：前方日服一剂，服两日病遂全愈。

或问：他方用石膏皆与诸药同煎，此证何以独将石膏为末送服？答曰：石膏原为石质重坠之品，此证之喘息迫促，呼吸惟在喉间，分毫不能下达，几有将脱之势。石膏为末服之，欲借其重坠之力以引气下达也。且石膏末服，其退热之力一钱，可抵半两，此乃屡经自服以试验之。而确能知其如斯，此证一日服石膏末至六钱，大热始退。若用生石膏三两，同诸药煎汤，病家将不敢服，此为救人计，不得不委曲以行其术也。

或问：产后忌用寒凉，第三方用于流产之后，方中玄参重用三两，独不虑其过于苦寒乎？答曰：玄参细嚼之其味甘而微苦，原甘凉滋阴之品，实非苦寒之药。是以《神农本草经》谓其微寒，善治产乳余疾，故产后忌用凉药而玄参则毫无所忌也。且后世本草谓大便滑泻者忌之，因误认其为苦寒也。而此证服过三两玄参之后，大便仍然干燥，则玄参之性可知矣。

或问：此证之胎已逾八月，即系流产，其胎应活，何以产下竟为死胎？答曰：胎在腹中，原有脐呼吸，实借母之呼吸以为呼吸，是以凡受妊者其吸入之气，可由任脉以达于胎儿脐中。此证因吸入之气分毫不能下达，则胎失所荫，所以不能资生也。为

其不能资生，所以下降，此非因服药而下降也。(《医学衷中参西录·妇女科》)

◆ 产后恶露不绝

邻村泊北庄李氏妇，产后数日，恶露已尽，至七八日，忽又下血。延医服药，二十余日不止，其脉洪滑有力，心中热而且渴。疑其夹杂外感，询之身不觉热，舌上无苔，色似微白，又疑其血热妄行，投以凉血兼止血之药，血不止而热渴亦如故。因思此证实夹杂外感无疑，遂改用白虎加人参汤，方中生石膏重用三两，更以生山药代粳米，煎汤三盅，分三次温饮下，热渴遂愈，血亦见止，又改用凉血兼止血之药而愈。(《医学衷中参西录·石膏解》)

天津河东十字街东，李氏妇，年近四旬，得产后下血证。

病因：身形素弱，临盆时又劳碌过甚，遂得斯证。

证候：产后未见恶露，纯下鲜血。屡次延医服药血终不止。及愚诊视，已二十八日矣。其精神衰惫，身体羸弱，周身时或发灼，自觉心中忡忡莫支。其下血剧时腰际疼甚，呼吸常觉短气，其脉左部弦细，右部沉虚，一分钟八十二至。

诊断：即此脉证细参，当系血下陷气亦下陷。从前所服之药，但知治血，不知治气，是以屡次服药无效。此当培补其气血，而以收敛固涩之药佐之。

处方：生箭芪一两，当归身一两，生怀地黄一两，净萸肉八钱，生龙骨八钱（捣碎），桑叶十四片，广三七三钱（细末）；药共七味，将前六味煎汤一大盅，送服三七末一半，至煎渣再服时，仍送服其余一半。

方解：此乃傅青主治老妇血崩之方。愚又为之加生地黄、萸肉、龙骨也。其方不但善治老妇血崩，即用以治少年者亦效。初但用其原方，后因治一壮年妇人患血崩甚剧，投以原方不效，且服药后心中觉热，遂即原方为加生地黄一两，则效。从此愚再用其方时，必加生地黄一两，以济黄芪之热，皆可随手奏效。今此方中又加萸肉、龙骨者，因其下血既久，下焦之气化不能固摄，加萸肉、龙骨所以固摄下焦之气化也。

复诊：服药两剂，下血与短气皆愈强半，诸病亦皆见愈，脉象亦有起色。而起坐片时自觉筋骨酸软，此仍宜治以培补气血，固摄下焦气化，兼壮筋骨之剂。

处方：生箭芪一两，龙眼肉八钱，生怀地黄八钱，净萸肉八钱，胡桃肉五钱，北沙参五钱，升麻一钱，鹿角胶三钱；药共八味，将前七味煎汤一大盅，鹿角胶另炖化兑服。方中加升麻者，欲以助黄升补气分使之上达，兼以升提血分使不下陷也。

三诊：将药连服三剂，呼吸已不短气，而血分则犹见少许，然非鲜血而为从前未下之恶露，此吉兆也。若此恶露不下，后必为恙。且又必须下净方妥，此当兼用化瘀之药以催之速下。

处方：生箭芪一两，龙眼肉八钱，生怀地黄八钱，生怀山药六钱，胡桃肉五钱，当归四钱，北沙参三钱，鹿角胶四钱，广三七三钱（细末）；药共九味，先将前七味煎汤一大盅，鹿角胶另炖化兑汤药中，送服三七末一半，至煎渣再服时，仍将所余之鹿角胶炖化兑汤药中，送服所余之三七末。

方解：按此方欲用以化瘀血，而不用桃仁、红花诸药者，恐有妨于从前之下血也。且此方中原有善化瘀血之品，鹿角胶、三七是也。盖鹿角之性原善化瘀生新，熬之成胶其性仍在。前此之恶露自下，实多赖鹿角胶之力，今又助之以三七，亦化瘀血不伤新血之品。连服数剂，自不难将恶露尽化也。

效果：将药连服五剂，恶露下尽，病遂全愈。(《医学衷中参西录·妇女科》)

◆ **产后温病**

天津一区，李氏妇，年二十七岁，于中秋节后得温病。

病因：产后六日，更衣入厕，受风。

证候：自厕返后，觉周身发冷，更数小时，冷已又复发热，自用生姜、红糖煎汤乘热饮之，周身得汗稍愈，至汗解而其热如故。迁延两日热益盛，心中烦躁作渴。急延愚为诊视，见其满面火色，且微喘，诊其脉象洪实，右部尤甚，一分钟九十三至。舌苔满布白而微黄，大便自病后未行。

诊断：此乃产后阴虚生内热，略为外感拘束而即成温病也。其心中烦躁而渴者，因产后肾阴虚损，不能上达舌本，且不能与心火相济也。其微喘者，因肾虚不能纳气也。其舌苔白而微黄者，热已入阳明之腑也。其脉洪实兼数者，此阳明腑热已实，又有阴虚之象也。宜治以白虎加人参汤更少为变通之，方于产后无碍。

处方：生石膏三两（捣细），野台参四钱，玄参一两，生怀山药八钱，甘草三钱；共煎汤三盅，分三次温饮下。

方解：按此方即白虎加人参汤，以玄参代知母，生山药代粳米也。《伤寒》书中用白虎汤之定例，汗吐下后加人参，以其虚也；渴者加人参，以其津液不上潮也，至产后则虚之尤虚，且又作渴，其宜加人参明矣。至以玄参代知母者，因玄参《神农本草经》原谓其治产乳余疾也。以生山药代粳米者，因山药之甘温既能代粳米和胃，而其所含多量之蛋白质，更能补益产后者之肾虚也。如此变通，其方虽在产后用之，可毫无妨碍，况石膏《本经》原谓其微寒，且明载其主产乳乎。

复诊：服药一剂，热退强半，渴喘皆愈。脉象已近和平，大便犹未通下。宜大滋真阴以退其余热，而复少加补气之药佐之。诚以气旺则血易生，即真阴易复也。

处方：玄参二钱，野党参五钱；共煎汤两盅，分两次温饮下。

效果：将药煎服两剂，大便通下，病遂全愈。（《医学衷中参西录·妇女科》）

◆ 产后发热

春间吴氏之媳病，盖产后月余，壮热口渴不引饮，汗出不止，心悸不寐，延余往治。病患面现红色，脉有滑象，急用甘草、麦冬、竹叶、柏子仁、浮小麦、大枣煎饮不效；继用酸枣仁汤，减川芎加浮小麦、大枣，亦不效；又用归脾汤加龙骨、牡蛎、萸肉则仍然如故。当此之时，余束手无策，忽一人进而言曰："何不用补药以缓之"，余思此无稽之谈，所云补药者，心无见识也，姑漫应之。时已属晚寝之时，至次日早起，其翁奔告曰："予媳之病昨夜用补药医痊矣。"

余将信将疑，不识补药究系何物。乃翁持渣来见，钵中有茯苓四五两。噫，茯苓焉，胡为云补药哉？余半晌不能言。危坐思之，凡病有一线生机，皆可医治。茯苓固治心悸之要药，亦治汗出之主药。仲景治伤寒汗出而渴者五苓散，不渴者茯苓甘草汤。伤寒厥而心下悸者宜先治水，当服茯苓甘草汤。可知心悸者汗出过多，心液内涸，肾水上救入心则悸，余药不能治水，故用茯苓以镇之。是证心悸不寐，其不寐由心悸而来，即心悸亦从汗出而来，其壮热口渴不引饮，脉滑，皆有水气之象，今幸遇种芩家，否则汗出不止，终当亡阳，水气凌心，必当灭火，是谁之过欤？余引咎而退。"观竹君此论，不惜暴一己之失，以为医界说法，其疏解经文之处，能将仲景用茯苓之深意，彰彰表出，固其析理之精，亦见其居心之浓也。(《医学衷中参西录·茯苓解》)

◆ 产后胁痛

一妇人，因临盆努力过甚，产后数日，胁下作疼，又十余日，更发寒热。其翁知医，投以生化汤两剂，病大见愈。迟数日，寒热又作。遂延他医调治，以为产后瘀血为恙，又兼受寒，于活血化瘀药中，重加干姜。数剂后，寒热益甚，连连饮水，不能解渴。时当仲夏，身热如炙，又复严裹厚被，略以展动，即觉冷气侵肤。后愚诊视，左脉沉细欲无，右脉沉紧，皆有数象。知其大气下陷，又为热药所伤也。其从前服生化汤觉轻者，全得芎藭升提之力也。治以升陷汤，将方中知母改用八钱，又加玄参六钱，一剂而寒热已，亦不作渴。从前两日不食，至此遂能饮食。惟胁下微疼，继服拙拟理郁升陷汤，二剂全愈。(《医学衷中参西录·治大气下陷方》)

◆ 产后汗证

一妇人，产后四五日，大汗淋漓，数日不止，形势危急，气息奄奄，其脉微弱欲无。问其短气乎？心中怔忡且发热乎？病人不能言而颔之。知其大气下陷，不能吸摄卫气，而产后阴分暴虚，又不能维系阳分，故其汗若斯之脱出也。遂用生黄芪六钱，玄参一两，山萸肉（去净核）、生杭芍各五钱，桔梗二钱，一剂汗减，至三剂诸病皆愈。从前五六日未大便，至此大便亦通下。（《医学衷中参西录·治大气下陷方》）

◆ **产后喘证**

奉天大东关关氏少妇，素有劳疾，因产后暴虚，喘嗽大作。治以此粥（薯蓣粥，编者注），日服两次，服至四五日，喘嗽皆愈。又服数日，其劳疾自此除根。（《医学衷中参西录·治泄泻方》）

一妇人，产后十余日，大喘大汗，身热劳嗽。医者用黄芪、熟地、白芍等药，汗出愈多。后愚诊视，脉甚虚弱，数至七至，审证论脉，似在不治。俾其急用生山药六两，煮汁徐徐饮之，饮完添水重煮，一昼夜所饮之水，皆取于山药中。翌日又换山药六两，仍如此煮饮之。三日后诸病皆愈。（《医学衷中参西录·治阴虚劳热方》）

一妇人，受妊五月，偶得伤寒。三四日间，胎忽滑下。上焦燥渴，喘而且呻，痰涎壅盛，频频咳吐。延医服药，病未去而转添滑泻，昼夜十余次。医者辞不治，且谓危在旦夕。其家人惶恐，迎愚诊视。其脉似洪滑，重诊指下豁然，两尺尤甚。本拟治以滋阴清燥汤，为小产才四五日，不敢遽用寒凉。遂先用生山药二两，酸石榴一个，连皮捣烂，同煎汁一大碗，分三次温饮下。滑泻见愈，他病如故。再诊其脉，洪滑之力较实，因思此证虽虚，确有外感实热，若不先解其实热，他病何以得愈？时属晚三点钟，病人自言，每日此时潮热，又言精神困倦已极，昼夜苦不得睡。遂于斯日，复投以滋阴清燥汤。方中生山药重用两半，煎汁一大碗，徐徐温饮下，一次只饮药一口，诚以产后，脉象又虚，不欲寒凉侵下焦也。斯夜遂得安睡，渴与滑泻皆愈，喘与咳亦愈其半。又将山药、滑石各减五钱，加龙骨、牡蛎各八钱，一剂而愈。(《医学衷中参西录·山药解》)

◆ 产后心悸

一妇人，产后发汗过多，覆被三层皆湿透，因致心中怔忡，精神恍惚，时觉身飘飘上至屋顶，此虚极将脱，而神魂飞越也。延愚诊视，见其汗出犹不止，六脉皆虚浮，按之即无。急用生山药、净萸肉各一两，生杭芍四钱，煎服。汗止精神亦定。翌日药力歇，又病而反复。时愚已旋里，病家复持方来询，为添龙骨、牡蛎（皆不用煅）各八钱，且嘱其服药数剂，其病必愈。孰意药坊中，竟谓方中药性过凉，产后断不宜用，且言此证系产后风，彼有治产后风成方，屡试屡验，怂恿病家用之。病家竟误用其方，汗出不止而脱。夫其证原属过汗所致，而再以治产后风发表之药，何异鸩毒。斯可为发汗不审虚实者之炯戒矣。(《医学衷中参西录·治女科方》)

◆ 产后抽搐

东海渔家妇，产后三日，身冷无汗，发搐甚剧。时愚游海滨，其家人造寓求方。其地隔药房甚远，而海滨多产麻黄，可以采取。遂俾取麻黄一握，同鱼鳔胶一具，煎汤一大碗，乘热饮之，得汗而愈。用鱼鳔胶者，亦防其下血过多，因阴虚而发搐，且以其物为渔家所固有也。(《医学衷中参西录·治女科方》)

天津大伙巷，于氏妇，年过三旬，于产后得四肢抽掣病。

病因：产时所下恶露甚少，至两日又分毫恶露不见，迟半日遂发抽掣。

证候：心中发热，有时觉气血上涌，即昏然身驱后挺，四肢抽掣。其腹中有时作疼，令人揉之则少瘥，其脉左部沉弦，右部沉涩，一息四至强。

诊断：此乃肝气胆火，挟败血上冲以瘀塞经络，而其气火相并上冲不已，兼能妨碍神经，是以昏然后挺而四肢作抽掣也。当降其败血，使之还为恶露泻出，其病自愈。

处方：怀牛膝一两，生杭芍六钱，丹参五钱，玄参五钱，苏木三钱，桃仁三钱（去皮），红花二钱，土鳖虫五大个（捣），红娘虫即樗鸡六大个（捣），共煎汤一盅，温服。

效果：此药煎服两剂，败血尽下，病若失。（《医学衷中参西录·妇女科》）

一妇人，产后七八日发搐，服发汗之药数剂不效。询方于愚，因思其屡次发汗不效，似不宜再发其汗，以伤其津液。遂单用阿胶一两，水融化，服之而愈。（《医学衷中参西录·治女科方》）

一妇人，产后十余日，周身汗出不止，且发搐。治以山萸肉（去净核）、生山药各一两，煎服两剂，汗止而搐亦愈。（《医学衷中参西录·治女科方》）

族家嫂，产后十余日，周身汗出不止，且四肢发搐，此因汗出过多而内风动也。急用净萸肉、生山药各二两，俾煎汤服之，两剂愈。（《医学衷中参西录·山萸肉解》）

◆产后恶心呕吐

奉天大东关安靴铺，安显之夫人，年四十许。临产双生，异常劳顿。恶心呕吐，数日不能饮食，精神昏愦，形势垂危。群医辞不治，延为诊视。其脉洪实，面有火色，舌苔厚而微黄。愚曰：此产后温也。其呕吐若是者，乃阳明热实，胃腑之气上逆也。投以生赭石、玄参各一两，一剂而呕吐止，可进饮食。继仍用玄参同白芍、连翘以清其余热，遂全愈。（《医学衷中参西录·治伤寒温病同用方》）

◆ 产后痞满

一妇人，年三十许。胸中满闷，时或作疼，鼻息发热，常常作渴。自言得之产后数日，劳力过度。其脉迟而无力，筹思再三，莫得病之端绪。姑以生山药一两，滋其津液，鸡内金二钱，陈皮一钱，理其疼闷，服后忽发寒热。再诊其脉，无力更甚，知其气分郁结，又下陷也。遂为制此汤（理郁升陷汤，编者注），一剂诸病皆觉轻，又服四剂全愈。（《医学衷中参西录·治大气下陷方》）

天津一区，张氏妇，年二十六岁，流产之后胃脘满闷，不能进食。

病因：孕已四月，自觉胃口满闷，请人以手为之下推，因用力下推至脐，遂至流产。

证候：流产之后，忽觉气血上涌充塞胃口，三日之间分毫不能进食。动则作喘，头目眩晕，心中怔忡，脉象微弱，两尺无根。其夫张耀华，曾受肺病吐脓血，经愚治愈，因相信复急延为诊治。

诊断：此证因流产后下焦暴虚，肾气不能固摄冲气，遂因之上冲。夫冲脉原上隶阳明胃腑，其气上冲胃气即不能下降胃气以息息下行为顺，是以胃中胀满，不能进食。治此等证者，若用开破之药开之，胀满去而其人或至于虚脱。宜投以峻补之剂，更用重镇之药辅之以引之下行，则上之郁开而下焦之虚亦即受此补剂之培养矣。

处方：大潞参四钱，生赭石一两（轧细），生怀山药一两，熟怀地黄一两，玄参八钱，净萸肉八钱，紫苏子三钱（炒捣），生麦芽三钱；共煎汤一大盅，分两次温服下。

方解：按方中用生麦芽，非取其化食消胀也。诚以人之肝气宜升，胃气宜降，凡用重剂降胃，必须少用升肝之药佐之，以防其肝气不舒。麦芽生用原善舒肝，况其性能补益胃中酸汁，兼为化食消胀之妙品乎。

效果：将药煎服一剂，胃中豁然顿开，能进饮食，又连服两剂，喘与怔忡皆愈。（《医学衷中参西录·妇女科》）

◆ 产后霍乱

一妊妇得霍乱证，吐泻约一昼夜，病稍退，胎忽滑下。觉神气顿散，心摇摇似不能支持，求愚治疗。既至，则病势大革，殓服在身，已异诸床，病家欲竟不诊视。愚曰：一息犹存，即可挽回。诊之，脉若有若无，气息奄奄，呼之不应。取药无及，适此舍翁，预购药两剂未服，亦系愚方，共有萸肉六钱，急拣出煎汤灌下，气息稍大，呼之能应。义取萸肉、生山药各二两，煎汤一大碗，徐徐温饮下，精神顿复。傅日用生山药末两余，煮粥服之，以善其后。（《医学衷中参西录·山萸肉解》）

◆ 产后头痛

友人郭省三夫人，产后头疼，或与一方当归、芎藭各一两煎服即愈。此盖产后血虚兼受风也。愚生平用芎藭治头疼不过二三

钱。(《医学衷中参西录·芍药解》)

◆ 产后小便不利

一妇人，产后小便不利，遣人询方。俾用生化汤加白芍，治之不效。复来询方，言有时恶心呕吐，小便可通少许。愚恍悟曰：此必因产时努力太过，或撑挤太甚，以致胞系了戾，是以小便不通。恶心呕吐，则气机上逆，胞系有提转之势，故小便可以稍通也。遂为拟此汤（升麻黄芪汤，编者注），一剂而愈。

张氏分析病机说，三焦之气化不升则不降。小便不利者，往往因气化下陷，郁于下焦，滞其升降流行之机也。故用一切利小便之药不效，而投以升提之药恒多奇效。是以拙拟此汤（升麻黄芪汤，编者注），不但能治转胞，并能治小便癃闭也。

古方有但重用黄芪治小便不利，积成水肿者。陆定圃《冷卢医话》载："海宁许珊林观察，精医理。官平度州时，幕友杜某之戚王某，山阴人。夏秋间，忽患肿胀，自顶至踵，大倍常时，气喘声嘶，大小便不通，危在旦夕。因求观察诊之。令用生黄芪四两，秫米一酒盅，煎一大碗，用小匙逐渐呷服。至盏许，气喘稍平。即于一日间服尽，移时小便大通，溺器易三次，肿亦随消，惟脚面消不及半。自后仍服此方，黄芪自四两至一两，随服随减。佐以法湿平胃之品，两月复元，独脚面有钱大一块不消。恐次年复发，劝其归，届期果患前证。延绍城医士诊治，痛诋前方，以为不死乃是大幸。遂用除湿猛剂，十数服而气绝。次日，将及盖棺，其妻见其两目微动，呼集众人环视，连动数次。复用芪米汤灌救，至满口不能下，少顷眼忽一睁，汤俱下咽，从此便出声矣。服黄芪至数斤，并脚面之肿全消而愈。观察之弟，辛未曹部，谓此方治验多人。先是嫂吴氏，患子死腹中，浑身肿胀，气喘身直，危在顷刻。余兄遍检名人医案，得此方遵服，便通肿消，旋即产下，一无所苦。后在平度有姬顾姓，患肿胀脱胎，此方数服而愈。继又治愈数人，王某更在后矣。"盖黄芪实表，表虚则水聚皮里膜外，而成肿胀，得黄芪以开通水道，水被祛逐，胀自消矣。

按：水肿之证，有虚有实，实者似不宜用黄芪。然其证实者甚少，而虚者居多。至其证属虚矣，又当详辨其为阴虚阳虚，或阴阳俱虚。阳虚者气分亏损，可单用重用黄芪，若医话中所云云者。阴虚者其血分枯耗，宜重用滋阴之药，兼取阳生阴长之义，而以黄芪辅之。至阴阳俱虚者，黄芪与滋阴之药，可参半用之。医者不究病因，痛诉为不可用，固属鲁莽，至其连用除湿猛剂，其鲁莽尤甚。盖病至积成水种，即病因实者，其气血至此，亦有亏损。猛悍药，或一再用犹可。若不得已而用至数次，亦宜以补气血之药辅之。况其证原属重用黄芪治愈之虚证乎。至今之医者诚对于此证，纵不用除湿猛剂，亦恒多用利水之品：不知阴虚者，多用利水之药则伤阴；阳虚者，多用利水之药亦伤阳。夫利水之药，非不可用。然贵深究其病因，而为根本之调治，利水之药，不过用作向导而已。（《医学衷中参西录·治癃闭方》）

◆ 产后癥瘕

邑城西韩氏妇，年三十六岁，得产后癥瘕证。

病因：生产时恶露所下甚少，未尝介意，迟至半年遂成癥瘕。

证候：初因恶露下少，弥月之后渐觉少腹胀满。因系农家，时当麦秋忙甚，未暇延医服药。又迟月余则胀而且疼，始服便方数次皆无效。后则疼处按之觉硬，始延医服药，延医月余，其疼似减轻而硬处转见增大，月信自产后未见。诊其脉左部沉弦，右部沉涩，一息近五至。

诊断：按生理正则，产后两月，月信当见；有孩吃乳，至四月亦当见矣。今则已半载月信未见，因其产后未下之恶露，结癥瘕于冲任之间，后生之血遂不能下为月信，而尽附益于其上，俾其日有增长，是以积久而其硬处益大也。是当以消癥瘕之药消之，又当与补益之药并用，使之消癥瘕而不至有伤气化。

处方：生箭芪五钱，天花粉五钱，生怀山药五钱，三棱三钱，莪术三钱，当归三钱，白术二钱，生鸡内金二钱（黄色的，捣），桃仁二钱（去皮），知母二钱；共煎汤一大盅，温服。

复诊：将药连服六剂，腹已不疼，其硬处未消，按之觉软，且从前食量减少，至斯已复其旧。其脉亦较前舒畅，遂即原方为之加减俾再服之。

处方：生箭芪五钱，天花粉五钱，生怀山药四钱，三棱三钱，莪术三钱，怀牛膝三钱，野党参三钱，知母三钱，生鸡内金二钱（黄色的，捣），生水蛭二钱（捣碎）；共煎汤一大盅，温服。

效果：将药连服十五六剂随时略有加减，忽下紫黑血块若干，病遂全愈。帮助妇女癥瘕治愈者甚少，非其病之果难治也。《金匮》下瘀血汤，原可为治妇女癥瘕之主方。特其药性猛烈，原非长服之方。于癥瘕初结未坚硬者，服此药两三次或可将病消除。若至累月累年，癥瘕结如铁石，必须久服，方能奏效者，下瘀血汤原不能用。乃医者亦知下瘀血汤不可治坚结之癥瘕，遂改用桃仁、红花、丹参、赤芍诸平和之品；见其癥瘕处作疼，或更加香附、延胡、青皮、木香诸理气之品，如此等药用之以治坚结之癥瘕可决，其虽服至百剂，亦不能奏效。然仗之奏效则不足，伤人气化则有余。若视为平和而连次服之，十余剂外人身之气化即暗耗矣。此所以治癥瘕者十中难愈二三也。若拙拟之方其三棱、莪术、水蛭，皆为消癥瘕专药。即鸡内金人皆用以消食，而以消癥瘕亦甚有力。更佐以参、术诸补益之品，则消癥瘕诸药不虑其因猛烈而伤人。且又用花粉、知母以调剂补药之热，牛膝引药下行以直达病所，是以其方可久服无弊。而坚结之癥瘕即可徐徐消除也。至于水蛭必生用者，理冲丸后论之最详。且其性并不猛烈过甚，治此证者，宜放胆用之以挽救人命。（《医学衷中参西录·妇女科》）

◆ 难产

丙寅在津，有胡氏妇，临产二日未下，自备有利产药，服之无效，治以此方（大顺汤，编者注），加苏子、怀牛膝各四钱。服后半点钟即产下。又丁卯在津治河东车站旁陈氏妇，临产三日未下，亦治以此方，加苏子四钱，怀牛膝六钱，亦服药后半点钟即产矣。（《医学衷中参西录·论难产治法》）

一妇人，临产交骨不开，困顿三日，势甚危急。亦投以此汤（大顺汤，编者注），一剂而产。自拟得此方以来，救人多矣。放胆用之，皆可随手奏效。（《医学衷中参西录·治女科方》）

族侄妇，临盆两日不产。用一切催生药，胎气转觉上逆。为制此汤（大顺汤，编者注），一剂即产下。（张氏解释大顺汤用代赭石妙用时说，或疑代赭石乃金石之药，不可放胆重用。不知代赭石性至和平，虽重坠下行，而不伤气血。况有党参一两以补气，当归一两以生血。且以参、归之微温，以济代赭石之微凉，温凉调和愈觉稳妥也。矧产难者非气血虚弱，即气血壅滞，不能下行。

人参、当归虽能补助气血，而性皆微兼升浮，得代赭石之重坠，则力能下行，自能与代赭石相助为理，以成催生开交骨之功也。至于当归之滑润，原为利产良药，与代赭石同用，其滑润之力亦愈增也。编者注)(《医学衷中参西录·治女科方》)

　　族侄荫棠媳，临产三日不下，用一切催生药，胎气转觉上逆。因其上逆，心忽会悟，为拟方用赭石二两，野台参、当归各一两，煎服后，须臾即产下。后用此方，多次皆效，即骨盘不开者，用之开骨盘亦甚效。盖赭石虽放胆用至二两，而有人参一两以补气，当归一两以生血，且以参、归之微温，以济赭石之微凉，温凉调和，愈觉稳妥也。矧产难者，非气血虚弱，即气血壅滞不能下行，人参、当归虽能补助气血，而性皆微兼升浮，得赭石之重坠则力能下行，自能与赭石相助为理，以成催生之功也。至于当归之滑润，原为利产良药，与赭石同用，其滑润之力亦愈增也。此方大顺汤。用此方时，若加卫足花子，或丈菊花瓣更效。(《医学衷中参西录·赭石解》)

　　◆ **乳痈**

　　在德州时，有张姓妇，患乳痈，肿疼甚剧。投以此汤（消乳汤，编者注），两剂而愈。然犹微有疼时，怂恿其再服一两剂，以消其芥蒂。以为已愈，不以为意。隔旬日，又复肿疼，复求为治疗。愚曰：此次服药不能尽消，必须出脓少许，因其旧有芥蒂未除，至今已溃脓也。后果服药不甚见效。遂入西医院中治疗，旬日后，其疮外破一口，医者用刀阔之，以期便于敷药。又旬日，内溃益甚，满乳又破七八个口，医者又欲尽阔之使通。病患惧，不敢治。强出院还家，复求治于愚。见其各口中皆脓乳并流，外边实不能敷药。然内服汤药，助其肌肉速生，自能排脓外出，许以十日可为治愈。遂将内托生肌散，作汤药服之，每日用药一剂，煎服二次，果十日全愈。

张氏在此案后特别指出，"表侄刘子馧，从愚学医，颖悟异常，临证疏方，曾颇能救人疾苦。得一治结乳肿疼兼治乳痈方，用生白矾、明雄黄、松萝茶各一钱半，共研细，分作三剂，日服一剂，黄酒送下，再多饮酒数杯更佳。此方用之屡次见效，真奇方也。若无松萝茶，可代以好茶叶。"（《医学衷中参西录·治女科方》）

◆ 阴挺

一妇人年三十余。患此证（指阴挺），用陈氏《女科要旨》治阴挺方，治之不效。因忆《傅青主女科》有治阴挺之方，其证得之产后。因平时过怒伤肝，产时又努力太过，自产门下坠一片，似筋非筋，似肉非肉，用升补肝气之药，其证可愈。遂师其意，为制此汤（升肝舒郁汤，编者注）服之。数剂即见消，十剂全愈。张氏分析说，肝主筋，肝脉络阴器，肝又为肾行气。阴挺自阴中挺出，形状类筋之所结。病之原因，为肝气郁而下陷无疑也。故方中黄芪与柴胡、芍药并用，补肝即以舒肝，而肝气之陷者可升。当归与乳香、没药并用，养肝即以调肝，而肝气之郁者可化。又恐黄芪性热，与肝中所寄之相火不宜，故又加知母之凉润者，以解其热也。（《医学衷中参西录·治女科方》）

一室女年十五。因胸中大气下陷，二便常觉下坠，而小便尤甚。乃误认为小便不通，努力强便，阴中忽坠下一物，其形如桃，微露其尖，牵引腰际下坠作疼，夜间尤甚，剧时号呼不止。投以理郁升陷汤，将升麻加倍，二剂疼止，十剂后，其物全消。盖理郁升陷汤，原与升肝舒郁汤相似也。(《医学衷中参西录·治女科方》)

◆ 外阴如火炙

奉天小北关袁姓少妇，小便处常若火炙，有时觉腹中之气下坠，则炙热益甚。诊其脉关前微弱，关后重按又似有力。其呼吸恒觉短气，心中时或发热。知其素有外感伏邪，久而化热；又因胸中大气下陷，伏邪亦随之下陷也。治以升陷汤加生石膏八钱，后渐加至二两，服药旬日全愈。(《医学衷中参西录·大气诠》)

◆ 子宫炎

南皮张文襄公第十公子温卿夫人，年三十余。十年前，恒觉少腹切疼。英女医谓系子宫炎证，用药数次无效。继乃谓此病如欲除根，须用手术剖割，将生炎之处其腐烂者去净，然后敷药能愈。病人惧而辞之。后至奉，又延东女医治疗，用坐药兼内服药，数年稍愈，至壬戌夏令，病寖增剧，时时疼痛，间下脓血。癸亥正初，延愚诊治。其脉弦而有力，尺脉尤甚。自言疼处觉热，以凉手熨之稍愈。上焦亦时觉烦躁。恍悟此证，当系曾受外感热入血室，医者不知，治以小柴胡汤加石膏，外感虽解，而血室之热未清。或伏气下陷入于血室，阻塞气化，久而生热，以致子宫生炎，寖至溃烂，脓血下注。为疏方，用金银花、乳香、没药、甘草以解其毒，天花粉、知母、玄参以清其热，复本小柴胡汤之义，少加柴胡提其下陷之热上出，诸药煎汤，送服三七细末二钱，以化腐生新。连服三剂病似稍轻，其热仍不少退。因思此证，原系外感稽留之热，非石膏不能解也。遂于原方中加生石膏一两，后渐加至二两，连服数剂，热退强半，疼亦大减。遂去石膏，服数剂渐将凉药减少，复少加健胃之品，共服药三十剂全愈。后在天津治冯氏妇此证，亦用此方。中有柴胡，即觉脓血不下行，后减去柴胡，为之治愈。

张锡纯在本案后阐发说：愚临证四十余年，重用生石膏治愈之证当以数千计。有治一证用数斤者，有一证而用至十余斤者，其人病愈之后，饮食有加，毫无寒胃之弊。又曾见有用煅石膏数钱，其脉即数动一止，寝夜至言语迟涩，肢体痿废者，有服煅石膏数钱，其胸胁即觉郁疼，服通气活血之药始愈者。至于伤寒瘟疫、痰火充盛，服煅石膏后而不可救药者尤不胜纪。世之喜用煅石膏者，尚其阅仆言而有所瞥戒哉。

或问：石膏一物也，其于煅与不煅何以若是悬殊？答曰：石膏原质为硫氧氢钙化合，为其含有硫氧氢，所以有发散之力，煅之则硫氧氢之气飞腾，所余者惟钙。夫钙之性本敛而且涩，煅之则敛涩之力益甚，所以辛散者变为收敛也。

或问：丁仲祐译西人医书，谓石膏不堪入药，今言石有之效验如此，岂西人之说不足凭软？答曰：石膏之原质为硫氧氢钙化合。西人工作之时，恒以硫氧钙为工作之料。迨工作之余即得若干石膏，而用之治病无效，以其较天产石膏，犹缺一原质，而不成其为石膏也，后用天产石膏，乃知其效验非常，遂将石膏及从前未信之中药两味，共列于石灰基中。是故碳氧石灰墓里也，磷氧石灰鹿角霜也，硫氧氢石灰石膏也。其向所鄙弃者，今皆审定其原质而列为要药，西人可为善补过矣。何吾中华医界犹多信西人未定之旧说，而不知石膏为救颠扶危之大药率？

《本经》谓石膏治金疮，是外用以止其血也。愚尝用煅石膏细末，敷金疮出血者甚效。盖多年壁上石灰，善止金疮出血，石膏经煅与石灰相近，益见煅石膏之不可内服也。(《医学衷中参西录·石膏解》)

儿科医案

◆ **温病**

本村崔姓童子，年十一岁。其家本业农，因麦秋忙甚，虽幼童亦作劳田间，力薄不堪重劳，遂得温病。手足扰动，不能安卧，谵语不休，所言者皆劳力之事，昼夜目不能瞑，脉虽有力，却非洪实。拟投以白虎加人参汤，又虑小儿少阳之体，外邪方炽，不宜遽用人参，遂用生石膏两半，蝉蜕一钱。煎服后诸病如故，复来询方，且言其苦于服药，昨所服者呕吐将半。愚曰："单用生石膏二两，煎取清汤徐徐温饮之，即可不吐。"乃如言服之，病仍不愈。再为诊视，脉微热退，谵语益甚，精神昏昏，不省人事。急用野台参两半，生石膏二两，煎汁一大碗，分数次温饮下，身热脉起，目遂得瞑，手足稍安，仍作谵语。又于原渣加生石膏、麦冬各一两，煎汤两盅，分两次温饮下，降大便一次，其色甚黑，病遂愈。（《医学衷中参西录·人参解》）

奉天大东关，旗人号崧宅者，有孺子年四岁，得温病，邪犹在表，医者不知为之清解，遽投以苦寒之剂，服后滑泻，四五日不止。上焦燥热，闭目而喘，精神昏愦。延为诊治，病虽危险，其脉尚有根柢，知可挽回。俾用滋阴清燥汤原方，煎汁一大茶杯，为其幼小，俾徐徐温饮下，尽剂而愈。然下久亡阴，余有虚热，继用生山药、玄参各一两以清之，两剂热尽除。大抵医者遇此等证，清其燥热，则滑泻愈甚，补其滑泻，其燥热亦必愈甚。惟此方，用山药以止滑泻，而山药实能滋阴退热，滑石以清燥热，而滑石实能利水止泻，二药之功用，相得益彰。又佐以芍药之滋阴血、利小便，甘草之燮阴阳和中宫，亦为清热止泻之要品。汇集成方，所以效验异常。愚用此方，救人多矣，即势至垂危，投之亦能奏效。(《医学衷中参西录·治温病方》)

奉天南关马姓幼女，于午节前得温病，医治旬日病益增剧，周身灼热，精神恍惚，烦躁不安，形势危殆，其脉确有实热，而至数嫌其过数。盖因久经外感灼热而阴分亏损也。遂用生石膏两半，生山药一两，单用此二味，取其易服，煮浓汁两茶盅，徐徐与之。连进两剂，灼热已退，从前两日未大便，至此大便亦通，而仍有烦躁不安之意，遂用阿司匹林二分，同白糖钱许，开水冲化服之，周身微汗，透出白痧满身而愈。

或问：外感之证，在表者当解其表，由表而传里者当清其里。今此证先清其里，后复解其表者何也？答曰：子所论者治伤寒则然也。而温病恒表里毗连，因此表里之界线不清。其证有当日得之者，有表未罢而即传于里者，有传里多日而表证仍未罢者。究其所以然之故，多因此证内有伏气，又薄受外感，伏气因感而发。一则自内而外，一则自外而内，以致表里混淆。后世治温者，恒不以六经立论，而以三焦立论，彼亦非尽无见也。是以愚对于此证有重在解表，而兼用清里之药者，有重在清里而兼用解表之药者，有其证似犹可解表，因脉数烦躁，遂变通其方，先清其里而后解其表者。如此则服药不至瞑眩，而其病亦易愈也。上所治之案，盖准此义。试观解表于清里之后，而白痧又可表出，是知临证者，原可变通因心，不必拘于一端也。(《医学衷中参西录·临证随笔》)

奉天小南关马氏幼女，年六七岁，得温病，屡经医治，旬余病势益进，亦遂委之于命，不复治疗。适其族家有幼子得险证，经愚治愈，因转念其女病犹可治，殷勤相求。其脉象数而有力，肌肤热而干涩，卧床上辗转不安，其心中似甚烦躁。以为病久阴亏，不堪外感之灼热，或其痧疹之毒伏藏于内，久未透出，是以其病之现状如是也。问其大便，数日一行。遂为疏方生石膏细末二两，潞党参四钱，玄参、天冬、知母、生怀山药各五钱，连翘、甘草各二钱，蝉蜕一钱，煎汤两盅，分数次温饮下。连服二剂，大热已退，大便通下，其精神仍似骚扰不安。再诊其脉，较前无力而浮。拟其病已还表，其余热当可汗解，用西药阿司匹林二分强，和白蔗糖水冲服下。周身微汗，透出白疹若干而愈。（《医学衷中参西录·治幼年温热证宜预防其出痧疹》）

辽宁清丈局科员刘敫辰之幼子，年七岁，于暮春得温病。

病因：因赴澡塘洗澡，汗出未竭，遽出冒风，遂成温病。

证候：病初得时，医者不知，用辛凉之药解饥，而竟用温热之药为发其汗，迨汗出遍体，而灼热转剧。又延他医遽以承气下之，病尤加剧，因其无可下之证而误下也。从此不敢轻于服药，迟延数日见病势寖增，遂延愚为诊视，其精神昏愦，间作谵语，气息微喘，肌肤灼热。问其心中亦甚觉热，唇干裂有凝血，其舌苔薄而黄，中心干黑，频频饮水不能濡润。其脉弦而有力，搏近六至，按之不实，而左部尤不任重按，其大便自服药下后未行。

诊断：此因误汗、误下，伤其气化，兼温热既久阴分亏耗，乃邪实正虚之候也。宜治以大剂白虎加人参汤。以白虎汤清其热，以人参补其虚，再加滋阴之品数味，以滋补阴分之亏耗。

处方：生石膏四两（捣细），知母一两，野党参五钱，大生地黄一两,生怀山药七钱,玄参四钱,甘草三钱;共煎汤三大盅,分三次温饮下。病愈者勿须尽剂,热退即停服。白虎加人参汤中无粳米者,因方中有生山药可代粳米和胃也。

效果:三次将药服完,温热大减,神已清爽。大便犹未通下,心中犹觉发热,诊其脉仍似有力,遂将原方去山药仍煎三盅,俾徐徐温饮下,服至两盅大便通下,遂停药勿服,病全愈。(《医学衷中参西录·温病门》)

辽宁小南关柴市旁,赫姓幼子,年五岁,得风温兼喘促证。

病因:季春下旬,在外边嬉戏,出汗受风,遂成温病。医治失宜,七八日间又添喘促。

证候:面红身热,喘息极迫促,痰声漉漉,目似不瞬。脉象浮滑,重按有力。指有紫纹,上透气关,启口视其舌苔白而润。问其二便,言大便两日未行,小便微黄,然甚通利。

诊断:观此证状况已危至极点,然脉象见滑,虽主有痰亦足证阴分充足。且视其身体胖壮,知犹可治,宜用《金匮》小青龙加石膏汤,再加杏仁、川贝以利其肺气。

处方:麻黄一钱,桂枝尖一钱,生杭芍三钱,清半夏二钱,杏仁(去皮、捣碎)二钱,川贝母二钱(捣碎),五味子一钱(捣碎),干姜六分,细辛六分,生石膏一两(捣细);共煎汤一大盅,分两次温服下。

方解:《金匮》小青龙加石膏汤,原治肺胀咳而上气烦躁而喘,然其石膏之分量,仅为麻桂三分之二《金匮》小青龙加石膏汤,其石膏之分量原有差误,五期五卷曾详论之,而此方中之生石膏则十倍于麻桂,诚以其面红身热,脉象有力,若不如此重用石膏,则麻、桂、姜、辛之热,即不能用矣。又《伤寒论》小青龙汤加减之例，喘者去麻黄加杏仁，今加杏仁而不去麻黄者，因重用生石膏以监制麻黄则麻黄即可不去也。

复诊：将药服尽一剂，喘愈强半，痰犹壅盛，肌肤犹灼热，大便犹未通下，脉象仍有力，拟再治以清热利痰之品。

处方：生石膏二两（捣细），瓜蒌仁二两（炒捣），生赭石一两（轧细）；共煎汤两盅，分三次徐徐温饮下。

效果：将药分三次服完，火退痰消，大便通下，病遂全愈。

说明：此案曾登于《全国名医验案类编》，何廉臣评此案云："风温犯肺胀喘促，小儿尤多，病最危险，儿科专家，往往称为马脾风者此也。此案断定为外寒束内热，仿《金匮》小青龙加石膏汤，再加贝母开豁清泄，接方用二石蒌仁等清镇滑降而痊。先开后降，步骤井然。惟五岁小儿能受如此重量，可见北方风气刚强，体质茁实，不比南方人之体质柔弱也。正惟能受重剂，故能奏速功。"观何廉臣评语，虽亦推奖此案，而究嫌药量过重，致有南北分别之设想。不知此案药方之分量若作一次服，以治五岁孺子诚为过重。若分作三次服，则无论南北，凡身体胖壮之孺子皆可服也。试观近今新出之医书，治产后温病，有一剂用生石膏半斤者矣，曾见于刘蔚楚君《遇安斋证治丛录》，刘君原广东香山人也。治鼠疫病亦有一剂用生石膏半斤者矣，曾见于李健颐君《鼠疫新篇》，李君原福建平潭人也。若在北方治此等证，岂药之分量可再加增乎？由此知医者之治病用药，不可定存南北之见也。且愚亦尝南至汉皋矣，曾在彼处临证处方，未觉有异于北方，惟用发表之剂则南方出汗较易，其分量自宜从轻。然此乃地气寒暖之关系，非其身体强弱之关系也。既如此，一人之身则冬时发汗与夏时发汗，其所用药剂之轻重自迥殊也。尝细验天地之气化，恒数十年而一变。仲景当日原先着《伤寒论》,后着《金匮要略》《伤寒论》小青龙汤,原有五种加法,而独无加石膏之例。因当时无当加石膏之病也。至着《金匮》时,则有小青龙加石膏汤矣,想其时已现有当加石膏之病也。忆愚弱冠时,见医者治外感痰喘证,但投以小青龙汤原方即可治愈。后数年愚临证遇有外感痰喘证,但投以小青龙汤不效,必加生石膏数钱,方效。又迟数年必加生石膏两许,或至二两方效。由斯知为医者当随气化之转移,而时时与之消息,不可拘定成方而不知变通也。(《医学衷中参西录·温病门》)

天津东门里经司胡同,侯姓幼男,年八岁,得热病兼脑膜炎。

病因:蒙学暑假乍放,幼童贪玩,群在烈日中嬉戏,出汗受风,遂得斯证。

证候:闭目昏昏,呼之不应,周身灼热无汗,其脉洪滑而长,两寸尤盛。其母言病已三日,昨日犹省人事,惟言心中发热,至夜间即昏无知觉。然以水灌之犹知下咽,问其大便三日未行。其母泣问犹可救否?答以准可为之治愈。

诊断:此温热之病,阳明腑热已实,其热循经上升兼发生脑膜炎也。脑藏神明主知觉,神经因热受伤,是以知觉全无,宜投以大剂白虎汤以清胃腑之热,而复佐以轻清之品,以引药之凉力上行,则脑中之热与胃腑之热全清,神识自明了矣。

处方:生石膏三两(捣细),知母八钱,连翘三钱,茵陈钱半,甘草三钱,粳米五钱;煎至米熟其汤即成。取清汁三茶杯,徐徐分三次温服,病愈无须尽剂。

效果:服至两次已明了能言,自言心中犹发热,将药服完,其热遂尽消,霍然全愈。

说明：按脑膜炎之名，创自西人。所谓炎者，谓其膜红、热、肿、疼也。此多为伤寒温病之兼证，故中医对于此证皆责之阳明热实。然均是阳明热实，而其神明有昏愦不昏愦之殊，实因其脑膜有炎有不炎也，是以西人之说原自可信。然脑中所藏者元神，心中所藏者识神，故寒温之热，若窜如手少阴，亦可使神明昏愦此证极少。西人不知心中有识神，而热入手少阴以昏人之神明，自非西人所知也。(《医学衷中参西录·温病门》)

天津公安局科长康国屏之幼女小卿，年九岁，于孟秋得温病兼大气下陷。

病因：因得罪其母惧谴谪，藏楼下屋中，屋窗四敞，卧床上睡着，被风吹袭遂成温病。

证候：初得病时服药失宜，热邪内陷，神昏不语，后经中西医多位延医二十余日，病益加剧，医者见病危已至极点，皆辞不治。继延愚为诊视，其两目上窜，几不见黑睛，精神昏愦，毫无知觉，身体颤动不安，时作嗳声，其肌肤甚热，启其齿见其舌缩而干，苔薄微黄，偶灌以水或米汤犹知下咽，其气息不匀，间有喘时，其脉数逾六至，左部细而浮，不任重按，右部亦弦细，重诊似有力，大便旬日未行。

诊断：此外感之热久不退，灼耗真阴，以致肝脏虚损，木燥生风而欲上脱也。当用药清其实热，滋其真阴，而更辅以酸收敛肝之品，庶可救此极危之证。

处方：生石膏二两（轧细），野台参三钱，生怀地黄一两，净萸肉一两，生怀山药六钱，甘草二钱；共煎汤两大盅，分三次温饮下，每次调入生鸡子黄一枚。

方解：此方即白虎加人参汤，以生地黄代知母，生山药代粳米，而又加萸肉也。此方若不加萸肉为愚常用之方，以治寒温证当用白虎加人参汤而体弱阴亏者，今加萸肉借以收敛肝气之将脱也。至此方不用白虎汤加减，而必用白虎加人参为之加减者，因病至此际，非加人参于白虎汤中，不能退其深陷之热，复其昏愦之神明也。此理参观药物人参解后所附医案自明。

复诊：将药三次服完，目睛即不上窜，身体安稳不复颤动，噯声已止，气息已匀，精神较前明了而仍不能言，大便犹未通下，肌肤犹热，脉数已减，不若从前之浮弦，而右部重诊仍似有力，遂即原方略为加减，俾再服之。

处方：生石膏两半（轧细），野台参三钱，生怀地黄一两，净萸肉六钱，天冬六钱，甘草二钱；共煎汤两盅，分两次温饮下，每次调入生鸡子黄一枚。

三诊：日服药一剂，连服两日，热已全退，精神之明了，似将复原，而仍不能言，大便仍未通下，间有努力欲便之象，遂用灌肠法以通其便。再诊其脉，六部皆微弱无力，知其所以不能言者，胸中大气虚陷，不能上达于舌本也。宜于大剂滋补药中，再加升补气分之品。

处方：生怀山药一两，大甘枸杞一两，沙参一两，天冬六钱，寸麦冬六钱，生箭芪三钱，野台参三钱，升麻一钱，桔梗一钱；共煎汤一盅半，分两次温服下。

效果：将药煎服两剂，遂能言语，因即原方去升麻减沙参之半，再加萸肉、生麦芽各三钱，再服数剂以善后。

说明：医者救危险将脱之证喜用人参，而喻嘉言谓气若上脱，但知重用人参转令人气高不返，必重用赭石辅之始能奏效，此诚千古不磨之论也。此方中之用人参原非用其救脱，因此证真阴大亏，惟石膏与人参并用，独能于邪火炽盛之时立复真阴，此白虎加人参汤之实用也。至于萸肉，其补益气分之力远不如参，而其挽救气分之上脱则远胜于参。诚以肝主疏泄，人之元气甚虚者，恒因肝之疏泄过甚而上脱，重用萸肉以敛肝使之不复疏泄，则元气之欲上脱者即可不脱，此愚屡次用之奏效而确知其然者也。（《医学衷中参西录·温病门》）

天津估衣街西头万全堂药房，侯姓学徒，年十三岁，得暑温兼泄泻。

病因：季夏天气暑热，出门送药受暑，表里俱觉发热，兼头目眩晕。服药失宜，又兼患泄泻。

证候：每日泄泻十余次，已逾两旬，而心中仍觉发热懒食，周身酸软无力，时或怔忡，小便赤涩发热，其脉左部微弱，右部重按颇实，搏近六至。

诊断：此暑热郁于阳明之腑，是以发热懒食，而肝肾气化不舒，是以小便不利致大便泄泻也。当清泻胃腑，调补肝肾，病当自愈。

处方：生怀山药两半，滑石一两，生杭芍六钱，净萸肉四钱，生麦芽三钱，甘草三钱；共煎汤一大盅，温服。

复诊：服药一剂泻即止，小便通畅，惟心中犹觉发热，又间有怔忡之时，遂即原方略为加减，俾再服之。

处方：生怀山药一两，生怀地黄一两，净萸肉八钱，生杭芍六钱，生麦芽二钱，甘草二钱；共煎汤一大盅，温服。

效果：将药连服两剂，其病霍然全愈。

说明：初次所用之方，即拙拟之滋阴清燥汤加山萸肉、生麦芽也。从来寒温之热传入阳明，其上焦燥热下焦滑泻者，最为难治，因欲治其上焦之燥热，则有碍下焦之滑泻；欲补其下焦之滑泻，则有碍上焦之燥热，是以医者对之恒至束手。然此等证若不急为治愈，则下焦滑泻愈久，上焦燥热必愈甚，是以本属可治之证，因稍为迟延竟至不可救者多矣。惟拙拟之滋阴清燥汤，山药与滑石并用，一补大便，一利小便。而山药多液，滑石性凉，又善清上焦之燥热，更辅以甘草、芍药以复其阴仲景谓作甘草芍药汤以复其阴，阴复自能胜燥热，而芍药又善利小便，甘草亦善调大便，汇集四味为方，凡遇证之上焦燥热下焦滑泻者，莫不随手奏效也。间有阳明热实，服药后滑泻虽止而燥热未尽清者，不妨继服白虎汤。其热实体虚者，或服白虎加人参汤，若虑其复作滑泻，可于方中仍加滑石三钱，或更以生山药代粳米煎取清汤，一次只饮一大口，徐徐将药服完，其热全消，亦不至复作滑泻。愚用此法救人多矣，滋阴清燥汤后，附有治愈多案可参观也。至此案方中加萸肉、生麦芽者，因其肝脉弱而不舒，故以萸肉补之，以生麦芽调之，所以遂其条达之性也。至于第二方中为泻止小便已利，故去滑石。为心中犹怔忡，故将萸肉加重。为犹有余热未清，故又加生地黄。因其余热无多，如此治法已可消除净尽，无须服白虎汤及白虎加人参汤也。（《医学衷中参西录·温病门》）

天津一区钱姓幼男，年四岁，于孟秋得温热兼泄泻，病久不愈。

病因：季夏感受暑温，服药失宜，热留阳明之腑，久则灼耗胃阴，嗜凉且多嗜饮水，延至孟秋，上热未清，而下焦又添泄泻。

证候：形状瘦弱已极，周身灼热，饮食少许则恶心欲呕吐。小便不利，大便一昼夜十余次，多系稀水，卧不能动，哭泣无声，脉数十至且无力四岁时，当以七至为正脉，指纹现淡红色，已透气关。

诊断：此因外感之热久留耗阴，气化伤损，是以上焦发热懒食，下焦小便不利而大便泄泻也。宜治以滋阴、清热、利小便兼固大便之剂。

处方：生怀山药一两五钱，滑石一两，生杭芍六钱，甘草三钱；煎汤一大盅，分数次徐徐温服下。

方解：此方即拙拟滋阴清燥汤也。原方生山药是一两，今用两半者，因此幼童瘦弱已极，气化太虚也。方中之义，山药与滑石同用，一利小便，一固大便，一滋阴以退虚热，一泻火以除实热。芍药与甘草同用，甘苦化合，味近人参，能补益气化之虚损。而芍药又善滋肝肾以利小便，甘草又善调脾胃以固大便，是以汇集而为一方也。

效果：将药连服两剂，热退泻止，小便亦利，可进饮食，惟身体羸瘦不能遽复。俾用生怀山药细末七八钱许，煮作粥，调以白糖，作点心服之。且每次送西药百布圣一瓦，如此将养月余始胖壮。（《医学衷中参西录·温病门》）

一童子年十四岁，得温病。六七日间胸膈痰涎壅滞，剧时堵塞咽喉，两目上翻，身躯后挺，有危在顷刻之势。其脉关前洪滑有力。其家固设有药坊，愚因谓其父曰：此病虽剧，易治耳。用新炒蒌仁四两（捣碎），煮汤一大碗，分两次服下即愈矣。盖彼时荡胸汤，犹未拟出也。其家人闻愚言，私相计曰：如此重病，而欲用药一味治愈之，先生果神仙乎。盖誉之而实疑之也。其父素晓医理，力主服之，尽剂而愈。隔数日，其邻家童子亦患此证，用新炒蒌仁三两，苏子五钱，亦一剂而愈。（《医学衷中参西录·治伤寒温病同用方》）

一幼女，温病旬余不愈，先用凉药清其热，热退仍烦燥不安，后与以阿司匹林，发出白痧若干而愈。又曾治一少年，温病阳明腑实，脉虽有力而兼弦。投以白虎加人参汤，大热已退，精神转形骚扰，亦与以阿司匹林，遍身出疹而愈。(《医学衷中参西录·阿司匹林》)

一幼童，得温病三日，热不甚剧，脉似有力，亦非洪实，而精神竟昏昏似睡，不能言语，此亦温病兼脑膜炎也。因其温病甚轻，俾但用羚羊角钱半煎汤服之，其病霍然顿愈。(《医学衷中参西录·论伤寒温病神昏谵语之原因及治法》)

◆ **感冒**

李姓童子，年十四岁，天津河北耀华织布工厂学徒，得伤寒脉闭证。

病因：其左肋下素有郁气，发动时辄作疼，一日发动疼剧，头上汗出，其汗未解，出冒风寒，遂得斯证。

证候：头疼、身冷、恶寒、无汗、心中发热，六脉皆闭。

诊断：因其素有肋下作疼之病，身形羸弱；又当汗出之时感冒风寒，则风寒之入者必深，是以脉闭身寒；又肋下素有郁气，其肝胆之火必然郁滞，因外感所束激动其素郁之火，所以心中觉热。法当以发表之药为主，而以清热理郁兼补正之药佐之。

处方：麻黄二钱，玄参六钱，生怀山药六钱，野台参二钱，生鸡内金二钱，天花粉五钱，甘草钱半；先煎麻黄数沸，吹去浮沫，再入诸药同煎一大盅，温服取汗，若不出汗时，宜再服西药阿司匹林一瓦以助其汗。

效果：服药两点钟，周身微发热，汗欲出不出，遂将阿司匹林服下，须臾汗出遍体，翌日复诊，其脉已出，五至无力，已不恶寒，心中仍觉发热，遂去麻黄，将玄参、山药皆改用一两，服至三剂后；心中已不发热，遂将玄参、天花粉各减半，再服数剂以善其后。（《医学衷中参西录·伤寒门》）

◆ **发热**

病者胡珍之幼子，年三岁。

病名：间歇热。

病因：先因失乳，饮食失调，泄泻月余，甫愈，身体虚弱，后又薄受外感，遂成间歇热。病候或昼、或夜发灼无定时，热近两点钟，微似有汗，其热始解。如此循环不已，体益虚弱。

诊断：此乃内伤、外感相并而为间歇热。盖外感之证，在少阳可生间歇热，内伤之病，在厥阴亦生间歇热肝虚者，恒寒热往来。

疗法：证虽兼内伤、外感，原宜内伤，外感并治，为治外感用西药，取孺子易服，治内伤用中药，先后分途施治，方为稳妥。

处方：安知歇貌林一瓦，为一日之量，分作三次，开水化服。将此药服完后，其灼必减轻，继用生地八钱，煎汤一茶杯，分多次徐徐温饮下，灼热当全愈。但用生地者，取其味甘易服也。

效果：先将安知歇貌林服下，每服一次，周身皆微有凉汗，其灼热果见轻减。翌日，又将生地煎汤，如法服完，病即霍然愈矣。盖生地虽非补肝虚正药，而能滋肾水以生肝，更能凉润肝血，则肝得其养，其肝之虚者，自然转虚为强矣。（《医学衷中参西录·临证随笔》）

长子荫潮，七岁时，感冒风寒，四五日间，身大热，舌苔黄而带黑。孺子苦服药，强与之即呕吐不止。遂单用生石膏两许，煎取清汤，分三次温饮下，病稍愈。又煎生石膏二两，亦徐徐温饮下，病又见愈。又煎生石膏三两，徐徐饮下如前，病遂全愈。夫以七岁孺子，约一昼夜间，共用生石膏六两，病愈后饮食有加，毫无寒中之弊，则石膏果大寒乎？抑微寒乎？此系愚初次重用石膏也。故第一次只用一两，且分三次服下，犹未确知石膏之性也。世之不敢重用石膏者，何妨若愚之试验加多以尽石膏之能力乎？（《医学衷中参西录·石膏解》）

奉天大南门内官烧锅胡同刘玺珊之幼女，年四岁，于孟夏时胸腹之间出白痧若干，旋即不见，周身壮热，精神昏愦，且又泄泻，此至危之候也。为疏方：生怀山药、滑石各八钱，连翘、生杭芍各三钱，蝉蜕、甘草各二钱，羚羊角一钱（另煎兑服），煎汤一大钟，和羚羊角所煎之汤共钟半，分二次温服下，其白痧复出，精神顿爽，泻亦遂止。继又用解毒清火之品调之全愈。（《医学衷中参西录·羚羊角辨》）

铭助孙，年九岁。于正月下旬感冒风寒，两三日间，表里俱觉发热。诊其脉象洪实，舌苔白厚。问其大便两日未行，小便色黄。知其外感之实热，已入阳明之腑。为疏方：生石膏二两，知母六钱，连翘三钱，薄荷叶钱半，甘草二钱；晚六点时煎汤两茶盅，分两次服下。翌晨热退强半。因有事他出，临行嘱煎渣与服。约四日来信言，铭勋仍不愈。按原方又服一剂，亦不见轻。斯时头面皆肿，愚遂进城往视，见其头面肿甚剧，脉象之热较前又盛，舌苔中心已黄，大便三日未行。为疏方：生石膏四两，玄参一两，连翘三钱，银花三钱，甘草三钱；煎汤三茶盅，又将西药阿司匹林三分，融化汤中，分三次温服下。头面周身微汗，热退肿

消，继服清火养阴之剂两剂，以善其后。（《医学衷中参西录·临证随笔》）

一三岁幼童，因失乳羸弱发热，后又薄受外感，其热益甚。为近在此邻，先与以安知歇貌林十分瓦之一弱，俾和以白糖一次服下。至一点钟许，周身微似有汗，其热顿解，迟半日其热又作，又与以前药，服后仍如旧。翌日又与以安知歇貌林十分瓦之一弱，仍和白糖服下，迨微汗热退后，急用生怀地黄一两，煎汤一大钟，俾分两次温服下，其热从此不再反复，盖此证有外感之实热，兼有内伤之虚热，以安知歇貌林退其实热，即以生地黄退其虚热，是以病能全愈也。或疑西药恐有难与中药并用之处，此原近理，而愚恒中西药并用者，因确知其药之原质及其药之功用，而后敢放胆并用也。（《医学衷中参西录·安知歇貌林》）

一五六岁幼女，外感灼热，苦于服药，强灌之则呕吐，遂与以安知歇貌林十分瓦之三，和以乳糖，为一日之量，俾分三次服下。因甚忙碌不暇为之分包，切嘱其到家自分。之后竟忽愚所嘱，分作两次服下，其周身陡然尽凉，指甲嘴唇皆现青色，其父急来询问。愚曰：此无恐，须臾即愈矣。果其父回视安然已愈。愚于斯自咎不慎，后凡以西药与人，俾作几次服者，必定分作几包。（《医学衷中参西录·安知歇貌林》）

一幼女年九岁，于季春上旬感受温病，医者以热药发之，服后分毫无汗，转觉表里大热，盖已成白虎汤证也。医者不知按方施治，迁延二十余日，身体尪羸，危险之征兆歧出，其目睛上窜，几至不见，筋惕肉𥆧，周身颤动，时作嗳声，间有喘时，精神昏愦，毫无知觉，其肌肤甚热，启其齿见舌缩而干，苔薄微黄，其脉数逾六至，左部弦细而浮，不任重按，右部亦弦细而重诊似有力，大便旬日未行，此久经外感之热灼耗，致气血两虚，肝风内动，真阴失守，元气将脱之候也。宜急治以白虎加人参汤，再辅以滋阴固气之品，庶可救愈，特虑病状若此，汤药不能下咽耳。其家人谓偶与以勺水或米汤犹知下咽，想灌以药亦如下咽也，于斯遂为疏方。

处方：生石膏（细末）二两，野台参三钱，生怀山药六钱，生怀地黄一两，生净萸肉一两，甘草二钱，共煎汤两大盅，分三次温饮下。

按： 此方即白虎加人参汤以生地黄代知母，生山药代粳米，而又加山萸肉也。此方若不加萸肉，为愚常用之方，以治寒温证当用白虎加人参汤而体弱阴亏者。今重加山萸肉一两者，诚以人当元气不固之时，恒因肝脏之疏泄而上脱，此证目睛之上窜，乃显露之征兆当属于肝，重用萸肉以收敛肝脏之疏泄，元气即可不脱。且喻嘉言谓，上脱之证，若但知重用人参，转令人气高不返。重用萸肉为之辅弼，自无斯弊，可稳重建功。将药三次服完，目睛即不上窜，身体安稳，噯声已止，气息已匀，精神较前明了，而仍不能言，大便犹未通下，肌肤犹热，脉数已减，不若从前之浮弦，右部重诊仍似有力，遂即原方略为加减，俾再服之。

第二方：生石膏（细末）两半，野台参三钱，生怀地黄一两，生净萸肉六钱，天冬六钱，甘草二钱，煎汤两盅，分两次温饮下，每饮一次，调入生鸡子黄一枚。

按： 目睛已不上窜而犹用萸肉者，诚以此证先有噯气之病，是其气难于上达也。凡气之难于上达者，须防其大便通后气或下脱，故用萸肉以预防之。至于鸡子黄，化学家谓其含有副肾髓质，即善滋真阴，生用之又善润大便是以加之。此药日服一剂，服两日热已全退，精神之明了似将复原，而仍不能言，大便仍未通下，间有努力欲便之状。诊其脉热象已静且微弱，拟用灌肠法通其大便。先用野台参三钱，萸肉、天冬各四钱，煎汤服下。然后用灌肠法以通其大便，安然通下。仍不能言，细诊其脉微弱益甚，右部关前之脉几至不见。乃恍悟其所以不能言者，胸中大气下陷也，升补其胸中大气，使之上达于舌本必能言矣。

第三方：生箭芪三钱，野台参三钱，生怀山药一两，大甘枸杞一两，北沙参一两，天冬六钱，寸冬（带心）六钱，升麻一钱，桔梗钱半，共煎汤一盅半，分两次温服下。此方连服两剂，遂能言语，因方中重用滋阴之药以培养其精神，而精神亦复常矣。（《医学衷中参西录·续申白虎加人参汤之功用》）

◆ 咳嗽

抚顺姚旅长公子，年九岁，因有外感实热久留不去，变为虚劳咳嗽证。

病因：从前曾受外感，热入阳明。医者纯用甘寒之药清之，致病愈之后，犹有些些余热稽留脏腑，久之阴分亏耗，寖成虚劳咳嗽证。

证候：心中常常发热，有时身亦觉热，懒于饮食，咳嗽频吐痰涎，身体瘦弱。屡服清热宁嗽之药，即稍效病仍反复，其脉象弦数，右部尤弦而兼硬。

诊断：其脉象弦数者，热久涸阴血液亏损也。其右部弦而兼硬者，从前外感之余热，犹留滞于阳明之腑也。至其咳嗽吐痰，亦热久伤肺之现象也。欲治此证，当以清其阳明余热为初步，热清之后，再用药滋养其真阴，病根自不难除矣。

处方：生石膏（捣细）两半，大潞参三钱，玄参五钱，生怀山药五钱，鲜茅根三钱，甘草二钱；共煎汤一盅半，分两次温饮下。若无鲜茅根时，可用鲜芦根代之。

方解：此方即白虎加人参汤以玄参代知母，生山药代粳米，而又加鲜茅根也。盖阳明久郁之邪热，非白虎加人参汤不能清之，为其病久阴亏，故又将原方少为变通，使之兼能滋阴也。加鲜茅根者，取其具有升发透达之性，与石膏并用，能清热兼能散热也。

复诊：将药煎服两剂，身心之热大减，咳嗽吐痰已愈强半，脉象亦较前和平。知外邪之热已清，宜再用药专滋其阴分，俾阴分充足自能尽消其余热也。

处方：生怀山药一两，大甘枸杞八钱，生怀地黄五钱，玄参四钱，沙参四钱，生杭芍三钱，生远志二钱，白术二钱，生鸡内金（黄色的，捣）二钱，甘草钱半；共煎汤一盅，温服。

效果：将药连服三剂，饮食加多，诸病皆愈。

方解：陆九芝谓："凡外感实热之证，最忌但用甘寒滞腻之药治之。其病纵治愈，亦恒稽留余热；永锢闭于脏腑之中，不能消散，致热久耗阴，浸成虚劳，不能救药者多矣。"此诚见道之言也。而愚遇此等证，其虚劳不至过甚，且脉象仍有力者，恒治以白虎加人参汤，复略为变通，使之退实热兼能退虚热，约皆可随手奏效也。（《医学衷中参西录·虚劳喘嗽门》）

近族曾孙女莹姐，自幼失乳，身形羸弱，自六七岁时恒发咳嗽，后至十一二岁嗽寖增剧，概服治嗽药不效。愚俾用生怀山药细末熬粥，调以白糖令适口，送服生鸡内金细末二三分，或西药百布圣二瓦，当点心服之，年余未间断。劳嗽虽见愈，而终不能除根。诊其脉，肺胃似皆有热，遂俾用北沙参轧为细末，每服二钱，日两次。服至旬余，咳嗽全愈。然恐其沙参久服或失于凉，改用沙参三两，甘草二两，共轧细，亦每服二钱，以善其后。（《医学衷中参西录・论沙参为治肺劳要药》）

一童子年十三四，吐血数日不愈，其吐之时，多由于咳嗽。诊其脉甚迟濡，右关尤甚。疑其脾胃虚寒，不能运化饮食，询之果然。盖吐血之证，多由于胃气不降。饮食不能运化，胃气即不能下降。咳嗽之证，多由于痰饮入肺；饮食迟于运化，又必多生痰饮，因痰饮而生咳嗽，因咳嗽而气之不降者，更转而上逆，此吐血之所由来也。为拟此汤（温降汤，编者注），一剂血止，数剂咳嗽亦愈。（《医学衷中参西录・治吐衄方》）

◆ 喘证

奉天同善堂中孤儿院刘小四，年八岁。孟秋患温病，医治十余日，病益加剧。表里大热，喘息迫促，脉象洪数，重按有力，知犹可治。问其大便，两日未行，投以大剂白虎汤，重用生石膏二两半，用生山药一两以代方中粳米。且为其喘息迫促，肺中伏邪，又加薄荷叶一钱半以清之。俾煎场两茶盅，作两次温饮下，一剂病愈强半，又服一剂全愈。（《医学衷中参西录・石膏解》）

◆ 寒痰结胸

愚在籍时，有姻家刘姓童子，年逾十龄，咽喉肿疼，心中满闷堵塞，剧时呼吸顿停，两目上翻，身驱后挺。然其所以呼吸顿停者，非咽喉堵塞，实觉胸膈堵塞也。诊其脉微细而迟，其胸隔常觉发凉，有时其凉上冲即不能息，而现目翻身挺之象。按脉审证，知系寒痰结胸无疑。其咽喉肿疼者，寒痰充溢于上焦，迫其心肺之阳上浮也。为拟方生赭石细末一两，干姜、乌附子各三钱，厚朴、陈皮各钱半。煎服一剂，胸次顿觉开通，咽喉肿疼亦愈强半，又服两剂全愈。（《医学衷中参西录·论喉证治法》）

族侄荫棠七八岁时，疟疾愈后，忽然吐泻交作。时霍乱盛行，其家人皆以为霍乱证。诊其脉弦细而迟，六脉皆不闭塞。愚曰：此非霍乱。吐泻带有黏涎否，其家人谓偶有带时。愚曰：此寒痰结胸，格拒饮食，乃慢惊风将成之兆也。投以逐寒荡惊汤、加味理中地黄汤各一剂而愈。（《医学衷中参西录·治小儿风证方》）

◆ 神昏

一童子，得温病三四日，忽觉痰涎结胸，其剧时痰涎上壅，昏不知人，脉象滑而有力。遂单用新炒瓜蒌仁四两（捣碎），煎汤一大茶盅，服之顿愈。（《医学衷中参西录·论伤寒温病神昏谵语之原因及治法》）

一童子，证脉皆如前（温病三四日，忽觉痰涎结胸，其剧时痰涎上壅，昏不知人，脉象滑而有力。编者注）。用蒌仁三两，苏子五钱，煎汤亦服之顿愈。（《医学衷中参西录·论伤寒温病神昏谵语之原因及治法》）

◆ 昏厥

一童子年十四，夏日牧牛野间。众牧童嬉戏，强屈其项背，纳头裤中，倒缚其手，置而弗顾，戏名为看瓜。后经人救出，气息已断。俾盘膝坐，捶其腰背，多时方苏。惟觉有物填塞胸膈，压其胸中大气，妨碍呼吸。剧时气息仍断，两目上翻，身躯后挺。此必因在裤中闷极之时努挣不出，热血随努挣之气方上溢，而停

于膈上也。俾单用三七三钱（捣细），开水送服，两次全愈。(《医学衷中参西录·治吐衄方》)

◆ **痫证**

邻村高鲁轩，邑之宿医也。甲午仲夏，忽来相访，言第三子年十三岁，于数日之间，痰涎郁于胸中，烦闷异常，剧时气不上达，呼吸即停，目翻身挺，有危在顷刻之状。连次用药，分毫无效，敢乞往为诊视，施以良方。时愚有急务未办，欲迟数点钟再去，彼谓此病已至极点，若稍迟延恐无及矣。于是遂与急往诊视，其脉关前浮滑，舌苔色白，肌肤有热，知其为温病结胸，其家自设有药房，俾用瓜蒌仁三两，炒熟、捣碎，煎汤两茶盅，分两次温饮下，其病顿愈。隔数日，其邻高姓童子，是愚表侄，亦得斯证，俾用新炒蒌仁三两，苏子五钱，煎服，亦一剂而愈。盖伤寒下早成结胸，温病未经下亦可成结胸，有谓栝楼力弱，故小陷胸汤中必须伍以黄连、半夏始能建功者，不知栝楼力虽稍弱，重用之则转弱为强，是以重用至四两，即能随手奏效，挽回人命于顷刻也。(《医学衷中参西录·瓜蒌解》)

天津北门西白家胡同，董姓幼女，年三岁，患瘈疭病。

病因：暮春气暖着衣过厚，在院中嬉戏，出汗受风，至夜间遂发瘈疭。

证候：剧时闭目昏昏，身躯后挺，两手紧握，轻时亦能明了，而舌肿不能吮乳，惟饮茶汤及代乳粉。大便每日溏泻两三次，如此三昼夜不愈，精神渐似不支，皮肤发热，诊其脉亦有热象。

诊断：此因春暖衣厚，肝有郁热，因外感激发其热上冲脑部，排挤脑髓神经失其运动之常度，是以发搐。法当清其肝热，散其外感，兼治以镇安神经之药其病自愈。

处方：生怀山药一两，滑石八钱，生杭芍六钱，连翘三钱，甘草三钱，全蜈蚣大者两条，朱砂细末二分；药共七味，将前六味煎汤一盅，分数次将朱砂徐徐温送下。

效果：将药煎服一剂，瘛疭已愈，其头仍向后仰，左手仍拳曲不舒，舌肿已消强半，可以吮乳，大便之溏已愈。遂即原方减滑石之半，加玄参六钱，煎服后左手已不拳曲，其头有后仰之意，遂减去方中滑石，加全蝎三个，服一剂全愈。盖蜈蚣之为物，节节有脑，原善理神经以愈瘛疭，而蝎之为物，腹有八星，列作两行，实为木之成数，故能直入肝经以理肝舒筋肝主筋，项间之筋则无拘挛，头自不向后仰矣。(《医学衷中参西录·痫痉颠狂门》)

一六岁幼女，初数月一发痫风，后至一日数发，精神昏昏若睡，未有醒时。且两目露睛，似兼慢惊。遂先用《福幼编》治慢惊之方治之，而露睛之病除。继欲治其痫风，偶忆方书有用三家磨刀水洗疮法，因思三乃木数，可以入肝，铁锈又能镇肝，以其水煎药，必能制肝胆上冲之火，以息内风。乃磨水者，但以水贮罐中，而煎药者，误认为药亦在内，遂但煎其水服之，其病竟愈。后知药未服，仍欲煎服。愚曰：磨刀水既对证，药可不服。自此日煎磨刀水（主治痫风及肝胆之火暴动，或胁疼，或头疼目眩，或气逆喘吐，上焦烦热。编者注）服两次，连服数日，痫风永不再发。(《医学衷中参西录·治痫风方》)

一童子年十一二，咽喉溃烂。医者用吹喉药吹之，数日就愈。忽然身挺，四肢搐搦，不省人事，移时始醒，一日数次。诊其脉甚迟濡。询其心中，虽不觉凉，实畏食凉物。其呼吸似觉短气。时当仲夏，以童子而畏食凉，且证以脉象病情，其为寒痰凝结，

瘀塞经络无疑。投以《伤寒论》白通汤，一剂全愈。(《医学衷中参西录·治小儿风证方》)

一小儿，生后数日即抽绵风。一日数次，两月不愈。为拟此方（定风丹，编者注），服药数日而愈。所余之药，又治愈小儿三人。此方以治小儿绵风或惊风，大抵皆效。而能因证制宜，再煮汤剂以送服此丹，则尤效。(《医学衷中参西录·治小儿风证方》)

又治一沈阳县乡间童子，年七八岁，夜间睡时骚扰不安，似有抽掣之状，此亦痫风也，亦治以此丸（即愈痫丹，编者注），服至四十丸全愈。(《医学衷中参西录·论治痫疯》)

◆ 疳证

开原王姓幼童，脾胃虚弱，饮食不能消化，恒吐出，且小便不利，周身漫肿，腹胀大，用生甘草细末与西药百布圣各等分，每服一钱，日三次，数日吐止便通，肿胀皆消。(《医学衷中参西录·甘草解》)

◆ 呕吐

一数月孺子，乳汁不化，吐泻交作，常常啼号，日就羸瘦。其啼时蹙眉，似有腹疼之意。俾用生硫黄末三厘许，乳汁送服，数次而愈。(《医学衷中参西录·杂录》)

又治一未周岁小孩，食乳即吐，屡次服药亦吐出，额门下陷，睡时露睛，将成脾风。俾其于每吃乳时，用生硫黄细末一捻，置儿口中，乳汁送下，其吐渐稀，旬日全愈。(《医学衷中参西录·论脾风治法》)

◆ 食积

一孺子年六岁。因食肉过多，不能消化，郁结肠中。大便不行者六七日，腹中胀满，按之硬如石，用一切通利药皆不效。为用此法（通结用葱白熨法，编者注）熨之，至三点钟，其腹渐软。又熨三点钟，大便通下如羊矢，其胀遂消。(《医学衷中参西录·治燥结方》)

◆ 泄泻

奉天大东关学校教员郑子绰之女，年五岁。秋日为风寒所束，心中发热。医者不知用辛凉表散，而纯投以苦寒之药，连服十余剂，致脾胃受伤，大便滑泻，月余不止，而上焦之热益炽。医者皆辞不治，始求愚为诊视，其形状羸弱已甚，脉象细微浮数，表里俱热，时时恶心，不能饮食，昼夜犹泻十余次。治以此粥（薯蓣粥，编者注），俾随便饮之，日四五次，一次不过数羹匙，旬日全愈。(《医学衷中参西录·治泄泻方》)

邻村赵姓幼男，年八岁，脾胃受伤，将成慢脾风证。

病因：本系农家，田园种瓜看守其间，至秋日瓜熟，饥恒食瓜当饭，因之脾胃受伤，显露慢脾风先兆。

证候：食后，饮食不化恒有吐时，其大便一日三四次，多带完谷，其腿有时不能行步，恒当行走之时委坐于地，其周身偶有灼热之时，其脉左部弦细，右部虚濡，且至数兼迟。

诊断：此证之吐而且泻及偶痿废不能行步，皆慢脾风征兆也。况其周身偶或灼热，而脉转弦细虚濡，至数且迟，此显系内有真寒外有假热之象。宜治以大剂温补脾胃之药，俾脾胃健旺自能消化饮食，不复作吐作泻，久之则中焦气化舒畅，周身血脉贯通，余病自愈。

处方：生怀山药一两，白术四钱（炒），熟怀地黄四钱，龙眼肉四钱，干姜三钱，生鸡内金二钱（黄色的，捣），生杭芍二钱，甘草二钱；共煎汤一大盅，分两次温服下。

复诊：将药煎服两剂，吐泻灼热皆愈，惟行走时犹偶觉腿有不利，因即原方略为加减，俾多服数剂当全愈。

处方：生怀山药一两，熟怀地黄四钱，龙眼肉四钱，胡桃仁四钱，白术三钱（炒），川续断三钱，干姜二钱，生鸡内金二钱（黄色的，捣），生杭芍钱半，甘草钱半；共煎汤一大盅，分两次温服。

效果：将药煎服两剂，病遂全愈，因切戒其勿再食生冷之物，以防病之反复。（《医学衷中参西录·痫痉癫狂门》）

天津市钱姓小儿，四岁，灼热滑泻，重用滋阴清燥汤治愈。（《医学衷中参西录·治愈笔记》）

一孺子三岁失乳。频频滑泻，米谷不化，瘦弱异常。俾嚼服生硫黄如绿豆粒大两块，当日滑泻即愈，又服数日，饮食加多，肌肉顿长。后服数月，严冬在外嬉戏，面有红光，亦不畏寒。（《医学衷中参西录·杂录》）

一童子年十四五，伤寒已过旬日，大便滑泻不止，心中怔忡异常，似有不能支持之状。脉至七至，按之不实。医者辞不治。投以熟地、生山药、生杭芍各一两，滑石八钱，甘草五钱，煎汤一大碗，徐徐温饮下，亦尽剂而愈。（《医学衷中参西录·治伤寒温病同用方》）

一五岁幼童。先治以逐寒荡惊汤，可进饮食矣，而滑泻殊甚。

继投以加味理中地黄汤，一日连进两剂，泄泻不止，连所服之药亦皆泻出。遂改用红高丽参大者一支，轧为细末，又用生怀山药细末六钱煮作粥，送服参末一钱强。如此日服三次，其泻遂止。翌日仍用此方，恐作胀满，又于所服粥中调入西药百布圣六分。如此服至三日，病全愈。(《医学衷中参西录·论脾风治法》)

◆ *痢疾*

天津一区慧文里，张氏幼女，年五岁，于孟秋得痢证。

病因：暑日恣食瓜果，脾胃有伤，入秋以来则先泻后痢。

证候：前因泄泻旬日，身体已羸弱，继又变泻为痢，日下十余次，赤白参半，下坠腹疼。屡次服药不愈，身益羸弱，其脉象亦弱，而左脉之力似略胜于右。

诊断：按其左右脉皆弱者，气血两虚也。而左脉之力似略胜于右脉者，知其肝胆虚而挟热，是以痢久不愈。然此热非纯系实热，不可用过凉之药，因其虚而挟热，其虚又不受补，是必所用之补品兼能泻热，俾肝胆之虚热皆愈而痢自愈矣。

处方：鸭肝一具。调以食料，烹熟服之，日服二次。

效果：如法将鸭肝烹食，两日全愈，此方愚在辽宁得之友人齐自芸君北京人，学问渊博，兼通医学，时为沈阳税捐局长。尝阅李氏《纲目》，鸭肉性凉善治痢，鸭蛋之腌咸者亦善治痢，而未尝言及鸭肝。然痢之为病，多系肝火下迫肠中，鸭肉凉想鸭肝亦凉，此证先泻后痢，身体羸弱，其肝经热而且虚可知，以鸭肝泻肝之热，即以鸭肝补肝之虚，此所谓脏器疗法，是以奏效甚速也。且又香美适口，以治孺子之苦于服药者为尤宜也。(《医学衷中参西录·痢疾门》)

◆ 急惊风

沧州河务局科员赵春山之幼子，年五岁，因感受温病发痉，昏昏似睡，呼之不应，举家惧甚，恐不能救。其脉甚有力，肌肤发热。因晓之曰："此证因温病之气循督脉上行，伤其脑部，是以发痉，昏昏若睡，即西人所谓脑脊髓炎也。病状虽危，易治也。"遂单用羚羊角二钱，煎汤一钟，连次灌下，发痉遂愈，而精神亦明了矣。继用生石膏、玄参各一两，薄荷叶、连翘各一钱，煎汤一大钟，分数次温饮下，一剂而脉静身凉矣。盖痉之发由于督脉，因督脉上统脑髓神经也（督脉实为脑髓神经之根本）。羚羊之角乃其督脉所生，是以善清督脉与神经之热也。（《医学衷中参西录·羚羊角辨》）

奉天北陵旁那姓幼子，生月余，周身壮热抽掣，两日之间不食乳，不啼哭，奄奄一息，待时而已。忽闻其邻家艾姓向有幼子抽风，经愚治愈，遂抱之来院求治。知与前证仿佛，为其系婴孩，拟用前方将白虎汤减半，为其抽掣甚剧，薄荷叶、钩藤勾、蜈蚣其数仍加，又加全蝎三个，煎药一盅，不分次数徐徐温灌之，历十二小时，药灌已而抽掣愈，食乳知啼哭矣。翌日，又为疏散风清热镇肝之药，一剂全愈。隔两日其同族又有三岁幼童，其病状与陈姓子相似，即治以陈姓子所服药，一剂而愈。（《医学衷中参西录·蜈蚣解》）

奉天小西边门外，烟卷公司司账陈秀山之幼子，年五岁，周身壮热，四肢拘挛，有抽掣之状，渴嗜饮水，大便干燥，知系外感之热，引动其肝经风火上冲脑部，致脑气筋妄行，失其主宰之常也。投以白虎汤，方中生石膏用一两，又加薄荷叶一钱，钩藤勾二钱，全蜈蚣二条，煎汤一盅，分两次温饮下，一剂而抽掣止，拘挛舒，遂去蜈蚣，又服一剂热亦退净。(《医学衷中参西录·蜈蚣解》)

奉天小西关长发源胡同吴姓男孩，生逾百日，周身壮热，时作抽掣，然不甚剧，投以白虎汤，生石膏用六钱，又加薄荷叶一钱，蜈蚣一条，煎汤分三次灌下，尽剂而愈。此四证皆在暮春上旬，相隔数日之间，亦一时外感之气化有以使之然也。(《医学衷中参西录·蜈蚣解》)

◆ 慢惊风

奉天省长公署科长侯寿平之哲嗣，年五岁，因服凉泻之药太过，致成慢惊，胃寒吐泻，常常瘛疭，精神昏愦，目睛上泛，有危在倾刻之象。为处方用熟地黄二两，生山药一两，干姜、附子、肉桂各二钱，净萸肉、野台参各三钱，煎汤一杯半，徐徐温饮下，吐泻瘛疭皆止，精神亦振，似有烦躁之意，遂去干姜加生杭芍四钱，再服一剂全愈。(《医学衷中参西录·地黄解》)

辽宁测量局长张孺君之幼孙，年四岁，得慢脾风证。

病因：秋初恣食瓜果，久则损伤脾胃，消化力减犹不知戒，中秋节后遂成慢脾风证。

证候：食欲大减，强食少许犹不能消化，医者犹投以消食开瘀之剂，脾胃益弱，寖至吐泻交作，间发抽掣，始求愚为诊视，周身肌肤灼热，其脉则微细欲无，昏睡露睛，神气虚弱。

诊断：此证因脾胃虚寒，不能熟腐水谷消化饮食，所以作吐泻。且所食之物不能融化精微以生气血，惟多成寒饮，积于胃中溢于膈上，排挤心肺之阳外出，是以周身灼热而脉转微细，此里有真寒外作假热也。其昏睡露睛者，因眼胞属脾胃，其脾胃如此虚寒，眼胞必然紧缩，是以虽睡时而眼犹微睁也。其肢体抽掣者，因气血亏损，不能上达于脑以濡润斡旋其脑髓神经，《内经》谓上气不足则脑为之不满。盖血随气升，气之上升者少，血之上升亦少。可知观囟门未合之小儿，患此证者，其囟门必然下陷，此实脑为不满之明证，亦即气血不能上达之明证也，是以神经失其常司而肢体有时抽掣也。此当投以温暖之剂，健补脾胃以消其寒饮，诸病当自愈。

处方：赤石脂一两（研细），生怀山药六钱，熟怀地黄六钱，焦白术三钱，乌附子二钱，广肉桂二钱（去粗皮，后入），干姜钱半，大云苓片钱半，炙甘草二钱，高丽参钱半（捣为粗末）；药共十味，将前九味煎汤一大盅，分多次徐徐温服，每次皆送服参末少许。

方解：方中重用赤石脂者，为其在上能镇呕吐，在下能止泄泻也。人参为末送服者，因以治吐泻丸散优于汤剂，盖因丸散之渣滓能留恋于肠胃也。

效果：将药服完一剂，呕吐已止，泻愈强半，抽掣不复作，灼热亦大轻减，遂将干姜减去，白术改用四钱，再服一剂，其泻亦止。又即原方将附子减半，再加大甘枸杞五钱，服两剂病遂全愈。

说明：按此证若呕吐过甚者，当先用《福幼编》逐寒荡惊汤开其寒饮，然后能受他药，而此证呕吐原不甚剧，是以未用。（《医学衷中参西录·痫痉癫狂门》）

辽宁省公署科员侯寿平之幼子，年七岁，于季秋得慢脾风证。

病因：秋初病疟月余方愈，愈后觉左胁下癖硬，又屡服消瘀之品，致脾胃虚寒不能化食，寖至吐泻交作，兼发抽掣。

证候：日晡潮热，两颧发红，昏睡露睛，手足时作抽掣，剧时督脉紧而头向后仰俗名角弓反张，无论饮食药物服后半点钟即吐出，且带出痰涎若干，时作泄泻，其脉象细数无力。

诊断：疟为肝胆所受之邪，木病侮土，是以久病疟者多伤脾胃。此证从前之左胁下痞硬，脾因受伤作胀也。而又多次服消导开破之品，则中焦气化愈伤，以致寒痰留饮积满上溢，迫激其心肺之阳上浮，则面红外越而身热，而其病本实则凉也。其不受饮食者，为寒痰所阻也；其兼泄泻者，下焦之气化不固也；其手足抽掣者，血虚不能荣筋养肝，则肝风内动而筋紧缩也；抽掣剧时头向后仰者，不但督脉因寒紧缩，且以督脉与神经相连，督脉病而脑髓神经亦病，是以改其常度而妄行也。拟先用《福幼编》逐寒荡惊汤开其寒痰，俾其能进饮食斯为要务。

处方：胡椒一钱，干姜一钱，肉桂一钱，丁香十粒，四味共捣成粗渣，高丽参一钱，甘草一钱；先用灶心土三两煮汤澄清，以之代水，先煎人参、甘草七八沸，再入前四味同煎三四沸，取清汤八分杯，徐徐灌之。此方即逐寒荡惊汤原方加人参、甘草也。原方干姜原系炮用，然炮之则其气轻浮，辣变为苦，其开通下达之力顿减，是以不如生者。特是生用之则苛辣过甚，故加甘草和之，且能逗留干姜之力使绵长也。又加人参者，欲以补助胸中大气以运化诸药之力，仲师所谓大气一转，其气即痰饮乃散也。又此方原以胡椒为主，若遇寒痰过甚者，可用至钱半。又此物在药房中原系备药，陈久则力减，宜向食料铺中买之。

复诊：将药服后呕吐即止，抽掣亦愈，而潮热泄泻亦似轻减，拟继用《福幼编》中加味理中地黄汤，略为加减俾服之。

处方：熟怀地黄五钱，生怀山药五钱，焦白术三钱，大甘枸杞三钱，野党参二钱，炙箭芪二钱，干姜二钱，生杭芍二钱，净萸肉二钱，肉桂一钱（后入），红枣三枚（掰开），炙甘草一钱，胡桃一个（用仁，捣碎），共煎汤一大盅，分多次徐徐温服下。

方解：此方之药为温热并用之剂，热以补阳，温以滋阴，病本寒凉是以药宜温热，而独杂以性凉之芍药者，因此证凉在脾胃，不在肝胆，若但知暖其脾胃，不知凉其肝胆，则肝胆因服热药而生火，或更激动其所寄之相火，以致小便因之不利，其大便必益泄泻，芍药能凉肝胆，尤善利小便，且尤善敛阳气之浮越以退潮热，是以方中特加之也。《福幼编》此方干姜亦系炮用，前方中之干姜变炮为生，以生者善止呕吐也。今呕吐已止，而干姜复生用者，诚以方中药多滞腻，犹恐因之生痰，以干姜生用之苛辣者开通之，则滞腻可化，而干姜苛辣过甚之性，即可因与滞腻之药并用而变为缓和，此药性之相合而化亦即相得益彰也。又此方原亦用灶心土煎汤以之代水煎药，而此时呕吐已止，故可不用。然须知灶心土含碱质甚多，凡柴中有碱质者烧余其碱多归灶心土，是以其所煮之汤苦咸，甚难下咽，愚即用时恒以灶圹红土代之。且灶心土一名伏龙肝，而雷敩谓用此土勿误用灶下土，宜用灶额中赤土，此与灶圹中红土无异，愚从前原未见其说，后得见之，自喜拙见与古暗合也。

效果：将药连服两剂，潮热与泄泻皆愈，脉象亦较前有力。遂去白术，将干姜改用一钱，又服两剂全愈。（《医学衷中参西录·痫痉颠狂门》）

一六岁幼童患脾风，饮食下咽，移时即吐出，投以逐寒荡惊汤不效。因思此方当以胡椒为主药，在药房中为罕用之品，或陈而减力。俾于食料铺中另买此味，且加倍用二钱，与诸药同煎服。一剂即将寒痰冲开，可以受食。继服加味理中地黄汤，数剂全愈。（《医学衷中参西录·论脾风治法》）

族侄荫棻六岁时，曾患此证（指慢惊风）。饮食下咽，胸膈格拒，须臾吐出。如此数日，昏睡露睛，身渐发热。投以逐寒荡惊汤原方，尽剂未吐。欲接服加味理中地黄汤，其吐又作。恍悟，此药取之乡间小药坊，其胡椒必陈。且只用一钱，其力亦小。遂于食料铺中，买胡椒二钱，炮姜、肉桂、丁香，仍按原方，煎服一剂。而寒痰开豁，可以受食。继服加味理中地黄汤，一剂而愈。（《医学衷中参西录·治小儿风证方》）

一孺子，年五六岁，秋夏之交，恣食瓜果当饭。至秋末，其行动甚迟，正行之时，或委坐于地。愚偶见之，遂恳切告其家人曰：此乃慢惊风之先兆也。小儿慢惊风证，最为危险，而此时调治甚易，服药两三剂，即无患矣。其家人不以为然。至冬初，慢惊之形状出现，呕吐不能受食，又不即治。迁延半月，病势垂危，始欲调治。而服药竟无效矣。（《医学衷中参西录·治小儿风证方》）

◆ **血证**

岁在壬寅，训蒙于邑北境刘仁村庄，愚之外祖家也。有学生刘玉良者，年十三岁，一日之间，衄血四次，诊其脉甚和平，询其心中不觉凉热。为衄血之证，热者居多，且以童子少阳之体，时又当夏令，遂略用清凉止血之品，衄益甚，脉象亦现微弱。知其胃气因寒不降，转迫血上溢而为衄也投以温降汤，一剂即愈。（《医学衷中参西录·干姜解》）

本邑留坛庄高姓童子，年十四五岁，吐血甚剧，医治旬日无效，势甚危急。仓猝遣人询方，俾单用三七末一两，分三次服下，当日服完其血立止。（《医学衷中参西录·三七解》）

一童子年十四，陡然吐血，一昼夜不止，势甚危急，其父通医学，自设有药房亦束手无策。时愚应其邻家延请，甫至其村，急求为诊视。其脉洪长，右部尤重按有力，知其胃气因热不降，血随逆气上升也。为拟此汤（寒降汤，编者注），一剂而愈，又服一剂，脉亦和平。（《医学衷中参西录·治吐衄方》）

天津公安局，崔姓工友之子，年十三岁，得大便下血证。

病因：仲夏天热赛球竞走，劳力过度，又兼受热，遂患大便下血。

证候：每日大便必然下血，便时腹中作疼，或轻或剧，若疼剧时，则血之下者必多，已年余矣。饮食减少，身体羸弱，面目黄白无血色，脉搏六至，左部弦而微硬，右部濡而无力。

诊断：此证当因脾虚不能统血，是以其血下陷至其腹，所以作疼，其肠中必有损伤溃烂处也。当用药健补其脾胃，兼调养其肠中溃烂。

处方：生怀山药一两，龙眼肉一两，金银花四钱，甘草三钱，鸦胆子（去皮，拣其仁之成实者）八十粒，广三七二钱半（轧细末）；共药六味，将前四味煎汤，送服三七、鸦胆子各一半，至煎渣再服时，仍送服其余一半。

效果：将药如法服两次，下血病即除根矣。（《医学衷中参西录·血病门》）

一六七岁童子，大便下血，数月不愈，服药亦无效。亦俾蒸熟龙眼肉服之，约日服两许，服旬日全愈。（《医学衷中参西

录·龙眼肉解》)

◆ 大气下陷

一童子年十三四，心身俱觉寒凉，饮食不化，常常短气，无论服何热药，皆分毫不觉热。其脉微弱而迟，右部兼沉。知其心肺阳分虚损，大气又下陷也。为制此汤（回阳升陷汤，编者注），服五剂，短气已愈，身心亦不若从前之寒凉。遂减桂枝之半，又服数剂全愈。俾停药，日服生硫黄分许，以善其后。（《医学衷中参西录·治大气下陷方》）

◆ 痉病

壬戌季秋，有奉天北陵旁艾姓孺子患痉证，一日数发，其发时痉挛甚剧，知觉全无，来院求为诊治。脉象数而有力，左部尤甚，右部兼有浮滑之象。知其肝有积热，胃有痰饮，又兼受外感之热以激动之，则痰火相并上冲，扰其脑部而发痉也，与以臭素加里三瓦，作三次服，为一日之量。又为疏方用生石膏二两，生杭芍八钱，连翘三钱，薄荷叶钱半，煎汤两盅，分三次饮下。每服臭素加里一次，即继服汤药一次。一日夜间，病未反复。翌晨再诊，脉已和平。又与以西药一瓦，将汤药煎渣再服，病遂全愈。（《医学衷中参西录·论小儿痉病治法》）

◆ 瘫痪

偶有邻村王姓童子，年十二三岁，忽晨起半身不能动转，其家贫无钱购药，赠以自制半夏，俾为末每服钱半，用生姜煎汤送下，日两次，约服二十余日，其病竟愈。盖以自制半夏辛味犹存，

不但能利痰，实有开风寒湿痹之力也。(《医学衷中参西录·半夏解》)

王姓童子，十二三岁，于晨起忽左半身手足不遂，知其为痰瘀经络，致气血不能流通也。时蓄有自制半夏若干，及所采河北盐山武帝台旋覆花若干，先与以自制半夏，俾为末徐徐服之，服尽六两病愈弱半，继与以武帝台旋覆花，俾其每用二钱半，煎汤服之，日两次，旬日全愈。盖因其味咸而兼辛，则其利痰开瘀之力当益大，是以用之有捷效也。夫咸而兼辛之旋覆花，原为罕有之佳品，至其味微咸而不甚苦者，药房中容或有之，用之亦可奏效。若并此种旋覆花亦无之，用此方时，宜将方中旋覆花减半，多加赭石数钱，如此变通其方亦权可奏效也。

或问：人之呼吸惟在肺中，旋覆代赭石汤证，其痞硬在于心下，何以妨碍呼吸至噫气不除乎？答曰：肺者发动呼吸之机关也，至呼吸气之所及，非仅在于肺也，是以肺管有分支下连于心，再下则透膈连于肝，再下则由肝连于包肾之脂膜以通于胞室，胞室男女皆有，是以女子妊子其脐带连于胞室，而竟能母呼子亦呼，母吸子亦吸，斯非气能下达之明证乎？由斯知心下痞硬，所阻之气虽为呼吸之气，实自肺管分支下达之气也。(《医学衷中参西录·太阳病旋覆花代赭石汤证》)

◆疟病

奉天商埠局旁吕姓童子，年五岁，于季夏初旬，周身发热，至下午三点钟时，忽又发凉，须臾凉已，其热愈烈，此温而兼疟也。彼治于东人所设南满医院，东医治以金鸡纳霜，数日病不少减。盖彼但知治其间歇热，不知治其温热，其温热不愈，间歇热亦不愈。及愚视之，羸弱已甚，饮水服药辄呕吐，大便数日未行，脉非洪大，而重按有力。知其阳明之热已实，其呕吐者，阳明兼少阳也。为兼少阳，所以有疟疾。为拟方：生石膏三两，生赭石六钱，生山药六钱，碎竹茹三钱，甘草三钱；煎汤一盅半，分三次温饮下。将药饮完未吐，一剂大热已退，大便亦通。至翌日复作寒热，然较轻矣。投以硫酸规泥涅二分强，分三次用白糖水送下，寒热亦愈。(《医学衷中参西录·临证随笔》)

◆ **麻疹**

奉天中学教员马凌霄之幼子，年四岁，因出疹届急，来院求为诊治。其状闭目喘促，精神昏昏，呼之不应，周身壮热，大便数日未行。断为疹毒内攻，其神明所以若斯昏沉，非羚羊角、生石膏并用不可。遂为疏方生石膏一两，玄参、花粉各六钱，连翘、金银花各三钱，甘草二钱，煎汤一大钟，又用羚羊角二钱煎汤半钟，混合，三次温服下，尽剂而愈。(《医学衷中参西录·羚羊角辨》)

天津南门西沈家台，杨姓幼子，年四岁，于季春发生温疹。

病因：春暖时气流行，比户多有发生此病者，因受传染。

证候：周身出疹甚密，且灼热异常。闭目昏昏，时作谵语。气息迫促，其唇干裂紫黑，上多凝血。脉象数而有力。大便不实，每日溏泻两三次。

诊断：凡上焦有热之证，最忌下焦滑泻。此证上焦之热已极，而其大便又复溏泻，欲清其热，又恐其溏泻益甚，且在发疹，更虞其因溏泻毒内陷也。是以治此证者，当上清其热下止其泻，兼托疹毒外出，证候：虽险，自能治愈。

处方：生怀山药一两，滑石一两，生石膏一两（捣细），生杭芍六钱，甘草三钱，连翘三钱，蝉蜕钱半；共煎一大盅，分多次徐徐温饮下。

效果：分七八次将药服完。翌日视之其热大减，诸病皆见愈。惟不能稳睡，心中似骚扰不安，其脉象仍似有力。遂将方中滑石、石膏皆减半，煎汤送安宫牛黄丸半丸，至煎渣再服时，又送服半丸，病遂全愈。(《医学衷中参西录·温病门》)

◆疹

丙寅季春，愚因应友人延请，自沧来津。有河东俞姓童子病温兼出疹，周身壮热，渴嗜饮水，疹出三日，似靥非靥，观其神情，恍惚不安，脉象有力，摇摇而动，似将发痉。为开白虎汤加羚羊角钱半。药未及煎，已抽搐大作。急煎药服下，顿愈。(《医学衷中参西录·论小儿痉病治法》)

沧州中学书记张雅曾，河西纪家屯人，来院询方，言其家有周岁小儿出疹，延医调治数日，其疹倒靥皆黑斑，有危在旦夕之势，不知尚可救否。细询之，知毒热内陷，为开羚羊角一钱及玄参、花粉、连翘各数钱，俾将羚羊角另煎汤半茶钟，与余三味所煎之汤兑服，一剂而愈。(《医学衷中参西录·羚羊角辨》)

奉天北关友人，朱贡九之哲嗣文治，年五岁。于庚申立夏后，周身壮热，出疹甚稠密，脉甚洪数，舌苔白厚，知其疹而兼瘟也。欲以凉药清解之，因其素有心下作疼之病，出疹后，贪食鲜果，前一日犹觉疼，又不敢投以重剂。遂勉用生石膏、玄参各六钱，薄荷叶、蝉蜕各一钱，连翘二钱。晚间服药，至翌日午后视之，其热益甚，喉疼，气息甚粗，鼻翅煽动，且自鼻中出血少许，有烦躁不安之意。愚不得已，重用生石膏三两，玄参、麦冬（带心）各四钱，仍少佐以薄荷叶、连翘诸药。俾煎汤二茶盅，分三次温饮下。至翌日视之，则诸证皆轻减矣。然余热犹炽，而大便虽下一次，仍系燥粪。询其心犹发热，脉仍有力。遂于凉解药中，仍用生石膏一两，连服两剂，壮热始退。继用凉润清解之剂调之全愈。

张锡纯自按：此证初次投以生石膏、玄参各六钱，其热不但不退而转见增加，则石膏之性原和平，确非大凉可知也。至其证现种种危象，而放胆投以生石膏三两，又立能挽回，则石膏对于有外感实热诸证，直胜金丹可知。此证因心下素有疼病，故石膏、玄参初止用六钱。若稍涉游移，并石膏、玄参亦不敢用，再认定疹毒，宜托之外出而多用发表之品，则翌日现证之危险，必更加剧，即后投以大剂凉药，亦不易挽回也。目睹耳闻，知孺子罹瘟疹之毒，为俗医药误者甚多，故于记此案时，而再四详为申明。瘟疫之证，虽宜重用寒凉，然须谨防其泄泻。若泄泻，则气机内陷，即无力托毒外出矣。是以愚用大剂寒凉，治此等证时，必分三四次徐徐温服下，俾其药力长在上焦，及行至下焦，其寒凉之性已为内热所化，自无泄泻之弊。而始终又须以表散之药辅之，若薄荷、连翘、蝉蜕、僵蚕之类，则火消毒净，疹愈之后亦断无他患矣。至若升麻、羌活之药，概不敢用。（《医学衷中参西录·治瘟疫瘟疹方》）

奉天大南关烧锅胡同刘世忱之幼女，年五岁，周身发热，上焦燥渴，下焦滑泻，迁延日久，精神昏愦，危至极点，脉象数而无力，重诊即无。为疏方用生怀山药一两，滑石八钱，连翘、生杭芍、甘草各三钱，蝉蜕、羚羊角各一钱半，煎汤一盅半，分三次温服下，周身发出白痧，上焦烦渴，下焦滑泻皆愈。(《医学衷中参西录·治幼年温热证宜预防其出痧疹》)

奉天海关税局文牍陈南雅之女，年六七岁，疹后旬余灼热不退，屡服西药不效。后愚视之，脉象数而有力，知其疹毒之余热未清也。俾单用羚羊角一钱煎汤饮之，其热顿愈。(《医学衷中参西录·羚羊角辨》)

奉天商埠局旁吕姓幼童。年五六岁，每年患眼疾六七次，皆治于东人医院。东人谓此关于禀赋，不能除根。后患瘟疹，毒热甚恣，投以托毒清火之品。每剂中用生石膏两半，病愈后，其眼疾亦从此不再反复。(《医学衷中参西录·石膏解》)

奉天同善堂(省立慈善总机关)堂长王熙春之幼女，年五岁，因出疹倒靥过急，毒火内郁，已过旬日，犹大热不止，其形体病久似弱，而脉象确有实热，且其大便干燥，小便黄赤，知非轻剂所能治愈。将为疏方，熙春谓孺子灌药实难，若用好吃之药，令其自服则尤善矣。于斯为开羚羊角二钱，生石膏二两，煎汤一大钟，俾徐徐饮下。连服两剂全愈。(《医学衷中参西录·羚羊角辨》)

奉天小北门里淡泊胡同，友人朱贡九之幼女，年五岁，出疹次日即靥，精神骚扰不安，自言心中难受。遂用连翘、蝉蜕、薄荷叶、金银花诸药表之，不出。继用羚羊角二钱煎汤饮之，其疹复出。又将羚羊角渣重煮两次饮之，全愈。由此可知其表疹外出之力，迥异于他药也。(《医学衷中参西录·羚羊角辨》)

壬申正月中旬，长男荫潮两臂及胸间肉皮微发红，咽喉微疼，疑将出疹，又强被友人挽去，为治小儿发疹。将病治愈，归家途中又受感冒，遂觉周身发冷，心中发热。愚适自津还籍，俾用生石膏细末一两，煎汤送服阿司匹林一瓦。周身得汗，发冷遂愈，心中之热亦轻，皮肤则较前益红。迟半日又微觉发冷，心中之热更增剧，遂又用生石膏细末二两，煎汤送服阿司匹林半瓦。服后微解肌，病又见愈。迟半日仍反复如故，且一日之间下大便两次，知其方不可再用。时地冻未解，遣人用开冻利器，剖取鲜茅根六两，煎汤一大碗，分三次服，每次送服阿司匹林三分瓦之一。服后未见汗而周身出疹若干，病愈十分之八九，喉已不疼。隔两日觉所余之热又渐增重，且觉头目昏沉，又剖取鲜茅根八两，此时因其热增，大便已实，又加生石膏两半，共煎汤一大碗，仍分三次送服阿司匹林如前。上半身又发出白泡若干，病遂全愈。观此可知此三药并用之妙，诚可代羚羊角矣，后返津时，值瘟疹流行，治以此方，皆随手奏效。（《医学衷中参西录·羚羊角辨》）

壬寅之岁，曾训蒙于邑之北境刘仁村，愚之外祖家也。季春夜半，表弟刘铭轩扣门求方，言其子（年六岁）于数日间出疹，因其苦于服药，强与之即作呕吐，所以未求诊视，今夜忽大喘不止，有危在顷刻之势，不知还可救否。遂与同往视之，见其不但喘息迫促，且精神恍惚，肢体骚扰不安，脉象摇摇而动，按之无根，其疹出第三日即靥，微有紫痕，知其毒火内攻，肝风已动也。因思息风、清火、且托毒外出，惟羚羊角一味能兼擅其长，且色味俱无，煎汤直如清水，孺子亦不苦服。幸药房即在本村，遂急取羚羊角三钱煎汤，视其服下，过十余分钟即安然矣。其舅孙宝轩沧州名医也，翌日适来省视，见愚所用羚羊角方，讶为仙方。其实非方之仙，乃药之良也。（《医学衷中参西录·羚羊角辨》）

天津特别三区三马路俞孚尹之幼子，年四岁，出疹三日，似靥非靥，周身壮热，渴嗜饮水，其精神似有恍惚不稳之意，其脉象有力，摇摇而动。恐其因热发痉，为开清热托毒之方，加羚羊角一钱以防其发痉。购药至，未及煎而痉发，且甚剧，遂将羚羊角与诸药同时各煎，取汤混合，连连灌下，其痉即愈。又将其方去羚羊角，再煎服一剂全愈。（《医学衷中参西录·羚羊角辨》）

天津许姓学生，年八岁，于庚申仲春出疹，初见点两日即靥。家人初未介意。迟数日，忽又发热。其父原知医，意其疹毒未透，自用药表之不效。延他医治疗亦无效，偶于其友处见拙著《衷中参西录》，遂延为诊视。其脉象细数有力，肌肤甚热，问其心中亦甚热。气息微喘，干咳无痰，其咽喉觉疼，其外咽喉两旁各起疙瘩大如桃核之巨者，抚之则疼，此亦疹毒未透之所致也。且视其舌苔已黄，大便数日未行，知其阳明腑热已实，必须清热与表散之药并用方能有效。遂为疏方鲜茅根半斤，生石膏二两，西药阿司匹林一瓦半。先将茅根、石膏水煮四五沸，视茅根皆沉水底，其汤即成，取清汤一大碗，分三次温饮下，每饮一次，送服阿司匹林半瓦。初次饮后，迟两点钟再饮第二次。若初服后即出汗，后二次阿司匹林宜少用。如法将药服完，翌日视之，上半身微见红点，热退强半，脉亦较前平和，喉疼亦稍轻，其大便仍未通下。遂将原方茅根改用五两，石膏改用两半，阿司匹林改用一瓦，仍将前二味煎汤分三次送服阿司匹林。服后疹出见多，大便通下，表里之热已退十之八九，咽喉之疼又轻，惟外边疙瘩则仍旧。愚恐其所出之疹仍如从前之靥急，俾每日用鲜茅根四两以之煮汤当茶饮，又用金银花六钱，甘草三钱，煎汤一大杯，分三次温服，每次送梅花点舌丹一丸。如此四日，疙瘩亦消无芥蒂矣。（《医学衷中参西录·详论猩红热治法》）

一六七岁幼女，病温半月不愈。其脉象数而有力，肌肤热而干涩，其心甚烦躁，辗转床上不能安卧。疑其病久阴亏，不堪外感之灼热，或其痧疹之毒伏藏未能透出，是以其病之现状若斯。问其大便，三日未行。投以大剂白虎加人参汤，以生山药代粳米，又为加连翘二钱，蝉蜕一钱，煎汤两盅，分数次温饮下。连服二剂，大便通下，大热已退，心中仍骚扰不安。再诊其脉，已还浮分。疑其余热可作汗解，遂用阿司匹林一瓦和白糖冲水服之，周身得微汗，透出白疹若干，病遂愈。(《医学衷中参西录·详论猩红热治法》)

一六岁孺子，出疹三四日间，风火内迫，喘促异常。单投以羚羊角三钱，须臾喘止，其疹自此亦愈。夫疹之毒热，最宜表散清解，乃至用他药表散清解无功，势已垂危，而单投以一味羚羊角，即能挽回，其最能清解而兼能表散可知也。且其能避蛊毒，《神农本草经》原有明文。疫病发斑，皆挟有毒疠之气也。(《医学衷中参西录·治瘟疫瘟疹方》)

愚初来津时，原在陆军为医正，未尝挂牌行医。时有中学教员宋志良君，其两儿一女皆患猩红热，延医治疗无效。因其素阅拙著《衷中参西录》，遂造寓恳求为之诊治。即按以上诸法为之次第治愈。其女年方九岁，受病极重，周身肌肤皆红。细审之，为所出之疹密布不分个数。医者见之，谓凡出疹若斯者，皆在不治之例，志良亦深恐其不治。愚曰："此勿忧，放胆听吾用药，必能挽救，不过所用之白虎汤中分量加重耳。"方中所用之生石膏自三两渐加至六两（皆一剂分作数次服），始完全将病治愈。(《医学衷中参西录·详论猩红热治法》)

邻村生员李子咸先生之女，年十四五，感冒风热，遍身疹瘟，烦渴滑泻，又兼喘促，其脉浮数无力。愚踌躇再四，他药皆不对证，亦重用生山药、滑石，佐以白芍、甘草、连翘、蝉蜕，两剂诸病皆愈。盖疹瘾最忌滑泻，滑泻则疹毒不能外出，故宜急止之。至连翘、蝉蜕，在此方中不但解表，亦善治疹瘾也。（《医学衷中参西录·山药解》）

◆ 丹毒

奉天陆军参谋长赵海珊之侄，年六岁。脑后生疮，漫肿作疼，继而头面皆肿，若赤游丹毒。继而作抽掣，日甚一日。寖至周身僵直，目不能合，亦不能瞬，气息若断若续，吟呻全无。其家人以为无药可治，待时而已。约两昼夜，形状如故，试灌以勺水，似犹知下咽。因转念或犹可治，而彼处医者，咸皆从前延请而屡次服药无效者也。其祖父素信愚，因其向患下部及两腿皆肿，曾为治愈。其父受瘟病甚险，亦舁至院中治愈。遂亦舁之来院，求为诊治。其脉洪数而实，肌肤发热。知其夹杂瘟病，阳明腑证已实，势虽垂危，犹可挽回。遂用生石膏细末四两，以蒸汽水煎汤两茶杯，徐徐温灌之。周十二时剂尽，脉见和缓，微能作声。又用阿司匹林瓦半，仍以汽水所煎石膏汤，分五次送下，限一日夜服完。服至末二次，皆周身微见汗，其精神稍明了，肢体能微动。从先七八日不食，且不大便，至此可少进茶汤，大便亦通下矣。继用生山药细末煮作稀粥，调以白蔗糖，送服阿司匹林三分瓦之一，日两次，若见有热，即间饮汽水所煮石膏汤。又以蜜调黄连末，少加薄荷冰，敷其头面肿处，生肌散敷其疮口破处，如此调养数日，病势减退，可以能言。其左边手足仍不能动，试略为屈伸，则疼不能忍。细验之，关节处皆微肿，按之觉疼，知其关节之间，因外感之热而生炎也。遂又用鲜茅根煎浓汤，调以白蔗糖，送服阿司匹林半瓦，日两次。俾服药后周身微似有汗，亦间有不出汗之时，令其关节中之炎热，徐徐随发表之药透出。又佐以健补脾胃之药，俾其多进饮食。如此旬余，左手足皆能运动，关节能屈伸。以后饮食复常，停药勿服，静养半月，行动如常矣。此证共用生石膏三斤，阿司匹林三十瓦，始能完全治愈。愚用阿司匹林治热性关节肿疼者多矣，为此证最险，故详记之。(《医学衷中参西录·石膏解》)

◆ 瘰疬

友人之女，年五岁。项间起瘰疬数个，年幼不能服药，为制此药（消瘰膏，编者注），贴之全愈。(《医学衷中参西录·治疮科方》)

◆ 梅毒

奉天一宦家公子，有遗传性梅毒，年六岁不能行，遍身起疮若小疖，愈而复发，在大连东人医院住近一年不愈。后来院求治，其身体羸弱，饮食甚少，先用药理其脾胃，俾能饮食，渐加以解毒之药，若金银花、连翘、天花粉诸品，身体渐壮，疮所发者亦渐少。然毒之根蒂仍未除也，遂将洗髓丹五分许研细，开水调服，三日服一次，仍每日服汤药一剂。后将洗髓丹服至十次，疮已不发。继又服汤药月余，兼用滋阴补肾之品，每剂中有核桃仁三个，取其能健胃也，从此遂能步履行动如常童矣。(《医学衷中参西录·答人疑洗髓丹中轻粉红粉性过猛烈》)

一郝姓小孩，因食乳传染，咽喉溃烂，至不能进食，肛门亦甚溃烂，其肠胃之溃烂可知。其父为奉天师范学校教员，来院细言其病状，问还有救否？答曰："果信用余方，仍能救。"遂与以洗髓丹六粒，俾研细，水调服三次，全愈。（《医学衷中参西录·答人疑洗髓丹中轻粉红粉性过猛烈》）

◆ 外伤

戊辰冬，本镇有吴姓幼童，年六岁，由牛马厂经过，一牛以角牴入幼童口中，破至耳边，血流不止，幼童已死。此童无祖无父，其祖母及其母闻之，皆吓死。急迎为挽救。即取食盐炒热熨丹田，用妙化丹点大眼角，幼童即活。再用妙化丹点其祖母及其母大眼角，须臾亦活。再用灰锰氧将幼童内外洗净，外以胶布贴之，加绑扎，内食牛乳。三日后视之，已生肌矣。又每日用灰锰氧冲水洗之，两旬全愈，愈后并无疤痕。（《医学衷中参西录·外伤甚重救急方》）

◆ 胬肉攀睛

奉天都护王六桥之孙女，年五六岁，患眼疾。先经东医治数日不愈，延为诊视。其两目胬肉长满，遮掩目睛，分毫不露，且疼痛异常，号泣不止。遂单用羚羊角二钱，俾急煎汤服之。时已属晚九点钟，至夜半已安然睡去，翌晨胬肉已退其半。又煎渣服之，全愈。盖肝开窍于目，羚羊角性原属木，与肝有同气相求之妙，故善入肝经以泻其邪热，且善伏肝胆中寄生之相火，为眼疾有热者无上妙药。（《医学衷中参西录·羚羊角辨》）

◆ **喉蛾**

沧州兴业布庄刘耀华之幼子，甫周岁，发生扁桃体炎喉证，不能食乳，剧时有碍呼吸，目睛上泛。急用羚羊角一钱，煎汤多半杯，灌下，须臾呼吸通顺，食乳如常。(《医学衷中参西录·羚羊角辨》)

外科医案

◆ 发颐

本村刘氏女，颔下起时毒甚肿硬，抚之微热，时愚甫弱冠，医学原未深造，投药两剂无甚效验。后或授一方，用壁上全蝎七个，焙焦为末，分两次用黄酒送下，服此方三日，其疮消无芥蒂。盖墙上所得之蝎子，未经盐水浸腌，其力浑全，故奏效尤捷也。（《医学衷中参西录·蝎子解》）

一人年三十余，初则感冒发颐，数日颔下颈项皆肿，延至膺胸渐肿而下。其牙关紧闭。惟自齿缝可进稀汤，而咽喉肿疼又艰于下咽。延医调治，服清火解毒之药数剂，肿势转增。时当中秋节后，淋雨不止，因病势危急，冒雨驱车迎愚。既至见其额下连项壅肿异常，状类时毒，抚之硬而且热，色甚红，纯是一团火毒之气，下肿已至心口，自牙缝中进水半口，必以手掩口，十分努力始能下咽，且痰涎壅滞胸中，上至咽喉，并无容水之处，进水少许必换出痰涎一口，且觉有气自下上冲，常作呃逆，连连不止。诊其脉洪滑而长，重按有力，兼有数象。愚谓病家曰：此世俗所称虾蟆瘟也。毒热炽盛，盘踞阳明之腑，若火之燎原，必用生石膏清之乃可缓其毒热之势。从前医者在座，谓曾用生石膏一两毫无功效。愚曰：石膏乃微寒之药，《本经》原有明文，如此热毒仅用两许何能见效？遂用生石膏四两，清半夏四钱，金线重楼三钱，连翘、蝉蜕各一钱，煎服后，觉药停胸间不下，其热与肿似有益增之势，知其证兼结胸，火热无下行之路，故益上冲也。幸药坊即在本村，复急取生石膏四两，赭石三两，又煎汤徐徐温饮下，仍觉停于胸间。又急取赭石三两，蒌仁二两，芒硝八钱，又煎汤饮下，胸间仍不开通。此时咽喉益肿，再饮水亦不能下。病家惶恐无措，愚晓之曰：我所以亟亟连次用药者，正为此病肿势寝长，恐稍迟缓则药不能进。今其胸中既贮如许多药，断无不下行之理。药下行则结开便通，毒火随之下降，而上焦之肿热必消矣。时当晚十点钟，至夜半觉药力下行，黎明下燥粪数枚，上焦肿热觉轻，水浆可进，晨饭时牙关亦微开，服茶汤一碗。午后肿热又渐增，抚其胸热犹烙手，脉仍洪实，意其燥结必未尽下，遂投以大黄四钱，芒硝五钱，又下燥粪兼有溏粪，病遂大愈，而肿处之硬者仍不甚消，胸间抚之犹热，脉象亦仍有余热，又用生石膏三两，温饮下，金银花、连翘、金线重楼各数钱，煎汁一大碗，分数次温饮下，三日全愈。(《医学衷中参西录·治瘟疫瘟疹方》)

◆ **疳腮**

乙丑孟夏末旬，愚寝室窗上糊纱一方以透空气，夜则以窗帘障之。一日寝时甚热，未下窗帘。愚睡正当窗，醒时觉凉风扑面袭入右腮，因睡时向左侧也。至午后右腮肿疼，知因风袭，急服西药阿司匹林汗之。乃汗出已透，而肿疼依然。迟至翌晨，病又加剧，手按其处，连牙床亦肿甚，且觉心中发热。于斯连服清火、散风、活血消肿之药数剂。心中热退，而肿疼仍不少减，手抚之肌肤甚热。遂用醋调大黄细末屡敷其上，初似觉轻，迟半日仍无效，转觉其处畏凉。因以热水沃巾熨之，又见轻，乃屡熨之，继又无效。因思未受风之先，头面原觉发热，遽为凉风所袭，则凉热之气凝结不散。因其中凉热皆有，所以乍凉之与热相宜则觉轻，乍热之与凉相宜亦觉轻也。然气凝则血滞肿疼，久不愈必将化脓。遂用山甲、皂刺、乳香、没药、粉草、连翘诸药迎而治之。服两剂仍分毫无效，寖至其疼彻骨，夜不能眠。踌躇再四，恍悟三七外敷，善止金疮作疼，以其善化瘀血也，若内服之，亦当使瘀血之聚者速化而止疼。遂急取三七细末二钱服之，约数分钟其疼已见轻，逾一点钟即疼愈强半矣。当日又服两次，至翌晨已不觉疼，肿亦见消。继又服两日，每日三次，其肿消无芥蒂。（《医学衷中参西录·论三七有殊异之功能》）

◆ 口角生疔

愚堂侄女于口角生疔，疼痛异常，心中忙乱。投以清热解毒药不效，脉象沉紧，大便三日未行。恍悟寒温之证，若脉象沉洪者，可用药下之，以其热在里也。今脉象沉紧，夫紧为有毒，紧而且沉，其毒在里可知。律以寒温脉之沉洪者可下其热，则疔毒脉之沉紧者当亦可下其毒也，况其大便三日未行乎？遂为疏方大黄、天花粉各一两，皂刺四钱，穿山甲、乳香、没药各三钱，薄荷叶一钱，全蜈蚣三大条。煎服一剂，大便通下，疼减心安。遂去大黄，又服一剂全愈。（《医学衷中参西录·论治疔宜重用大黄》）

◆ 对口疮

一妇人，年五十许，脑后发一对口疮，询方于愚，时初拟出活络效灵丹方，即书而予之，连服十剂全愈。（《医学衷中参西录·治气血郁滞肢体疼痛方》）

◆ *疮疡*

一少妇左胁起一疮，其形长约五寸，上半在乳，下半在肋，皮色不变，按之甚硬而微热于他处。延医询方，调治两月不效，且渐大于从前。后愚诊视，阅其所服诸方，有遵林屋山人治白疽方治者，有按乳痈治者，愚晓病家曰："此证硬而色白者阴也，按之微热者阴中有阳也，统观所服诸方，有治纯阴纯阳之方，无治半阴半阳之方，勿怪其历试皆不效也。"亦俾用活络效灵丹作汤服之，数剂见消，服至三十剂，消无芥蒂。(《医学衷中参西录·乳香没药解》)

一人，当上脘处发疮，大如核桃，破后调治三年不愈。疮口大如钱，觉自内溃烂，循胁渐至背后，每日自背后以手排挤至疮口，流出脓水若干。求治于愚，自言自患此疮后，三年未尝安枕，强卧片时，即觉有气起自下焦上逆冲心。愚曰：此即汝疮之病根也。俾用生芡实一两，煮浓汁送服生赭石细末五钱，遂可安卧。又服数次，彻夜稳睡。盖气上逆者，乃冲气之上冲，用赭石以镇之，芡实以敛之，冲气自安其宅也。继用拙拟活络效灵丹，加生黄芪、生赭石各三钱煎服，日进一剂，半月全愈。(《医学衷中参西录·治喘息方》)

奉天陆军营长赵海珊君之封翁，年过六旬，在脐旁生痈，大径三寸，五六日间烦躁异常，自觉屋隘莫容。其脉左关弦硬，右关洪实，知系伏气之热与疮毒俱发也。问其大便数日未行，投以大剂白虎汤加金银花、连翘、龙胆草，煎汤一大碗，徐徐温饮下，连服三剂，烦躁与疮皆愈。(《医学衷中参西录·石膏生用直同金丹煅用即同鸩毒说》)

一人因抬物用力过度，腰疼半年不愈，忽于疼处发出一疮，在脊梁之旁，微似红肿，状若复盂，大径七寸。疡医以为腰疼半年始发现此疮，其根蒂必深，不敢保好，转求愚为治疗，调治两旬始愈（详案载内托生肌散后）。然使当腰初觉疼之时，亦服三七、土鳖以开其瘀，又何至有后时之危险乎！（《医学衷中参西录·肢体疼痛门》）

丙寅季春，愚自沧州移居天津。有表侄刘骥如在津为德发米庄经理，其右腿环跳穴处肿起一块，大如掌，按之微硬，皮色不变，继则渐觉肿处骨疼，日益加重。及愚诊视时，已三约月矣。愚因思其处正当骨缝，其觉骨中作疼者，必其骨缝中有瘀血也。俾日用三七细末三钱，分作两次服下。至三日，骨已不疼。又服数日，其外皮色渐红而欲腐。又数日，疮顶自溃，流出脓水若干，遂改用生黄芪、天花粉各六钱，当归、甘草各三钱，乳香、没药各一钱。连服十余剂，其疮自内生肌排脓外出，结痂而愈。按此疮若不用三七托骨中之毒外出，其骨疼不已，疮毒内陷，或成附骨疽为不治之证，今因用三七，不但能托骨中之毒外出，并能化疮中之毒使速溃脓，三七之治疮，何若斯之神效哉。因恍悟愚之右腮肿疼时，其肿疼原连于骨，若不服三七将毒托出，必成骨槽风证无疑也。由此知凡疮之毒在于骨者，皆可用三七托之外出也。（《医学衷中参西录·论三七有殊异之功能》）

◆ **疔毒**

奉天陆军次长韩芳辰之太夫人，年六十余，臂上生疔毒，外科不善治疗，致令毒火内攻，热痰上壅，填塞胸臆，昏不知人。时芳辰督办奉天兵工厂，有东医数人为治，移时不愈，气息益微。

延为诊视，知系痰厥。急用硼砂五钱，煮至融化，灌下三分之二，须臾呕出痰涎若干，豁然顿醒。而患处仍肿疼，其疔生于左臂，且左脉较右脉洪紧，知系肝火炽盛，发为肿毒也。遂投以清火解毒之剂，又单将羚羊角二钱煎汤兑服，一剂而愈。(《医学衷中参西录·羚羊角辨》)

◆肝痈

乡村一男子，患肝痈溃破，医治五年不愈，溃穿二孔，日出臭水碗许，口吐脓血，臭气异常。戊辰孟夏，迎为诊治（指湖北天门崔兰亭，编者注）。视其形状，危险万分，辞而不治。再三恳求。遂每早晚令服松脂一钱。五日臭脓减少，疮口合平。照前服之，半月痊愈。(《医学衷中参西录·治伤寒温病同用方》)

◆发斑

吴仁斋治一人，伤寒七八日，因服凉药太过，遂变身冷，手足厥逆，通身黑斑，惟心头温暖，乃伏火也。诊其六脉沉细，昏沉不知人事，亦不能言语，状似尸厥。遂用人参三白汤，加熟附子半枚，干姜二钱，水煎服下。待一时许，斑色渐红，手足渐暖。而苏醒后，复有余热不清，此伏火后作也。以黄连解毒汤、竹叶石膏汤调之而愈。此阴毒发斑中有伏阳也。(《医学衷中参西录·治瘟疫瘟疹方》)

◆流注

奉天高等师范书记张纪三，年三十余。因受时气之毒，医者不善为之清解，转引毒下行，自脐下皆肿，继又溃烂，睾丸露出，少腹出孔五处，小便时五孔皆出尿。中西医者皆以为不可治，遂舁之至院中求为治疗，惴惴惟恐不愈。愚晓之曰："此证尚可为，非多服汤药，俾其自内长肉以排脓外出不可。"为疏方生黄芪、花粉各一两，乳香、没药、银花、甘草各三钱，煎汤连服二十余剂。溃烂之处，皆生肌排脓外出，结疤而愈，始终亦未用外敷生肌之药。(《医学衷中参西录·黄芪解》)

邻村迟某，年四十许，当上脘处发疮，大如核桃，破后调治三年不愈。疮口大如钱，自内溃烂，循胁渐至背后，每日自背后排挤至疮口流出脓水若干。求治于愚，自言患此疮后三年未尝安枕，强卧片时，即觉有气起自下焦，上逆冲心。愚曰："此即子疮之病根也。"俾用生芡实一两煮浓汁，送服生赭石细末五钱，遂可安卧。又服数次，彻夜稳睡。盖气上逆者乃冲气之上冲，用赭石以镇之，芡实以敛之，冲气自安其宅也。继用活络效灵丹，加生黄芪、生赭石各三钱煎服，日进一剂，半月全愈。(《医学衷中参西录·赭石解》)

◆ 瘰疬

沧州西河沿李氏妇，年二十余，因在西医院割瘰疬，住其院中，得伤寒证甚剧，西医不能治。延往诊视，其喘息迫促，脉数近七至，确有外感实热，而重诊无力，因其割瘰疬已至三次，屡次闻麻药，大伤气分故也，其心中觉热甚难支，其胁下疼甚。急用羚羊角二钱，煎一大钟，调入生鸡子黄三枚，服下，心热与胁疼顿止。继投以大剂白虎加人参汤，每剂煎汤一大碗，仍调入生鸡子黄三枚，分数次温服下，连服二剂全愈。(《医学衷中参西录·羚羊角辨》)

一少年，项侧起一瘰疬，大如茄，上连耳，下至缺盆，求医治疗，言服药百剂，亦不能保其必愈。而其人家贫佣工，为人耘田，不惟无钱买如许多药，即服之亦不暇。然其人甚强壮，饮食甚多，俾于每日三餐之时，先用饭汤送服煅牡蛎细末七八钱，一月之间消无芥蒂。然此惟身体强壮、且善饭者，可如此单服牡蛎，若脾胃稍弱者，即宜佐以健补脾胃之药，不然恐瘰疬未愈，而脾胃先伤，转致成他病也。(《医学衷中参西录·牡蛎解》)

一十五六岁童子，项下起疙瘩数个，大如巨果，皮色不变，发热作疼。知系阳证，俾浓煎鲜小蓟根汤，连连饮之，数日全消。(《医学衷中参西录·治淋浊方》)

治一妇人，在缺盆起一瘰疬，大如小橘。其人亦甚强壮无他病，俾煮海带汤，日日饮之，半月之间，用海带二斤而愈。若身体素虚弱者，即煮牡蛎、海带，但饮其汤，脾胃已暗受其伤。盖其咸寒之性，与脾胃不宜也。(《医学衷中参西录·治疮科方》)

族侄女患此证（指瘰疬，编者注），治数年不愈。为制此方（消瘰丸，编者注），服尽一料而愈。张氏分析消瘰丸方义时说，此方重用牡蛎、海带，以消痰软坚，为治瘰疬之主药，恐脾胃弱者，久服有碍，故用黄芪、三棱、莪术以开胃健脾（三药并用能开胃健脾，十全育真汤下曾详言之），使脾胃强壮，自能运化药力，以达病所。且此证之根在于肝胆，而三棱、莪术善理肝胆之郁。此证之成，坚如铁石，三棱、莪术善开至坚之结。又佐以血竭、乳香、没药，以通气活血，使气血毫无滞碍，瘰疬自易消散也。而犹恐少阳之火炽盛，加胆草直入肝胆以泻之，玄参、贝母清肃肺金以镇之。且贝母之性，善于疗郁结利痰涎，兼主恶疮。玄参之性，《名医别录》谓其散颈下核，《开宝本草》谓其主鼠瘘，

二药皆善消瘰疬可知。（《医学衷中参西录·治疮科方》）

◆ **癞病**

有锦州县署传达处戎宝亭患此证（指癞证，编者注），在其本地服药无效，来奉求为诊，服药六剂即愈。隔三年，其证陡然反复。先起自面上，状若顽癣，搔破则流黄水，其未破之处，皮肤片片脱落，奇痒难熬，歌哭万状。在其本处服药十余日，分毫无效，复来奉求为诊治。其脉象洪实，自言心中烦躁异常，夜间尤甚，肤愈痒而心愈躁，彻夜不眠，若再不愈，实难支持，遂为疏方用蛇蜕四条，蝉蜕、僵蚕、全蝎、甘草各二钱，黄连、防风各三钱，天花粉六钱，大枫子十二粒，连皮捣碎。为其脉洪心躁，又为加生石膏细末两半。煎汤两茶盅，分两次温饮下，连服三剂，面上流黄水处皆结痂，其有旧结之痂皆脱落，搔痒烦躁皆愈强半，脉之洪实亦减半。遂去石膏，加龙胆草三钱。服一剂，从前周身之似有似无者，其癞亦皆发出作搔痒。仍按原方连服数剂，全愈，愈后病人心甚感激。（《医学衷中参西录·论治癞》）

◆ **梅毒**

抚顺马姓，年四十余，在京陆军部充差，先染淋毒，后因淋毒变为梅毒。注射西人药针十余次，初则旋愈旋发，继则连注数针亦不见效。据西人云，凡由淋毒变梅毒者，其毒深入骨髓，无论何药不能拔除病根。本人闻之亦信为不可治之痼疾也。后经奉天其同寅友韩芳辰介绍，来奉求为诊治。其毒周身不现形迹，惟觉脑际沉昏颇甚，心中时或烦躁，骨节多有疼痛之处，所甚异者，其眉棱眼梢及手指之节多生软骨，西人亦谓系梅毒所凝结也。愚对于此证，不敢谓其必治愈，犹幸身体不甚羸弱，遂将洗髓丹一剂俾分四次服完；歇息旬日，再服一剂，将其分量减三分之一；歇息旬日，又服一剂，较二次所服之分量又减三分之一，皆四日服完，其病递次消除。凡软骨之将消者，必先发起，然后徐徐消肿，化为无有。共计四浃辰，诸病皆愈。（《医学衷中参西录·答人疑洗髓丹中轻粉红粉性过猛烈》）

沈阳县署科长某，患梅毒，在东人医院治疗二十余日，头面肿大，下体溃烂，周身壮热，谵语不省人事，东人谓毒已走丹不可治。其友人警务处科员孙俊如，邀愚往东人院中为诊视。疑其证夹杂温病，遂用生石膏细末半斤，煮水一大瓶，伪作葡萄酒携之至其院中，托言探友，盖不欲东人知为疗治也。及入视病人，其头面肿而且红，诊其脉洪而实，知系夹杂温病无疑，嘱将石膏水徐徐温服。翌日又往视，其头面红肿见退，脉之洪实亦减半，而较前加数，仍然昏愦谵语，分毫不省人事。所饮石膏之水尚余一半，俾自购潞党参五钱，煎汤兑所余之石膏水饮之。翌日又往视之，则人事大清，脉亦和平。病人遂决意出彼院来院中调治，后十余日其梅毒亦愈。此证用潞党参者，取其性平不热也。（《医学衷中参西录·人参解》）

一少年素染花柳毒，服药治愈，惟频频咳嗽，服一切理嗽药皆不效。经西医验其血，谓仍有毒，其毒侵肺，是以作嗽。询方于愚，俾用鲜小蓟根两许，煮汤服之，服过两旬，其嗽遂愈。（《医学衷中参西录·鲜小蓟根解》）

◆ 痔疮

曾治奉天大西关马姓叟，年近六旬，患痔疮，三十余年不愈。

后因伤寒证，热入阳明之腑，投以大剂白虎汤数剂，其病遂愈，痔疮竟由此除根。（《医学衷中参西录·石膏解》）

◆ 疝气

陈邦启，天津盐道公署科员，年三十八岁，得大气下陷兼疝气证。

病因：初因劳心过度，寝觉气分不舒，后又因出外办事劳碌过甚，遂觉呼吸短气，犹不以为意也。继又患疝气下坠作疼，始来寓求为延医。

证候：呼吸之际，常觉气短似难上达，劳动时则益甚。夜间卧睡一点钟许，即觉气分不舒，披衣起坐，移时将气调匀，然后能再睡。至其疝气之坠疼，恒觉与气分有关，每当呼吸不利时，则疝气之坠疼必益甚。其脉关前沉而无力，右部尤甚，至数稍迟。

诊断：即此证脉参之，其呼吸之短气，疝气之下坠，实皆因胸中大气下陷也。盖胸中大气，原为后天生命之宗主，是以亦名宗气，以代先天元气用事，故能斡旋全身，统摄三焦气化。此气一陷则肺脏之辟失其斡旋，是以呼吸短气，三焦之气化失其统摄，是以疝气下坠。斯当升补其下陷之大气，俾仍还其本位，则呼吸之短气、疝气之坠疼，自皆不难愈矣。

处方：生箭芪六钱，天花粉六钱，当归三钱，荔枝核三钱，生明没药三钱，生五灵脂三钱，柴胡钱半，升麻钱半，小茴香一钱（炒捣）；共煎汤一大盅，温饮下。

复诊：将药连服三剂，短气之病已大见愈，惟与人谈话多时，仍觉短气。其疝气已上升，有时下坠亦不作疼，脉象亦大有起色。此药已对证，而服药之功候未到也。爰即原方略为加减，俾再服之。

处方：生箭芪六钱，天花粉六钱，净萸肉四钱，当归三钱，荔枝核三钱，生明没药三钱，生五灵脂三钱，柴胡钱半，升麻钱半，广砂仁（捣碎）一钱；共煎一大盅，温服。

效果：将药连服四剂，呼吸已不短气，然仍自觉气分不足，疝气亦大轻减，犹未全消。遂即原方去萸肉，将柴胡、升麻皆改用一钱，又加党参、天冬各三钱，俾多服数剂以善其后。(《医学衷中参西录·气病门》)

◆ 破伤风

一媪年六旬。其腿为狗咬破受风，周身抽掣。延一老医调治，服药十余日，抽掣愈甚。所用之药，每剂中皆有全蝎数钱，佐以祛风、活血、助气之药，仿佛此汤而独未用蜈蚣。遂为拟此汤（逐风汤，编者注），服一剂而抽掣即止。又服一剂，永不反复。(《医学衷中参西录·蜈蚣解》)

五官科医案

◆ 视物模糊

一妇人年三旬。瞳子散大，视物不真，不能针黹。屡次服药无效，其脉大而无力。为制此丸（益瞳丸，编者注），服两月全愈。(《医学衷中参西录·治眼科方》)

◆ 胬肉攀睛

有门役之弟李汝峰，为纺纱厂学徒，病目久不愈。眼睑红肿，胬肉遮睛，觉目睛胀疼甚剧，又兼耳聋鼻塞，见闻俱废，跬步须人扶持。其脉洪长甚实，左右皆然。其心中甚觉发热，舌有白苔，中心已黄，其从前大便原燥，因屡服西药大便日行一次。知系冬有伏寒，感春阳而化热，其热上攻，目与耳鼻皆当其冲也。拟用大剂白虎汤以清阳明之热，更加白芍、龙胆草兼清少阳之热。病人谓厂中原有西医，不令服外人药，今因屡服其药不愈，偷来求治于先生，或服丸散犹可，断乎不能在厂中煎服汤药。愚曰："此易耳，我有自制治眼妙药，送汝一包，服之眼可立愈。"遂将预轧生石膏细末两半与之，嘱其分作六次服，日服三次，开水送下，服后又宜多喝开水，令微见汗方好。持药去后，隔三日复来，眼疾已愈十之八九，耳聋鼻塞皆愈，心中已不觉热，脉已和平。复与以生石膏细末一两，俾仍作六次服。将药服尽全愈。(《医学衷中参西录·论目疾由于伏气化热治法》)

愚在奉时，有高等监察厅书记官徐华亭，年逾四旬，其左目红胀肿疼，入西人所设施医院中治数日，疼胀益甚。其疼连脑，彻夜不眠。翌晨视之，目上已生肉螺，严遮目睛。其脉沉部有力，而浮部似欠舒畅，自言胸中满闷且甚热。投以调味承气汤加生石膏两半，柴胡二钱，下燥粪若干，闷热顿除，而目之胀疼如故。再诊其脉，变为洪长，仍然有力。恍悟其目之胀疼连其脑中亦觉胀疼者，必系脑部充血，因脑而病及于目也。急投以拙拟建瓴汤，服一剂，目脑之疼胀顿愈强半。又服二剂，全愈。至其目中所生肉螺，非但服药所能愈。点以拙拟磨翳药水，月余其肉螺消无芥蒂。(《医学衷中参西录·论目疾由于脑充血者治法》)

◆ 目生云翳

一室女。病目年余，医治无效，渐生云翳。愚为出方，服之见轻，停药仍然反复。后得此方（护眉神应散，编者注），如法制好，涂数次即见轻，未尽剂而愈，妙哉。按此方若加薄荷冰二分更效。(《医学衷中参西录·治眼科方》)

◆ 眼干

崔振之，天津东兴街永和甡木厂同事，年三十四岁。患眼干，间有时作疼。

病因：向因外感之热传入阳明之腑，服药多甘寒之品，致外感之邪未净，痼闭胃中永不消散，其热上冲遂发为眼疾。

证候：两目干涩，有时目睛胀疼，渐至视物昏花，心中时常发热，二便皆不通顺，其脉左右皆有力，而右关重按有洪实之象，屡次服药已近两年，仍不少愈。

诊断：凡外感之热传里，最忌但用甘寒滞腻之药，痼闭其外感之邪不能尽去，是以陆九芝谓如此治法，其病当时虽愈，后恒变成痨瘵。此证因其禀赋强壮，是以未变痨瘵而发为眼疾，医者不知清其外感之余热，而泛以治眼疾之药治之，是以历久不愈也。愚有自制离中丹，即益元散以生石膏代滑石，再佐以清热托表之品，以引久蕴之邪热外出，眼疾当愈。

处方：离中丹一两，鲜芦根五钱，鲜茅根五钱；药共三味，将后二味煎汤三杯，分三次温服，每次服离中丹三钱强，为一日之量，若二种鲜根但有一种者，可倍作一两，用之。

效果：将药如法服之，至第三日因心中不发热，将离中丹减半，又服数日，眼之干涩疼胀皆愈，二便亦顺利。（《医学衷中参西录·头部病门》）

◆ **眼疼痛**

于俊卿母尝患眼疾，疼痛异常，经延医调治，数月不愈，有高姓媪，告以此方（蒲公英汤，编者注），一次即愈。愚自得此方后，屡试皆效。（《医学衷中参西录·治眼科方》）

◆ **鼻衄**

奉天测量局护兵某，得此证七八日，其脉浮而有力，知其因风束生热也。亦先用阿斯匹林瓦许汗之。汗后，其鼻中浊涕即减，亦投以前方，连服三剂全愈。（《医学衷中参西录·石膏解》）

近治奉天大西关溥源酱房郭玉堂，得此证半载不愈。鼻中时流浊涕，其气腥臭，心热神昏，恒觉眩晕。其脉左右皆弦而有力，其大便恒干燥，知其肝移热于脑，其胃亦移热于脑矣。恐其病因原系风袭，先与西药阿司匹林瓦许以发其汗，头目即觉清爽。继为疏方，用生石膏两半，龙胆草、生杭芍、玄参、知母、花粉各四钱，连翘、金银花、甘草各二钱，薄荷叶一钱。连服十剂，石膏皆用两半，他药则少有加减，其病遂脱然全愈。（《医学衷中参西录·石膏解》）

近治奉天商埠警察局长张厚生，年近四旬，陡然鼻中衄血甚剧，脉象关前洪滑，两尺不任重按，知系上盛下虚之证，自言头目恒不清爽，每睡醒舌干无津，大便甚燥，数日一行。为疏方赭石、生地黄、生山药各一两，当归、白芍、生龙骨、生牡蛎、怀牛膝各五钱，煎汤送服旱三七（细末）二钱，一剂血顿止。后将生地减去四钱，加熟地、枸杞各五钱，连服数剂，脉亦平和。（《医学衷中参西录·赭石解》）

◆ 牙疳

天津竹远里于氏幼童，年六七岁，身出麻疹，旬日之外热不退，牙龈微见腐烂。其家人惧甚，恐成走马牙疳，延愚诊视。脉象有力而微弦，知毒热虽实，因病久者，气分有伤也。问其大便，三日未行。遂投以大剂白虎加人参汤，方中生石膏用三两，野党参用四钱，又加连翘数钱，以托疹毒外出。煎汤三茶盅，俾分三次温饮下。又用羚羊角一钱，煎水一大茶盅，分数次当茶饮之，尽剂热退而病愈。牙龈腐烂之处，亦遂自愈。张氏分析说，走马牙疳之原因，有内伤外感之殊。得于由内伤者轻而缓，由外感者重而急。此幼童得于麻疹之后，其胃中蕴有瘟毒上攻，是以三日之间，即腐烂如此。幸内服石膏、寒水石，外敷藤黄，内外夹攻，皆中要肯，是以其毒易消，结痂亦在三日内也。若当牙疳初起之

时，但能用药消其内蕴之毒热，即外不敷药，亦可治愈。(《医学衷中参西录·治牙疳方》)

己巳春，阅沪上《幸福医学报》载有误用藤黄治愈走马牙疳之事。丁卯三月，余偕友数人，偶至仁溏观优。有潘氏子，年四岁，患走马牙疳，起才三日，牙龈腐化，门牙已脱数枚，下唇已溃穿，其势甚剧。问尚有可救之理否。询其由，则在发麻之后。实为邪热入胃，毒火猖狂，一发难遏，证情危险。告以只有白马乳凉饮，并不时洗之，涂以人中白，内服大剂白虎汤，或有可救。但势已穿唇，效否不敢必耳。因书生石膏、生知母、生打寒水石、象贝等为方与之。其时同游者，有老医倪君景迁，因谓之曰，牛黄研末，外掺腐烂之处，亦或可治。遂彼此各散。后数日，则此儿竟已痊愈，但下唇缺不能完。因询其用何物疗治，乃得速效若斯，则曰，用倪先生说，急购藤黄屑而掺之，果然一掺腐势即定，血水不流，渐以结靥落痂，只三日耳。内服石膏等一方，亦仅三服。此儿获愈，诚二位先生再造之恩也云云。因知乡愚无识，误听牛黄为藤黄。然以此一误，而竟治愈极重之危证。开药学中从古未有之实验，胡可以不志也。尝考李氏《本草纲目》，蔓草中曾载藤黄，而功用甚略。至赵恕轩《本草纲目拾遗》，言之甚详。虽曰有毒，而可为内服之品，且引《粤志》谓，其性最寒，可治眼疾，味酸涩，治痈肿，止血化毒，敛金疮，能除虫，同麻油、白蜡熬膏，敷金疮、汤火等伤，止疼收口，其效如神。而其束疮消毒之用又甚多，可知此药，竟是外科中绝妙良药。而世多不知用者，误于李氏《海药本草》有毒之两字。而张石顽更以能治蛀齿，点之即落，而附会为毒，损骨伤肾，于是畏之甚于蛇蝎，实不知石顽不可信。今之画家，常以入口，虽曰与花青并用，可解其毒，余以为亦理想之谈耳。既曰性寒，毒于何有。然后知能愈牙疳，正是寒凉作用。且其味酸涩，止血、止疼、收口、除虫皆其能治牙疳之切实发明也。(《医学衷中参西录·治牙疳方》)

◆ 牙痛

王姓年三十余，住天津东门里二道街，业商，得牙疼病。

病因：商务劳心，又兼连日与友宴饮，遂得斯证。

证候：其牙疼甚剧，有碍饮食，夜不能寐，服一切治牙疼之药不效，已迁延二十余日矣。其脉左部如常，而右部弦长，按之有力。

诊断：此阳明胃气不降也。上牙龈属足阳明胃，下牙龈属手阳明大肠。究之胃气不降肠中之气亦必不降，火随气升，血亦因之随气上升，并于牙龈而作疼，是以牙疼者牙龈之肉多肿热也。宜降其胃气兼引其上逆之血下行，更以清热之药辅之。

处方：生赭石一两（轧细），怀牛膝一两，滑石六钱，甘草一钱；煎汤服。

效果：将药煎服一剂，牙疼立愈，俾按原方再服一剂，以善其后。

说明：方书治牙疼未见有用赭石、牛膝者，因愚曾病牙疼以二药治愈详案（指张锡纯自患牙痛治愈案，编者注），后凡遇胃气不降致牙疼者，方中必用此二药。其阳明胃腑有实热者，又恒加生石膏数钱。(《医学衷中参西录·头部病门》)

友人袁霖普君，素知医，时当季春，牙疼久不愈，屡次服药无效。其脉两寸甚实，俾用怀牛膝、生赭石各一两，煎服后，疼愈强半，又为加生地黄一两，又服两剂，遂霍然全愈。(《医学衷

中参西录·牛膝解》)

愚素无牙疼病。丙寅腊底，自津回籍，早六点钟之车站候乘，至晚五点始得登车，因此感冒风寒，觉外表略有拘束，抵家后又眠于热炕上，遂陡觉心中发热，继而左边牙疼。因思解其外表，内热当消，牙疼或可自愈。服西药阿司匹林一瓦半，得微汗，心中热稍退，牙疼亦觉轻。迟两日，心中热又增，牙疼因又剧。方书谓上牙龈属足阳明，下牙龈属手阳明，愚素为人治牙疼有内热者，恒重用生石膏少佐以宣散之药清其阳明，其牙疼即愈，于斯用生石青细末四两，薄荷叶钱半，煮汤分两次饮下，日服一剂。两剂后，内热已清，疼遂轻减。翌日因有重证应诊远出，时遍地雪深三尺，严寒异常，因重受外感，外表之拘束甚于初次，牙疼因又增剧，而心中却不觉热。遂单用麻黄六钱，于临睡时煎汤服之未得汗，继又煎渣再服仍未得汗，睡至夜半始得汗，微觉肌肤松畅，而牙疼如故。剧时觉有气循左侧上潮，疼彻辅颊，且觉发热；有时其气旁行，更疼如锥刺。恍悟此证确系气血挟热上冲，滞于左腮，若再上升至脑部，即为脑充血矣。遂用怀牛膝、生赭石细末各一两煎汤服之，其疼顿愈，分毫不复觉疼，且从前头面畏风，从此亦不复畏风。盖愚向拟建瓴汤方，见第三卷论脑充血证可预防篇中，用治脑充血证甚效，方中原重用牛膝、赭石，今单用此二药以治牙疼，更捷如影响，此诚能为治牙疼者别开一门径矣，是以详志之。(《医学衷中参西录·自述治愈牙疼之经过》)

◆喉痹

又在奉天时，治高等师范学生孙抟九，年二十，贵州人，得喉证。屡经医治，不外《白喉忌表抉微》诸方加减，病日增重，医者诿谓不治。后愚为诊视，其脉细弱而数，黏涎甚多，须臾满口，即得吐出。知系脾肾两虚，肾虚则气化不摄，阴火上逆，痰水上泛，而脾土虚损又不能制之，故其咽喉肿疼，黏涎若斯治多也。投以六味地黄汤加于术，又少加苏子，连服十剂全愈。(《医学衷中参西录·论喉证治法》)

◆ 咽干

一少年咽喉常常发干，饮水连连不能解渴。诊其脉微弱迟濡，当系脾胃湿寒，不能健运，以致气化不升也。投以四君子汤加干姜、桂枝尖，方中白术重用两许，一剂其渴即止。(《医学衷中参西录·白术解》)

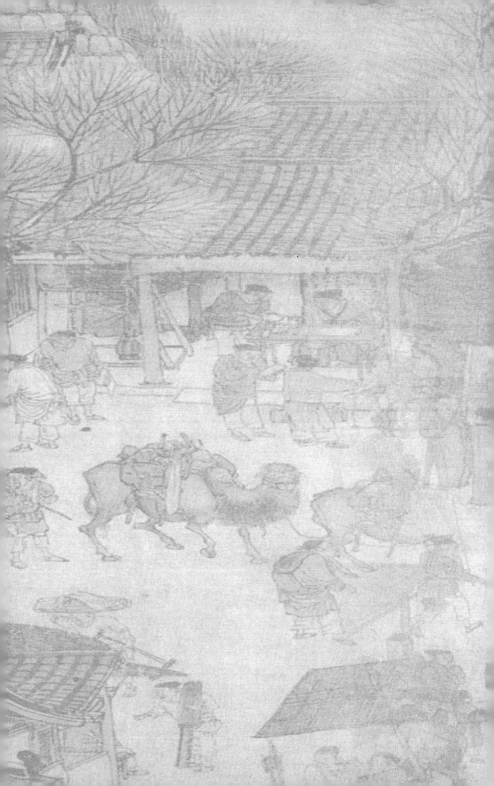

附录　方剂组成

A /

安冲汤：白术六钱，生黄芪六钱，生龙骨六钱，生牡蛎六钱，生地黄、生白芍三钱，海螵蛸四钱，茜草三钱，续断四钱。主治妇女经水行时多而且久，过期不止或不时漏下。

安魂汤：龙眼肉六钱，酸枣仁（炒捣）四钱，生龙骨（捣末）五钱，生牡蛎（捣末）五钱，清半夏三钱，茯苓片三钱，生赭石（轧细）四钱。

B /

白虎加人参汤：生石膏（细末）四两，知母八钱，生山药六钱，野台参四钱，甘草三钱，生莱菔子四钱。

白虎加人参以山药代粳米汤：生石膏三两，知母一两，人参六钱，生山药六钱，甘草三钱。主治寒温实热已入阳明之腑，燥渴嗜饮凉水，脉象细数。伤寒法，白虎汤用于汗、吐、下后当加人参。究之脉虚者，即宜加之，不必在汗、吐、下后也。愚自临证以来，遇阳明热炽，而其人素有内伤，或元气素弱，其脉或虚数，或细微者，皆投以白虎加人参汤。实验既久，知以生山药代粳米，则其方愈稳妥，见效亦愈速。盖粳米不过调和胃气，而山药兼能固摄下焦元气，使元气素虚者，不至因服石膏、知母而作滑泻。且山药多含有蛋白之汁，最善滋阴。白虎汤得此，既祛实火，又清虚热，内伤外感，须臾同愈。愚用此方救人多矣。

白通汤方：干姜一两，附子一枚，葱白四茎。

保元寒降汤：生山药一两，野台参五钱，生代赭石八钱，知母六钱，生地黄六钱，生白芍四钱，牛蒡子四钱，三七二钱（细轧）药汁送服。治吐血过多，气分虚甚，喘促咳逆，血脱而气亦将脱。其脉上盛下虚，上焦兼烦热者。

补络补管汤：生龙骨一两，生牡蛎一两，山茱萸一两，三七二钱，服之血犹不止者可加代赭石五六钱。主治咳血、吐血久不愈者。

补脑振痿汤：生箭芪二两，当归八钱，龙眼肉八钱，杭萸肉五钱，胡桃肉五钱，䗪虫三枚，地龙三钱，乳香三钱，没药三钱，鹿角胶六钱，制马钱子末三分。主治肢体痿废偏枯，脉象极微细无力，服药久不愈者。

补偏汤：生黄芪一两五钱，当归五钱，天花粉四钱，甘松三钱，生乳香三钱，没药三钱；初服此汤时，宜加羌活二钱，全蜈蚣一条祛风通络，三四剂后去之；脉大而弦硬者加山茱萸、生龙骨、生牡蛎各数钱，至脉见和软后去之。服之觉闷者，可佐以丹参、生鸡内金、陈皮、白芥等疏通之品，不宜用破气之药；觉热者重用花粉、天门冬，热甚者可加生石膏数钱，或至两许。主治偏枯。

C /

从龙汤：生龙骨一两，生牡蛎一两，生杭芍五钱，清半夏四钱，苏子四钱，牛蒡子三钱。主治外感痰喘，服小青龙汤，病未全愈，或愈而复发者。

D /

大顺汤：党参、当归各一两，生赭石一两。主治难产，不可早服，必胎衣破后；小儿头至产门者。

荡痰加甘遂汤：生代赭石二两，大黄一两，朴硝六钱，清半夏三钱，郁金三钱，甘遂末二钱。主治癫狂失心，脉滑实，顽痰凝结之甚者，非其证大实不可轻投。

荡痰汤：生赭石（细末）二两，大黄一两，朴硝六钱，清半夏三钱，郁金三钱。主治癫狂失心，脉滑实者。

荡胸汤：瓜蒌仁二两，生代赭石二两，紫苏子六钱，芒硝四钱。主治寒温结胸，胸膈痰饮与外感之邪互相凝结，上塞咽喉，下滞胃口，呼吸不利，满闷短气，饮水不能下行，或转吐出；兼治疫证结胸。

定风丹：生乳香三钱，生没药三钱，朱砂一钱，蜈蚣大者一条、全蝎一钱，共为细末，每小儿哺乳时，用药分许，置其口中，乳汁送下，一日服五次。主治初生小儿绵风，逐日抽掣，绵绵不已，亦不甚剧。

E /

二鲜饮：鲜茅根四两，鲜藕四两，煮汁常常饮之，旬日中自愈。若大便滑者，茅根宜减半，再用生山药细末两许，调入药汁中，煮作茶汤服之。主治虚劳证，痰中带血。

F /

风引汤：大黄、干姜、龙骨各四两，桂枝三两，甘草、牡蛎各二两，寒水石、滑石、赤石脂、白石脂、紫石英、石膏各六两。

扶中汤：炒白术一两，生山药一两，龙眼肉一两，小便不利加椒目。主治泄泻久不止，气血俱虚，身体微弱，将成劳瘵之候。

G /

干颓汤：生箭芪五两，当归一两，枸杞一两，杭萸肉一两，乳香三钱，没药三钱，鹿角胶六钱。主治肢体痿废，或偏枯，脉象极微细无力者。

膏淋汤：生山药一两，生芡实六钱，生龙骨六钱，生牡蛎六钱，生地黄六钱，潞党参三钱，生白芍三钱。主治膏淋。

固冲汤：白术一两，生黄芪六钱，龙骨八钱，牡蛎八钱，萸肉八钱，生杭芍四钱，海螵蛸四钱，茜草三钱，棕边炭二钱，五倍子五分。主治妇女血崩。脉象热者，加大生地一两。凉者，加乌附子三钱。

H /

寒降汤：生代赭石六钱，清半夏三钱，瓜蒌仁四钱，生白芍四钱，竹茹三钱，牛蒡子三钱，甘草一钱半。

寒解汤：生石膏一两，知母八钱，连翘一钱五分，蝉蜕一钱五分。主治周身壮热，心中热而且渴，舌上苔白欲黄，其脉洪滑；或头犹觉疼，周身犹有拘束之意者。

寒通汤：滑石一两，生白芍一两，知母八钱，黄柏八钱。主治下焦蕴蓄实热，膀胱肿胀，溺管闭塞，小便滴沥不通。

护眉神应散：炉甘石一两（煅），童便淬七次；珍珠二颗大如绿豆以上，纳通草中，珠爆即速取出；琥珀三分，梅片二分，半两钱、五铢钱（俗名马镫钱）、开元钱各一个，红醋淬七次，共为细末，乳调涂眉上，日二三次。主治一切眼疾。无论气蒙、火蒙、肉螺、云翳或瞳仁反背。

护心至宝丹：生石膏一两，人参二钱，羚羊角二钱，朱砂三分，牛黄一分。主治瘟疫自肺传心，无故自笑，精神恍惚，言语错乱之危候。

化滞汤：生杭芍一两，当归五钱，山楂六钱，莱菔子五钱，甘草二钱，生姜二钱。主治下痢赤白，腹疼，里急后重初起者。

回阳升陷汤：生黄芪八钱，干姜六钱，当归四钱，桂枝三钱，甘草一钱。主治心肺阳虚，大气又下陷，症见心冷、背紧、恶寒，常觉短气。

活络效灵丹：当归五钱，丹参五钱，生乳香五钱，生没药五钱。主治气血凝滞，疯癖癥瘕，心腹疼痛，腿疼臂疼，内外疮疡，一切脏腑积聚，经络湮淤。

J /

鸡胵汤：生鸡内金四钱，白术三钱，生白芍四钱，柴胡二钱，陈皮二钱，生姜三钱。主治气郁成鼓胀，兼治脾胃虚而且郁，饮食不能运化。张锡纯解释方义说，《内经》谓："诸湿肿满，皆属于脾。"诚以脾也者，与胃相连以膜，能代胃行其津液。且地居中焦（为中焦油膜所包），更能为四旁宣其气化。脾若失其所司，则津液气化凝滞，肿满即随之矣。是鼓胀者，当以理脾胃为主也。西人谓脾体中虚，内多回血管。若其回血管之血因脾病不能流通，瘀而成丝成块，原非草木之根荄所能消化。鸡内金为鸡之脾胃，中有瓦石铜铁皆能消化，其善化有形瘀积可知。故能直入脾中，以消回血管之瘀滞。而又以白术之健补脾胃者以驾驭之，则消化之力愈大。柴胡《本经》谓"主肠胃中饮食积聚，能推陈致新"，其能佐鸡内金消瘀可知。且与陈皮并用，一升一降，而气自流通也。用芍药者，因其病虽系气臌，亦必挟有水气。芍药善利小便，即善行水，且与生姜同用，又能调和营卫，使周身之气化流通也。夫气臌本为难治之证，从拟此方之后，连治数证皆效。

急救回阳汤：潞党参八钱，生山药一两，生白芍五钱，山茱萸八钱，炙甘草三钱，代赭石四钱，朱砂五分，先用童便炖热送下朱砂，继服汤药。主治霍乱吐泻已极，精神昏昏，气息奄奄，至危之候。

济阴汤：怀熟地一两，生龟板五钱，生白芍五钱，地肤子一钱。主治阴分虚损，血亏不能濡润，致小便不利。

加味补血汤：生黄芪一两，当归五钱，龙眼肉五钱，鹿角胶三钱，丹参三钱，乳香三钱，没药三钱，甘松二钱；服之觉热者酌加天花粉、天冬各数钱，觉发闷者加生鸡内金一钱半或二钱；服数剂后若不甚见效，可用所煎药汤送服麝香二厘或冰片半分，仍无甚效可用药汤送制马钱子二分。主治身形软弱，肢体渐觉不遂，或头重目眩，或神昏健忘，或觉脑际紧缩作疼，甚或昏仆移时苏醒致成偏枯；或全身痿废，脉象迟弱，内中风证之偏虚寒即肝过盛生风、肝虚极生风。

加味磁朱丸：磁石二两，代赭石二两，清半夏二两，朱砂一两；上药各制为细末，再加神曲半斤，粉碎后取一半炒熟混合后为丸桐子大。铁锈水煎汤，送服二钱，每日二次。主治痫风。

加味理中地黄汤：熟地五钱，焦白术三钱，当归、党参、炙黄芪、补骨脂、酸枣仁、枸杞子各二钱，炮姜、山茱萸、炙甘草、肉桂各一钱，生姜三片，红枣三枚，胡桃二个打碎为引；灶心土二两，煮水煎药；取浓汁一茶杯加附子五分，煎水搀入，量小儿大小，分数次灌之；如咳嗽不止者加罂粟壳、金樱子各一钱，如大热不退加生白芍一钱，泄泻不止去当归加丁香七粒。

加味麦门冬汤：麦门冬五钱，野台参四钱，清半夏三钱，生山药四钱，生白芍三钱，丹参三钱，甘草二钱，生桃仁二钱，大枣三枚。主治妇女倒经。

加味天水散：生山药一两，滑石六钱，甘草三钱。主治暑日泄泻不止，肌肤烧热，心中燥渴，小便不利，或兼喘促。方中用天水散以清褥暑之热。甘草分量三倍六一散原方，其至浓之味，与滑石之至淡者相济，又能清阴虚之热。重用山药之大滋真阴，大固元气者以参赞之。真阴足，则小便自利；元气固，则泄泻自止。且其汁浆稠黏，与甘草之甘缓者同用，又能逗留滑石，不至速于淡渗。俾其清凉之性由胃输脾，由脾达肺，水精四布，下通膀胱，则周身之热与上焦之燥渴喘促，有不倏然顿除者乎？小儿少阳之体，最不耐热，故易伤暑。而饮食起居，喜贪寒凉，故又易泄泻。泻久则亡阴作热，必愈畏暑气之热，病热循环相因，所以治之甚难也。此方药止三味，而用意周匝，内伤、外感兼治无遗。一两剂后，暑热渐退，即滑石可以渐减。随时斟酌用之，未有不应手奏效者。小儿暑月泻久，虚热上逆，与暑热之气相并，填塞胃口，恒至恶心呕吐，不受饮食。此方不但清暑滋阴，和中止泻，其重坠之性，又能镇胃安冲。使上逆之热与暑气之热，徐徐下行，自小便出，而其恶心呕吐自止。

加味越婢加半夏汤：麻黄二钱，石膏三钱，生山药五钱，麦门冬四钱，清半夏三钱，牛蒡子三钱，玄参三钱，甘草一钱五分，大枣三枚，生姜三片。主治素患劳嗽，因外感袭肺，而劳嗽益甚，或兼喘逆，痰涎壅滞者。

建瓴汤：生怀山药一两，怀牛膝一两，生赭石八钱，生龙骨六钱，生牡蛎六钱，生地黄六钱，生杭芍四钱，柏子仁四钱，可预防脑充血证。

健运汤：生黄芪六钱，野台参三钱，当归三钱，麦门冬三钱，知母三钱，生乳香三钱，生没药三钱。主治腿痛、臂痛因气虚。张锡纯阐发说，从来治腿痛、臂痛者，多责之风寒湿痹，或血瘀、气滞、痰涎凝滞。不知人身之气化壮旺流行，而周身痹者、瘀者、滞者，不治自愈，即偶有不愈，治之亦易为功也。愚临证体验以来，知元气素盛之人，得此病者极少。故凡遇腿痛、臂痛，历久调治不愈者，补其元气以流通之，数载沉病，亦可随手奏效也。

姜胶膏：鲜姜自然汁一斤，明亮水胶四两；同熬成稀膏，摊于布上，贴患处，旬日一换。主治肢体受凉疼痛，或有凝寒阻遏血脉，麻木不仁。凡因受寒肢体疼痛，或因受寒肌肉麻木不仁者贴之皆可治愈。即因受风而筋骨疼痛，或肌肉麻木者，贴之亦可治愈。不可用于肿疼属热者。

解毒生化丹：金银花一两，生白芍六钱，粉甘草三钱，三七二钱，鸦胆子六十粒（去皮），先将三七、鸦胆子，用白砂糖化水送服。次将余药煎汤服。病重者，一日须服两剂始能见效。主治痢久郁热生毒，肠中腐烂，时时切疼，后重，所下多似烂炙，且有腐败之臭。

金铃泻肝汤：川楝子五钱，乳香、没药各四钱，三棱、莪术各三钱，甘草一钱。主治胁下掀疼。

L /

来复汤：山茱萸二两，生龙骨一两，生牡蛎一两，生白芍六钱，野台参四钱，炙甘草二钱。主治寒温外感诸证，大病瘥后不能自复，寒热往来，虚汗淋漓；或但热不寒，汗出而热解，须臾又热又汗，目睛上窜，势危欲脱；或喘逆，或怔忡，或气虚不足以息，诸证若见一端，即宜急服。

理冲汤：水蛭一两，生黄芪一两半，三棱、莪术各五钱，当归六钱，知母六钱，桃仁六钱。服之觉闷者去白术，觉气弱者减三棱、莪术各一钱，泻者以白芍代知母，改白术为四钱。热者加生地、天冬各数钱，凉者知母、花粉各减半或皆不用，凉甚者加肉桂、附子各二钱，瘀血坚甚者加生水蛭二钱，若其人坚壮无他病惟用以癥瘕积聚者去山药；室女与妇人未产育用此方酌减三棱、莪术、知母加生地黄数钱以濡血分之枯，若其人血分虽瘀而未见癥瘕或月信犹未闭者虽在已产育之妇人亦少用三棱、莪术，若病患身体羸弱脉象虚数者去三棱、莪术并将鸡内金改用四钱，若男子劳瘵，三棱、莪术亦宜少用或用鸡内金代之。初拟此方时，原专治产后瘀血成癥瘕，后治室女月闭血枯亦效，又间用以治男子劳瘵亦效验，大有开胃进食，扶羸起衰之功。……且此方中，用三棱、莪术以消冲中瘀血，而即用参、芪诸药，以保护气血，则瘀血去而气血不至伤损。且参、芪能补气，得三棱、莪术以流通之，则补而不滞，而元气愈旺。元气既旺，愈能鼓舞三棱、莪术之力以消癥瘕，此其所以效也。主治妇女经闭不行或产后恶露不尽，结为癥瘕，以致阴虚作热，阳虚作冷，食少劳嗽，虚证沓来。服此汤十余剂后，虚证自退，三十剂后，瘀血可尽消。亦治室女月闭血枯。并治男子劳瘵，一切脏腑癥瘕、积聚、气郁、脾弱、满闷、痞胀、不能饮食。

理冲丸：水蛭一两，生黄芪一两半，生三棱五钱，生莪术、当归六钱，知母六钱，生桃仁六钱。主治妇女经闭不行或产后恶

露不尽，结为癥瘕，以致阴虚作热，阳虚作冷，食少劳嗽，虚证
沓来。服此汤十余剂后，虚证自退，三十剂后，瘀血可尽消。

理血汤：生山药一两，生龙骨六钱，生牡蛎六钱，海螵蛸四
钱，茜草二钱，生白芍三钱，白头翁三钱，阿胶三钱；溺血加龙
胆草三钱，大便下血去阿胶，加龙眼肉五钱。主治血淋及溺血，
大便下血属于热者。（张锡纯还在方后分析方义说，血淋之症，大
抵出之精道也。其人或纵欲太过而失于调摄，则肾脏因虚生热。
或欲盛强制而妄言采补，则相火动无所泄，亦能生热。以致血室
中血热妄动，与败精溷合化为腐浊之物，或红、或白，成丝、成
块，溺时堵塞牵引作疼。故用山药、阿胶以补肾脏之虚，白头翁
以清肾脏之热，茜草、螵蛸以化其凝滞而兼能固其滑脱，龙骨、
牡蛎以固其滑脱而兼能化其凝滞，芍药以利小便而兼能滋阴清热，
所以投之无不效也。此证，间有因劳思过度而心热下降，忿怒过
甚而肝火下移以成者，其血必不成块，惟溺时牵引作疼。此或出
之溺道，不必出自精道一也，投以此汤亦效。

理饮汤：白术四钱，干姜五钱，桂枝二钱，炙甘草二钱，茯
苓二钱，生白芍二钱，橘红一钱半，厚朴一钱半；服数剂后，饮
虽开通，而气分若不足者，酌加生黄芪数钱。主治因心肺阳虚，
致脾湿不升，胃郁不降，饮食不能运化精微，变为饮邪。停于胃
口为满闷，溢于膈上为短气，渍满肺窍为喘促，滞腻咽喉为咳吐
黏涎。甚或阴霾布满上焦，心肺之阳不能畅舒，转郁而作热。或
阴气逼阳外出为身热，迫阳气上浮为耳聋。

理郁升陷汤：生黄芪六钱，知母三钱，当归三钱，桂枝一钱
半，柴胡一钱半，乳香三钱，没药三钱；胁下撑胀或兼疼者加龙
骨、牡蛎各五钱，少腹下坠加升麻一钱。主治胸中大气下陷，又

兼气分郁结，经络湮淤。

醴泉饮：生山药一两，大生地五钱，人参四钱，玄参四钱，生赭石四钱，牛蒡子三钱，天冬四钱，甘草二钱。主治虚劳发热，或喘或嗽，脉细而弱。

凉解汤：薄荷叶三钱，蝉蜕二钱，生石膏一两，甘草一钱。主治温病，表里俱觉发热，脉洪而兼浮者。

馏水石膏饮：生石膏二两，甘草三钱，麻黄二钱；用蒸气水煎两三沸，取清汤一大碗，分六次温服下。前三次，一点钟服一次，后三次，一点半钟服一次；若以治温病似此证者，不宜用麻黄，宜用西药阿司匹林一瓦，融化于汤中以代之或代以薄荷叶二钱；病愈则停服，不必尽剂；下焦觉凉者，亦宜停服；无气水可用甘澜水代之。主治胸中先有蕴热，又受外感，胸中烦闷异常，喘息迫促，其脉浮洪有力，按之未实，舌苔白而未黄者。

龙蚝理痰汤：清半夏四钱，生龙骨六钱，生牡蛎六钱，生代赭石三钱，朴硝二钱，黑芝麻三钱，柏子仁三钱，生白芍三钱，陈皮二钱，茯苓二钱。主治因思虑生痰，因痰生热，神志不宁。

M /

秘红丹：大黄（细末）一钱，肉桂（细末）一钱，生代赭石（细末）六钱；将大黄、肉桂末和匀，代赭石煎汤送下。主治肝郁多怒，胃郁气逆，致吐血、衄血，及吐衄之证屡服他药不效者。

秘真丹：五倍子一两，甘草八钱，上二味共轧细，每服一钱，竹叶煎汤送下，日再服。主治诸淋证已愈，因淋久气化不固，遗精白浊者。

妙化丹：火硝八两，皂矾二两，明雄黄一两，辰砂三钱，真梅片二钱。主治外伤甚重，其人呼吸已停，或因惊吓而卒然罔觉，甚至气息已断，急用此丹一厘，点大眼角，再用三分，以开水吞服。其不知者，开水冲药灌之，须臾即可苏醒。

磨翳水：生炉甘石一两，硼砂八钱，胆矾二钱，薄荷叶三钱，蝉蜕三钱。主治目翳遮睛。

N /

内托生肌散：生黄芪四两，甘草二两，乳香一两半，没药一两半，生杭芍二两，天花粉三两，丹参一两半。主治瘰疬疮疡破后，气血亏损不能化脓生肌，或其疮数年不愈，且有串至他处不能敷药者。

宁嗽定喘饮：生怀山药一两半，甘蔗汁一两，酸石榴汁六钱，生鸡子黄四个。主治伤寒温病，阳明大热已退，其人或素虚或在老年，至此益形怯弱，或喘，或嗽，或痰涎壅盛，气息似甚不足者。

P /

菩提丹：是将鸦胆子仁用益元散为衣。

蒲公英汤：鲜蒲公英四两或蒲公英二两；煎汤两大碗，温服一碗。余一碗乘热熏洗。主治眼疾肿疼，或肉遮睛，或赤脉络目，或目睛胀疼，或目疼连脑，或羞明多泪，一切虚火实热之证。

Q /

气淋汤：生黄芪五钱，知母四钱，生杭芍三钱，柴胡二钱，生明乳香一钱，生明没药一钱。气淋之证，少腹常常下坠作疼，小便频数，淋涩疼痛。因其人下焦本虚，素蕴内热，而上焦之气化又复下陷，郁而生热，则虚热与湿热，互相结于太阳之腑，滞其升降流通之机，而气淋之证成失。故以升补气化之药为主，而以滋阴利便流通气化之药佐之。

青盂汤：荷叶一个，生石膏一两，羚羊角二钱（另煎），知母六钱，蝉蜕三钱，僵蚕二钱，蚤休二钱，甘草一钱半。主治瘟疫表里俱热，头面肿疼，或肿连项及胸；亦治阳毒发斑疹。

清带汤：生山药一两，生龙骨六钱，生牡蛎六钱，海螵蛸四钱，茜草三钱；单赤带加白芍、苦参各二钱，单白带加鹿角霜、白术各三钱。主治妇女赤白带下。

清毒二仙丹：丈菊子一两，鸦胆子四十粒（去皮），囫囵吞下。主治花柳毒淋属热者。

清解汤：薄荷四钱，蝉蜕三钱，生石膏六钱，甘草一钱五分。主治温病初得，头疼，周身骨节酸疼，肌肤壮热，背微恶寒无汗，脉浮滑者。

清金解毒汤：生乳香三钱，生没药二钱，甘草三钱，生黄芪三钱，玄参三钱，沙参三钱，牛蒡子三钱，贝母三钱，知母三钱，三七二钱；药汁送服，将成肺痈者去黄芪，加金银花三钱。治肺脏损烂，或将成肺痈，或咳嗽吐脓血者，又兼治肺结核。

清金益气汤：生黄芪三钱，生地黄五钱，知母三钱，甘草二钱，玄参三钱，沙参三钱，川贝母三钱，牛蒡子三钱。治尫羸少气，劳热咳嗽，肺萎失音，频吐痰涎，一切肺金虚损之病。

清肾汤：知母四钱，黄柏四钱，生龙骨四钱，生牡蛎三钱，海螵蛸三钱，茜草二钱，生白芍四钱，生山药四钱，泽泻一钱半。主治小便频数疼涩，遗精白浊，脉洪滑有力属实热者。

曲直汤：净萸肉一两，知母六钱，当归、丹参、乳香、没药各三钱。主治肝虚腿疼，左部脉微弱者。

S /

三宝粥：生山药一两，三七二钱，鸦胆子五十粒（去皮）；先用水四盅，调和山药末煮作粥，不住以箸搅之，一两沸即熟，约得粥一大碗，用粥送服三七末、鸦胆子。主治痢久，脓血腥臭，肠中欲腐，兼下焦虚惫，气虚滑脱者。

参赭培气汤：潞党参六钱，天门冬四钱，生代赭石八钱，清半夏三钱，肉苁蓉四钱，知母五钱，当归三钱，柿霜饼五钱服药后含化徐徐咽之。主治膈食。

参赭镇气汤：野台参四钱，生赭石（轧细）六钱，生芡实五钱，生山药五钱，萸肉（去净核）六钱，生龙骨（捣细）六钱，生牡蛎（捣细）六钱，生杭芍四钱，苏子（炒捣）二钱。主治阴阳两虚，喘逆迫促，有将脱之势，亦治肾虚不摄，冲气上干，致胃气不降作满闷。

升肝舒郁汤：生黄芪六钱，当归三钱，知母三钱，柴胡一钱五分，生乳香三钱，生没药三钱，川芎一钱五分。主治妇女阴挺，亦治肝气虚弱，郁结不舒。

升降汤：野台参二钱，生黄芪二钱，白术二钱，陈皮二钱，厚朴二钱，生鸡内金二钱，知母三钱，生白芍三钱，桂枝一钱，川芎一钱，生姜二钱。主治肝郁脾弱，胸胁胀满，不能饮食。

升麻黄芪汤：生黄芪五钱，当归四钱，升麻二钱，柴胡二钱。主治小便滴沥不通、转胞。

升陷汤：生黄芪六钱，知母三钱，柴胡一钱五分，桔梗一钱五分，升麻一钱。主治胸中大气下陷，气短不足以息。或努力呼吸，有似乎喘。或气息将停，危在顷刻；气分虚极下陷者，酌加人参数钱，或再加山茱萸数钱，以收敛气分之耗散，使升者不至复陷更佳；若大气下陷过甚，至少腹下坠，或更作疼者，宜将升麻改用一钱半或倍作二钱。

石膏粳米汤：生石膏二两，生粳米二两半；煎至米烂熟，乘热饮之，周身皆汗；若阳明腑实应徐徐温饮以消其热。主治温病初得，脉浮有力，身体壮热，或治感冒初得，身不恶寒而心中发热；若热入阳明之腑亦可用代白虎汤。

舒和汤：桂枝四钱，生黄芪三钱，续断三钱，桑寄生三钱，知母三钱，服数剂后病未全愈者，去桂枝，加龙骨、牡蛎各六钱。主治小便遗精白浊，因受风寒者，其脉弦而长，左脉尤甚。

薯蓣鸡子黄粥：薯蓣粥，加熟鸡子黄三枚。主治泄泻久，肠滑不固。

薯蓣粥：生怀山药一斤，轧细过罗，每服用药七钱至一两，和凉水调入锅内煮，以箸搅之，两三沸即成粥服之，小儿服或加白糖。主治阴虚劳热，或喘，或嗽，或大便滑泻，小便不利，一切羸弱虚损之证。

T /

通变白头翁汤：生山药一两，白头翁四钱，秦皮三钱，生地榆三钱，生白芍四钱，甘草二钱，三七三钱，鸦胆子六十粒（去皮）；先将三七、鸦胆子，用白蔗糖水送服一半，再将余煎汤服；其相去之时间，宜至点半钟。所余一半，至煎汤药渣时，仍如此服法。主治热痢下重腹痛及患痢之人。

通变大柴胡汤：柴胡三钱，薄荷三钱，知母四钱，大黄四钱。主治伤寒温病，表证未罢，大便已实者；若治伤寒则以防风易薄荷。

W /

卫生防疫宝丹：甘草十两，细辛一两半，白芷一两，薄荷冰四钱，冰片二钱，朱砂三两，共研细，先将前五味和匀，水丸如桐子大晾干，再用朱砂为衣，勿令余剩。装以布袋，杂以琉珠，来往撞荡，务令光滑坚实。如此日久，可不走气味。治霍乱证，宜服八十丸，开水送服。服后均宜温覆取微汗。主治霍乱吐泻转筋，下痢腹痛，及一切痧症。平素口含化服，能防一切厉疫传染。

温冲汤：生山药八钱，当归四钱，附子二钱，肉桂二钱，补骨脂三钱，小茴香二钱，核桃仁二钱，紫石英八钱，鹿角胶二钱。主治妇人血海虚寒不育。

温降汤：白术三钱，清半夏三钱，生山药六钱，干姜三钱，生赭石六钱，生杭芍二钱，川厚朴钱半，生姜二钱。主治吐衄，脉虚濡而迟，饮食停滞胃口不能消化。

沃雪汤：生山药一两半，牛蒡子四钱，柿饼霜六钱。主治脾肺阴分亏损，饮食懒进，虚热劳嗽及肾虚喘证。

X /

犀黄丸：乳香、没药末各一两，麝香一钱半，犀牛黄三分，共研细。取黄米饭一两捣烂，入药再捣为丸，莱菔子大，晒干（忌火烘）。每服三钱，热陈酒送下。

洗髓丹：轻粉二钱，红粉一钱，露蜂房如拳大一个，核桃十个。主治杨梅疮毒蔓延周身。

仙露汤：生石膏三两，玄参一两，连翘三钱，粳米五钱。主治寒温阳明证，表里俱热，心中热嗜凉水而不至燥渴，脉象洪滑，而不至甚实。舌苔白厚，或白而微黄，或有时背微恶寒者。

鲜小蓟根汤：鲜小蓟根一两，水煎三四沸，每服一大茶盅，每日三次。主治花柳毒淋兼有血淋者。

消凉华盖饮：甘草六钱，生没药四钱，丹参四钱，知母四钱；病剧者加三七二钱，脉虚弱者酌加人参、天冬各数钱。治肺中腐烂，或成肺痈，时吐脓血，胸中隐隐作疼，或旁连胁下亦疼者。

消瘰膏：生半夏一两，生穿山甲三钱，生甘遂一钱，生马钱子四钱，剪碎皂角三钱，血竭二钱；上药前五味，用香油煎枯，去渣，加黄丹收膏，火候到时将血竭研细搀膏中熔化和匀，随疮大小摊作膏药；临用时每药一帖加麝香少许。消瘰疬。

消瘰丸：牡蛎十两，生黄芪四两，三棱二两，莪术二两，血竭一两，生乳香一两，生没药一两，龙胆草二两，玄参三两，浙贝母二两；上药共为细末，蜜丸桐子大，每服三钱，用海带五钱洗净切丝，煎汤送服，每日次。主治瘰疬。

消乳汤：知母八钱，连翘四钱，金银花三钱，穿山甲二钱，瓜蒌五钱，丹参四钱，生乳香四钱，生没药四钱。主治结乳肿疼或成乳痈新起者，一服即消；若已作脓，服之亦可消肿止疼；俾其速溃。并治一切红肿疮疡。

硝菔通结汤：朴硝四两，鲜莱菔五斤；将莱菔切片，同朴硝和水煮之。初次煮，用莱菔片一斤，水五斤，煮至莱菔烂熟捞出，再入莱菔一斤；如此煮五次，约得浓汁一大碗，顿服之；若不能顿服者，先饮一半，停一点钟，再温饮一半，大便即通；若脉虚甚，不任通下者，加人参数钱，另炖，同服。主治大便燥结久不通，身体兼羸弱者。

硝石矾石散：硝石、矾石等分为散，大麦粥汁和服一钱，日三服。主治黄疸。

宣解汤：滑石一两，甘草二钱，连翘三钱，蝉蜕三钱，生白芍四钱。主治感冒久在太阳，致热蓄膀胱，小便赤涩；或因小便秘而大便滑泻；兼治湿温初得，憎寒壮热，舌苔灰色滑腻者。

宣阳汤：野台参四钱，威灵仙一钱半，麦门冬六五钱，地肤子一钱。主治阳分虚损，气虚不能宣通，致小便不利。

Y /

一味莱菔子汤：莱菔子生熟各一两。主治寒温结胸，胸膈痰饮与外感之邪互相凝结，上塞咽喉，下滞胃口，呼吸不利，满闷短气，饮水不能下行，或转吐出。

一味薯蓣饮：生怀山药四两。主治劳瘵发热，或喘或嗽，或自汗，或心中怔忡，或因小便不利，致大便滑泻，及一切阴分亏损之证。

益脾饼：制法，生白术四两，山茱萸半斤，先将白术（生，轧细）焙熟，共与山茱同捣如泥，作小饼。木炭火上炙干，空心时，当点心，细嚼咽之。主治脾胃湿寒，饮食减少，泄泻，完谷不化。

益瞳丸：山茱萸二两，野台参六钱，柏子仁一两，玄参一两，菟丝子一两，羊肝一具切片焙干。上药共为细末，炼蜜为丸桐子大，每服三钱，每日两次。主治目瞳散大昏耗，或觉视物乏力。

犹龙汤：连翘一两，生石膏六钱，蝉蜕二钱，牛蒡子二钱；

喘倍牛蒡子；胸中痛加丹参、没药各三钱；胁下疼，加柴胡、川楝子各三钱。主治胸中素蕴实热，又受外感，内热为外感所束，不能发泄，时觉烦躁，或喘、或胸胁疼，脉洪滑而长，即《伤寒论》大青龙汤证。

玉液汤：生山药一两，生黄芪五钱，知母六钱，鸡内金二钱，葛根一钱半，五味子三钱，天花粉三钱。主治消渴。

愈痫丹：硫化铅、生赭石、芒硝各二两，朱砂、青黛、白矾各一两，黄丹五钱，共为细末，复用生怀山药四两为细末，焙熟，调和诸药中，炼蜜为丸，二钱重。当空心时，开水送服一丸，日两次。

Z /

赭遂攻结汤：生赭石二两，朴硝五钱，干姜二钱，甘遂一钱半（药汁冲服）；热多去干姜，寒多干姜酌加数钱，呕多可先用赭石一两，干姜半钱煎服以止其呕吐。主治宿食结于肠间，不能下行，大便多日不通。

振中汤：炒白术六钱，当归二钱，陈皮二钱，厚朴一钱半，生乳香一钱半，生没药一钱半。主治腿痛、腰痛，饮食减少者。盖此方重用白术以健补脾胃，脾胃健则气化自能旁达。且白术主风寒湿痹，《本经》原有明文。又辅以通活气血之药，不惟风寒湿痹开，而气血之痹作痛者亦自开也。

镇肝息风汤：怀牛膝一两，生代赭石一两，生龙骨五钱，生牡蛎五钱，生龟板五钱，生白芍五钱，玄参五钱，天门冬五钱，川楝子二钱，生麦芽二钱，茵陈二钱，甘草一钱半；心中热甚加生石膏一两；痰多加胆南星二钱；尺脉重按虚者加熟地黄八钱，山茱萸五钱；大便不实去龟板、代赭石加赤石脂一两。主治内中风证（亦名类中风，即西人所谓脑充血证），其脉弦长有力（即西医所谓血压过高），或上盛下虚，头目时常眩晕，或脑中时常作疼发热，或目胀耳鸣，或心中烦热，或时常噫气，或肢体渐觉不利，或口眼渐形歪斜，或面色如醉，甚或眩晕，至于颠仆，昏不知人，移时始醒，或醒后不能撤消，精神短少，或肢体痿废，或成偏枯。

镇逆白虎汤：生石膏三两，知母一两半，清半夏八钱，竹茹六钱。主治伤寒、温病邪传胃腑，燥渴身热，白虎证俱，其人胃气上逆，心下满闷者。

镇逆承气汤：芒硝六钱，代赭石二两，生石膏二两，党参五钱。主治寒温阳明腑实，大便燥结，呕吐不能受药者。

镇摄汤：野台参五钱，生赭石五钱，生芡实五钱，生山药五钱，山茱萸五钱，清半夏二钱，茯苓二钱。服此汤数剂后脉见柔和，即病有转机，多服自愈。

珠玉二宝粥：生山药二两，生薏苡仁二两，柿霜饼八钱，先将山药、薏苡仁捣成粗渣，煮至烂熟，再将柿霜饼切碎，调入融化，随意服之。主治脾肺阴分亏损，饮食懒进，虚热劳嗽。

逐风汤：生黄芪六钱，当归四钱，羌活二钱，独活二钱，全蝎二钱，蜈蚣大者两条。主治中风抽掣及破伤后受风抽掣者。

逐寒荡惊汤：胡椒、炮姜、肉桂各一钱，丁香十粒，共为细末，以灶心土三两煮汤，频频灌之；以胡椒为君，若遇寒痰结胸之甚当用二钱，忌用陈胡椒。

资生汤：生山药一两，玄参五钱，于术三钱，生鸡内金二钱，牛蒡子三钱。主治劳瘵羸弱已甚，饮食减少，喘促咳嗽，身热脉虚数者。若热甚者，加生地黄五六钱。

资生通脉汤：白术三钱，生怀山药一两，生鸡内金二钱，龙眼肉六钱，山茱萸四钱，枸杞子四钱，玄参三钱，生白芍三钱，桃仁二钱，红花一钱半，甘草二钱；灼热不退加生地黄六钱或至一两；咳嗽加川贝母三钱，罂粟壳二钱；泄泻去玄参加熟地黄一两，茯苓二钱或重用白术；大便干燥加当归、阿胶各数钱；小便不利加生车前子三钱，地肤子二钱或将芍药加量；肝气郁加生麦芽三钱，川芎与莪术各一钱；汗多将山茱萸改为六钱，再加生龙骨与生牡蛎各六钱；服后泻仍不止可于服药之外，用生怀山药细末煮粥，搀入捻碎熟鸡子黄数枚，用作点心，日服两次，泻止后停服。主治室女月闭血枯，饮食减少，灼热咳嗽。

滋培汤：生山药一两，生白芍三钱，玄参三钱，广陈皮二钱，生赭石三钱，牛蒡子二钱，炙甘草二钱。

滋阴清燥汤：滑石一两，甘草三钱，生白芍四钱，生山药一两。主治温病外表已解，其人或不滑泻，或兼喘息，或兼咳嗽，频吐痰涎，确有外感实热，脉象甚虚数者；或温病服滋阴宣解汤后，犹有余热者，亦可继服此汤。

滋阴宣解汤：滑石一两，甘草三钱，连翘三钱，蝉蜕三钱，生白芍四钱，生山药一两。主治温病，太阳未解，渐入阳明，其人胃阴素亏，阳明腑证未实，已燥渴多饮，饮水过多，不能运化，遂成滑泻，而燥渴益甚。或喘，或自汗，或小便秘。